心血管常用药物药理及临床应用

张　锦　王晓阳　等◎主编

中国出版集团
世界图书出版公司
广州·上海·西安·北京

图书在版编目（CIP）数据

心血管常用药物药理及临床应用/张锦等主编.—广州：
世界图书出版广东有限公司,2025.1重印
　ISBN 978-7-5100-7714-2

　Ⅰ.①心… Ⅱ.①张… Ⅲ.①心脏血管疾病—药理学
②心脏血管疾病—用药法　Ⅳ.①R972②R540.5

　中国版本图书馆 CIP 数据核字（2014）第 044100 号

心血管常用药物药理及临床应用

策划编辑　刘婕妤
责任编辑　曾跃香
出版发行　世界图书出版广东有限公司
地　　址　广州市新港西路大江冲25号
http://www.gdst.com.cn
印　　刷　悦读天下（山东）印务有限公司
规　　格　787mm × 1092mm　1/16
印　　张　22.5
字　　数　601 千
版　　次　2014 年 3 月第 1 版　　2025 年 1 月第 3 次印刷
ISBN　978-7-5100-7714-2/R · 0248
定　　价　98.00 元

前 言
Preface

　　药物是防治疾病的主要手段,在临床医疗中占有非常重要的地位。随着药物科学的不断发展,新药和新制剂不断出现,许多新药被批准临床应用,药品在使用期限中剂型和规格可能会有变化,作用和用途、不良反应和药物相互作用也可能有新的发现。心血管疾病是临床常见病,高度重视心血管急症的诊疗理论与实践以提高和规范诊治水平十分必要和重要,心血管疾病的治疗中药物治疗占有重要位置。心血管药物药理与临床应用涵盖许多内容,为了适应学科发展的要求,笔者在百忙之余翻阅了大量相关文献,编著了这部《心血管常用药物药理及临床应用》。

　　全书主要分为上、中、下三篇,共25章。上篇药理基础篇,主要是介绍与临床用药有关的基础知识、基础理论,主要有临床药物治疗方案的制订、药物的相互作用与临床意义、药品不良反应的临床分析、药物的用法和用量及影响药物作用的因素等相关内容。中篇心血管药理篇,内容涉及心血管常用药物的药理分析等内容。下篇心血管药物临床篇,以临床常见心血管疾病为线索,主要介绍了心血管常见病的临床诊断与治疗等相关内容。本书内容全面、重点突出、简明实用。本书编写过程中参阅了大量国内外相关文献,在此对原著者表示感谢!由于目前药物制剂的品种繁多,一种药物往往有不同的品牌,它们的质量和特点不尽一致,本书未涉及该方面的情况。

　　由于编写时间也较仓促,加之水平有限,研究方法上还有不少问题有待继续探讨,需要在实践中不断发展。编者虽经努力,书中亦难免有不妥甚至错误之处,因此,希望广大读者提出宝贵意见,敬请批评指正。

　　课题项目一:2012—2015年度国家自然科学基金资助项目(项目编号:81160525)

　　课题项目二:2014—2017年度国家自然科学基金资助项目(项目编号:81360671)

《心血管常用药物药理及临床应用》编委会

2013 年

目　　录

上篇　药理基础篇

中篇　心血管药理篇

目 录

上篇

药理基础篇

第一章

药物治疗方案的制订

人类对人体自身及其健康和疾病的认识决定了医学的发展进程。医学模式是健康观和疾病观的集合，是一种意识形态，决定着人们认识和解决医学与健康问题的思维和行为方式。某种医学模式的意识渗透于公众日常生活和工作的全部过程中，也直接影响甚至制约着医学工作者的医疗全过程。

目前医学的模式也随着近代自然科学和社会科学的发展，转化为"生物—心理—社会模式"、整体医学模式，摒弃了原来生物医学等只见疾病、不见患者的模式，认识到许多疾病，尤其是慢性疾病的发生、发展和转归与自然环境、社会环境、个人行为和生活方式有着密切联系。防治结合是疾病治疗的最佳方式，将预防工作渗透到干预疾病发生、发展和转归的过程中，即进行"一级预防"，开展病因预防，防止疾病发生；在疾病发生之初进行"二级预防"，以实现早期发现、及时治疗；患病后则开展"三级预防"，即提供疾病的治疗与康复服务，防止病残、再次发病及死亡的发生。相应地，医疗卫生服务范畴也从医疗服务扩大到预防服务，从技术服务扩大到社会服务；服务范围从医院内扩大到医院外，从生理服务扩大到心理服务；服务对象从个体扩大到群体；医学卫生服务的提供则由医、药、护、技等全体医务工作者的整个团队合作完成。

自然，药学服务的对象也不再局限于住院或者门诊患者，其服务内容也由关注治疗过程扩展至整个健康保健过程中，甚至公众终生。由此演绎出的全程化药学服务就是在整个医疗卫生保健过程中，药师应用药学专业知识，向医务人员、患者及公众提供直接的、有责任的、与药物使用有关的服务，以期提高药物治疗的安全性、有效性与经济性，实现改善和提高人类生活质量的理想目标。全程化药学服务不仅由每一位药师独立实施，而且更需要通过团队合作完成，并在整个疾病的治疗过程中持续不断地进行合作。在患者出院后，社区药房的药师负责患者的保健服务任务，使患者无论何时何地均能得到需要的药学服务。药学服务不仅是医院药师的专职，而且是全社会药师共同的责任。

实施全程化药学服务是社会发展的迫切需要。药学服务不仅服务于治疗性用药，而且还要服务于预防性用药。随着医疗模式由治疗为主向预防为主转变，预防保健用药已经并将继续受到消费者和政府的普遍重视。实施全程化药学服务是药学事业发展的一个里程碑，也是社会发展的一个必然，是药学回归临床的标志，最终目标就是要保障公众健康。药师应该顺应这种发展潮流，在卫生保健领域中发挥自己的专业特长，积极参与临床药物治疗方案的制订及实施。药学服务在我国刚刚起步，尚无先例可以借鉴。目前在医院开展药学服务，是实施全程化药学服务的重点。随着科学的发展，医学模式将得到进一步的发展和完善，药学服务也随之进一步发展和完善。

第一节　基本原则

Section 1

临床药物治疗过程主要围绕患者、疾病、药物三个方面进行。治疗方案的制订需要分析这三个方面的各种因素，进而确定先治和后治、对因和对症、治标和治本、局部治疗和整体治疗、近期效果和远期目标、药物疗效与安全性、治疗效果与风险成本等的关系与取舍。

一、临床药物治疗方案制订的基本过程

（一）明确临床诊断，对症选择治疗

明确的诊断基于对疾病病理学过程的正确认识。在此基础上，针对疾病发生发展的关键环节决定治疗措施，促使病情向预期方向转归。在诊断不明的情况下盲目地对症治疗，有时会造成严重后果。实际工作中，有时明确诊断的依据可能并不充分，而治疗又比较迫切，可拟定一个初步诊断，进行试探性治疗。

（二）确定治疗目标，选择治疗方案

治疗目标是确立疾病治疗的最终结果。治疗目标的确定往往需要与患者的远期生活质量以及病理生理状态相适应。比如，控制高血压是高血压治疗的首要目标，但治疗目标不仅是严格控制血压，更应降低心脑血管疾病的病死率，药物治疗方案的选择不仅需要及时有效地降低血压，更应有效地降低远期心脑血管事件的发生率。评估治疗方案有效性的标准也相应的侧重于心脑血管事件，而并非仅仅血压一个指标。治疗目标的确定同时也成为对治疗结果的期望，也是医患双方对最终治疗结果的评估标准。

医疗的目标是帮助患者恢复或保持健康，减少疾病，减轻痛苦，保持健康，保留或恢复受损器官组织的功能，最大限度地使患者获得高质量的生活。有人将医疗的目标概括为解决五"D"的健康问题——疾病（disease）、痛苦（distress）、残疾（disability）、死亡（death）、失望（disappointed）。

（三）分析患者情况，细化治疗方案

同一治疗目标往往有多种治疗方案，每种治疗方案又有多种治疗药物可供选择，但是并非每一方案都适用于所有患者。需要综合考虑患者的具体情况，按照安全、有效、经济的原则确定治疗药物种类、给药剂型、给药剂量、给药频率以及治疗疗程。除了考虑患者一般病理生理情况外，还应着重关注患者其他病史、伴发疾病以及伴随用药情况。譬如，选择阿司匹林预防心血管疾病，有必要分析男性和女性患者对阿司匹林的不同反应，根据患者年龄权衡药物治疗获益与治疗风险，同时应了解患者过去是否服用过阿司匹林，是否发生过不良反应，有无溃疡病史等，还应对同时罹患其他疾病的人，考虑拟选择方案与原有治疗方案可能的相互干扰，药物是否存在某种疾病禁忌证、药物是否存在相互作用等。

（四）根据药物特点，调整治疗方案

药物的药效学和药动学特征，决定了药物针对某种疾病的有效性。例如，有些抗菌药物虽然对某种细菌敏感，但是难以透过血—脑屏障，就不能选作中枢感染的用药。同类药物的各个品种的吸收速率和程度、代谢程度和速度、体内分布的组织范围及排泄途径不尽相同，则给药方案也会不同。有时必须选用某种药物，而患者消除该药有关的主要器官发生病变时，则需对基于功能正常的给药方案进行相应调整。

（五）制订治疗方案，实施教育方案

选择了适合患者的药物治疗方案，表面看来是药物治疗决策过程的结束。但对于药物治疗来说，却是开端；再好的治疗方案，如果患者不依从治疗或不正确用药，仍然不能获得预期的疗

效。随着人们保健意识的增强和保健知识水平的提高,患者已不愿意被当作药物治疗的被动接受者,希望成为治疗的参与者。因此,临床医药工作者应向患者提供必要的信息,指导其合理用药,使患者成为知情的治疗合作者。向患者解释治疗远期目标与近期效果的区别,有效的交流可以使患者对自己疾病的治疗效果产生正确的预期。

(六)监测临床反应,修订治疗方案

确立治疗目标的同时,也确定了反映疗效的观测指标和远期效果评价指标(又称观察终点),观测指标主要是指临床的症状指标,而评价指标主要是指评价治疗方案效果的远期指标,例如,治疗高血压的观测指标可能包括血压值、头晕等症状,而评价指标则主要有高血压病死率,心肌梗死、脑卒中等心脑血管事件的发生率等。因此,应在治疗过程中对这些指标进行密切监测,以评估治疗效果,进行适度干预,决定继续、适时调整或是终止治疗方案。对具体患者,"首选"药物和"标准"方案并不一定产生最佳治疗效果。虽然基因型测定和治疗药物监测等措施有助于个体化用药,但临床优化药物治疗的最实用方法仍然是"治疗—评估—治疗"的反复尝试。必要时,需要重新进行上述循环步骤。

二、影响临床药物治疗方案制订的因素

目前的医学仍然属于经验科学,大部分疾病的诊断和治疗决策仍是基于对既往诊断和治疗的经验总结。药物治疗方案是临床医务工作者综合分析具体患者的疾病种类及发生发展特点、患者自身的特点后而制定的,决策过程中必然受到多方面的影响。

(一)病情复杂多变

疾病是一个不断发展的病理过程,是机体内矛盾的各个方面不断转化的结果。临床诊断通过对临床资料加以整理、分析和推论,做出初步诊断。但疾病是复杂的,即使同一种疾病也可能有不同表现,同样表现可能源自不同疾病。患者对疾病主观体会的表述、疾病的表现和变化均可影响临床诊断和观察结果,进而影响治疗方案的制订和实施。由于客观条件限制,或者由于疾病本身矛盾还没有充分暴露出来,初步诊断可能正确,也可能部分正确,甚至可能是错误的。而且,病情会不断地发展、变化,会发生并发症,如果并发症发展迅速、表现明显,可能会成为当前的主要矛盾,则治疗方案也应随之调整。

(二)患者个体差异

对于同一种疾病,不同的患者会有不同症状表现和程度差异。诊断的差异必然会导致治疗方案的差异。对于正常治疗量的同一药物,在给药剂量、给药方法和给药频率相同的条件下,多数人会达到预期相似的治疗效果,但个体间在药理效应、药动学和不良反应方面经常存在明显的差异。例如,相同剂量的普萘洛尔、异烟肼等药物在体内的血药浓度彼此可相差几倍到几十倍。患者由于遗传因素而产生的个体差异不仅影响药物的吸收、代谢等药动学过程,也影响体内受体种类、数量等药效学相关因素,临床疗效自然差异较大。

患者对治疗的不依从可导致医务工作者在监测治疗结果时做出错误判断。将患者不依从而造成的治疗失败误认为是诊断错误或所采用的药物治疗无效,从而有可能进一步导致额外的检测检查、增加剂量、更换毒性及费用更高的二线药物等错误决策,使患者承受更大的药品不良反应风险和经济损失。

(三)医生知识更新

疾病的诊断和治疗是医务工作者通过对临床资料加以整理、分析和推论做出判断的过程。这是一个主观过程,必然受到医务工作者本身技能素质和知识水平的制约。医务工作者的技能素质和知识水平不仅决定着对疾病的认识、诊断的正确与否,也决定着治疗方案的适当与否。

循证医学已得到了大多数医务工作者的重视，即在维护患者健康过程中主动、审慎地应用最新证据做出决策。在这一决策过程中，医务工作者是关键，其将个人临床经验、最佳研究证据与患者具体情况有机地结合，根据临床需要解决的问题，找到最适宜的证据，将最适宜的诊断方法、安全有效的治疗和康复方法应用于临床实践。如果个人缺乏必备的临床技能，则不能甄选最佳证据；而个人缺乏进取心，不能获取最佳证据，不能掌握本学科最新发展，个人的治疗经验也将很快落后于时代发展，患者和公众的健康问题就不能得到最佳处置。

（四）药物相互作用

药物相互作用为同时或相继使用两种或两种以上药物时，其中一种药物作用的强弱、持续时间甚至性质受到另一药物的影响而发生明显改变的现象。这种影响是单独应用药物时所没有的，往往需要对治疗方案进行适当调整。药物相互作用可以表现为药物体外配伍禁忌的药剂学相互作用，也可以表现为药物在吸收、分布、代谢和排泄等任一过程变化中的药动学相互作用，还可以表现为药物因作用受体的异同而产生生物效应的增强或拮抗的药效学相互作用。相互作用的影响可能有利于治疗，如治疗效果增加，也可能出现有害的反应。相互作用虽然可造成一定不良后果，但鉴于临床治疗的需要，仍可以在密切观察下使用。例如，异烟肼与利福平合用可能升高中毒性肝炎的发生率，但其临床效果肯定、不易发生耐药性，属于常用抗结核联合治疗方案。如果联合应用会出现严重的毒性反应，则需要调整剂量、更换药物和改变给药方案，如特非那定与酮康唑合用可引起致死性心律失常，需要停用或者更换其中的一个药物。为了避免出现这些有害反应，应该在保证疗效的情况下，尽量减少合用药物数量，或者选择药物相互作用可能性小的药物。应该对高风险人群和使用治疗窗窄小药物（如口服抗凝药华法林、免疫抑制药环孢素等）的患者提高警惕。

三、临床药物治疗方案效果的评估

实施药学服务过程中，发现和防止治疗方案中潜在的用药问题、发现和解决治疗过程中实际存在的用药问题是临床药师的重要职责，也是临床药物治疗方案的评估目的之一。评估围绕患者、疾病、药物三个方面对药物治疗方案的正确性、安全性、有效性、适当性等方面进行。

（一）患者治疗依从性监测

患者的依从性对治疗方案的正确实施影响很大。临床医药工作者应向患者提供必要的信息，使其成为知情者、合作者。如果患者不能很好地理解治疗意图，会降低患者对治疗的依从性，进而影响治疗效果。临床上评估患者依从性的方法主要有：患者自报、服药日记、计数剩余药量、电子剂量监测、体液药物浓度测定等。临床药师在药物治疗方案的宣讲教育过程中，应与患者建立良好的关系，赢得患者的信任与合作。以通俗易懂的语言向患者提供充分的用药信息指导。

（二）临床疾病情况监测

药物治疗的有效性，可以由患者自行监测，即向患者解释治疗效果的表现，由患者自己监测；也可以由临床药师进行主动监测，即依据疾病类型、治疗方案确定监测间隔，进行必要项目的检测，评估治疗效果。通过监测临床疾病情况，判断药物治疗后相关症状是否有改善，是否达到预期效果，同时观察是否出现药品不良反应，不良反应是否影响药物治疗等问题。病情监测不仅要监测药物治疗的有效性，也应关注疾病的转归和变化。如果临床出现新的问题，应及时与治疗医师联系，适时调整治疗和监测方案。

（三）治疗药物监测分析

治疗药物监测通过测定生物体液（如血液、涎液、尿液等）中药物浓度，根据药物在个体内代谢与作用规律,制定合理的给药方案,实现药物治疗方案的最佳效果。

治疗药物监测使药物治疗学从原来经验性、普遍性的药物治疗转向科学化、个体化治疗。针对患者个体差异选择药物,调整给药方案,保证了治疗的安全有效。部分抗生素、心血管药物及抗癫痫、抗哮喘和免疫抑制等药物,如庆大霉素、万古霉素、地高辛、苯妥英、锂盐、茶碱、环孢素、他克莫司等,具有个体差异大、安全范围狭窄的特点,临床上要进行常规监测。治疗药物监测结果的解释,需要掌握患者疾病和用药情况、药物浓度—效应相关程度及其影响因素。患者的生理与病理情况及其对治疗的依从性、药品生物利用度等因素均可影响测定结果。结果的解释应结合临床疗效或症状表现,才能使方案的调整建议符合客观实际。

(四)药品不良反应监测

药品不良反应是指合格药品在正常用法、用量下出现的与用药目的无关的或意外的有害反应(症状表现)。这是伴随正常药物治疗的一种风险,其发生频度与程度是药物治疗安全性评价的一个重要指标。临床上患者出现了新的疾病症状或者称为不良事件,临床医药工作者就面临一个复杂的任务:判断不良事件是疾病本身发展变化,还是与药物治疗有关。如果与药物有关,则可判断为药品不良反应。对药品不良反应的识别正确与否直接关系到患者当时及随后的治疗,关系到对药物治疗安全性的正确评价。药物使人体产生不良反应是一个复杂的过程,影响这种过程的因素同样是复杂多样的,这就给不良反应的识别和判断带来许多困难,其结论具有某些不确定性。

药品不良反应的发生率是受到关注的一个方面。不同治疗方案不良反应的危险度,可以通过发生1例严重不良事件的治疗病例数(NNH)反映出来,1/NNH越小,药物治疗安全性越高。与此对应,获得1例最佳效果所需要治疗的病例数(NNT)反映了治疗有效性,1/NNT越大,反映药物治疗有效性好。治疗方案的利弊比,可以通过治疗获益与危险似然比(1HH)计算,1HH = 1/NNT ∶ 1/NNH。只有比值 > 1,才说明既往研究的数据提示患者可能在治疗中获得益处。这些指标的判断和应用,应结合专业判断和临床实际。

(王新春)

第二节 临床诊断与药物治疗

Section 2

对疾病的正确预防和治疗,取决于正确的临床诊断。成功的药物治疗是对正确临床诊断的印证。

一、正确的临床诊断是实施正确药物治疗的基础

有效的药物治疗措施立足于正确的临床诊断。所以,在制订药物治疗方案之前,必须对患者的疾病情况做充分的了解、详细的检查和仔细的分析,做出正确的诊断。

一个确切、及时的临床诊断,可以使疾病在早期得到合理的处置,从而中断自然病程,实现早期康复的目的。一个模棱两可、似是而非的诊断,会延迟甚至误导治疗,势必使疾病由隐匿到彰显,由轻微到重笃,由单纯的疾病发展成多种复杂的病症,甚至危及生命。临床工作中,患者个体间存在很大差异,机体的反应状态和抗病能力也有很大不同,同一疾病在不同的患者身上临床表现会有很大不同,因而影响着诊断的正确获得。

完整的诊断能反映患者所患疾病的全部信息,包括疾病的发生原因、发生部位、发生过程、变化进程情况,也包括药物治疗所需要的有关信息。主要内容包括:

（一）病因诊断

引起疾病的因素大致可分为内外两类：外因，如感染、外伤、中毒、理化和环境因素等；内因，如免疫、遗传和代谢方面紊乱或者缺陷等。病因诊断阐明了引起疾病的本质因素，这是实施药物治疗的目标所在。但是，引起疾病的因素是相当复杂的，诸多因素之间相互依赖、相互促进，各种因素在其中所起的作用也不尽相同，并且不是一成不变的。许多致病因素是通过流行病学研究获得的，对它们的完全认识需要一个过程。病因诊断应抓住主要矛盾，关注常见的、与疾病进程关系密切的致病因素，并应分析清楚各种因素的因果关系。理顺各种关系，分清轻重缓急，方能有的放矢，采取相应的治疗措施。病因诊断是一个相对概念，许多疾病目前尚无法确定病因，属于"原发性"疾病，对这些疾病的病因诊断还存在一定的困难，药物治疗的效果也有一定的局限性。

（二）病理形态诊断

即病理解剖诊断，可以确定病变部位、范围、性质以及组织结构的改变等信息。这些信息对制订药物治疗方案具有重要意义。药物只有到达病变或者引起病变的部位，才能发挥其应有的作用。明确了病因，明确了病变部位、性质和组织结构，选择具有相应理化性质和药动学特征的药物，制订合理给药方案，方能实现预期的治疗目标。

（三）病理生理诊断

即功能诊断，判断疾病引起功能改变的情况，估计疾病进展阶段、预后转归，是确定治疗目标的关键。治疗的目标不仅是治愈疾病，更应着眼于减少器官和组织功能的丧失——防止病残或者死亡的发生。临床目标的不同，决定了药物治疗方案的差异。初步诊断是否正确，需要在后续的临床实践中作进一步验证或者深化，例如，在临床观察中继续发现不断涌现的阳性或者阴性症状及体征，或者在初步诊断的基础上主动进行更具有针对性的检查及检验，以求达到明确疾病，揭示病因，为临床治疗确定方向。疾病是复杂的，受到多种因素的影响和制约，不可能一次诊断就完全正确和全面。临床诊断还会因时间推移、外在环境或患者体质、代谢、应激、免疫等因素的影响而发生变化，因此，需要在临床监护及药物治疗过程中再修正或者补充。

二、药物治疗与临床诊断是相辅相成的

疾病是一个不断发展的病理过程，矛盾的各个方面不断地转化，对疾病的正确认识需要通过实践、认识、再实践、再认识的过程。诊断的过程就是认识疾病、了解患者的过程，通过对临床资料加以整理、分析和推论做出初步诊断，但对疾病认识的过程并没有结束。药物治疗过程是在实践中验证诊断的认识过程，也是一个反复认识的过程。实际上，这两个过程不是孤立的，而是相互关联、相互依存的。由于病情会不断地发展、变化，患者和医务工作者均不能等待，也不允许在无控制措施的情况下，任凭疾病在自然进展中去证实诊断的正误，因此，根据初步诊断提供的方向进行试验性药物治疗是医疗上通行的做法。试验性治疗的正性或者负性结果都可以作为明确诊断、完善药物治疗方案的依据。如果初步诊断是正确的、合乎实际的，通过采取合理恰当的药物治疗，病情的转变与预先设想的情况发展一致，那么，这个认识可以被认为是正确的。然而，往往由于客观条件限制，或者由于疾病本身矛盾还没有充分暴露出来，因而初步诊断可能完全正确，也可能部分正确，甚至可能是错误的。所以，在随后的医疗实践中，仍然需要不断收集临床资料，汇总分析，以随时部分地或者全部地修改原来的诊断结论，药物治疗方案则相应地调整或者更换。如果用药后病情迅速好转，并可排除自然好转的可能性时，一般可证实其诊断；如果用药后病情无好转，一般不支持但也不能完全排除该疑似诊断，因为可能还有其他未查明的并发疾病。

药物治疗若没有实现预期目标,则应该分析是诊断问题,还是药物治疗方案的问题,应重新评估临床诊断,同时应评估影响药物治疗作用发挥的诸多环节和因素,找出可能的问题,重新评估药物治疗方案,付诸治疗,再评估,即"治疗—评估—修正治疗—再评估"的反复试验性治疗。把药物治疗后取得的疗效归功于药物的评价也要慎重。有些自限性疾病,如急性病毒性上呼吸道感染,或者急性病毒性肠道感染一般在起病一周左右可以自愈,如果此时才得到药物治疗,此刻出现的疗效就不一定是该药物的效果。许多慢性病的病情,不用药物就有可能暂时缓解。联合用药显示出了效果,也不一定是所有联合使用药物的效果,可能是其中某一种药物真正起治疗作用。毋庸置疑,药物治疗可能干扰临床诊断。如果病情允许,尤其一些慢性病症,应该在控制症状的前提下,采取不干扰临床诊断的治疗方案,以期减少药物作用引起患者的机体变化而干扰临床诊断,进而延误真正疾病的治疗。

近一个世纪以来,医务工作者就已经提出并不断完善了收集临床资料和信息的原则和标准,然而根据这些原则和标准取得的结果和结论,尚难以直接用于推演或者指导药物治疗过程,或者说治疗决策过程。各种诊断技术的发展,使诊断学实现了所谓的科学经验,然而,药物治疗方案的制定等治疗决策仍然基于传统经验。治疗方案需要在治疗实践中验证、评估、修正等,才能趋于完善,实现治疗目标。临床医师和临床药师应密切合作,运用各自的专业知识,共同完成公众健康服务工作。

三、正确的药物治疗是实现治疗目标的关键

药物治疗是一种通过药物对人体或者病原体生理功能或者生化过程进行调节,纠正人体病理生理变化或消除致病因素,以达到控制疾病发展,促进身体康复目的的治疗方法,是人类与疾病作斗争、维护人类健康的重要手段,但不是唯一的方法。药物毕竟作为机体的外源性物质,有可能干扰机体的生理生化过程,其许多性质还没有被认识清楚,在某些个体中可能出现意外的作用,成为新的致病因素,不仅贻误病情,还可能引发药源性疾病,甚至造成灾难性后果。因此,充分掌握药物的作用规律,选择恰当的治疗方案,实施临床合理用药,是药物治疗成功的基础和关键。

任何一种药物对人体兼有祛除病痛、引起不良反应的作用,利弊俱在。药物治疗方案的评估是分析药物治疗方案的优点和禁忌证、权衡利弊多寡和风险大小的过程。评估原则即合理用药原则:安全、有效、经济。药物治疗方案的安全性是首要关注的问题,应采信经过循证医学研究证实的结论。任何药物治疗均有一定的风险,无法追求绝对的安全,只能选择最佳的获益/风险比。只有选择了正确的药物,才可能出现相应的治疗效应。

针对明确的治疗目的选择和评估药物治疗方案,一般需要考虑:对于既定诊断是否需要药物治疗?如果需要,药物治疗方案有几大类?每一类的特点如针对性如何?有何局限?奏效快慢?成功率如何?风险如何?有无人群差异?远期效果如何?方案实施方便性如何?患者接受度如何?经济学优势如何?如果长期用药,药物治疗抗干扰程度如何?是否容易受其他因素影响?等等。

(王新春)

第三节　临床监护与药物治疗

Section 3

在过去的一个世纪里,医务工作者与其他社会科学、自然科学工作者一道,不断完善各种

临床医学研究的法律法规、研究原则、研究方法和流程，力图确保包括药物治疗在内的处置措施的安全性和有效性。然而，某一药品用于某一个体时的安全性和有效性却是无法保证的。所有人对药物的反应都是不相同的，每一次治疗过程，都应看作是一次研究性试验，或者看作是一次有待验证的假设研究。这种假设的科学基础是源自既往严格的临床药物试验和药品上市后的使用经验。

临床监护的目的是维护患者健康。实施药物治疗的过程就是临床监护的过程，也是评估临床诊断和药物治疗方案的过程。临床监护任务就是与患者交流，观察病情变化，监测有关症状和指标，评估临床疗效，为评估临床诊断和治疗方案提供参考。

习惯上，临床疗效评价结果分四级：痊愈、显效、好转、无效。以痊愈加显效计算有效率。疗效评价须综合临床状况指标（症状、体征等）、客观检测指标，并尽可能结合患者的自我感觉。药物治疗方案的评价最好是客观评价，即基于充分的客观事实性结论来阐明，即所谓循证医学结论。临床监护过程中应获取与之有关的数据和信息，然而，许多重要疾病的进程并不能用客观数据来评价。应尽量减少主观的、难以相互比较的症状等"软"指标，越来越多的人赞成使用客观的"硬"指标。临床研究以及临床监护过程中，如何将传统习惯上的主观观测指标客观化、量化处理是思维和技术上面临的挑战。

与药物治疗方案评估过程相对应，临床监护的侧重点也主要分两点：患者和药物。关注体内药物时，不能脱离患者，最终目的是为了解决患者的治疗效果问题。

一、患者临床特征的监护

临床监护过程中应密切观察的指标就是临床诊断过程中获取的指标或者指征。但临床诊断过程与临床监护过程中对症状观察的要求是各有侧重的。诊断过程中只需要观察有无即可，即某一特征的阳性与否以确认初步诊断，观察某一症状的程度以确定疾病程度，而在临床监护过程中，还应观察症状的变化程度。

观察的症状或体征均是用于评价患者、病情及疗效的指标，这些评价指标有主观指标，也有客观指标。生理、生化等检测的指标是可以直接测定、记录的客观结果数据。主观症状也应有客观记录，但最好避免"感觉尚可"、"疼痛减轻"等模糊、无法比较的表述。临床监护过程不仅应明确监护目标，更应符合科学研究要求，应建立循证意识，每一次临床治疗都应视作是在为今后治疗方案的制定提供证据；应树立统计概念，每一份病例记录都应符合统计学的要求。这就需要对主观症状或体征规定一个量化的评价标准，便于同一病例的纵向比较及不同病例间的横向比较。

一个指标可能需若干个分指标或者症状来作为评价基础，临床监护的任务就是监测和记录这些指标或者症状，以分析评估疾病变化和治疗效果。

与血压升高降低值、脉搏数、血糖或血脂实验检查测定的客观指标不同的是，患者机体症状等特征主要来自患者主诉或者医务工作者的观察，不可避免地会掺杂个人主观因素，而且即使同一操作者，其观察或者体会也容易受情绪、环境等的影响而前后不一，如何将主观指标客观化、量化，只有原则可循，尚无固定程式可套。

模糊的、主观的症状或体征及其变化程度，最好通过其他客观指标反映出来。目前尚缺乏理想的反映临床症状的性质和程度的客观指标。一个客观指标的确立需要反复的、严格的验证，既要保证一定的阳性率，又要避免过高的假阳性率。譬如，肾功能在一定程度上可以通过肌酐清除率来反映，但是肝功能却与氨基转移酶的升高不完全相关。如果尚无一个或几个客观指标可以反映，则应采用一定的方法（如专家咨询法）确定一个相对公认的量化指标或者区分标准。例如，呼吸困难无法通过测定肺活量、肺功能来反映其程度，心绞痛的疼痛程度与心电图中 ST 段的下降幅度是不相关的。目前临床上一些重要疾病症状评估指标，如呼吸困难、疼痛、功能程度等已通过公认相对精确的定义和描述进行了量化，便于不同病例之间、不同医院之间甚至国际间的交流与评估。

以失眠症为例说明监护指标的量化思路如下。失眠症是一种易于受到心理暗示的疾病。许多失眠患者会出现在开始换用一种药物时效果好，而继续服用疗效降低，甚至完全失效的适应现象。早期适应现象的产生主要是心理暗示，而后期适应现象则可能与药物的体内代谢有关。在失眠症的临床监护过程中，应避免早期适应现象的干扰。

目前失眠症的药物疗效评价尚无统一的标准或指南，临床研究中采用不同的量表进行指标量化尝试。失眠症评价的基本指标为：睡眠潜伏期、总的睡眠时间、觉醒次数、睡眠效率、晨起满意度、白天感觉；还有将催眠药物使用情况、做梦的情况作为评价指标。对这些指标参数分别给予一定分值和权重，经过量化积分的总分即为失眠积分。这些指标参数可以采用量表方法或采用睡眠日记的方法获取，也可以是患者对一段时间睡眠情况的回顾，如匹兹堡睡眠质量指数、利兹睡眠评估问卷，这些实际是关于睡眠的流行病学调查用量表，通过主观睡眠质量、睡眠潜伏期、总睡眠时间、睡眠效率、入睡质量、使用催眠药物、白天机体的功能等几个方面较全面地反映患者在过去一段时间内的睡眠情况。睡眠日记法需要患者每日填写睡眠日记，医务工作者对这些数据进行计算，其优点是不受测试条件的影响和限制，对获得的结果进行计算比较就可以相对客观地评价治疗方案的效果。

客观指标的作用也是相对的，并不能反映全部信息。譬如睡眠时脑电图等客观记录，虽然可以用于准确测定睡眠潜伏期和觉醒时间，但主要用于分析药物对睡眠结构的影响，探讨药物作用机制，也可以作为分析药品不良反应的辅助指标，难以用于日常临床监护，而且不能替代失眠质量评价的重要指标——患者的主观感受。将所有非量化、主观的指标进行量化、客观化在目前尚有一定困难，也必然会产生一定的争议。例如，通常将发热按照体温的高低分为五级，体温不高于 37.5℃ 为 0 级；高于 37.5℃ 而低于 38% 为 I 级；38～40℃ 为 II 级；高于 40℃ 为 III 级；发热伴低血压则为 IV 级，而有的患者体温相似时，临床表现却差异很人。

指标变化的判断也应该采用公认、准确的判断标准。监护记录中应明确指出采用的判断标准，标准也在不断修订完善中。研究降低血压药物的疗效，势必涉及高血压的判断标准，例如，1979 年后国际和国内都采用了当时世界卫生组织专家委员会推荐的收缩压≥160mmHg（21.33kPa）和舒张压≥95mmHg（12.67kPa）属于高血压的判断标准。而 1993 年世界卫生组织的专家组根据高血压对靶器官损害的临床研究结果修订了标准，收缩压≥140mmHg（18.67kPa）和舒张压≥90mmHg（12kPa）即属于高血压。不同的判断标准有时会产生截然不同的结论。

二、治疗药物的监测

患者个体之间存在着诸如年龄、性别、并发疾病、遗传因素等方面的差异。即使采用相同的治疗方案，临床结果也会出现较大变异，需要及时调整药物治疗方案。对治疗指数小、临床表现具有非特异性、个体间代谢差异大的药物，在药物浓度与临床效应关系明确的情况下，测定患者的血药浓度是制定个体化药物治疗方案的重要手段。

常用于体内药物浓度测定的样品是血液，通过一定方法测定后的结果依据药动学原理计算相关参数，依据参数的值及其变化调整给药方案。

取样时间对药物浓度测定结果有较大影响，应该在药物浓度达到稳态后的特定时间采集血液或者其他体液的样品，否则将影响结果的准确性，导致调整治疗方案决策的失误。对于测定结果的解释是调整药物治疗方案的关键。应该掌握患者临床疾病表现和用药情况，如果实际测定结果与预计结果差异较大，可从患者顺应性、药品生物利用度、药物分布特征、代谢特征、患者生理和病理因素等方面考虑。因此，测定报告中应该包括末次给药或者服用时间、取样时间等信息，而且应该与临床医生、护师一起讨论，以确保测定结果的解释与实际情况相符。

虽然治疗药物测定将体内药物的变化过程进行了准确量化，将物理和数学的有关理论引入到了药物治疗过程，对体内药物的变化有了深刻认识，但是，决定是否调整药物治疗方案应基于患者用药后临床的具体表现，而非仅局限于血药浓度测定结果。如果临床表现良好，即使药物浓度超出或者低于"治疗范围"也并不一定需要调整剂量。应强调的是"治疗范围"是一个统计学概念，是患者群体中大多数人临床表现没有异常的血药浓度值，不是不可逾越的绝对界值。

三、临床监护与药物治疗的统一

临床监护与药物治疗这两个方面工作实际上是不能截然分开的。在临床监护过程中，实时监测病情发展、临床疗效和药品不良反应，以评估治疗效果，通过治疗药物监测评估给药方案有无待完善之处，以适度调整治疗方案。

以噻嗪类利尿药治疗轻、中度高血压的临床监护为例，提示临床药师的关注要点。临床药师要定期获得患者血压值，将血压维持在 140/90mmHg(18.67/12kPa)以下作为药物治疗效果的指标。并对用药过程中出现的症状进行鉴别、评估，以判断药物治疗方案是否需要调整。监护的症状和体征有头痛、头晕、视觉变化等。头痛、头晕等症状在血压偏离正常范围、过高或过低时均可引起，鼓励患者自行测量血压数值，并与出现这些症状记录连接，做好记录。可以在血压波动在一定范围内而症状尚未出现时，适当调整治疗方案。同时应监测长期高血压的症状，评估长期治疗的效果。此类药物长期服用的常见不良反应是低血钾，应在用药开始阶段和增加剂量后，定期(如每 4 周 1 次)进行血钾浓度检查或者密切观察低血钾症状(肌肉痉挛和无力、疲乏)。对噻嗪类药物的不良反应，如厌食、夜尿症、急性痛风、高血糖等症状，在治疗初期就应开始监测。

临床监护应记录反映疗效的观测指标和远期效果评价指标(又称观察终点)，观测指标主要是指临床的症状指标，而评价指标主要是指评价治疗方案效果的远期指标，例如高血压病治疗的观测指标可能包括血压值、头晕等症状，而评价指标则主要有高血压病死率及心肌梗死、脑卒中等心脑血管事件等的发生率等。评估治疗方案的指标不同，治疗方案效果评价结果不同。有些药物可以有效降低血压值，但是引起血压波动性增大，远期效果评价指标结果显示，反而可能增加患者的病死率和心血管死亡率，不能认为这些药物是有效药物。对药物治疗的长期效果应进行综合评价，在治疗期间，每次随访都要检查血压、脉搏和体重等指标。因为高血压是有多种原因引起的进行性心血管综合征，高血压的治疗不应仅停留在降低血压这一目标，而应强调以减轻体重同时改善胰岛素抵抗为基础的心血管危险因素的综合防治，目标是降低代谢综合征的发病率、降低心脑血管疾病的发生率。全面评估高血压患者发生心血管疾病的危险，除血压数值外，还应包括心血管疾病的早期标志，如精神压力或运动引起的血压过度反应、微量蛋白尿和糖耐量减退等；还应包括心血管疾病的危险因素，包括年龄、性别、血脂、血糖、体重指数、长期紧张、缺少运动、吸烟和心血管疾病家族史等。还应关注靶器官损伤，如发生在心、脑、肾、眼底和动脉系统的变化等。

作为长期常规监护，对于病情稳定者每 6 个月应对是否需要继续原药物治疗方案再评价。每年至少有一次与医生一起随访，确保治疗远期目标的实现。临床监护是从接诊开始的，与患者的恰当交流有利于采集疾病信息，提高患者的依从性，直接影响药物治疗效果，影响临床诊断的完整性和准确性，影响治疗方案的选择与评估。全程化药学服务不仅是医务工作者的责任，也需要患者的积极参与，多方合作才能实现维护患者健康的目标。

（王新春）

第四节　药动学与药物治疗
Section 4

药物代谢动力学简称药动学，是应用动力学原理定量地描述药物在体内吸收、分布、代谢和排泄等过程的动态变化规律，即描述药物在体内的量随时间变化的关系，为临床合理用药提供依据。药动学的基本思想就是药物的治疗反应和毒性强度是作用部位药物浓度的函数，而作用部位药物浓度是血清药物浓度的函数，通过药物的浓度可以反映药物的疗效，调整血药浓度可以实现控制临床药物治疗效果的目标。药动学研究的基本思路是通过测定一定时间内体内药物的量（如血药浓度），根据一定数学模型和方法，求算药动学参数，评估药物的动力学行为，并利用参数设计合理的给药方案。

目前药动学开展的工作主要集中于测定药物在人群的药动学参数，评估药物体内过程，确定和调整给药方案，进行生物等效性、药物剂型设计研究等。

一、药物的体内过程

药物在机体内的过程均涉及药物透过细胞膜，即跨膜转运的问题。药物透过细胞膜方式主要有三种。药物被动转运透过生物膜的速度与药物性质和状态、生物膜的厚度、接触面积以及药物在膜两侧的浓度差有关。若药物解离，呈离子型，脂溶性小，则不易扩散透过生物膜。主动转运主要由生物泵来完成，不仅具有结构特异性，还具有部位特异性，存在饱和、竞争抑制现象。一些抗体等蛋白质、脂质颗粒可能是通过胞饮作用转运，也具有药物结构特异性、部位特异性。

（一）吸　　收

一般来说，除了静脉注射给药，其他给药方式如口服、舌下含服、皮下注射、肌内注射、腔道给药、透皮给药等均涉及药物吸收过程。药物经过口腔、肠道等部位黏膜、皮下组织细胞或细胞间隙，然后进入静脉或淋巴管，进入血液循环系统。反映这一吸收过程速度和程度的药动学参数主要有生物利用度（F）、达峰时间（T_{max}）和达峰浓度（C_{max}）等。

药品制剂类型、药物性质或者机体变化影响吸收过程的任何一个环节，药物吸收进入体内的速度和总量都会发生变化。例如，疾病或者其他药物抑制转运蛋白的活性，主要依靠载体转运的药物的吸收就要减少。如果两种药物都经过同一载体转运，则可能出现吸收竞争抑制现象。胃排空速度、消化道运动状态、血液循环等因素均可影响药物在消化道吸收的速度和程度。如维生素 B 的主动转运主要在小肠的上段进行，而维生素 B_{12} 则在回肠末端被吸收，如果肠道蠕动加快，则可能减少这些药物的吸收。如果食物中脂肪较多，就能促进胆汁分泌，增加某些难溶性药物的溶解速度，从而促进其吸收。

（二）分　　布

药物吸收进入血液循环后，均存在随血液转运到组织脏器中的分布过程。药物分布的快慢与组织血流量有关，分布的多少主要与组织亲和力有关。硫喷妥钠为脂溶性药物，静脉注射后先随血液分布到血流丰富且脂质含量高的脑组织中，迅速产生麻醉作用。半小时之后，虽脂肪组织血流量小，但与药物亲和力大，药物转而分布到脂肪组织中，脑中的药物浓度降低很快，这种现象称为药物的再分布。虽然此时脑内药物浓度降低,患者可能清醒,但是体内药物仍然有一定的量,如果再次用药,则应该减量。由于药物与组织的亲和力、药物跨膜转运能力存在差异,因此药物在体内各组织器官中的分布并不完全一致。

药物进入血液后,可以与血浆中蛋白质发生可逆性结合,结合的药物成为结合型药物,未结合的药物则为游离型药物。只有游离型药物才能透过血管壁等生物膜分布到组织器官中,药物结合率的高低、结合力的大小也影响药物的代谢和排泄。如果两种药物与血浆蛋白质结合的位点相同,那么结合力强的药物可以竞争性地置换出结合力弱的药物,使其游离浓度突然升高,容易发生意外。

药物从血液进入组织器官中的转运过程受到药物跨膜转运影响因素的限制,进入许多组织器官会遇到一定的障碍,即机体屏障现象。机体屏障主要有血—脑屏障、血—脑脊液屏障、血—眼屏障、胎盘屏障等。反映药物的组织分布程度的药动学参数主要是表现分布容积。

(三)代　谢

药物在体内吸收、分布的同时可能伴随其化学结构上的变化,即药物的代谢,或生物转化,这一过程可能使药物的活性降低或失去,也可能增强,或者使无活性的药物活化。这是一个重要而又难以单独测量的过程,尚无独立药动学参数直观反映其速度和程度。

药物代谢不仅直接影响药物的血浓度和体内分布,而且影响药物的排泄。在吸收过程和吸收后进入肝再转运至体循环的过程中,部分药物被小肠药酶和肝药酶代谢,使进入体循环的药物量减少的现象,称作首关效应或首过代谢。存在首关效应的药物口服生物利用度低,常采用舌下、直肠下部给药或经皮给药等方法,减少首关效应的损失。

任何药物代谢都需要酶参与,代谢反应常常因此出现饱和现象,会导致血液中药物浓度不随剂量的增加而线性增加,削弱了剂量调整的可预见性。酶的作用可被某些药物影响,表现为某些药物的代谢会被另外一些药物所促进,即酶诱导作用;也可能被另外一些药物所抑制,即酶抑制作用。苯巴比妥等巴比妥类药物及苯妥英、保泰松、甲苯磺丁脲等药物可以诱导药物的代谢,使多数药物的作用减弱。代谢诱导也是连续给药后发生药效逐渐降低的耐药现象的原因之一。西咪替丁、氯霉素、对氨基水杨酸钠、酮康唑、异烟肼等可以抑制肝微粒体酶的活性,对多数药物的代谢产生抑制,导致药物作用强度和毒性增加。

酶诱导剂和酶抑制剂合用时,最终结果取决于其主要代谢途径被影响的程度。氯霉素与甲苯磺丁脲合用,后者的降糖作用增强,容易引起低血糖。同一药物,对不同药物代谢的影响可能不一致。保泰松对洋地黄毒苷类药物代谢有诱导作用,而对甲苯磺丁脲、苯妥英的代谢起抑制作用。

(四)排　泄

进入体内的药物不论代谢与否,原形药物、代谢产物最终都要被排泄出体外。排泄途径主要有经肾随尿排出体外,经肝自胆汁分泌进入肠道,经肠道随粪便排出体外,经肺随呼吸排出体外等,有的药物还可以经皮肤汗腺、乳腺、涎腺等分泌途径排出体外。

1. 药物经肾排泄

包括肾小球过滤、肾小管被动吸收、肾小管主动吸收、肾小管主动排泄等过程。药物经肾小球过滤到达肾小管后可被重吸收,重吸收的速度和程度与药物和原尿的性质有关,如药物的脂溶性、解离度、原尿的 pH 等。肾近曲小管细胞膜存在对体内必需物质及某些药物主动转运的机制,存在相互独立的弱有机酸和弱有机碱的主动转运系统,不仅重吸收某些物质,还会主动排泄某些物质到肾小管。如果重吸收增强、主动排泄减少,则药物在体内滞留时间延长。肾排泄药物的能力可通过肾清除率反映,即单位时间内肾不可逆地排除的含药物血液的体积数。药物的肾清除率可能远远超过肌酐清除率 130ml/min,说明该药物不仅经过肾小球过滤,还存在主动排泄机制。

2. 药物经胆汁排泄

药物及其代谢物在肝可分泌至胆道，胆道也存在重吸收和排泌机制。进入胆汁的药物一般具有高度选择性。有些药物自胆汁排入肠腔后可再从小肠中吸收入血，即肝—肠循环。维生素 D_3、美沙酮、甲硝唑、吗啡等药物存在肝—肠循环现象，其在体内驻留时间延长。

3. 药物经肠道排泄

口服进入肠道未被吸收的药物在肠道被细菌等代谢也是一种消除方式，某些药物还存在经排泌进入肠道的机制。经肠道分泌而排泄的药物有地高辛、洋地黄毒苷、红霉素、苯妥英等。

4. 药物经肺排泄

挥发性气体药物可经肺排出。肺排出速度取决于药物在血液的溶解度、肺血流速度及呼吸频率等。药物在血液中溶解度小、增加肺血流量、呼吸频率增加可以加速药物经肺排出。

药物代谢与排泄是药物在体内的消除过程。反映这一过程的药动学参数是药物半衰期（$t_{1/2}$）及消除速度常数（K）。

二、药动学的模型及常见参数

模拟药物在体内吸收、分布和消除全过程的药动学模型主要有房室模型、生理灌注模型和统计矩等。

（一）速率过程

速率即血药浓度（或体内药物的量）的变化率。一般来说，$dC/dt = -KC^n$，K 为速率常数，n 为速率过程的级数。

1. 零级动力学

$dC/dt = -K$，体内药物浓度变化速率与体内药物浓度无关。

2. 一级动力学

又称线性动力学，$dC/dt = -KC$，体内药物浓度变化速率与体内药物浓度成正比。大多数药物如抗生素类药物的吸收、分布和消除符合一级速率过程。对微分方程积分后得：$C = C_0 \cdot e^{-Kt}$。

3. Michaelis-Menten 动力学

又称饱和动力学，$dC/dt = -V_mC/(K_m + C)$，V_m 为该过程的最大速率，K_m 为 Michaelis 常数，其值等于变化速率为最大速率一半时的药物浓度。苯妥英等药物具有饱和动力学特征。当药物浓度远低于 K_m 时，则近似一级动力学过程；当药物浓度远高于 K_m 时，则近似零级动力学。胃肠道的主动吸收、肾和胆汁的排泄属于可饱和过程，若药物浓度足够高，受到容量限制时，其变化速率将不会变化。

（二）房室模型

把机体视为一个系统，将药物转运速率相似的器官组织视为一个转运单位，即房室。房室不具有直观的生理学或解剖学意义，仅表示药物在体内的分布特征。主要有单室模型和双室模型，少数为多室模型。房室模型是根据药物的分布及达到平衡的速率划分的，是一种抽象的概念，为描述方便，并无实际意义。

1. 单室模型

当药物在机体的分布迅速、均匀，立即达到分布转运的动态平衡时，整个机体可看成"均一单元"，即单室模型。具单室模型特征的药物，静脉注射时血药浓度是时间的函数：$C = C_0 \cdot e^{-Kt}$。

式中 C 为在时间 t 时的血药浓度，C_0 为 $t = 0$ 时的初始浓度，k 为消除速率常数。

2. 双室模型

进入机体的药物能较快分布到某些组织器官并达到动态平衡，而向另一些组织器官分布并达到平衡较慢，可以根据药物分布均匀速度和程度不同将机体划分为两个单元，即双室模型。一般将血流丰富、药物分布能够瞬时达到动态平衡的组织器官如心、脑、肝、肾、脾、肺等视为一个房室，称为中央室；将血流供应较少、药物分布较慢的组织如肌肉、脂肪、骨骼等视为另一个房室，称为周边室或外室。

双室模型药物静注给药的血药浓度表达式：

$$C = A \cdot e^{-\alpha t} + B \cdot e^{-\beta t}$$

α、β为分布和消除速率常数，A、B为混杂参数，其和相当于单室模型的初始浓度 C_0。

（三）统 计 矩

应用统计学原理分析药物的体内过程，认为药物体内过程为一系列随机事件。血药浓度—时间曲线可以被看成是一种统计分布曲线，药动学参数的计算主要依据血药浓度—时间曲线下的面积（AUC）。运用零阶矩和一阶矩可以计算药物半衰期、清除率、生物利用度等参数。药物的体内过程需要符合线性动力学过程。

1. 零 阶 矩

即血药浓度—时间曲线下的总面积。

$$AUC = \int_0^\infty C dt。$$

2. 一 阶 矩

即时间与血药浓度的乘积—时间曲线下面积（AUMC）。平均滞留时间（MRT）定义为：

$$MRT = AUMC/AUC \int_0^\infty t C dt / \int_0^\infty C dt$$

（四）常见药动学参数

1. 半衰期（$t_{1/2}$）

通常与生物半衰期、血浆半衰期、消除半衰期交叉应用。若无特别说明，一般指消除半衰期，是血药浓度或体内药量下降一半所需的时间是表示药物从体内消除速度的一个重要参数。代谢和排泄快的药物，消除半衰期短；若代谢和排泄受到抑制，则半衰期延长。一级动力学过程的消除半衰期是一常数，与剂量及给药途径无关。零级动力学过程的消除半衰期与给药剂量成正比。开始血药浓度高，半衰期长，血药浓度下降，半衰期随之缩短。Michaelis Menten动力学过程半衰期也随着给药剂量的增加而延长。半衰期的变化也反映出机体代谢或排泄器官的功能状态。主要经肾消除的药物用于肾功能障碍患者，须根据药物半衰期或清除率调整给药方案。

2. 表现分布容积（V_d）

是体内药量与血药浓度的比值，不代表直接生理意义的容积，而是指机体内所有药量以此时血中相同药物浓度分布时所需的体液容积，故称表现分布容积。其数值可以反映出药物的特性及其分布的粗略情况。一般水溶性或极性大的药物，不易穿越生物膜进入细胞内或脂肪组织，血药浓度较高，表现分布容积较小；而脂溶性大的药物，血药浓度较低，表现分布容积通常较大，有的甚至超过机体总容积。药物的表现分布容积与药物的pKa、在脂肪中的分配系数、血浆蛋白结合率及与其他组织结合的程度等因素有关，可随患者的年龄、性别、疾病和身体状况而变化。但对特定患者某一具体药物的表现分布容积是一个确定的值。

3. 清 除 率

是指单位时间内机体清除药物的表现分布容积数，体现了药物从体内清除速度的快慢，对于设计给药方案具有重要意义。

4.血药浓度—时间曲线下面积

是血药浓度对时间作图所得曲线下的面积,是体内药物总量的一种计算方法。

5.稳态浓度(C_{ss})

临床上,多数药物是按固定剂量、固定间隔,多次给药。这一过程中,每一次给药时,体内总有前一剂量的残留量。随着给药次数的增加和体内药量逐渐累积,可以达到在每一个给药间隔时间内,药物在体内的消除速率等于给药速率时,此时血药浓度在平衡状态的平均浓度上下波动,即达到了稳态浓度。稳态最大血药浓度($C_{ss,\,min}$)和稳态最小血药浓度($C_{ss,\,max}$),对血药浓度监测和给药方案的设计具有重要意义。从第一剂量开始,经过 5 个半衰期即基本可达到稳态浓度(97%)。为了缩短这一过程,可先给予负荷剂量,使治疗血药浓度立即达到期望的稳态浓度。

6.生物利用度(F)

是指药物吸收进入血液循环的速度和程度。吸收速度可用血药峰浓度(C_{max})和到达峰浓度所需时间(达峰时间,T_{max})来表示。吸收程度可通过血药浓度—时间曲线下面积比值表示。重复用药过程中,疗效受吸收速度影响逐渐减小,而与吸收程度关系更密切,所以通常以吸收程度 F 来表示生物利用度。静脉注射给药,药物全部进入全身循环,以之为标准计算试验制剂生物利用度,称为绝对生物利用度。试验制剂与对照制剂的 AUC 之比,称为相对生物利用度。药物的理化性质、机体的生理病理状态、食物和合并用药等因素均可影响药物的生物利用度。随着药动学研究的深入,许多药物的药动学参数均可从有关专著中查阅到。

三、治疗药物浓度监测的实施

治疗药物浓度监测是设计个体化给药方案的实验基础。常用的方法是在一定给药时间间隔内取血样,采用一定的药物分析方法,测定血药浓度,估算个体药动学参数,制订给药方案。

治疗药物浓度监测主要适用于血药浓度与临床疗效或毒副作用具有良好相关性的药物。一般适用于:①治疗指数窄、毒副反应大的药物;②个体间血药浓度变化较大的药物;③具有非线性动力学特征的药物;④肝、肾功能不良的患者使用主要经肝、肾代谢和排泄的药物;⑤长期使用可能积蓄的药物;⑥中毒症状与剂量不足的症状类似的药物;⑦合并用药产生相互作用而影响疗效的药物;⑧诊断和处理药物中毒等。

采集样本的时间取决于所需要的信息。若患者出现可能与治疗或毒性有关的症状,可测定血药浓度判断。多次给药时,在治疗开始取样测定,主要是估算分布容积;而达到稳态以后取样血测定,才可用于估算清除率。采样时间主要取决于药物的剂量和半衰期。

测定血药浓度是进行治疗药物监测的重要内容,准确的血药浓度才可用于药动学参数的计算,才可保证准确地调整给药方案。不论测定原型药物、游离药物,还是活性代谢物,应测定与临床疗效相关的成分。用于血药浓度测定的方法很多,主要有光谱法、色谱法和放射免疫法,每一类的测定方法均有其自身的特点,可根据需要来选择。除了具备灵敏度高、重现性好、专一性强的基本要求外,还应具有操作简捷、快速和价格低廉的临床实践意义。

四、药物治疗方案的制订与调整

(一)根据半衰期设计给药方案

1.半衰期 < 30min 的药物

维持这些药物的治疗浓度有较大的困难。治疗指数低的药物,一般采用静脉滴注的方法。

治疗指数高的药物,可以间隔稍大,但维持量也越大,以保证药物在体内的浓度,在一定时间内保持高于最小有效浓度。

2. 半衰期在 $0.5 \sim 8h$ 的药物

也是需考虑治疗指数和用药的方便性。治疗指数高的药物可每 $1 \sim 3$ 个半衰期给药 1 次,甚至更长。治疗指数低的药物,须每个半衰期给药 1 次或者可滴注给药。

3. 半衰期在 $8 \sim 24h$ 的药物

最理想的是每个半衰期给药 1 次。如果需要立即达到稳态,初始负荷量需 2 倍于维持剂量。

4. 半衰期 $> 24h$ 的药物

每天给药 1 次即可。若需要立即达到治疗浓度,可给予一个初始负荷量。

（二）根据平均稳态血药浓度设计给药方案

以平均稳态血药浓度 C_{ss} 作为目标,符合一级动力学过程的药物的负荷剂量的计算如下: $D = C_{ss} \cdot CL \cdot \tau / F$。对某一药品,其生物利用度 F、清除率 CL 基本固定,通过调节给药间隔 τ 和负荷剂量可以较快地达到治疗所需平均稳态血药浓度。对于 τ 的设计,除了考虑 $t_{1/2}$ 外,还要考虑有效血药浓度范围。如果血药浓度范围很窄,且半衰期很短,为了不使血药浓度波动太大,可缩短给药间隔 τ。

（三）根据稳态血药浓度范围制订给药方案

对于治疗指数较窄的药物,希望药物浓度在一定范围内波动,给药间隔不能任意选择,应通过计算确定。符合一级动力学过程的药物如期望的稳态最大浓度 $(C_{ss, max})$ 和最小浓度 $(C_{ss, min})$ 已知,可先计算最大给药间隔。

$$\tau_{max} = \ln(C_{ss, max}/C_{ss, min})/K = 1.44 \times t_{1/2} \times \ln(C_{ss, max}/C_{ss, min})$$

式中 τ_{max} 为最大给药间隔。如果 $\tau > \tau_{max}$,血药浓度就会超过规定的波动范围。在 τ_{max} 内的最大维持剂量 D_{max} 应为:

$$D_{max} = V_d \times (C_{ss, max} - C_{ss, min})/F = 1.44 \times t_{1/2} \times CL \times (C_{ss, max} - C_{ss, min})/F$$

有些药物只要求稳态最大浓度 $(C_{ss, max})$ 不超过某值;而有些药物因治疗指数较大,上限浓度安全度大,只要确定稳态最小浓度 $(C_{ss, min})$ 不低于某值即可。如果给药最大间隔就是半衰期,即 $\tau_{max} = t_{1/2}$,则 $C_{ss, max} = 2C_{ss, min}$,利用前面方法即可计算出维持剂量。

（四）肾功能减退患者的给药方案调整

肾功能减退时,主要经肾排泄的药物消除速度减慢,$t_{1/2}$ 延长。若仍按常规给药,可因药物过量积蓄而导致毒性反应。必须根据肾功能减退程度调整给药方案。

1. Wagner 法

肾功能减退患者的药物治疗浓度一般仍要求同正常人一样,通常药物的 F 和 V_d 与肾功能减退无关,因此,可有如下关系: $D/(K \cdot \tau) = D_r/(K_r \cdot \tau_r)$。调整给药方案的方法可有两种:①如果给药剂量不变 $(D_r = D)$,则应适当延长给药间隔,$\tau_r = \tau \cdot K/K_r$;②如果给药间隔不变,$\tau_r = \tau$,则应适当减小剂量,$D_r = D \cdot K_r/K$。肾功能减退患者的消除速率常数 K,可以直接测定,也可以通过测定患者肌酐清除率或血清肌酐浓度来推算。

2. 重复一点法

在给患者第一次试验剂量 (D_1) 后的消除相内某时刻取样测定血药浓度 (C_1),隔一个给药间隔 (τ),再给同样的第二次试验剂量,以完全相同的时间取样测定第二个血药浓度 (C_2)。C_2 与 C_1 之差即为第一次剂量后的残留浓度,两次取样时间也相隔一个 τ 时间。因此,$K = \ln[C_1/(C_2 - C_1)]/\tau, V_d = D_1 \cdot e^{-k\tau}/C_1$。该方法既可用于肾衰竭患者直接测定其 K_r 和 V_d 值,也可用于非肾衰竭患者的 K 和 V_d 值测定,以满足给药方案制订和调整的需要。但是此法是以单室模型静脉注射给药为基础而建立的,取血样时间必须安排在消除相,必须是第一次给药,或当给药时体内已不存在该药物,测定结果须准确,否则仅凭两个血药浓度来进行参数计算,误差过大。

<h2 style="text-align:center">五、药动学研究进展</h2>

个体化给药方案的设计已经从既往不进行血药浓度测定的经验法,发展到个体药动学参数法(个体取血测定 4~5 次),进而发展到群体药动学参数结合个体血药浓度(测定 1~2 次)反馈法。经典药动学结合统计学发展而来的群体药动学,即药动学的群体分析法,综合利用了分散的血药浓度测定结果,更加切合临床实际。该理论定量地考察群体药动学参数,包括群体典型值、固定效应参数、个体间变异、个体自身变异等,研究群体参数的分布特征。非线性混合效应模型是常用的处理均匀或非均匀的群体数据,估算群体参数进行初始化给药,优化给药方案。但是目前多数文献中的药动学参数系国外人群数据,真正反映中国人群体的参数值尚需进一步积累。

药动学研究的出发点之一是药物的效应与血药浓度直接相关。近年研究表明,药物的效应随着血药浓度变化而存在一定的滞后,药物效应存在个体和种族差异,受患者的生理病理因素影响,且与血药浓度有关,但更与效应部位浓度有直接关系。血药浓度与效应的变化规律可以通过药动—药效结合模型进行研究,但是要求药效指标应能定量。如何选择具有临床意义、客观可定量、简单易测的药效指标以及选择适宜的研究模型都是值得研究的课题。

(高伟)

第五节　药效学与药物治疗
Section 5

药物效应动力学简称药效学,药物与作用靶点如受体、酶、离子通道甚至核酸结合才能发挥作用,引起机体功能和形态变化,产生药理效应。多数药物与靶点的结合是通过化学键实现的,例如共价键、离子键、氢键以及分子间范德华力,药物与靶点之间相互作用力的大小影响着药物对靶点的亲和力。药物与靶点结合并激活,使之发挥相应效应,则该药物称为该靶点的激动药。如果药物与靶点结合但是不引起效应,而且影响其他激动药物对其的作用,则该药称为该靶点的阻断药或拮抗药。生物体内作用靶点是有一定限度的,药物与靶点的结合也存在饱和现象,仅仅增加剂量有时不能获得期望的效应。而且,临床上各种生理病理变化均会引起药效学的变化。

<h2 style="text-align:center">一、疾病对药效学的影响</h2>

体内各种组织上的受体等药物作用靶点并非固定不变,疾病可引起受体数目和功能(或受体—效应机制)改变,影响临床药物治疗的效果。

(一)疾病引起受体数目改变

临床资料和动物病理模型均证明,在多数病理状态下,药物受体的类型、数目及内源性配体浓度、活性均可以发生变化,影响药物效应。

1.高血压

高血压的病理生理过程涉及诸多调节环节,主要受交感神经、肾素—血管紧张素和血容量等的调节,故内源性儿茶酚胺和肾素浓度对临床用药影响很大。高血压患者β受体下调,反映心血管系统内源性儿茶酚胺增高,交感神经活性增高,使β肾上腺素受体长期暴露于高浓度儿茶酚胺递质——去甲肾上腺素及肾上腺素中,致使受体下调。β受体阻滞药β普萘洛尔在治疗高血压时,对于内源性儿茶酚胺高的患者减慢心率作用相当显著;而在体内儿茶酚胺浓度不高时,减慢心率作用就不明显。沙拉新有微弱的血管紧张素Ⅱ受体激动作用,但又能竞争性拮抗血管紧张素Ⅱ的作用。对高肾素型高血压病有效,对肾素水平不高的高血压病无效,对低肾素型者甚至有升压现象。因此,在应用涉及内源性配体的受体拮抗药时必须考虑内源性配体的浓度。在确认内源性配体浓度过高时,可适当加大拮抗药的用量,而在病情好转、内源性配体浓度有所降低之后,拮抗药的用量也应及时加以调整。

2. 支气管哮喘

哮喘患者支气管平滑肌上的β受体数目减少,而且与腺苷酸环化酶的偶联有缺陷,而α受体的功能相对明显,因而导致支气管收缩。应用β受体激动药往往效果不佳,加用 Q 受体拮抗药则可有良效。糖皮质激素则能恢复β受体—腺苷酸环化酶依赖性蛋白激酶系统功能。近年研究发现,大剂量β受体激动药不仅疗效不佳,而且能拮抗内源性糖皮质激素的上述调节功能,对哮喘患者不利,因而主张尽量不用大剂量β受体激动药。

3. 胰岛素抵抗现象

糖尿病患者每日应用超过200U的胰岛素,没有出现明显的降糖效应,即认为发生胰岛素抵抗。急性胰岛素抵抗常因感染、创伤、手术或酮症酸中毒等并发症引起,慢性抵抗与胰岛素抗体的产生有关,该抗体与胰岛素结合形成复合物,降低胰岛素与胰岛素受体相结合,减弱了胰岛素降血糖作用。

(二)疾病引起受体—效应机制改变

1. 肝 疾 病

肝病患者体内氨、甲硫醇及短链脂肪酸等代谢异常,使脑代谢处于非正常状态,可以使中枢神经系统抑制剂敏感性增强。慢性肝病患者,尤其是发作过肝性脑病的患者,使用常规剂量的氯丙嗪和地西泮用于镇静时就会产生木僵和脑电波减慢。宜用奥沙西泮或劳拉西泮,因为其在体内不形成活性代谢产物,肝病者重复给药也不易蓄积,但也可能会增加脑的敏感性,宜从小剂量开始。酒精性肝硬化患者广泛使用氯美噻唑缓解震颤性谵妄,但必须采用小剂量,避免产生过长时间镇静作用。严重肝病使吗啡加重昏迷和催眠药引起沉睡是临床常见的反应,这是由于药物抑制呼吸,加重脑代谢非正常状态,应慎重给药。肝细胞损伤,降低血浆假性胆碱酯酶水平,延长去极化型肌松药琥珀胆碱的作用;由于体内乙酰胆碱量增高,减弱非去极化型肌松药如筒箭毒碱、泮库溴铵的作用,尤其是泮库溴铵需要一个较高的初始剂量才能达到有效的肌松效果,但清除延迟,重复给药会产生作用过度延长的危险。肝病可以抑制维生素 K 依赖的凝血因子合成以及胆道阻塞引起维生素 K 吸收损害,应用口服抗凝血药应慎重。

2. 肾 疾 病

肾功能衰竭时,体液调控会产生紊乱。尤其是利尿药治疗后,患者对抗高血压药变得非常敏感,特别是对α肾上腺素受体阻滞药、血管紧张素转换酶抑制药和血管紧张素Ⅱ受体阻滞药等较敏感。肾衰竭引起尿毒症时,容易引起电解质和酸碱紊乱,导致机体内各种膜的电位改变及其平衡机制改变,以致改变机体对药物的敏感性。由于血—脑屏障有效性降低,对镇静药、催眠药和阿片类镇痛药的中枢神经系统抑制效应,尿毒症患者比正常患者更敏感。由于凝血机制改变使机体对抗凝药更敏感,使用阿司匹林和其他非甾体抗炎药更易于引起胃肠出血。由于钠、钾代谢紊乱,使钠潴留的药物如非甾体抗炎药易引起体液平衡失调和心力衰竭,潴钾利尿药、补钾药、血管紧张素转换酶抑制药或血管紧张素Ⅱ受体阻断药易出现更严重的高钾血症,增加地高辛伴发不良反应的危险性。

3. 心脏疾病

疾病类型不同和程度差异，使心脏对许多药物敏感性发生变化。与这些变化最相关的药物是地高辛和一些抗心律失常药。对心脏收缩功能不全的患者，使用具有负性肌力作用的药物在很低剂量就可能会降低心脏功能。有这种特性的药物如丙吡胺、β受体阻断药和钙拮抗药，都能直接减弱心肌收缩力。心脏自律性紊乱（主要为窦房结功能紊乱）常与心肌损害相伴，并会被药物所增强，如地高辛、β肾上腺素受体阻滞药、某些钙拮抗药（如维拉帕米、地尔硫卓）以及抗心律失常药（如奎尼丁、普鲁卡因胺和丙吡胺）。由于上述药物能抑制自律性，因此窦房结功能失调患者应避免使用此类药物。地高辛的心脏毒性会被低钾血症和高钙血症所增强，而低钾血症能明显减弱许多抗心律失常药的效应，故在治疗心律失常时药物的剂量需适当调整。有严重呼吸系统疾病的患者，尤其是伴发缺氧，能增加机体对地高辛心脏作用的敏感性。这些患者病情严重，心律失常在地高辛作用下更易发生。对于肺源性心脏病，除非在伴有房颤症状须控制心室反应时，一般应推荐使用小剂量的地高辛。

对药物敏感性的显著改变可能会因治疗的终止而诱发。最典型的例子是冠状动脉疾病患者长时间使用β受体阻滞药治疗后停止治疗，会持续数日对肾上腺素刺激有高敏性。此类患者必须缓慢地减少口受体阻滞药的治疗剂量，并在停药后数日内避免锻炼，降低诱发心绞痛、心律失常和心肌梗死的机会。

（三）疾病引起受体及受体后效应机制的改变

药物的初始作用部位是受体，但受体仅仅是信息转导第一站，药物效应是受体后机制的一连串生化过程最终导致效应器官（细胞）的功能变化，即受体后效应机制。疾病引起受体及受体后效应机制改变的典型例子是病理因素抑制强心苷受体及受体后效应机制。强心苷正性肌力作用的基本机制是增加兴奋时心肌细胞内 Ca^{2+} 含量，并认为 Na^+-K^+-ATP 酶是强心苷受体。由于心力衰竭发生的病理生理机制复杂，强心苷对不同病因所致的心力衰竭不仅效果不同，而且对有些病因引起的心力衰竭易发生毒性反应。

1. 疾病抑制 Na^+-K^+-ATP 酶后效应机制

治疗量地高辛抑制 Na^+-K^+-ATP 酶活性约 20%，但不同病因所致心力衰竭的病理生理特征及心肌受损程度不同，使 Na^+-K^+-ATP 酶后效应机制受到抑制，强心苷应用的临床效果可分为疗效较好、疗效较差及不宜使用三类情况。

（1）疗效较好的心力衰竭类型：高血压、心脏瓣膜病、先天性心脏病等导致心脏长期负荷过重、心肌收缩性能受损、心输出量降低，形成低心输出量型心力衰竭。强心苷通过改善心肌收缩性能，降低心脏前、后负荷，增加心输出量，而呈现较好的治疗效果。

（2）疗效较差的心力衰竭类型：甲状腺功能亢进症、严重贫血所继发的高心输出量型心力衰竭，应用强心苷治疗效果较差，临床治疗应以去除病因为主。肺源性心脏病所致心力衰竭，存在肺动脉高压、心肌缺氧和能量代谢障碍，尤易引发毒性反应。

（3）不宜使用强心苷的心力衰竭类型：心肌外机械因素如心脏压塞、缩窄性心包炎、严重二尖瓣狭窄所致心力衰竭。这些病理因素均使左心室舒张期血液充盈度严重受损，强心苷虽加强心肌收缩，亦难以改善心脏功能。肥厚型心肌病伴左心室流出道狭窄者，亦应避免使用强心苷。急性心肌梗死所致左心衰竭者，单独使用强心苷可能增加心肌氧耗，导致心肌梗死范围扩大，应与降低前负荷的血管扩张药互配应用。

2. 低血钾抑制 Na^+-K^+-ATP 酶活性

各种原因引起电解质紊乱所致的低钾血症，使心肌细胞 Na^+-K^+-ATP 酶受到抑制，易促发强心苷毒性反应。尤其在心力衰竭治疗中，常用噻嗪类及高效利尿药，过度利尿可引起低血钾，从而加重强心苷对心脏的毒性作用。

3. 心肌缺血易致心律失常

各种原因引起心肌缺血,对强心苷引发的心肌迟后去极及触发活动尤为敏感,易致心律失常。此可认为是心肌缺血抑制 $Na^+ - K^+ - ATP$ 酶及其后效应机制的综合结果。

二、遗传变异与药效学

多数药物作用靶点是蛋白质(包括受体、酶、离子通道等),它们都是相应基因表达的产物。人群中表达蛋白的结构基因或调控结构基因表达的调节基因在序列上通常呈遗传多态性,表现为一定比例的个体在蛋白质的数量、结构、功能等方面存在变异,有可能因此影响药物的药理效应。

(一)受体基因多态性

受体基因多态性指人群中一定数量(一般 > 1%)的个体发生在受体结构基因或调节基因上的突变。在结构基因外显子上的突变将引起受体蛋白多态性。在调节基因上的突变将引起蛋白表达量的差异。

β_2 受体有 9 种不同的基因多态性,4 种可改变受体氨基酸序列,3 种有功能意义。研究表明 Gly16 纯合子能促进 β_2 受体激动药所致的受体下调,因而容易对治疗药物产生耐受。由于 Arg16Gly 改变发生在细胞膜外的氨基末端,所以它不影响受体向下游的信号传导。该变异在人群中的发生频率较高,Gly16 纯合子可达 57.3%。β_2 受体基因上的 C79G 点突变能导致受体蛋白发生 Gln27Glu 改变,Glu27 突变型能阻止 β_2 受体的下调,减弱支气管收缩因素对支气管的影响。该变异也发生在受体细胞外的氨基端,人群 Glu27 纯合子的比例可达 28%。β_2 受体基因上的 C491T 点突变能导致受体蛋白发生 Thr164Ile 改变,该突变的纯合子人群中罕见。该变异使 β_2 受体与一些激动剂的亲和力下降,也影响受体与腺苷酸环化酶的耦合。

阿片受体是 G 蛋白偶联受体,有 3 种类型:μ受体、δ受体和κ受体,阿片类镇痛药主要由μ受体介导它们的药理效应。Asn40 突变不改变弘受体对多数阿片肽和阿片类生物碱的亲和力,但可使受体与β内啡肽的亲和力较 Asp40 受体大 3 倍。μ受体 Asp114Ala 突变能使受体对激动剂的亲和力显著降低,若发生 Asp114Asn 或 Glu 突变,则受体与激动剂亲和力下降的同时,与阻断剂纳洛酮的亲和力显著增加。μ受体羧基末端的 Thr394 和 Thr383 是激动剂诱导受体脱敏所必需的关键残基,与药物耐受性有关。

(二)常见药物受体反应的遗传变异

1. 香豆素耐受

维生素 K 是肝合成凝血因子所必需的物质,香豆素类结构和维生素 K 相似,可竞争性抑制维生素 K 环氧化物还原酶,妨碍维生素 K 的循环再利用而产生抗凝血作用。维生素 K 环氧化物还原酶发生变异,与香豆素类的亲和力降低而产生耐受性,需用 5～20 倍常规剂量的香豆素才能起抗凝血作用。这种患者非常罕见,是常染色体显性遗传。

2. 胰岛素抵抗

胰岛素受体介导胰岛素对靶细胞的生物效应,其基因存在多种不同突变,有的突变在内含子—外显子结合部位,干扰了翻译后的修饰(如糖基化、二硫键形成、水解等)和受体的折叠及转运,导致膜上受体的数目减少及与胰岛素的亲和力改变;密码子 735 发生单核苷酸置换(AGG→AGT)可使蛋白裂解位点上最后一个氨基酸 Arg 被 Ser 替换,从而影响了受体前体的裂解,改变了受体的构象并降低受体与胰岛素的亲和力。胰岛素抵抗的分子机制远比这里叙述的复杂,给糖尿病的治疗带来困难。

3. 葡萄糖-6-磷酸脱氢酶缺陷

葡萄糖-6-磷酸脱氢酶(G-6-PD)催化葡萄糖-6-磷酸氧化代谢通路是还原型辅酶Ⅱ产生的重要途径,还原型辅酶Ⅱ能够使氧化型谷胱甘肽转化为还原型谷胱甘肽,足量的还原型谷胱甘肽能保护血红蛋白的巯基及红细胞膜上其他含巯基的蛋白,使红细胞免受氧化损害。当红细胞缺乏葡萄糖-6-磷酸脱氢酶时,还原型辅酶Ⅱ生成减少,使氧化型谷胱甘肽蓄积,只要红细胞与某些具有氧化作用的药物(阿司匹林、伯氨喹、维生素K或磺胺类等)接触时,由于红细胞膜上的巯基被氧化,即产生溶血现象。葡萄糖-6-磷酸脱氢酶缺陷是最常见的X染色体连锁不完全共显性遗传,在库尔德犹太人中发病率可达50%以上,通常只有男性纯合子表现出显著的药物相关性溶血,对于女性的影响则要小得多。目前发现基因突变型有98种,绝大多数为1或2个碱基的点突变,其变异性与溶血易感性之间的关系正在研究中。

4. 恶性高热

这是一种以体温升高(可高达46℃)、代谢亢进和肌肉强直为特征的致死性综合征,当易感个体用强效全身麻醉药如氟烷、甲氧氟烷合并去极化肌肉松弛药如琥珀胆碱时,可诱发该综合征。恶性高热系常染色体显性遗传,猪的RYR1基因的点突变T1843C能导致RYR1受体的氨基酸序列发生Ar9615Cys变异,使猪易感。这种突变在人类恶性高热家庭中占5%左右,人的RYR1基因位于19号染色体的19q13.1～13.2区带。通过覆盖整个人类基因组的一套多态性微卫星标记,发现恶性高热表型与染色体3q13.1连锁。丹曲林是一种细胞内肌松药,能显著改善恶性高热的预后。

5. 血管升压素抵抗

遗传性肾性尿崩症表现为血管升压素(AVP)抵抗,即使血浆中存在高浓度的血管升压素,肾的尿浓缩功能仍然丧失。血管升压素的抗利尿效应是由肾小管V_2受体介导的,而其加压反应、糖原分解、血小板聚集等效应则是经血管V_1受体介导的。V_2受体刺激腺苷酸环化酶和蛋白激酶A,引起肾单位远端小管和集合管对水的重吸收,肾性尿崩症患者存在V_2受体信号传递途径缺陷。对肾性尿崩症相关的AVPR2受体基因的研究发现,其中3个点突变导致非保守氨基酸置换:G353T导致G1y185Cys、A614G导致Tyr205Cys、C604T导致Ar9203Cys。上述突变均导致半胱氨酸Arg插入受体,干扰二硫键的形成,进而改变受体的三级结构,影响受体与血管升压素的相互作用。

(高伟)

第六节 药物警戒与药物治疗

Section 6

药物警戒是有关药品不良反应以及药品其他相关问题的发现、评估、认识和预防的活动。药物警戒着眼于药物治疗的安全性,即在药物治疗过程中,与药物有关的所有活动包括用药失误对患者安全性的影响。最终目标是获得药品安全性信息,对药物治疗的效益与风险进行评价,合理选择和使用药物,保障患者用药安全。药品不良反应监测是药物警戒的重要内容。

一、药品不良反应基本概念

药品不良反应是指合格药品在正常用法用量下出现的与用药目的无关的或意外的有害反应。

（一）药物不良事件

是指药物治疗期间所发生的任何不利的事件,该事件并非一定与该药治疗有因果关系。不良事件与用药时间有关联,但因果关系并不确定。为了最大限度地降低人群的用药风险,本着"可疑即报"的原则,对有重要意义的药物不良事件也要进行监测,并进一步明确与药物的因果关系。

（二）严重药物不良事件

凡在药物治疗期间出现下列情形之一的称为严重药物不良事件:①死亡;②立即威胁生命;③导致持续性的或明显的残疾或机能不全;④导致先天异常或缺陷;⑤引起身体损害而导致住院治疗或延长住院时间。一般情况下必须在严重药物不良事件发生后24h内向有关部门报告。

（三）药源性疾病

是指药物引起的不良反应持续时间较长,或者发生的程度较严重,造成某种疾病状态或组织器官发生持续的功能性、器质性损害而出现一系列临床症状和体征。与药品不良反应不同的是,引起药源性疾病并不限于正常的用法和用量,它还包括过量和误用药物所造成的损害。

（四）信　　号

是指关于一种不良事件与某一药品间可能存在因果关系的报道信息。信号的意义可以形成假说供进一步研究,并使药品不良反应得到早期警告。产生信号是不良反应监测工作的一项基本任务。"可疑不良反应"是指怀疑而未确定的不良反应,与信号的概念相近。

二、药品不良反应的类型和特点

根据药品不良反应的发生特点,通常将其分为两类。

（一）A型药品不良反应（量变型异常）

主要是由于药物的药理作用过强所致,其特点是可以预测,通常与剂量有关。在人群中的发生率虽高,但死亡率低。药物的副作用、毒性反应、继发反应、后遗效应、不耐受性(首剂效应)和撤药反应等均属于A型药品不良反应。药动学过程吸收、分布、代谢、排泄等任一环节的变化可能使同一剂量的药物所形成的血药浓度出现明显的变化,同时靶器官敏感性增强的药效学改变,当药理效应超过预期就会引起A型药品不良反应。

（二）B型药品不良反应（质变型异常）

是与正常药理作用无关的一种异常反应。通常与剂量无关,常规的毒理学筛选难以发现,也难以预测。其发生率虽低,但死亡率高。药物的过敏反应、特异质反应属于此类。药物的致癌、致畸、致突变等反应也归于此类。患者的特异性遗传素质使机体产生异常药物反应。例如,葡萄糖-6-磷酸脱氢酶缺乏症者的红细胞易受氧化性药物(如阿司匹林、伯氨喹)损害,导致溶血性贫血、恶性高热、血紫质病等,其发生与剂量无关,而与患者的特异体质和免疫机制有关。

三、药品不良反应的识别

发生了药物不良事件,就需要判断这是疾病的新发展还是与药物治疗有关。如果药物不良事件与药物治疗间存在确定的因果关系,则药物不良事件可判断为药品不良反应。药品不良反应的识别正确与否直接关系到患者当前及随后的治疗,关系到对药物安全性的正确评价。判定药品不良反应的方法很多,常用的有Karach和Lasagna因果关系法、Naranjo和Kramer的评分以及 Bayesian 统计计算法等,简繁不一,但是基本原则一致。药品不良反应的出现与药物治疗在时间上有合理的先后关系。从开始用药到出现临床症状的时间间隔称为药品不良反应的潜伏期,不同药物、不同不良反应潜伏期差异较大。去激发即中止药物治疗或减少剂量后继续观察和评价反应的强度及持续时间。如果药物不良事件随之消失或减轻,则有利于因果关系的判断。当多药联用时,逐一去激发有助于确定是何药造成的损害。如果去激发后,反应强度未减轻,说明反应与药物关系不大,但也可能观察时间太短而并不能排除与药物的相关性。再激发即再次给药,以观察可疑的药品不良反应是否再现,可验证药物与药品不良反应间是否存在因果关系。由于伦理上的原因,主动的再激发试验常受到限制。有时患者在其他治疗中再次使用该药,从而出现无意的再激发反应,这对药品不良反应因果关系的判断同样具有重要价值。文献信息是获取药品不良反应信息的重要途径,也有助于药品不良反应的判断。但许多药品不良反应的临床表现与一些常见病、多发病的症状相同或相似,例如,地高辛可引起胃肠道反应,而慢性充血性心力衰竭患者因胃肠道淤血也会出现这些症状。因此需要甄别原有疾病的变化、其他疗法(如放射治疗、介入治疗等)引起、安慰剂效应(心理因素)的可能性,还需要判断是单独药物引起的,还是药物相互作用的结果。药品不良反应的识别存在诸多困难,是一个高度依赖于操作者临床经验与技术素质的主观过程。药品不良反应因果关系的判断结论具有不确定性。往往需要诸多专家共同讨论确定。《药品不良反应监测管理办法》中药品不良反应判断结果分为"肯定"、"很可能"、"可能"、"可疑"和"不可能"5个等级。

四、药品不良反应的监测

药品不良反应监测是药物警戒的重要内容。获得原始药品不良反应数据的方式,从实施者的角度可以分为被动监测与主动监测。主动监测属于前瞻性研究,按事先设定的方案进行,有利于获得更详尽的数据。

(一)被动监测

1.志愿报告

即医务专业人员或消费者志愿地向国家或地区的药物警戒中心或制药企业报告药物不良事件或反应,是当前许多国家所采用的方法,也是获得药物上市前研究中未能发现的罕见不良事件信号的重要途径,能在危险类别、易患因素以及临床特征方面提供重要的信息。但志愿报告提供的数据往往不完整。近年应用数据发掘方法,检索潜在的信号,提高报告数据库的利用率。报告比例比(PRR)、报告比值比(ROR)的计算以及 Bayesian 检出信号是常用的方法。数据发掘方法不能排除影响志愿报告的混杂因素。对数据发掘的结果作解释时,要考虑到志愿报告可能的偏倚。

2.病例组报告

可以确定某种不良反应在大规模人群中是否会出现,还可以在一定条件下,对不良反应的发生率作定量评估。虽然病例组报告有时也能提供药物与不良事件之间关联性的依据,但一般更多地用来产生假设,并非用来证实用药与转归的关联。

3.强化报告

在某些部门(如医院)、在某段时间内,采取某些措施鼓励或促进医务人员报告某些药物不良反应的方法,但也存在选择性地报告或者报告信息不完整的现象。如上市早期的策勉报告,这仍是一种志愿报告,因而并不能根据策勉报告获得的数据得出准确的发生率。

（二）主动监测

1. 定点监测

通过在监测定点单位检查病史，或者接触患者或医师，确保不良事件报告数据的完整和准确。定点监测可以得到在被动监测中无法得到的数据，有助于鉴别药物的使用风险，但存在选择偏倚、病例数少和费用高的问题。医院集中监测是定点监测的一种，可以是患者源性监测即以患者为线索了解药品不良反应情况，也可以是药物源性监测即以药物为线索对药品不良反应进行考察。

2. 处方事件监测

根据处方或就诊资料确定患者，然后再定时间卷随访每一处方医师或患者，获取其转归的资料。内容包括患者的人口统计学数据、药物适应证、疗程（包括起始用药时间）、剂量、临床事件以及停药原因等。但应答率低、收集的数据分散，可能掩盖重要的信号是其主要局限。

3. 登　记

记录符合某特征的患者情况。特征可以是疾病（事件）——疾病的登记，也可是某种暴露——药物的登记。通过标准问卷前瞻性地收集与这些特征相关的一组资料。疾病登记，如恶病质、严重皮肤反应、先天性畸形等的登记有助于收集药物暴露及其他因素信息。疾病登记也可用来作病例对照研究，可将从登记中发现的病例组与同样也是从登记中选定的但不同情况的患者或是该登记之外的患者为对照组，比较药物暴露方面的差异。药物暴露登记记录使用某种或某类药品的人群，以确定是否该药物对患者有特定的影响。在评估药物的安全性时，这种类型的登记很有价值。

（三）药品不良反应因果关系的研究

比较性观察研究一般是非实验性的，研究者对治疗不加"控制"，而仅是观察与评价各种因素之间的相互关系。

1. 横断面研究

即不论暴露或疾病的情况如何，在某一时点（或某一时段）收集患者群体的数据。虽不能直接得出暴露与结果间的时间相关性，但可检查某一时点的疾病患病率，也可在病因学分析中用来初步估计暴露与转归间的相关性。

2. 病例对照研究

在病例或事件已明确，而对照即非病例或不发生事件的研究对象是从病例同源的人群中挑选的。对照组中暴露的患病率应代表人群暴露的患病率，然后比较用药组与对照组的暴露状况。

3. 队列研究

选择存在某种暴露（用药）患者，然后研究其以后的疾病过程。在整个跟踪期，暴露情况的资料是明确的，因而能计算发生率。许多关于药物暴露的队列研究中，对照组根据药物应用的情况而选择，且同样作持续跟踪。在评估不良事件的发生率及不良事件的相对危险度时，该方法很有效。应用同一数据源，队列研究能调查多种不良事件。可通过分层等手段研究特殊人群（老人、儿童、患有其他疾患人群、孕妇）的安全问题。但是，募集足够的药物使用人群存在一定困难。

药物警戒的每一种方法都有其价值。散在报告提示信号，病例对照研究揭示其因果关系的可能性。关于口服避孕药是否引起静脉栓塞的问题，开始由个例报道和病例组报告提出假设，通过系列的病例对照研究进行了探索。服用避孕药的人群数量大，社会意义重大。随后多个长期的、大规模的队列研究证实了它们之间的联系。

为描述药品不良反应的发生率，国际医学科学组织委员会推荐用下列术语和百分率表示药品不良反应发生的频率：十分常见（≥10%），常见（1%～10%），偶见（0.1%～1%），罕见（0.01%～0.1%），十分罕见（＜0.01%）。

五、药品不良反应的防治原则

药品不良反应的定义排除了有意或意外的过量用药和用药不当所造成的损害，但确有部分药品不良反应和药源性疾病的发生是与药物治疗过程中某些不恰当的决策或者操作有关。药物警戒就包括这些内容。临床药师参与临床治疗、提供药学服务的目的之一就是减少这些不良事件的发生。

患者往往最早体会和发现药品不良反应的症状，对自身的用药和反应过程也掌握得比较透彻。向患者介绍药物治疗方案时，也应介绍药品不良反应和用药注意事项的信息，提高用药的依从性。临床医务工作者应详细了解患者的病史、药物过敏史和用药史，掌握容易引起药品不良反应的因素。严格掌握药物的用法、用量、适应证和禁忌证，根据患者的生理与病理学特点调整药物治疗方案，实行个体化治疗。药物治疗过程中严密陪床监护，发现异常及时调整治疗方案。当发生药品不良反应甚至药源性疾病时，必须迅速调整药物治疗方案，停用疑似药物，采取有效措施，进行对因或支持治疗。

六、药品警戒研究的进展

目前，药品不良反应的分类方法是按不良反应的发生机制分类的。与临床用药没有关系，对不良反应的预防帮助不大。为此，有学者提出了"DoTS"分类法，强调药品不良反应与所用剂量、时间以及患者易感性三者的关系，将药品不良反应依此分类供临床参考。

药品不良反应的出现与剂量的关系可以是：超治疗量所致的不良反应为毒性反应；推荐治疗量的不良反应为并行反应；亚治疗量出现的不良反应为高敏反应。从时间关系上可以有：非时间依赖性，时间依赖性——快速反应、首剂反应，早期、中期、晚期、延迟反应。

患者易感性方面涉及年龄、性别、生理、遗传以及相互作用等方面。例如，皮质激素导致骨质疏松的分类为：Do 为并行反应，T 为晚期反应，S 涉及年龄与性别。又如青霉素过敏反应，Do 为高敏，T 为首剂效应，S 为无关。因此，皮质激素引起的骨质疏松，不必像青霉素引起的过敏反应那样，第一次用药就需要特别关注，可使临床医务工作者的精力得到有效的分配。

（高伟）

第七节　循证医学与药物治疗

Section 7

循证医学即遵循证据的医学，即在维护患者健康过程中，主动地、明确地、审慎地应用目前最佳的证据做出决策。作为一种科学思想和工作方法，现已成为临床疾病诊断、药物治疗的重要思想指南和实践工具。

一、药物治疗过程中循证医学的应用

循证医学强调临床决策过程中将个人临床经验、最佳研究证据与患者个体价值观和具体

情况相结合。临床医务工作者应明确疾病诊断,了解患者期望的目标,确定临床需要解决的问题,找到最适宜的证据,通过严谨判断,选择最适当的治疗和康复方案。这一过程需要专业人员本身技能与外来证据、具体实际等几方面的结合,不可偏颇。如果个人缺乏必备的临床技能,不能甄选最佳证据,所谓证据失去了用武之地,甚至被误用;如果不去获取最佳证据,个人的治疗经验可能落后于科技发展,患者和公众的健康问题不能得到最佳处置。如果脱离患者或者公众健康问题的具体情况和目标,医疗实践也就失去了评判依据。临床研究证据应用于具体患者时,应因人而异,理论结合实际才能制定出最佳治疗措施。

循证医学的思想并没有改变医学发展的原有模式,是医学科学发展过程中的方法改进,使效果确切的预防和治疗措施得以推广应用。临床药物治疗的结果又为循证医学的实施提供了证据,因此,循证医学进一步推动了预防或者临床治疗研究的进步。

二、药物治疗过程中循证医学的实施

药物治疗方案的制订、评估过程中,涉及诸如治疗方案的有效性、适用性等许多问题。准确、合理地解决这些问题,需要循证医学的支持。实施循证医学的过程主要包括三个方面:确定目标(即提出临床问题)、获取证据(即确定和评价资料)和解决问题(即应用证据解决实际问题)。一般包括以下五个步骤:第一步提出临床问题,即将临床所需要的信息如诊断、治疗、预后、预防等有关情况转化为一个可以回答的问题;第二步查找、收集有关上述问题的证据文献;第三步评价获得的证据的可靠性与实用性;第四步实施证据分析的结果,将严格评价的结果与临床经验、具体病情综合考虑,得出结论;第五步评估实施效果,对实施前面步骤的效果和效率进行评估分析,以利今后更好地实施。

(一)提出临床问题

提出一个明确的问题,有助于制订搜集证据(如检索文献)的策略,也有助于回答和解决临床问题。找准临床问题需要扎实的基本理论和临床技能,同时应具备系统的临床思维和分析判断能力,从错综复杂的线索中去伪存真,找出主要矛盾。找准临床问题是实施循证医学的前提条件。医疗实践中提出的问题,大多围绕患者诊治展开。

(二)获取有关证据

从"最佳证据"资源中快速查找,及时解决临床问题。查询证据的资源近年发展迅速,英国医学杂志出版集团的"临床证据"提供了具有一定覆盖面的临床疾病治疗的证据,获得授权后可以通过网络访问,一些诸如 Ovid 数据库提供商可以链接大量教科书、期刊、数据库和其他信息系统,以整合常用信息系统,节约临床医务工作者的时间和精力。Cochrane 系统评价资料库(CDSR)、疗效评价文摘库(DARE)等都极大地方便了临床医务工作者的信息获取。

(三)评价证据

根据证据的类型即文献类别、研究设计、方案实施的严谨性和统计学分析的质量等内容分成五个等级,以评估证据的可靠性和临床实用性:Ⅰ级,设计良好的随机对照试验,其中以同质随机对照试验系统评价的证据信度最高,其次为可信区间小的单项随机对照试验,再次为全阳性或者全阴性研究;Ⅱ级,设计较好的队列或者病例对照研究,其中以同质队列研究的系统评价最好,单项队列研究的或者试验设计质量较差的随机对照试验次之;Ⅲ级,病例报告或者有缺点的临床试验,其中以病例对照研究的系统评价为好,单项病例对照研究次之;Ⅳ级,病例分析或者质量差的病例对照研究;Ⅴ级,个人的临床经验,没有经过分析评价,仅依据生理学或基础研究的专家意见。

循证医学的基础是证据,评价证据的方法尤为重要。以往根据个人临床经验、个案报道、设计不严谨的对照试验结果制订预防或者治疗方案的缺陷显而易见。虽然临床研究方法学有了很大改进,随机对照试验也广泛开展,但仍受到人力、物力和时间等条件限制,大多数临床试验仍然存在样本量小、不足以消除随机误差对结果的影响等问题,而且有些试验研究受伦理学的限制,如针对体内放射性核沾染消除的临床试验等无法进行,只有个案报道等。因此,将多个符合一定质量标准的研究结果收集起来,进行系统评价,从而获得可靠的证据,是非常有必要的。

(四)应用证据

医务工作者应根据患者的具体病情以及个人意愿,在知情同意的前提下,决定优先处理的问题,将获得的最佳证据的结论应用到患者的治疗或者预防方案中。并在随后的诊疗中不断评估实施效果。在治疗方面有治愈率、有效率、绝对危险降低度、相对危险降低度等。在药物治疗实践中,还需要关注药品不良反应,关注其发生频度与程度。

(五)效果评估

经过临床实践检验,实施循证医学证据的效果有成功与失败两种可能。不论结果如何,均应进行仔细的分析和评价,认真总结,以达到丰富经验、提高专业技能、促进学术水平、提高医疗质量的目的。

实际工作中,上述五个步骤并非泾渭分明或者必须面面俱到。通常有三种模式把证据整合到医疗实践中去:第一种是"完全实施",即前四步均实施;第二种是"使用模式",即检索已经被别人严格评价过的证据资源,如证据总结(也就是跳过了第三步);第三种是"复制模式",即跟随有威望的医师做出的决定(省略了第二步和第三步)。三种模式都包括把证据与患者具体情况相结合的第四步,仅对其他步骤的执行比较灵活。

三、循证医学在药物治疗决策中的应用实例

循证医学提倡临床医学工作者应利用对大规模随机对照临床试验结果进行系统评价得出的结论指导临床决策。科学是不断发展的,目前认为正确的结论,将来也可能被证明是不完全正确,甚至是错误的。

临床发现,2型糖尿病患者持续性的高血糖是心血管疾病发生率增高的一个重要的危险因素,糖耐量异常者大血管病变的发生率是正常人的2倍。是否存在一个心血管疾病危险性增高的血糖阈值成为关注的焦点之一。对20项共纳入了95 783例非糖尿病患者(94%为男性)的Meta分析相关研究表明,空腹血糖和餐后1h、2h血糖的增高均使心血管事件的危险性增加。空腹血糖为6.1mmol/L相比空腹血糖为4.2mmol/L者,心血管疾病的相对危险度是1.33(95%可信区间1.06~1.67),而餐后2h血糖为7.8mmol/L,相比空腹血糖4.2mmol/L心血管疾病的相对危险度为1.58(95%可信区间1.19~2.10)。这一结论与一些大规模前瞻性研究相符,即使血糖水平在诊断糖尿病的阈值以下,其升高也已是心血管疾病的危险因素。另外的系统评价研究发现,有应激性高血糖者发生充血性心力衰竭和心源性休克的危险性均有增加,血糖水平是决定急性心肌梗死患者预后的重要因素。因此,重视无糖尿病患者心肌梗死时发生应激性高血糖的处理,使用胰岛素有效降低血糖,可显著改善患者的预后。

大样本随机对照临床试验证实,1型糖尿病患者并发症发生的危险性与高血糖的持续时间有明显的相关性,严格的血糖控制(强化胰岛素治疗)可显著减少视网膜病变、神经病变和肾病变的发生、发展。对2型糖尿病患者进行强化治疗同样可降低患者致死或非致死的临床终点,微血管终点率下降25%,心肌梗死发生率下降16%。严格控制2型糖尿病患者的血压,也能降低糖尿病相关终点、相关死亡及微血管病终点的发生率。研究结果澄清了既往关于胰岛素

治疗会增加2型糖尿病患者动脉粥样硬化发生率及磺脲类药物有致命的心血管毒性的错误观点。这些随机对照临床研究的结果,改变了临床医师对糖尿病及其并发症治疗的某些观念。

四、循证医学应用的发展

循证医学充分利用了现有文献信息和研究成果,使医学决策基于当前最佳证据。循证医学虽然获得了医学工作者的广泛推崇,但这是一种归纳总结的思维,以既往结论为主,限于对医药学自然规律认识的客观限制,同时又存在语言偏倚、发表偏倚等问题,其结果和结论有一定的局限。

循证医学在获取最佳证据过程中强调论证强度、样本量大,获得的结果是所有研究对象的平均效应,其研究结果的默认前提是人群是同质的,某一干预措施应该获得相同结果,其差异系偶然误差产生,这一默认前提忽视了人群中遗传多态性的客观存在,其证据适用于普通人群,而难以用于具有特殊遗传背景的人群。如何提高临床研究的质量、如何保证系统评价结果的可靠性是今后努力的方向,统计方法的改进、信息检索整合技术的完善仍是今后循证医学的发展方向之一。

(李俊兰)

第八节　特殊人群与药物治疗
Section 8

特殊人群是指妊娠和哺乳期妇女、小儿、老年人以及特殊遗传体质者。特殊人群的生理、生化功能与一般人群相比存在着明显差异,而这些差异明显影响着这些人群的药动学和药效学。掌握这些特殊人群的病理和生理学特点,临床上才能有针对性的合理用药,保证特殊人群的用药安全。

一、妊娠和哺乳期妇女用药

妊娠和哺乳期妇女接受药物治疗,药物可能通过胎盘和乳汁,使胎儿和婴幼儿也成为用药者,用药不当可以带来严重的危害。

(一)妊娠母体药动学特点
在妊娠期,母体的生理功能发生多种变化,均可影响体内药动学过程。妊娠早期和中期,胃酸分泌减少、胃排空延迟、肠蠕动减弱,使口服药物的吸收延缓,达峰时间延长,峰浓度降低。但有些难溶性药物因药物通过肠道的时间延长而生物利用度提高。妊娠期血浆容积约增加50%、脂肪约增加25%,体液含量亦有所增加,使药物的分布容积增大,血药浓度低于非妊娠期,药物与蛋白质结合率也会降低,游离型药物增多。妊娠期间,药物的代谢能力有所增强,这与妊娠期间孕激素浓度增高,引起肝微粒体药物羟化酶活性增加有关。妊娠期心输出量增加,肾血流量及肾小球滤过均增加,肾排泄药物或其代谢产物加快,使主要以原形从尿中排出的药物消除加快。

(二)胎儿药动学特点
胎盘将母血与胎儿血分开,即"胎盘屏障"。绒毛膜是胎盘主要功能部分,起着物质交换和分泌某些内分泌激素的作用。大部分药物经胎盘转运进入胎儿体内,也有少量药物经羊膜转运进入羊水中,胎儿通过吞饮羊水,药物经胃肠道而被吸收。胎儿肝、脑器官相对较大,血流量大。胎儿血—脑屏障发育不健全,药物易进入中枢神经系统。胎儿的肝是药物代谢的主要器官,妊娠第 7 ~ 8 周即可对药物进行代谢,但对药物的消除能力低。小儿进行药物消除的主要方式是将药物或其代谢物经胎盘返运回母体,由母体消除。如果药物经代谢脂溶性降低后,则返回母体血中的速度降低,药物易在胎儿体内蓄积。

(三)妊娠期用药安全性

妊娠期母体和胎儿是处于同一环境中的两个紧密联系的独立个体。药物可通过胎盘进入胎儿体内,这是药物的直接毒性作用,也可通过影响胎盘功能而间接影响胎儿,或作用于母体间接影响胎儿。药物对胎儿的毒性作用不仅能表现在各组织器官形态和结构上,也可能表现在生理功能和生长发育等方面异常。

由于妊娠不同阶段胚胎发育的特点,药物对胎儿的毒性表现也各不相同。在妊娠前 20d 内,胚胎发育正处在细胞增殖早期,药物损害常导致胚胎死亡或流产。在妊娠第 3 周至 3 个月末是细胞分化器官形成期,是药物致畸最敏感的阶段。药物损害可影响器官形成,导致畸形。3 个月后器官已分化完成,药物很少致畸,但药物毒性可使胎儿发育迟缓或造成某些器官功能缺陷。因此,孕妇选药应慎重。一些疾病,如糖尿病、癫痫的惊厥发作、子宫内感染(如梅毒)等也有致畸的可能。

为了方便临床对妊娠妇女治疗药物选择,欧美部分国家对部分药物的妊娠妇女治疗获益和胎儿潜在危险进行了评估,将药物分为 5 类,分别用 A、B、C、D 和 X 5 个字母表示。需要强调的是,该分类是在药物常用剂量下评价妊娠期妇女用药对胎儿的危害性,药物作用有剂量的差异。当 A 类药大剂量时则可能归于 C 类或 X 类。这一分类是根据药物治疗获益和潜在危险进行评估,并不反映药物的真正毒性大小。美国食品药品管理局(FDA)妊娠用药的字母分类含义见表 1-1。

表 1-1 美国食品药品管理局妊娠用药的字母分类含义

分类	含义描述
A	对妊娠妇女群体进行了充分、严格的对照研究,没有发现胎儿畸形的危险性增加。
B	动物实验没有发现对胎仔有害的证据,然而没有对妊娠妇女进行充分、严格的对照研究。或者,动物实验出现了不良作用,但对妊娠妇女进行了充分、严格的对照研究,没有发现对胎儿的危险。
C	动物实验已发现对胎仔有不良作用,但没有对妊娠妇女进行充分、严格的对照研究。或者,没有经动物实验,也没有对妊娠妇女进行充分、严格的对照研究。
D	动物实验研究、对妊娠妇女的充分严格的对照研究或临床观察已证明对胎儿有危险,然而治疗的获益超过潜在的危险。
X	动物实验研究、对妊娠妇女的充分严格的对照研究或临床观察已证明有致胎儿畸形的证据,该类药物禁止用于妊娠或即将妊娠的妇女。

妊娠期用药需有明确指征。在妊娠期,A 类、B 类药可安全使用,C 类药在权衡利弊后慎重使用,D 类和 X 类药在妊娠期应避免使用。如果小剂量有效,则应避免用大剂量;单药有效,则避免联合用药。用药时需了解妊娠时间,在妊娠期的前 3 个月是胚胎器官形成期,应尽量避免使用药物。若病情急需,应用了肯定对胎儿有危害的药物,则应采取终止妊娠措施。

(四)哺乳期用药

哺乳是一个重要的生理过程,几乎所有药物均能分泌进入乳汁并可被婴儿吸收。药物进入乳汁的浓度与药物的脂溶性等性质有关。扑米酮和乙琥胺在乳汁与血浆中的浓度比率高于 0.6。氯霉素在乳汁与血浆中的比率约为 0.5,可能引起新生儿骨髓抑制,故哺乳妇女应禁用。克林霉素在乳汁中的浓度可高于血浆浓度的数倍,能引起假膜性结肠炎,故禁用。甲硝唑在乳汁中浓度较高,可对婴儿血液及神经系统产生毒性,应禁用。如果必须进行药物治疗,则应停止哺乳。

二、小儿用药

小儿是很不成熟的个体,从解剖结构到生理和生化功能都处于不断发育的时期,尤其肝、肾功能与成人差异很大。小儿的药动学和药效学特征与成人相比差异显著,不仅可能存在量的差别,甚至可能产生质的差别。应根据小儿身体的特殊性及药物在体内的药动学和药效学特点选择用药。

(一)小儿的生理特点

小儿,尤其是新生儿及婴幼儿,其机体组织中水的比例比成人高,正常成人为 60%,新生儿为 70%,而早产儿可高达 85%以上。过多的水分主要是细胞外液。水溶性药物的分布容积增大,血药浓度降低,并使药物消除减慢。小儿皮下毛细血管丰富,其体表面积与体积的比例约是成人的 2 倍,外用药物很容易通过皮肤黏膜吸收。小儿体内脂肪含量低,使脂溶性药物分布容积变小,易中毒。小儿血浆蛋白质浓度低,结合力较差,游离药物浓度明显增加。新生儿对阿司匹林和地西泮敏感的原因可能与其脑组织中游离药物浓度增加有关。特别是在应用与血浆蛋白质结合率较高的药物(如阿司匹林、苯妥英、苯巴比妥等)时,较易引起药效增强或中毒。小儿调节水和电解质代谢的功能较差,对可引起水盐代谢紊乱的药物(如泻药、利尿药等)特别敏感。新生儿神经系统发育不健全,很多药物易通过血—脑屏障,使中枢神经系统易受药物影响。小儿胃肠道蠕动不规则,药物吸收不稳定。肝功能尚未完善,尤易造成药物在体内的蓄积而引起严重的不良反应。小儿肾小球滤过率和肾小管分泌功能发育不全,按体表面积计算分别为成人的 30%~40%和 20%~30%,药物消除能力较差。

(二)小儿药物治疗要点

1. 考虑药物治疗安全性

小儿使用抗菌药物的基本原则与成人相同。应注意氨基糖苷类、四环素类及氯霉素可分别造成第八对脑神经损伤、骨骼和牙齿损害及"灰婴综合征"。喹诺酮类药物可能损害幼年时期的骨关节软骨组织,幼儿及青少年不宜选用。小儿使用抗癫痫药物需要根据血浆药物浓度监测来进行药物剂量调整。丙戊酸钠有肝毒性,2 岁以下儿童在合用其他抗癫痫药时较易发生,用药期间应注意查肝功能。小儿中枢神经系统对药物敏感,要防止镇痛药与解热镇痛药等药物对中枢神经系统的过度抑制。

2. 剂量计算法

目前常用的小儿用药剂量估算方法有三种:第一种是按年龄比照成人(18~60 岁)剂量折算;第二种是按小儿体重比照成人剂量估算;第三种是按体表面积计算,近年应用渐多,许多药物推荐剂量是按照体表面积计算的。不同方法的计算结果可能有差异,而且有的计算公式的参数是源自国外人群数据。无论采用哪种方法计算,其共同缺点是把小儿看成小型成人。临床上应根据具体情况,视药物的药理作用和药代学特点、各期儿童的生理特点和病情轻重以及临床经验斟酌应用,而不应机械地套用。有条件的应测定血药浓度,根据药动学参数调整给药方案。

(1)按年龄比照成人剂量估算法。出生至 1 个月:成人剂量的 1/18~1/14;1~6 个月:成人剂量的 1/14~1/7;6 个月至 1 岁:成人剂量的 1/7~1/5;1~2 岁:成人剂量的 1/5~1/4;2~4 岁:成人剂量的 1/4~1/3;4~6 岁:成人剂量的 1/3~2/5;6~9 岁:成人剂量的 2/5~1/2;9~14 岁:成人剂量的 1/2~2/3;14~18 岁:成人剂量的 2/3 至全量。

(2)按体重比照成人剂量估算。小儿剂量＝成人剂量×儿童体重(kg)/60(kg)(成人平均体重)。

(3)按体表面积估算。小儿剂量＝成人剂量×小儿体表面积(m²)/1.73(m²)：1.73m² 为体重 70kg 成人的平均体表面积。小儿体表面积可根据身高体重查得，也可按下式估算：小儿体表面积(m²)＝[体重(kg)×身高(cm)/3 600]^{1/2}；或者小儿体表面积(m²)＝小儿体重(kg)×0.035＋0.1；或者小儿体表面积(m²)＝(年龄＋5)×0.07。体重 30kg 以上者按后两式算得的体表面积可每增 5kg 体重加 0.1m²。

三、老年人用药

老年人一般指年龄超过 65 岁的人。老年人的生理生化功能减退，自稳机制下降，对药物的处置和药物的反应性等发生改变。

(一)老年人生理及药动学的改变

老年人生理功能通常会发生较大改变：神经系统结构与功能的改变，中枢神经元递质合成减少；心肌收缩力减弱，心脏收缩期延长，血压上升，压力感受器敏感性下降，血管弹性减弱，外周阻力增大，血流速度减慢；肺活量减少；消化系统功能减弱，肠平滑肌张力下降，肝微粒体氧化功能下降；肾血流灌注量降低，肾小球滤过率降低，肾小管分泌能力和重吸收能力降低，肾肌酐清除率减少等。

老年人胃肠道活动减弱，胃酸分泌减少，胃内酸度降低，将影响弱酸性药物和弱碱性药物的解离度和脂溶性，从而影响吸收。老年人总体液和细胞外液与体重的比例减少，体内脂肪比例增加。脂溶性药物如氯氮草、地西泮等更易分布到周围脂肪组织中，使分布容积增大；亲水性药物如对乙酰氨基酚、哌替啶等则分布容积减小，血药浓度增加。血液白蛋白含量减低，应用蛋白结合率高的药物如普萘洛尔、苯妥英、甲磺丁脲、地西泮、华法林、洋地黄毒苷等，可因结合量减少使血中游离药物浓度增高。肝生物转化功能随年龄增长而相应降低，主要是肝血流量下降及肝微粒体酶活性降低等因素所致。经肝药酶灭活的药物半衰期往往延长，血药浓度升高。如苯巴比妥、对乙酰氨基酚、保泰松、吲哚美辛、氨茶碱、三环类抗抑郁药等，血药浓度约增高 1 倍，作用时间延长。老年人药酶活性减弱也存在个体差异。老年人药物排泄能力下降，即使无肾疾病，主要经肾排泄的药物。排泄量也随年龄增长而减少。老年人应用地高辛、头孢菌素类、四环素类、阿司匹林、磺胺类、降血糖药、锂盐、甲氨蝶呤等药物，半衰期均有相应延长，应相应减少剂量。

(二)老年人药物治疗注意事项举例

1.心血管系统用药

硝酸酯类适用于所有年龄组的稳定型心绞痛，老年人舌下给硝酸甘油应坐着或躺下，以防止脑血流灌注不足而晕倒。老年人消除维拉帕米的半衰期较年轻人长，长期服用该药应减少剂量。地高辛能改善伴有房颤的老年心力衰竭患者的症状，但应减小其维持剂量，一般给予成人常规剂量的 1/2 或者 1/4。血管紧张素转换酶抑制剂能改善心力衰竭症状，大多数血管紧张素转换酶抑制剂经肾排泄，老年患者维持剂量应减小。利多卡因常用于治疗室性心律失常，老年人清除率降低，剂量应减少 50%，必要时监测血药浓度。阿司匹林常用于抗血小板聚集，预防中风，但容易引起出血，应从最低剂量开始。

2.糖尿病用药

2 型糖尿病是中、老年人常见疾病。口服降血糖药用于老年患者应从小剂量开始，防止发生低血糖反应。由于低血糖症状难以察觉，有可能造成老年患者昏迷或跌倒等严重后果。

3. 疼痛与麻醉用药

老年人应用非甾体抗炎药及吗啡类镇痛药应从小剂量开始，根据疼痛程度或耐受性再适当增加剂量。老年患者用硫喷妥钠诱导麻醉所需剂量可降低 50%，因其从中枢神经系统清除减慢。琥珀胆碱和维库溴铵、对老年人的神经肌肉阻断作用起效较慢，清除也减慢，肌松持续时间延长。

四、基因多态性与临床用药

基因多态性造成患者之间的个体差异，使同一种药物对不同的个体可产生不同的药物反应。从药物进入机体至产生药物反应的过程中，基因多态性可以影响其药动学和药效学的各个环节，从而引起药物反应的个体差异。遗传药理学主要是研究遗传多态性在药物反应个体差异中作用的学科。

在药效学方面，人群中一定比例的个体在蛋白质（包括受体、酶、离子通道等），尤其是受体的数量、结构、功能等方面存在变异，从而药物与靶蛋白亲和力及药物活性等方面出现差异。在药动学方面，转运蛋白的多态性可影响药物的吸收、分布等，如跨膜外转运泵 P-糖蛋白的过量表达可降低某些药物的口服生物利用度，同时也与肿瘤细胞的多药耐药有关；血浆蛋白质则可因基因多态性而致功能异常，进而影响游离血药浓度和药物的分布；某些转运载体和金属结合蛋白的变异也是引起机体对药物或金属离子吸收分布异常的主要因素。多数药物需要代谢酶进行生物转化，代谢酶的多态性可以直接影响药物的代谢。

（一）细胞色素 P450 酶

细胞色素 P450 酶系参与了药物、致癌物、类固醇激素、脂肪酸等物质的氧化代谢。该酶系按家族、亚家族和酶个体 3 级进行分类。S-美芬妥英、奥美拉唑、氯胍主要经 CYP2C19 氧化代谢。近 20% 的亚洲人为 CYP2C19 的突变纯合子形式，属弱代谢型。奥美拉唑单剂量药时曲线下面积亚洲人比白种人增加近 40%，治疗应调低剂量。CYP3A 亚家族在成人肝 CYP 酶总量中占 25%，也是肠道中重要的酶，临床约 60% 的药物经由 CYP3A 代谢。表鬼臼毒素、依托泊苷、替尼泊苷、异环磷酰胺、长春碱及长春酰胺均为 CYP3A 的底物。CYP3A 将表鬼臼毒素代谢成表鬼臼毒素儿茶酚等，这些代谢产物可损伤 DNA。基因突变型降低 CYP3A4 的酶活性，可减少表鬼臼毒素儿茶酚代谢物的产生。

（二）乙醛脱氢酶

乙醇在体内主要由乙醇脱氢酶和 CYP2E1 水解成乙醛和甲酮，乙醛继续被乙醛脱氢酶转化为乙酸。A1DH2 缺损，不能迅速转化由乙醇代谢生成的乙醛，这是某些人对酒精敏感的主要原因。约半数中国人和日本人肝内 A1DH2 功能缺乏，但在白种人和黑人中，未发现有这种酶功能缺失者。

（三）丁酰胆碱酯酶

主要催化代谢灭活琥珀胆碱、普鲁卡因、辛可卡因、丁卡因、阿司匹林等药物。班布特罗在该酶的作用下生成特布他林，发挥支气管扩张作用。丁酰胆碱酯酶的活性在人群中呈遗传多态性分布：常规剂量的肌松药琥珀胆碱使多数患者肌肉麻痹持续仅 2 ～ 6min，但少数患者肌肉麻痹可持续 1h 以上，不得不借助机械通气以维持呼吸。这些患者血中丁酰胆碱酯酶对琥珀胆碱的亲和力很低，不能迅速水解代谢药物，肌松作用时间大大延长。这样的个体在应用普鲁卡因或氯普鲁卡因时，皮肤麻醉或硬膜外麻醉的作用时间明显延长，甚至出现毒性反应。

（四）N-乙酰转移酶（NAT）

人体内 N-乙酰转移酶有两种：NAT1、NAT2。NAT2 能催化异烟肼等肼类化合物和具有致癌性的芳香胺或杂环胺类化合物的 N 位的乙酰化,代谢活性呈多态性分布。根据乙酰化表型将人群分为三类:慢型乙酰化代谢者、快型乙酰化代谢者和中间型乙酰化代谢者。异烟肼的神经系统毒性和肝毒性,其发生率与患者的 NAT2 表型有关。周围神经炎继发于维生素 B_6 缺乏,慢型乙酰化代谢者体内由于乙酰辅酶 A 的相对缺乏,可导致维生素 B_6 缺乏,而易患周围神经炎,表现为手脚震颤、麻木,同时服用维生素 B_6 可预防及治疗此反应。异烟肼在体内经 NAT2 代谢为乙酰化异烟肼,并进一步被代谢生成具有肝毒性的产物,因此快型乙酰化代谢者服用异烟肼后,常有暂时性转氨酶升高现象,易产生肝毒性。东方人中快型乙酰化代谢的发生率较高,服用异烟肼后,产生肝毒性的可能性也较大。

(五)甲基转移酶

甲基转移酶为催化甲基结合反应的酶。硫嘌呤甲基转移酶(TPMT)主要催化芳香及杂环类巯基化合物(如巯基嘌呤核苷酸、咪唑硫嘌呤、6 硫鸟嘌呤等)的 S-甲基化反应。巯嘌呤的体内抗肿瘤活性形式为巯基嘌呤核苷酸,也产生骨髓抑制作用。红细胞硫嘌呤甲基转移酶活性在人群中约 90% 为高酶活性,6%~ 11% 为中等酶活性,0.3% 为低酶活性。基因突变酶活性下降者应用巯嘌呤,可能细胞内巯基嘌呤核苷酸蓄积,可导致骨髓抑制和继发性肿瘤,应将剂量减少到标准剂量的 1/15 ~ 1/10;而高酶活性者,细胞内巯基嘌呤核苷酸浓度很低,骨髓抑制少,但疗效下降,可能增加白血病的复发率。

(六)尿苷二磷酸—葡糖醛酸转移酶(UDPGT)

能催化药物、类固醇和甲状腺激素的葡糖醛酸化。Gilbert 综合征和 Crigler-Najjar 综合征是由于遗传变异导致 UDPGT 酶表达量减少,使体内胆红素的葡糖醛酸化结合反应发生障碍,分别引起非结合胆红素血症和轻度慢性高血胆红素。一些经葡糖醛酸化反应代谢的药物,如甲苯磺丁脲、利福霉素、交沙霉素和对乙酰氨基酚等的体内清除率在 Gilbert 综合征患者中降低。依立替康常用于多种实体瘤如结肠癌和肺癌的治疗。在体内需要羧酸酯酶转化为有活性的 SN-38。UGT1A1 能使 SN38 葡糖醛酸化,形成极性更大的 SN-38 葡糖醛酸苷,由胆汁和尿排泄。UGT1A1 表达的个体差异达 17 ~ 52 倍,表达减少者可使药物葡糖醛酸化水平降低,导致活性代谢物 SN-38 蓄积,产生腹泻和白细胞减少症。

(李俊兰)

第二章
Chapter 2

药物的相互作用与临床意义

　　药物的相互作用是指先用、后用或同时并用一种物质（药物、食物、烟、酒等）而使另一种药物作用程度或持续时间发生改变。从临床角度来看，药物相互作用可分为临床可期望的药物相互作用、不良的药物相互作用和不重要的药物相互作用。可期望的药物相互作用表现为药物疗效提高、毒性减少。不良的药物相互作用可表现为药物疗效降低、毒性增加。药物相互作用一般主要发生在体内，少数情况下它可能在体外发生，从而影响药物的生物利用度。药物相互作用可能有 3 种作用方式，即体内药代动力学相互作用、药效学相互作用和体外相互作用。本章主要讨论不良的药物相互作用（以下简称药物相互作用）。

　　在临床用药中，有相当一部分的药物不良反应是由于药物相互作用而引起的。据统计，7%的住院患者可发生不良的药物相互作用。多数患者的不良反应表现为短暂的、轻度不适。严重的危及生命的药物不良药物相互作用在住院患者中占 3%，门诊患者的发生率更低。有人监测了 2 422 例门诊患者的用药情况，其中 113 例服用了有潜在不良的药物相互作用的药物，仅有 7 例发生了不良的药物相互作用。

　　多数药物相互作用所产生的影响并不大。例如，每天服用异烟肼 300mg，连用 7d。由于抑制微粒体酶，对乙酰氨基酚的氧化代谢物生成减少了 70%。但对乙酰氨基酚有其他代谢途径，氧化代谢物仅代表其体内清除的一少部分。这时的结果只相当于增加了 18% 对乙酰氨基酚的剂量，临床效果是察觉不到的。一些治疗指数大的药物，如青霉素，即使由于药物相互作用使其血药浓度增加 2 ～ 3 倍，大部分情况下不会引起不良反应。在不良的药物相互作用中，要特别注意一些严重不良反应，如心跳骤停或心律失常，高血压危象，低血压休克，呼吸中枢抑制或呼吸肌麻痹，惊厥，出血，低血糖昏迷，肝、肾、骨髓等实质性器官损害。

第一节　药动学方面的相互作用
Section 1

　　药动学方面的相互作用是指先用、后用或同时并用一种物质致使另一种药物在体内吸收、分布、代谢、排泄的过程改变，从而影响另一药物的生物利用度。药动学方面的相互作用包括几个环节。

一、药物在胃肠道吸收部位的相互作用

　　口服药物从消化道进入血液，经历一个复杂的过程。大部分药物在胃肠道吸收部位的转运是以不耗能、无饱和的被动扩散的形式进行。药物的转运速度与药物浓度和油水分布系数

有关。但是，许多因素又使药物的吸收复杂化。如胃肠道内 pH 值、胃肠道的蠕动、血液循环、食物、药物的吸附与络合等影响药物的吸收。药物在吸收部位的相互作用，其结果是多数情况下妨碍了药物吸收，但也有促进吸收的少数例子。

（一）pH 值的影响

药物在消化道的吸收过程中，与药物透过一切生物膜一样，解离度小、脂溶性大的容易吸收。pH 值对药物解离程度有重要的影响。药物的解离程度取决于周围环境的 pH 值及药自身的解离常数（pKa）。酸性药物在酸性环境、碱性药物在碱性环境中解离部分少、脂溶性高，较易扩散通过膜被吸收。相反，酸性药物在碱性环境或碱性药物在酸性环境中因解离部分多、脂溶性低不易扩散通过生物膜而较难被吸收。

任何一种弱酸或弱碱性药物，都有其自己的最佳吸收 pH 值范围。弱酸类如磺胺、保泰松、水杨酸、呋喃妥因、双香豆素等在 pH 值 < 7 的胃液中因解离度小、脂溶性大容易吸收。弱碱类药物如麻黄碱、茶碱、奎尼丁、安替比林等在酸性胃液环境中因解离度增加、脂溶性低而较难吸收。并用两个药物，其中一个药物影响消化液的分泌或改变胃肠道的 pH 值，另一个药物的吸收就受到影响。例如巴比妥类药与碳酸氢钠合用，后者提高了胃液的 pH 值，巴比妥类药因离子化程度高而吸收降低。有时，对药物溶出率的影响也是重要的。例如，H_2 受体阻断药西咪替丁与阿司匹林联合使用，可提高血中水杨酸的浓度。这是因为西咪替丁抑制胃酸分泌，提高阿司匹林的溶出率，从而增加阿司匹林的吸收。

（二）离子与药物的相互作用

含二价或三价金属离子（Ca^{2+}、Fe^{2+}、Mg^{2+}、Zn^{2+}、Al^{3+}、Bi^{3+}）化合物在胃肠道内可发生药物相互作用，形成不溶解的、稳定的、不能被吸收的络合物。例如，含镁、铝的抗酸药可明显降低氟喹酮类药在胃肠道的吸收。推测镁、铝金属阳离子与喹诺酮的 3-羧基和 4-氧桥功能基团产生络合，降低喹诺酮药的吸收。口服一种每片含氢氧化镁 600mg 和氢氧化铝 900mg 的抗酸药美乐士后 24h，然后口服环丙沙星 500mg，环丙沙星的血浆药峰浓度显著下降，尿中排出的环丙沙星原形药平均从 24% 减少全 2%。氢氧化铝凝胶与氧氟沙星同时服用，后者的曲线下面积（AUC）从 5.44mg/(L · h) 降至 2.16mg/(L · h)，血浆药峰浓度从 1.4mg/L 降至 0.5mg/L。服用美乐士 30min 后再服用依诺沙星 400mg，其生物利用度降低 73%，尿中原形药排出量减少 67%。两药相隔 2h 服用，生物利用度降低 49%。在服用依诺沙星 2h 或 8h 后给予抗酸药，生物利用度无明显变化。含钙的抗酸药，是否影响喹诺酮类吸收尚未能定论。铁、锌也影响喹诺酮类在胃肠道的吸收。口服硫酸亚铁，使环丙沙星的 AUC 明显下降，血浆药峰浓度降至 90% 的敏感菌的最小抑菌浓度以下。而含锌的多种维生素使环丙沙星的生物利用度平均降低 24%。硫糖铝与环丙沙星合用，后者的生物利用度下降。硫糖铝的金属离子与环丙沙星 3-羧和 4-桥氧基作用形成难以吸收的螯合物。服用硫糖铝前 2 ～ 6h 先服环丙沙星明显减少这种相互作用。用鼠肠作为药物相互作用的动物模型研究证明，有三硅酸镁存在时，地高辛的吸收减少 99.5%；粉状碳酸镁使其减少 15.2%；氢氧化铝凝胶使其减少 11.4%；含 35% 的二甲硅油亲水性乳剂使其减少 3.47%。地高辛的有效治疗浓度范围很窄，与含二价或三价金属离子的抗酸药使用，极易影响其生物利用度，应告诫患者知道这种危险。如须同服抗酸药，两药要分开服用，间隔时间尽可能长些。

离子交换树脂，特别是一些用作脂质调节的药物，常用于降低血中胆固醇，如消胆胺、降胆宁等能与多种药物发生相互作用。消胆胺易与地高辛、洋地黄毒苷、乙酰水杨酸、保泰松、华法林、甲状腺素等药的酸性分子有很强的亲和力，结合成难溶的复合物。消胆胺与洋地黄毒苷并用，减少洋地黄毒苷的吸收，降低血浓度与药效。也正是利用这个特点，既可减少经由肝肠循环而再次进入血液中的洋地黄毒苷，又可促进洋地黄毒苷从粪便的排出，达到治疗洋地黄毒苷过量中毒的目的。但消胆胺对地高辛的吸收和排泄影响较小。消胆胺对噻嗪类利尿药有吸附作用，使后者的吸收速度大为减少。多次使用消胆胺，明显影响双氢氯噻嗪的吸收。即使被认为是最佳用药方案，间隔时间达 4h，氢氯噻嗪的 AUC 和 C_{max} 显著降低，吸收减少约 35%。单剂量消胆胺可使双氢氯噻嗪吸收减少 85%。

（三）胃的排空和肠蠕动

胃肠蠕动能影响药物吸收。由于大多数药物在小肠上部吸收，所以改变胃肠排空速率的因素能明显地影响药物到达小肠吸收部位。胃肠道的蠕动加快，药物很快通过胃到小肠，这个药起效快，但经粪便排出也快。因此，可能吸收不完全。相反，胃肠道的蠕动减慢，药物经胃到达小肠的时间延长，药起效慢。但药物在肠道的停留时间长，可能吸收完全。例如，溴丙胺太林普鲁苯辛）与地高辛同用，溴丙胺太林能使肠的蠕动减弱；地高辛的吸收部位在小肠，因而，地高辛在小肠的停留时间延长，吸收增加。甲氧氯普胺（灭吐灵）与地高辛并用，前者增加肠蠕动，地高辛却因此而吸收减少，血中浓度降低。

（四）药物损害肠道的吸收机能

一些能损害肠道黏膜吸收机能的药物，如环磷酰胺、对氨基水杨酸（PAS）、新霉素与另一些药并用，使后者的吸收减少。如治疗结核病的药物 PAS 与利福平合用，使利福平的吸收减少并因此而削弱其抗结核作用。研究结果表明，损害利福平在肠道吸收的机制并不是 PAS 本身，而是存在于 PAS 颗粒中的皂土（一种高岭土样物质）。相反，异烟肼不会影响利福平的吸收。由于 PAS 与利福平使用会降低疗效，有人建议异烟肼而不是 PAS 与利福平使用。环磷酰胺与β-乙酰地高辛同服，吸收减少，血浓度下降。

二、分布过程中的相互作用

（一）影响内脏血流而发生药物相互作用

一些药物（如西咪替丁等）可直接影响内脏血液循环或间接影响心输出量从而改变肝血流量，使经肝脏代谢的药物发生药物动力学的改变。西咪替丁与利多卡因并用，使利多卡因的血浆清除率下降（其血浆清除率受肝血流量的影响，正常在肝的清除率约为 70%）。普萘洛尔（心得安）是肝脏首过效应较高的药物，但它也可以减少利多卡因血浆清除率，这是由于普萘洛尔减少心输出量并随之而减少肝血流量的结果。有人给猩猩注射异丙肾上腺素（使肝血流量降低 30%～40%），再注射利多卡因，结果减少利多卡因的清除率。这种相互作用的结果，反而提高了利多卡因的稳态浓度。

（二）与蛋白结合而发生药物相互作用

药物进入血液后，一是与血中的红细胞或血浆蛋白结合；一是溶于血浆，成为游离型药物。血中游离型药物直接关系到药物作用与消除。结合型药物不易透过生物膜，暂时失去活性，不易透过血脑屏障，不被肝代谢与灭活，不被肾排泄。所以，这又将影响到药物分布。药物与血浆蛋白结合越多，其表现分布容积越小（华法林的蛋白结合率98%，表现分布容积 0.11 ± 0.01L/kg）。

很多药物能与血浆蛋白进行非特异性结合。同时使用可共用相同的蛋白结合部位的几种药物，其中一种药物能置换另一种药物，有时可使药物疗效起明显的变化。例如，在正常情况下，华法林的蛋白结合率为 98%，只有 2%的非结合型药物有药理活性。如果同时使用保泰松，华法林的抗凝作用明显加强。保泰松与华法林共同竞争同一血浆蛋白结合部位，并在一定程度上减少华法林的蛋白结合率，比如说从98%降至96%。那么，其有药理活性部分的华法林从 2%增加至 4%，也就是相当于多用了 1 倍剂量。所以，保泰松与华法林同用，须减低华法林用量，否则，会导致致命的出血并发症。

　　大剂量快速注射一些有强力置换血浆蛋白的药物,可能产生不良反应或明显的毒性症状。如在新生儿静脉注射磺胺。置换了与血浆结合的胆红素,血中游离胆红素大量增加并进入大脑而引起核黄疸。

　　P-糖蛋白广泛分布于全身各组织器官。P-糖蛋白的作用是将药物(包括其他化学物质)从细胞内主动转运到细胞外,降低细胞内的药物浓度。胃肠道的P-糖蛋降低其底物的吸收,降低生物利用度。肠道和肝脏中的P-糖蛋白还增加药物的非肾清除,增加随粪排泄量。肾小管上皮细胞上的P-糖蛋白增加肾清除。P-糖蛋白转运药物是高耗能过程且呈饱和性,所以药物剂量和用药方式的改变会影响它对药物的作用结果。有些P-糖蛋白底物超过一定剂量后,生物利用度突然增大,清除率降低。某些底物联用会对P-糖蛋白的转运作用产生竞争性抑制,如喹诺酮类抗菌药。底物与P-糖蛋白抑制剂联用时,底物的AUC值增大,清除率下降。底物与P-糖蛋白增强剂联用时情况则相反。由于P-糖蛋白的底物、抑制剂、增强剂或诱导剂在常用药物中普遍存在,所以由P-糖蛋白介导的药物相互作用也十分普遍,由此引起的某些药物的临床疗效和毒性应引起重视。

　　P-糖蛋白抑制剂有胺碘酮、利多卡因、奎尼丁、伊曲康唑、酮康唑、地尔硫卓、硝苯地平、非洛地平、尼群地平、维拉帕米、环孢菌素A、氢化可的松、地塞米松、雌二醇、孕酮、环丙沙星、依诺沙星、诺氟沙星、阿霉素、柔红霉素、紫杉醇、长春碱、奎尼丁、地高辛、吗啡、氯丙嗪、红霉素等。

　　P-糖蛋白介导的体内药物相互作用可发生在克拉霉素与地高辛并用。一个呼吸困难伴有发热的患者长期每日口服地高辛0.125mg,稳态血浆浓度为0.36μg/L。每天两次服用克拉霉素0.2g,同时将地高辛的剂量调至0.25mg,5d后地高辛的血浆浓度为1.53μg/L,9d后上升到2.39μg/L,此时患者出现了心律不齐的症状和体征。静脉注射地高辛部分可由肠道清除。用奎尼丁肠道灌注的动物实验时,地高辛静脉给药后的血浆浓度提高到原来的2倍,而肠腔中药物浓度降低了40%。主要原因是奎尼丁既抑制了肠道,同时又抑制了肾脏的P-糖蛋白对地高辛的清除作用。P-糖蛋白抑制剂沃尔斯波达与地高辛联用,地高辛浓度提高到原来的2～3倍。

三、药物在体内代谢转化过程中的相互作用

(一)细胞色素P450酶系与药物相互作用

　　一般将药物代谢分为相互衔接的两个过程,即I相代谢和II相代谢。广义上,所有参与药物体内代谢的酶系统称为药酶。执行I相代谢的酶是位于内质网的依赖细胞色素P450的氧化性代谢酶系(简称细胞色素P450或P450),是狭义上的药酶。P450酶系存在于肝、肾、胃肠、皮肤、胎盘、脑和肺中组织细胞的内质网上,称为微粒体酶系。P450酶系存在于肝脏最多,也称为肝药酶。参与II相代谢(结合反应)的酶系包括UDP葡萄糖醛酸转移酶、谷胱甘肽-S-转移酶、磺酸化酶、环氧水合酶等。多种机制诱导或抑制P450酶系,且有显著的个体差异,从而导致许多重要的临床药物相互作用的发生。两药并用,其中一种影响P450酶活性,就可使另一药物的药效或毒性发生改变。研究证明,约200种药物可增加或抑制肝药酶的活性。

1. CYP450的诱导作用

　　当一种药物通过同一种或不同种酶的途径刺激合用药物的生物转化时即发生诱导。这时使P450酶系的浓度和活性增加,从而加速许多药物的代谢,这种作用也称为酶促作用。诱导剂通常对特定的CYP酶有专属性。有时,一种药物除可对其他药物产生诱导作用外,也可诱导自身的生物转化。诱导作用可在治疗的头2～5d内出现,有时仅需1d。诱导作用的最大效应在用药1～2周后出现,停药后可能维持数天乃至数周。诱导作用的起始时间也由药物的$t_{1/2}$决定。当诱导药物被人体清除和肝酶作用改变时,诱导作用即可逆转。诱导作用的结果可

能是缩短药物的半衰期,加速药物的灭活、血浓度下降或代谢产物增加。

2. CYP450 的抑制作用

P450 酶系可以被抑制,也称酶抑作用。最常见的抑制作用是竞争性抑制,发生在并用药物竞争同一种酶。其临床意义主要由药物的相对浓度和其他多种特异性因素决定。与诱导不同,当抑制剂在肝脏中达到足够的浓度就可发生抑制作用,并在给药后 24h 内达到最大。一旦抑制剂停用,酶的抑制作用通常比诱导逆转得更迅速。P450 酶系的抑制作用是药物与酶的血红素结合部位进行可逆或不可逆结合,从而抑制其他药物与之结合。如喹诺酮类药对 P450 酶系的抑制是可逆性的。环丙沙星和依诺沙星与茶碱合用时可降低后者的清除率。茶碱通过 CYP 1A2 和 CYP 3A4 代谢,氟喹诺酮类药物可通过 CYP 1A2 可逆性抑制茶碱的去甲基化。另一种 CYP 1A2 的选择性抑制剂西咪替丁与茶碱合用时,对茶碱代谢的抑制作用更大。

在人体中至少有 12 种以上的 CYP 酶系亚型,其中 P450 1 ~ 3 三种酶系作用最强,单个肝细胞可含多种 CYP 酶系,而一种 CYP 酶可代谢多种不同的药物,但某种药物的代谢主要由特定的单一的酶进行。一些药物经 CYP 酶代谢活化后再与该酶形成了相对稳定的复合物,使细胞色素处于一种非活性状态。这种抑制作用的时间相对较长,相互作用具有更大的临床意义。当与治疗范围窄的药物发生相互作用时,可能会产生毒性。

3. 与细胞色素 P450 1A2 有关的药物相互作用

细胞色素 P450 1A2 在肝脏中,其含量占 P450 蛋白总量的 13%,居第 3 位,但其在肝脏内的含量及活性的个体差异可相差数十倍以上。吸烟、摄入多环芳烃、食用十字花科蔬菜(白菜、油菜、花椰菜、芥兰、芜菁和萝卜等)以及服用奥美拉唑、苯妥因钠、苯巴比妥、灰黄霉素等因素,能使人体 CYP 1A2 活性增高,导致由 CYP 1A2 催化代谢的药物代谢增强,从而引起药物相互作用。

4. 与细胞色素 P450 3A4 有关的药物相互作用

CYP 3A4 约占人肝脏 CYP 总量的 30%,肠壁组织 CYP 总量的 70%,在药物及内源性物质的代谢中起重要作用。因此,CYP3A4 是临床上最重要的 P450 酶之一。与之相关的药物相互作用十分多见。

辛伐他汀、洛伐他汀和阿伐他汀的代谢主要由 CYP 3A4 负责,这些他汀类药与环孢菌素 A、咪拉地尔或奈法唑酮并用,有产生肌炎和横纹肌溶解症的倾向,而由 CYP 2C9 代谢的氟伐他汀和其他代谢途径消除的普伐他汀却很少有这些相互作用。这些相互作用的机理还不十分清楚。

(二)与单胺氧化酶有关的药物的相互作用

单胺氧化酶(MAO)是体内去甲肾上腺素(NA)、肾上腺素、酪胺、多巴胺、5-羟色胺等化合物进行氧化脱胺的专属性酶,存在于肾上腺素能神经末梢、肝、肠等组织中。

单胺氧化酶抑制剂(MAOIs)可分为肼类和非肼类两种。肼类结构有环己甲肼、苯乙肼、右异苯乙肼、卡巴肼、异唑肼等。非肼类结构有苯环丙胺、西莫沙酮、巴嗪普令、苄甲吲胺酯、苯噁甲苄肼等药。MAOIs 抗抑郁症作用机制是通过抑制 MAO,减少中枢神经系统内单胺类神经递质的降解,而相对提高中枢单胺类递质水平,患者则会情绪提高,产生抗抑郁作用。苯丙环胺和其他一些 MAOIs 与间接作用拟交感胺合用,可引起血压突然升高,甚至致命的高血压危象。应避免同时使用间接拟交感胺或至少间隔 2 周后使用。MAOIs 促进肾上腺素能神经元储存部位去甲肾上腺素的蓄积,而利血平则促进其释放。在使用苯乙肼治疗期间,应该避免应用利血平,尤其是避免应用 MAOIs 之后再使用利血平;如必须使用,应密切观察有无高血压及中枢兴奋的表现。

镇咳药右美沙芬存在于许多复方制剂中。MAOIs 与右美沙芬合用都有出现 5-HT 综合征的危险,应禁止合用。MAOIs 能抑制脑内 MAO 的活性,减少多巴胺的降解,使多巴胺水平升高。左旋多巴亦可使中枢神经系统中的多巴胺水平升高，使自发运动明显增强。两者合用会导致血压升高、心跳加快等副作用。应用左旋多巴时，至少在停用 MAOIs 4 周后。MAOIs 苯乙肼与丙咪嗪合用，可产生致命毒性反应，如疼痛、肌强直、意识丧失、高热、惊厥等。可能因为 MAOI 通过抑制肝微粒体酶，间接增强三环类抗抑郁药物的作用。三环类抗抑郁药可使肾上腺素能受体对胺类敏感化，而 MAOI 使胺类在神经元内聚集。两者合用时应密切观察。阿片类镇痛药哌替啶和 MAOIs 合用，导致 5-HT 增加；而 MAOIs 可抑制哌替啶代谢或水解，导致哌替啶蓄积中毒。同时使用苯乙肼和氟西汀（百忧解），可导致 5-HT 综合征（肌肉强直、流涎、烦躁、反射亢进等），并且已有引起死亡的报道。可能是 MAOI 与氟西汀联用，所发生的 5-HT 和/或 5-HT 多巴胺相互作用所致。应避免 MAOIs 与 5-HT 摄取抑制药在较近的时间内（至少间隔 1 周，氟西汀与 5-HT 摄取抑制药合用应间隔 5 周）连用。MAOIs 具有广泛的酶抑制作用，可以影响到很多药物的代谢。与香豆素类以及茚满二酮类衍生物合用可导致其抗凝作用增强，甚至出血；与赛庚啶等 H_2 受体阻断药合用，可使其作用和毒性增加；与吩噻嗪类抗精神病药合用，可导致高血压，并加重锥体外系反应；与巴比妥类药物合用可延长巴比妥类的中枢神经系统抑制作用；与苯妥英钠合用，导致后者毒性增强；与乙醚以及水合氯醛合用，使后者作用增强。

（三）与黄嘌呤氧化酶有关的药物的相互作用

黄嘌呤氧化酶抑制剂硫唑嘌呤和巯嘌呤通过黄嘌呤氧化酶转变为无活性的代谢物，别嘌呤醇可抑制该酶的活性。如同时服用别嘌呤醇，硫唑嘌呤或巯嘌呤的剂量应减少 75%。

四、药物在肾脏排泄过程中的相互作用

大多数药物经肾脏排泄，所以肾脏是药物相互作用最多的部位。药物在肾脏可经过肾小球过滤，肾小管的被动重吸收和主动排泄。一些药物的排泄明显地依赖 pH 值，一种药物改变肾环境中的 pH 值，就会影响到另一药物的排泄。肾小管主动排泄过程中，由于竞争转运系统，亦会发生相互作用。

（一）被动重吸收过程中的相互作用

影响被动吸收的主要因素是尿中 pH 值和药物的 pKa。酸性尿有利于碱性药物的离子化。于是，使碱性药物在肾小管的重吸收减少，排泄增加，常见在低 pH 值尿液中排泄较快，在高 pH 值尿液中排泄较慢的弱碱性药物有阿米替林、苯丙胺、抗组胺药、氯喹、丙米嗪、美卡拉明、阿的平、吗啡、哌替啶和普鲁卡因等。相反，一些弱酸类药物在 pH 值较高的尿液中排泄较快，在 pH 值较低的尿液中排泄较慢。例如，萘啶酸、呋喃妥因、苯巴比妥、水杨酸和一些磺胺类药。

以口服苯丙胺为例，说明尿液的 pH 值对药物排泄的影响是恰当的。当尿液 pH 值在正常范围内波动时，口服苯丙胺 48h 后，有 30%～40% 的原型药物从尿中排出。如尿液被酸化至 pH 5，在同一时间内，原型药物的排泄量增至 60%～70%。尿液被碱化和酸化，会得到截然不同的结果。碳酸氢钠能提高尿液 pH 值，延迟了苯丙胺的正常排泄。氯化铵会产生酸性尿，增强苯丙胺的排泄，缩短其作用。根据酸碱质子理论，能给出质子的药物为酸性药，能接受质子的药物为碱性药。如果酸性药的 pKa 值在 3.0～7.5，碱性药的 pKa 在 7.5±10.5 的范围内，并且大部分药物是以原形在尿中排出，尿的 pH 值对药物排泄的影响才有临床意义。

（二）主动排泄过程中的相互作用

主动排泄过程中的药物相互作用主要是药物竞争肾小管的同一转运系统。即一药物可抑制另一药物或其代谢物在肾小管细胞的主动转运，而使另一药物的排泄减少，成为影响药物动力学的另一因素。药物在肾小管细胞转运系统相互竞争的一些例子有：强效利尿药呋塞米（速尿）和利尿酸均能与尿酸竞争肾小管细胞的转运而妨碍尿酸的排泄，造成尿酸在体内的蓄积，

引起痛风。阿司匹林妨碍甲氨蝶呤的排泄，加大后者的毒性。双香豆素与保泰松都能抑制氯磺丙脲的排泄，加强后者的降糖效应。合并使用奎尼丁与地高辛的患者中，约有 90%的患者血清地高辛浓度平均升高 2 倍，分布容积降低 33%，肾清除率降低 33%～57%。虽然认为血清地高辛浓度升高与奎尼丁的用量有关，但奎尼丁在近曲小管与地高辛竞争主动排泄的载体是主要的。

（杨静）

第二节　药效学方面的相互作用

Section 2

药效学的相互作用主要是指一种药物增强或减弱另一种药物的生理作用或药物效应，而对血药浓度无明显影响。

一、生理活性的相互作用

只要并用药物产生相同的生理效应（不一定在同一作用部位），药量总作用得到加强。如普萘洛尔是 β 受体阻断药，而奎尼丁可阻碍细胞膜上的 Na^+内流、K^+外流。尽管作用环节不同，但生理活性相同，抗心律失常的药物效应加强。如两药并用产生完全相反的生理效应，则药理总作用减弱消失。如利血平耗竭囊泡的去甲肾上腺素（NA），并抑制 NA 的再摄取，血压下降。麻黄碱促进 NA 释放，血压上升。两药并用，利血平降压作用消失。

二、受体部位的药物相互作用

药物可使同一受体或有关部位的不同受体彼此对抗而发生药物的相互作用。

（一）竞争性拮抗

药理学上有很多药物之间发生竞争性拮抗的例子。例如，组胺与抗组胺药（包括 H_2 受体阻断药），阿托品及胆碱能药，吗啡和烯丙吗啡，异丙肾上腺素及 β 受体阻断药，叶酸与甲氨蝶呤。肾上腺素能神经兴奋时，其突触前的囊泡释放的 NA 作用于相应受体后，部分 NA 重新被囊泡摄取，部分 NA 除被单胺氧化酶（MAO）代谢外，还被儿茶酚氧位甲基转移酶所破坏。MAO 抑制剂引起 NA 在肾上腺素能神经突触中蓄积。此时合用利血平，可引起 NA 释放，导致实验动物发生高血压和中枢性兴奋。先用利血平治疗的患者，再用 MAO 抑制剂，不会引起高血压发作，因利血平已使贮存的 NA 耗竭。

（二）生理性拮抗

抗胆碱酯酶药（新斯的明、毒扁豆碱）与非除极化神经肌肉阻断药（筒箭毒碱）合用，筒箭毒碱能与体内的 Ach 竞争骨骼肌运动终板膜上的受体，使终板不受 Ach 去极化作用，从而产生神经肌肉阻断作用。而新斯的明和毒扁豆碱能阻止神经末梢释放的 Ach 的破坏，因而提高了 Ach 的浓度，减弱了筒箭毒碱竞争受体的作用。正如前所述，单胺氧化酶抑制剂能促进肾上腺触神经元内突触前部位的 NA 蓄积，如 MAOIs（磷酸异丙烟肼、异卡波肼、美巴那肼、硫酸苯乙胺、优降宁等）与拟交感胺（如支气管抗张药肾上腺素、麻黄素、异他林、沙丁胺醇或减轻鼻腔充血药甲氧胺、鼻眼净等）合用，肾上腺素的作用能得到加强，出现剧烈头痛、高血压或高血压危象。三环类抗抑郁药（丙咪嗪、阿米替林、去甲阿米替林）能抑制囊泡对 NA 的再摄取。胍乙啶在突触部位被摄入囊泡并阻断囊泡内的 NA 释放而起降压作用。这两类药合用时，三环类抗抑郁药可抑制囊泡对胍乙啶的摄取，两药发生拮抗作用。

三、改变作用点的环境

由于并用药物干扰体内水电解质、酸碱平衡，可间接影响另一些药物的药理作用。如噻嗪类利尿药、利尿酸、呋塞米等常常引起低血钾。并用洋地黄治疗心性水肿时缺钾则增加心脏对洋地黄的敏感性，易引起洋地黄中毒；噻嗪类利尿药引起的低血钾，也能增强横纹肌松弛药的肌松作用，严重时会引起呼吸停止。

（杨静）

第三章
Chapter 3

药品不良反应的临床分析

第一节 药品不良反应概述

Section 1

一、药品不良反应的定义

我国《药品不良反应监测管理办法》规定药品不良反应(ADR)的定义是指合格药品在正常用法用量下出现的与用药目的无关的或意外的有害反应。广义的药品不良反应则包括药品质量、超量、用药途径与方法不当等引起的与用药目的无关或意外的有害反应。所以明确 ADR 的定义,对开展 ADR 监测工作是非常必要的。

不良事件(AE)指药物治疗期间所发生的任何不利的医疗事件,该事件不一定与药物有因果关系。药源性疾病是指因药物不良反应致使机体器官或局部组织产生功能性或器质性损害而出现的一系列临床症状与体征。它不仅包括药物正常用法用量下所产生的不良反应,而且也包括由于超量、误服、错用以及不正常使用药物而引起的疾病。

二、药品不良反应的种类及其临床表现

(一)副作用

大多数药物都同时具有几种药理作用。因此,用药时,除了其治疗作用外,还会出现其他效应。药物在治疗剂量下,引起的与防治目的无关的不适的作用,称为副作用。副作用与治疗作用在一定条件下是可以互相转化的,随着治疗目的不同,副作用也可以转为治疗作用。如阿托品,治疗胃肠道痉挛性疼痛时,抑制腺体分泌引起口干是副作用;但乙醚麻醉时,使用阿托品,抑制唾液腺分泌减轻乙醚的不良反应,就是它的治疗作用。

(二)毒性反应

毒性反应是指药物引起机体生理、生化和病理的变化,是药物的固有作用,与剂量明显相关。药物不良反应中的毒性反应是指治疗量下出现的毒性反应。这可由患者的个体差异、病理状态、遗传多态性或合用其他药物引起机体敏感性增加或血药浓度增高而出现毒性。药物毒性反应可分为急性毒性,例如硝苯地平可引起头胀、面红、头痛及心悸等症状,这是它扩张血管的作用引起的,减少用量或改用缓释制剂,上述症状可减轻或消失;药物的毒性也可能在较长期使用蓄积后逐渐发生,称为慢性毒性,例如药物引起的肝、肾功能损害等。

（三）继发反应

继发反应是继发于药物治疗作用之后的、对机体有损害的作用。例如，应用广谱抗生素后，引起正常菌群失调而致的真菌感染等。

（四）后 效 应

指停药后，血药浓度已降至最低有效浓度以下，但生物效应仍存在。如镇静催眠药、抗焦虑药，晚上服用后，翌晨仍有困倦、思睡等现象，亦称"宿醉"作用。

（五）变态反应

变态反应是机体受药物刺激后发生的异常免疫反应，亦称为过敏反应。药物变态反应的共同特点是：①有的患者血内可发现抗体，并可在皮试时引起阳性反应；②药物不同，但症状相同，最常见者为发热、皮疹，一般不严重，但也可引起过敏性休克或其他严重反应；③反应的发生与剂量无明显相关，常用量或极少量（如皮试）都可发生；④患者出现该药的变态反应前常有与该药的接触史；⑤过敏体质者较易发生。

（六）特异质反应

过去曾作为原因不明的药物不良反应总称。目前认为，特异质反应是由于个体生化机制异常所致，与遗传因素有关，故又称为特异性遗传性素质反应，最常见的例子是红细胞葡萄糖-6-磷酸脱氢酶缺乏患者，服用具有氧化作用的药物如呋喃坦丁、8-氨基喹啉类或磺胺药时，就可以引起溶血反应。

（七）药物依赖性

连续使用一些作用于中枢神经系统药物后，用药者可因获得欣快感而要求连续地使用该药，称为药物依赖性。如果该依赖性仅因用药者为获得欣快感而使用称为精神依赖性（如吸烟），但一旦停药会产生严重的戒断症状者称身体依赖性（如阿片、海洛因）。

（八）致癌作用

有些化学药品长期使用可诱发恶性肿瘤。一般引起遗传物质 DNA 损伤的药品，都有可能出现致突变及致癌作用。例如，细胞毒抗癌药都有潜在的致癌因素。最近，甲紫（龙胆紫）也因发现对小鼠、大鼠均具致癌作用等原因而被停止上市。

（九）致畸作用

指药物影响胚胎发育而形成畸胎。畸胎的特征与药物的理化性质、孕妇用药时间和药物的药理作用密切相关，一般在妊娠前 3 个月，胚胎处于形成期，药物常可引起胎儿器官形成，因此多出现胎儿形态学上的畸形。由于畸胎有一定的自然发生率，孕妇疾病也可能是致畸因素，因此，因果判断困难，所以多采用危险度来评价药物的致畸性。

（十）其 他

首剂效应、停药反跳等。

三、药品不良反应分型

ADR 的分型（分类）目的是为了揭示引起反应药物间的相互关系，使人们认识同类反应的共同因素，从而采取相似的措施进行预防和治疗，且有利于促进药物流行病学的研究。1977 年 Rawlins 和 Thompson 设计了一个简便的 ADR 的分类法。近年，还有更新的分类法。但由于 Rawlins 和 Thompson 分类法简便易记，故目前仍被广泛采用。

（一）A 型（量变型异常）

由正常药理作用增强所致。

特点：可预测，常与剂量有关，发生率高，死亡率低，停药或减量后症状很快减轻或消失，如副作用、毒性作用、后效应等不良反应均属 A 型。

（二）B 型（质变型异常）

特点：与正常药理作用完全无关的异常反应，难预测，常规毒理学筛选不能发现，发生率低，但死亡率高，如过敏反应、特异质反应等。

在临床用药过程中，某些不良反应并不适合这种分类法，而且 B 类反应实际为"不属 A 类的各种反应"，使 B 类反应成为几乎无共性的高度混杂类型。因此，有人提出从 B 型中分出 C 型。

（三）C　　型

特点：一般在长期用药后出现，潜伏期较长，无明确时间关系，难预测。影响因素复杂，如致癌作用、致畸作用等。

四、药品不良反应的影响因素

药品不良反应是指合格的药品在正常用法用量下出现的与治疗无关或意外的有害反应。那么，为什么合格的药品，在正常用法用量下也会发生不良反应呢？影响因素是多方面的，既可以是单项因素，也可以是多因素综合的结果，可概括地分为：

（一）药物方面

1. 药 物 质 量

药物原料的纯度或杂质（包括赋形剂）污染，可致过敏（如胶囊的染料引起固定性药疹）或毒性（如某些药物含重金属汞或铅量过多，长期应用可致重金属中毒）。

2. 药 物 制 剂

剂型与制造工艺不同，影响药品生物利用度，特别缓（控）制剂，如药物的释药速度发生改变，速率加快甚或大量释出就可以出现毒性。

3. 药 物 长 期 应 用 引 起 的 药 理 作 用

如阿霉素（多柔比星）引起心脏毒性，皮质激素使毛细管变性出血（皮肤、黏膜出现瘀点、瘀斑）。这些药物未达到一定的总量时，这些不良反应是不出现的。例如，阿霉素引起的迟发性心肌损害，可致急性进行性心力衰竭，强心药疗效不佳，往往致死，这种不良反应与总积累用量密切相关，故临床用量限 550mg/m² 以下，曾做放疗或用其他抗癌药（如 MTX）者应减少用量。

（二）机体因素

这是导致药品不良反应的重要因素，人体的生理因素（遗传、性别、年龄等）及病理因素对药物的药效学（机体的敏感性）及药动学（药物的吸收、分布、代谢和排泄）都可产生影响。如果机体对药物的敏感性增加或药动学参数的改变，使药物的血药浓度上升，都可使药品在正常用法用量下出现药品的不良反应。

1. 种　　族

国际上许多学者研究表明白色人种和有色人种间对药物代谢存在明显差异，这与遗传因素有关。目前，已明确的遗传多态现象为氧化多态性、S-甲基化多态性和乙酰化多态性，例如，美芬妥英羟化多态性弱代谢型发生率白种人为 3%～5%，而中国人则达 15%；异喹胍羟化多态性弱代谢型发生率白种人为 5%～10%，中国人仅 1%；若以美托洛尔为底物时，弱代谢型的发生率与异喹胍一致；但却发现在强代谢表型的群体中美托洛尔代谢的总体水平比白种人偏低。临床上亦可观察到我国人群应用美托洛尔的剂量要比国外低。例如，白种人常用量为 100mg/d，而中国人为 25～50mg/d 时，已获良好的疗效，不良反应少。提示我们早期应用国外进口药品时，不要盲目照搬其用量,以免出现药物的不良反应。

2. 性　　别

大部分药物对男性及非特殊生理(如月经期、妊娠期等)状态下女性,不良反应无明显差异;部分药物不良反应的发生率可能存在性别差异;如药物性皮炎,男：女为 3 ： 2;保泰松、氯霉素、引起粒细胞缺乏,男：女为 1 ： 3;而药物引起的胃肠反应如恶心、呕吐女性发生率则略高等。如果妇女处于月经期、妊娠期或哺乳期,用药时应注意,如月经期服用使盆腔充血的致泻药,就可引起月经过多;妊娠期妇女服药不当可引起畸胎;哺乳期妇女应用的药物如可通过乳汁分泌,有可能引起婴儿不良反应,如氨苄西林可致婴儿腹泻,地西泮可致婴儿嗜睡等。

3. 年　　龄

小儿及老年人对药物的药效学和药动学与成年人有明显的差异,均可引起药品不良反应。

(1)小儿:婴幼儿机体尚处于发育成长阶段,中枢神经系统尚未发育健全,呼吸中枢对抑制药特别敏感,因此应慎用中枢抑制药,禁用吗啡类镇咳药,如可待因;四环素类,可与钙络合并沉着于骨骼及牙釉质中,可造成牙齿黄染、发育不良、骨骼发育受影响;喹诺酮类抗菌药,可影响软骨发育,一般不宜选用。

(2)老年人:药效学及药动学都发生了很大的改变,例如高级神经系统功能的衰退,对中枢抑制药特别敏感,如服地西泮可出现过度倦睡、精神运动行为损害;服用喹诺酮类抗菌药在常量下出现惊厥,有动脉硬化者尤易发生;老年人耐受胰岛素能力下降、大脑耐受低血糖能力也差,易发低血糖昏迷;老年人对拟交感胺及抗胆碱药也很敏感,如用抗胆碱药易致青光眼及尿潴留。老年人由于心肾功能随年龄下降,对药物的吸收、分布、生物转化和排泄会产生明显的影响,而且肾血流量比心输出量的减少更为明显。因此,老年人应用主要经肾原型排出的药物时,应注意调整剂量。

4. 个体差异

药物反应的个体差异,也可表现在药效学和药动学两个方面。

(1)药效学:人群中不同的个体对同一种药物可以产生不同强度的药理作用。例如,口服氯苯那敏,产生嗜睡不良反应的剂量为 2 ～ 8mg。有些药物不仅表现为量反应上的差异,还会出现相反的药理效应,例如催眠药引起兴奋、咖啡因引起抑制等。

(2)药动学:这是个体差异最常见的原因,特别药物的生物转化(代谢)强弱主要受酶的作用而决定,酶的活性可以受到遗传基因的影响。例如乙醇,进入机体后要经过乙醇脱氢酶氧化为乙醛,再被乙醛脱氢酶氧化为乙酸,最后产生二氧化碳而排出。然而,乙醇脱氢酶、乙醛脱氢酶的活性明显存在个体差异,也存在种族差异,因此,就出现"酒量"的不同。这是药物代谢酶存在个体差异的典型例子。

5. 病理状态

机体的病理状态可影响药效学和药动学过程。

(1)药效学:机体功能状态的改变会明显影响药物的敏感性。例如,巴比妥类药物中毒时,能耐受较高剂量的中枢兴奋药而不出现惊厥。又如胃肠道解痉时,阿托品的常用量为 0.5mg,如果注射 1mg,就会出现口干、心率加速、瞳孔轻度扩大等不良反应;但在治疗暴发性痢疾引起的感染性休克,剂量大大地增加,可降低该病的死亡率,并仍可耐受。

(2)药动学:病理状态下,可影响药物吸收、分布、代谢和排泄各环节。如:①胃肠道疾病:影响药物的吸收;②心血管疾病:心输出量及血循环受阻,可影响药物的吸收、分布、代谢和排泄;③肝脏损害:如肝硬化,可减少肝血流量,降低酶活性,可影响药物的活化或代谢消除;④肾功能损害:许多由肾原型排出的药物(即体内无代谢消除过程者),其排泄常与肌酐清除率相关,如氨基糖苷类抗生素,肾功能不全时,药物排泄明显减慢、半衰期延长,因此,应用时必须减量或避免使用。

(三)用药方面

(1)药物相互作用是指并用或先后应用两种以上药物,在体内发生药效或毒性的变化。这种相互作用可能是有利的(增强疗效或减低毒性),也可能是有害的(降低疗效或增加毒性),本章仅讨论有害方面的毒性问题。

药物相互作用是药物不良反应的重要因素,用药种类越多,不良反应发生率越高。有报道称:合用5种药物占4.2%,6～10种占7.4%,11～15种占24.2%,16～20种占40.0%,21种以上为45.0%,为什么用药种类与不良反应率成正比呢?这是因为:①各药均有本身的不良反应存在,可相加;②药物间存在相互作用。药物相互作用也可存在药效学和药动学两个方面。

药效学:例如使用排钾利尿药、糖皮质激素或二性霉素B的患者可导致钾丢失,血钾水平偏低,此时,心脏对洋地黄类药物更敏感,易引起心律失常;又如癫痫患者用抗癫痫药物预防发作期间,如加用利血平,可因利血平降低惊厥阈,使癫痫发作等。

药动学:这是体内药物相互作用引起不良反应的主要类型,但常为临床医师所忽略,药代动力学相互作用结果可概括如表3-1。

表3-1　药代动力学相互作用结果

因素	血药浓度升高	血药浓度下降
代谢	肝药酶活性降低(酶抑制剂)	肝药酶活性增加(酶诱导剂)
排泄	减少肾小管排泄,增加肾小管重吸收	减少肾小管重吸收

从表3-1可以看到,在可以使血药浓度升高因素的影响下,在常用量下也可因血药浓度升高而出现药物不良反应。其中,尤值得注意的是具有抑制肝药酶的药物与其他需要肝药酶代谢的药物配伍使用时,就会出现毒性反应。例如大环内酯类抗生素红霉素、克拉霉素及喹诺酮类抗菌药伊诺沙星、环丙沙星可抑制CYP 1A2活性,当它们与茶碱类平喘药联合应用时,可使茶碱代谢消除减慢,在常用量下出现茶碱中毒;大环内酯类的红霉素、克拉霉素,抗真菌的酮康唑、伊曲康唑及葡萄柚汁等可抑制CYP 3A4,当与阿司咪唑、特非那定、西沙必利等合用时,可引起心电图Q-T间期延长,严重者可引起尖端扭转型心动过速而死亡。近年来,国内外对这方面的研究和报道都比较多,应注意。

(2)误用、滥用(不属不良反应范围)。

(3)给药途径、剂量及疗程不够恰当(部分不属不良反应范围)。

(蒋李)

第二节　药品不良反应的推断方法

Section 2

药品不良反应的推断方法对个案的确定主要从临床观察获得资料进行分析,但对一些罕见的药品不良反应的整体评价则常采用流行病学分析方法去研究。因此,药品不良反应的因果联系的推断方法可概括介绍如下:

一、临床观察、判断

（一）国家药品不良反应监测中心推荐方法（表 3-2）

表 3-2 不良反应关联性评价方法

	肯定	很可能	可能	可能无关	待评价	无法评价
与用药有合理的时间顺序	＋	＋	＋	－		
已知的药物反应类型	＋	＋	＋	－		
停药后反应减轻或消失	＋	＋	±	±	需要补充材料才能评价	评价的必须资料无法获得
再次给药后反应反复出现	＋	？	？	？		
无法用疾病、合用药等解释	＋	＋	±	±		

说明：＋表示肯定；－表示否定；±表示难以肯定或否定；？表示情况不明；肯定＋很可能＋可能＝不良反应。

（1）肯定：用药及反应发生时间顺序合理；停药反应停止，或迅速减轻或好转；再次使用反应再现；同时有文献资料佐证；并已除原患疾病等其他混杂因素影响。

（2）很可能：无重复用药史，余同"肯定"；或虽然有合并用药，但基本可排除合并用药导致反应发生的可能。

（3）可能：用药与反应发生时间关系密切，同时有文献资料佐证；但引发不良反应的药品不止一种，或原患疾病病情进展因素不能除外。

（4）可能无关：不良反应与用药时间相关性不密切；反应表现与已知该药的不良反应不相吻合；原患疾病发展同样可能有类似临床表现。

（5）待评价：资料不全，等待补充资料后再评价；或因果关系难以定论，缺乏文献资料佐证。

（6）无法评价：缺项太多，因果关系难以定论，资料又无法补充。

（二）Naranjo 推荐的方法（表 3-3）

表 3-3 Naranjo 提出的不良反应推断的方法

项　目	是	否
1.此反应在过去有无结论性的报告	＋1	0
2.此反应是否在用该药后发生	＋2	－1
3.停药后或给拮抗药后反应是否减轻	＋1	0
4.再给药后反应是否又出现	＋2	－1
5.其他的原因也可引起该反应	－1	＋2
6.给安慰剂后该反应是否出现	－1	＋1
7.在体液内是否有引起毒性的药浓度	＋1	0
8.随药物剂量的增减是否反应也增减	＋1	0
9.患者过去暴漏此类药是否有类似反应	＋1	0
10.不良反应是否由客观的证据确定	＋1	0

得分≥9 为肯定；5～8 为很可能；1～4 为可能；≤0 为可疑或无关。

二、相关分析

如果有一组关于用药和不良反应事件的数据，可以通过相关推断判断两者之间的关系，并可进一步确定其密切程度。表 3-4 为一些国家沙利度胺（thalidomide；反应停）销量和同时期婴儿海豚畸形发生数。相关分析结果显示两者之间存在相关关系，相关系数达 0.99。

表 3-4　沙利度胺销量与海豚畸形的关系

国家	销量（kg）	畸形例数
西德	30 099	5 000
英国	5 769	349
比利时	258	26
奥地利	207	8
荷兰	140	25
挪威	60	11
葡萄牙	37	2

三、Poisson 分布

当不良反应发生率很低，接近于 0 时，比如 < 0.01 的情况，可用 Poisson 分布来解决。

例 1：有一新疫苗用于某年龄组的学生，80 人注射后有两个学生出现某种反应，据以往调查显示，这种反应平时在该年龄组 1 000 人中只有 1 人发生。问该疫苗是否提高了这种反应的发生率？

（1）H_0：注射该疫苗后反应的发生率 $\pi <$ 1/1 000。

H_1：$\pi >$ 1/1 000。

按以上检验假设，80 人注射疫苗后发生该反应的均数为：

$\mu = n\pi = 80(1/1\ 000) = 0.08$

（2）按 Poisson 分析公式：

$$p(x) = \frac{\mu^x}{x!} e^{-\mu}$$

$$p(x) = \frac{0.08^0}{0!} e^{-0.08} = 0.9321$$

$$p(x) = \frac{0.08^1}{1!} e^{-0.08} = 0.08 \times 0.9231 = 0.0738$$

（3）计算 P 值：发生 2 例或更多例数（本次观察中只发生 2 例，但也要考虑发生 2 例以上的情形）的概率之和为：

$P = (\geqslant 2) = 1 - P(0) - P(1) = 1 - 0.9231 - 0.0738 = 0.0031$

（4）判断结果：80 例中发生 ≥2 例的概率 $P(\geqslant 2) <$ 0.01，拒绝 H_0，接受 H_1，认为注射该疫苗后某反应率高于一般情况。

四、病例—对照研究

病例—对照研究是从不良事件的发生去推断病因,即由果至因的一种回顾研究。它从发生不良事件的患者中选择一组人作为病例组,从未出现不良事件的用药者中选择一组人作为对照组,然后比较两组用药情况,以分析药品与不良事件间是否存在联系以及联系的性质和强度。

病例—对照研究具有如下优点:①所需病例较前瞻性研究少;②短时间内可得出结果;③少涉及伦理方面的问题;④节省人力、物力等。所以,在实际工作中易于进行。其设计模式为:

不良事件→服用某药 a,无 b,合计 n_1。

无不良事件→服用某药 c,无 d,合计 n。

$$OR = \frac{(a/n_1)/(b/n_1)}{(d/n_0)/(d/n_0)}$$

OR 简化式: ad/bc。

$OR > 1$,危险因素; $OR < 1$,保护因素。

例2:1970 年 Herbert 医生发现,1966—1969 年的 4 年间该地就有 8 例 15～22 岁的女青年患阴道腺癌。该癌是一种罕见的癌瘤,当地资料显示:阴道癌占女性生殖系统癌的 2%,而腺癌又仅占其中 5%～10%,发生年龄多在 50 岁以上,常见为鳞状上皮细胞癌。Herbert 医生从这些阴道腺癌突然呈现时间和地区的高度聚集性及发病年龄早的现象中,考虑有可能有另一种致癌物质存在,于是对病因提示下列 4 种假说:

(1)是否由局部刺激引起癌变?

(2)是否与服用避孕药有关?

(3)是否与患者胎儿发育期或生长过程的某些因素有关?

(4)是否与母亲的情况(如疾病史、生活习性、孕期情况、分娩情况等因素)有关?

针对这些假说,Herbert 医生按照病例—对照方法进行调查,具体方法为以每个病例配以 4 个对照(1:4)。调查结果排除了前三点。进一步调查发现,8 个病例的母亲中,有 7 位母亲有服用雌激素史,而 32 位对照母亲无一人在妊娠期服用了雌激素(表 3-5)。

表 3-5　阴道腺癌与己烯雌酚的病例—对照研究结果

其母怀孕初期服药史	病例组	对照组
服用己烯雌酚	7(a)	0(0)
未用己烯雌酚	1(b)	32(d)

代入上述公式: $OR = ad/bc$(因 $b = 0$,各加 1)。

$OR = (8 \times 33)/(2 \times 1) = 132$

Herbert 在分析了其他一些混杂因素和可能存在的偏倚后,认为使用雌激素与疾病间的关系是因果关系,即母亲在妊娠早期服用己烯雌酚,可大大增加女儿出生后患阴道腺癌的可能性。

五、队列研究

按用药与否将某观察对象分为用药组和对照组,观察一段时间,比较两组间的不良事件发生率,是"由因至果"的前瞻性研究,论证强度较高。

用药组:有不良事件 a,无 b。

对照组:有不良事件 c,无 d。

由于是前瞻性研究,同临床试验一样,可以计算相对危险性:

$$RR = \frac{a/(a+b)}{c/(c+d)}$$

表 3-6 资料为前瞻性观察一组妊娠早期服用过沙利度胺和另一组未服用过该药的妇女的胎儿情况。

表 3-6　沙利度胺与海豚畸胎的队列研究结果

	胎儿数	畸胎数	畸胎率
沙利度胺组	24	10	42.00%
对照组	21 485	51	0.24%

$RR = 40.00/0.24 = 175$

说明服药组畸胎率是对照组的 175 倍。

$AR = 42.00\% - 0.24\% = 41.76\%$

说明沙利度胺所致的畸胎率为 41.76%。

$AR\% = (42.00 - 0.24)/42.00 \times 100\% = 99.43\%$

说明服用沙利度胺后出现的畸胎中,有 99.43% 是由于沙利度胺所致。

药品不良反应因果判断还有其他方法,这里不予详细论述。

我国药品不良反应监测工作正在加强和规范化中,在国家药监局领导下,在生产企业、药品销售部门和药品使用单位的共同努力和支持下,一定会把药品不良反应监测工作推上新的高度。

(蒋李)

第四章
Chapter 4
药物的用法和用量

第一节 药物的剂型与制剂

为了便于应用,一般先将原料药进行适当的加工做成不同形式的成品,即药物的剂型。药物的剂型大体可分为四类,各类中又有多种制剂。

第一类为固体剂型,包括片剂、胶囊剂、丸剂、栓剂和散剂等。它们的特点是便于携带、保存和使用。片剂、胶囊剂和丸剂一般用于口服,服后在胃肠崩解释放出有效成分而被吸收。有的药物为防胃液的破坏或避免对胃黏膜的刺激,可做成肠衣片或肠衣胶囊,到肠腔后始崩解、释放和吸收。栓剂有遇体温溶化的特性,可做成不同的形状和大小,塞用于人体不同的腔道(如肛门、阴道等),溶化后释放药物发生局部作用。

第二类为液体剂型,包括注射剂和口服液等。注射剂必须无菌,大部分配成注射液封装于玻璃容器或安瓿中备用。也有的注射剂因溶液状态不稳定,以固体粉末封装于安瓿,待用时加溶媒溶解后应用。

第三类为气雾剂,是将有高度挥发性的药物或非挥发性药物与抛射剂同时封装在耐压容器中,使用时借助于其挥发性或抛射剂的压力将药物喷出。有的用于呼吸道吸入,也有的外用喷于皮肤或黏膜。

第四类为软体剂型,包括软膏、糊剂和眼膏等。系药物与适宜的基质混合制成,多用于局部产生局部作用,也有的能透过皮肤产生吸收作用。

(张炜)

第二节 用药的途径

为了使药物及时、准确和有效地产生治疗效应,需要选择方便和安全的用药途径。常用的用药途径有口服、注射及吸入等。

一、口 服

口服是最简便、安全、经济和常用的用药途径。服后的药物经胃肠道吸收而生效。但是昏迷、休克、严重恶心和呕吐的患者不能口服;经胃肠道易被破坏或不被吸收的药物、需要发生吸收作用时不能口服或对胃肠道刺激性强的药物不便口服。口服用药还可能经受不同程度首关消除的破坏。

二、口腔黏膜给药

口腔黏膜给药是将药物含于口内经口腔黏膜吸收,剂量小、脂溶性大的药物可经口腔黏膜给药。口腔黏膜给药有吸收快、不经消化液和肝脏破坏的特点。

三、直肠给药

直肠给药是将栓剂塞入直肠或将溶液剂灌入直肠,使药物产生局部作用或吸收作用。药物的吸收较快,大部分不经过肝脏即进入血液循环,很少受首关消除的影响。

四、注射给药

注射给药是将药物注射液直接注入体内,作用较快较强,适用于危重患者以及不能口服用药的情况。但是注射给药比较复杂,且必须无菌操作。根据其注射部位和深度的不同,常用的有皮下注射(sc)、肌内注射(im)、静脉注射(iv)及静脉滴注(ivd)等。皮下注射适用于 1ml 以内小容量且无明显刺激性的药物。肌内注射简称肌注,注射容量可在 10ml 以内,宜注于血管丰富的肥厚肌肉;除水溶性注射液外,亦可用油类或混悬性注射剂,但是绝不能注入血管,因此注射前应回抽针芯,无回血、确定针尖不在血管内方可注射。静脉注射简称静注,是将注射液直接注入静脉,应在暴露明显的静脉进行,一次容量可在 10～100ml。静脉注射液除无菌外,必须无热原和无溶血性物质,不能应用油性及混悬性注射剂。静脉滴注简称静滴,适用于大容量的注射液,制剂的要求同静注。此外还有皮内注射(id)、鞘内注射、动脉注射、胸膜腔注射等。

五、吸入给药

吸入给药是将挥发性药物或气雾剂自呼吸道吸入,发生局部作用,或经肺泡及支气管黏膜吸收发生吸收作用。

此外,眼科、皮肤科、耳鼻喉科、口腔科等常将软膏、糊剂、洗剂、滴眼剂、滴鼻剂等用于局部作为局部用药发挥作用。

(张炜)

第三节　药物的用量

Section 3

药物的用量就是用药剂量,一般在一定的范围内剂量愈大,作用愈强。由小到大常将药物的剂量分为最小有效量、常用量或治疗量、极量、中毒量。一般所用药物量为常用量,它比最小有效量大,比极量小,是大多数成人的用量。极量是用药的极限量,如果超过就有中毒的危险,故一般不宜应用,在特殊情况下如果病情需要用极量,应由医生在用量旁边签字,或注"!"号,以示负责。

老年人和小儿的用量应比成人相应减少,减少的程度常因人和因药而异。

药物的剂量单位一律采用法定计量单位，即 1g（克）＝ 1 000mg（毫克），1mg ＝ 1 000μg（微克），1kg（公斤）＝ 1 000g，1L（升）＝ 1 000ml（毫升）。根据药物用量的大小，选用相应的单位，其换算关系不可有错。目前有少数抗生素、激素、维生素及抗毒素类药物仍采用单位（unit，u）或国际单位，它表示的是药理活性单位，这类药物的质量（mg 或 μg）尚不能准确地代表其作用强度。各种药物的单位不相同，它们是分别在特定的条件下，达到一特定的作用强度而规定的。

大部分情况下药物的剂量是指成人的一次常用量或一天常用量，少数毒性较大或用于危急情况的药物，为了进一步确保安全有效，多要求按体重计算用量，有的抗肿瘤药要求根据体表面积计算用量。在治疗中为了控制症状或根治病因，需要连续用药至一定时间或一定次数，这一治疗过程称为疗程，每一个疗程中用药的总量即为疗程总量。在疗程中每次用药量常不同，一般为了迅速使血浆的药物达到有效浓度，开始时常用较大剂量，称负荷量；有时为了使患者对药物逐渐适应，开始时先用较低的剂量，然后逐渐加大。这些开始用的剂量都称为初始量。此后为了维持血浆的有效浓度所用的剂量即为维持量。

（张炜）

第四节　用药时间和次数
Section 4

用药的时间应根据具体的药物而定。如催眠药应睡前用；利尿药及泻下药应考虑其生效时间不影响患者的休息，需按作用快慢而确定给药时间；驱虫药宜在空腹或半空腹时服用；抗酸药、健胃药、利胆药、胃肠解痉药及抗肠道感染药宜饭前服用；对胃肠道有刺激性的药物宜饭后服用；预防心绞痛发作的药宜于心绞痛发作前使用；治疗心绞痛发作的药宜于发作时应用。一般空腹时服药吸收较快较好，饭后服药吸收较慢而差。

时间生物学（chronobiology）的研究表明，人体的生理、生化及病理变化有一定的时间规律，此就为用药的时间带来新问题。研究证明，长期应用糖皮质激素的患者，若早 8 时一次给药比一天内分四次给药引起的肾上腺皮质功能减退症状明显减小。糖尿病患者凌晨 4 时对胰岛素最敏感。心功能衰竭的患者用强心苷夜间比白天用的敏感性高数十倍。

用药的次数应根据病情和治疗的需要，各次用药的间隔时间应根据药物的半衰期（$t_{1/2}$）而定。一般每一个 $t_{1/2}$ 用药一次，经 5 个 $t_{1/2}$ 即可达稳态血药浓度；而当停药后经 5 个 $t_{1/2}$ 的时间，即有 97% 的药物自体内消除。在剂量固定的情况下，如果间隔时间过长，则不易维持血药浓度；若给药过频，则易引起蓄积性中毒。

（蒋李）

第五章

影响药物作用的因素

药物有其各自固有的作用和疗效特点，但是它又受许多因素的干扰或影响。这些因素除前述的药物剂型、用药途径、用量、用药时间和次数外，尚有以下几个方面。

第一节　机体方面的因素
Section 1

前已述及，一般所指的药物作用、剂量和疗效等，主要对象是成年人，小儿和老年人除与成年人有共同之处外，还有一定量或质的差异，且不可忽视。

一、小儿的特点和临床用药

小儿的用药量比成人小，一般可根据年龄、体重或体表面积进行折算。但是小儿不是成人的缩影，而是从新生儿、婴幼儿至儿童各时期逐渐成长、发育和成熟的过程。大多数药物的作用、体内过程和不良反应在儿科各年龄组问有相当大的差异，而与成人则更有明显的差别。新生儿和婴儿的胃排空较慢，出生后 6～8 个月始接近成人；新生儿的胃酸分泌极少，胃液 pH 值很高，2～3 岁始达成人水平，这些都可影响药物的吸收和生物利用度。新生儿和婴幼儿的膜通透性较高，药物易于通过，更因其血—脑屏障不完善，药物与血浆蛋白结合较少，游离药物浓度较高，容易发生药物中毒，在中枢神经系统特别敏感。新生儿及婴幼儿的肝脏解毒能力较低，肾脏排泄功能尚不健全，药物的 $t_{1/2}$ 比成人长，容易发生血药浓度过高或蓄积性中毒。据统计，小儿药物不良反应的总发生率为 6%～17%，与成人相近；而新生儿的发生率为 24.5%，远高于成人，故新生儿及婴儿用药应特别注意。

二、老年人的特点和临床用药

随着社会的进步、人民生活的改善和卫生保健事业的发展，人的寿命明显延长，老年人口逐渐增加，已成为临床用药的重要对象。再加上老年人机体各系统的退行性变，导致体弱多病，因此联合用药多，不良反应的发生率也较高，在临床用药中也应作为特殊问题对待。与小儿的情况一样，老年人用药量和成人相比，不仅存在量的差异，也有质的不同。老年人的用药量除按年龄和体重折算相应地减小剂量外，还必须考虑老年人机体的生理、生化和病理的特殊情况。例如老年人的肝脏体积和血流量减少，65 岁以上的人肝血流量只有青年人的 40%～50%，其代谢能力降低，首关效应减弱，生物利用度增加。又如老年人肾体积缩小，肾血流量也是青年人的40%～50%，从而延缓药物排泄，血药浓度升高。这些都是易引起老年人不良反应的因素。还有报道称，老年人的肾上腺素受体明显减少，对β受体激动剂和阻滞剂的反应都减弱，心脏对普萘洛尔有明显的耐受性。所以老年人用药还应不同药不同对待，剂量的个体化对老年人尤为重要。

三、性 别

性别不同对药物的反应性亦有差异，一般女性体重比男性轻，用药量宜稍减；有些药物是女性专用药，也有些药物是男科专用药，不可随意乱用。更重要的是女性有月经、妊娠和授乳的生理特点，用药尤需注意。

妇女月经期及妊娠期对强泻药、利尿剂及刺激性强的药物比较敏感，易引起月经过多或流产。妇女长期应用皮质激素可发生男性化，如生胡须、多毛、声音变粗和月经紊乱等。抗血小板药和抗凝血药有可能致月经过多。

妇女妊娠期是胎儿和母体在同一环境中密切相连的两个独立个体，胎儿的许多器官尚无功能，主要靠胎盘获得必需的营养和排泄代谢产物，出现在母血中的药物有可能对胎儿的生长发育发生影响。早孕阶段（头3个月）是胚胎组织的发育期，胎儿的肢体和器官系统正在形成，对有致畸作用的药物特别敏感，易致胎儿肢体畸形，故此期应尽量不随便用药，国外的反应停（沙利度胺、镇静催眠药）事件就是此期间用反应停所致。怀孕中晚期（第4～9个月）的胎儿发育已渐成熟，但是许多脏器的功能并不完备，尚无代谢和排泄药物的能力，仍易受药物的损害，除非绝对需要，一般要谨慎用药。对已经证明有致畸作用的药物不能应用，尚未证明对胎儿无害的药物也不能用。

哺乳期妇女（乳妇）用药首先应考虑药物对乳汁分泌的影响，然后考虑药物经乳汁排泄对乳儿的影响。多巴胺受体拮抗剂（舒必利、多潘立酮、甲氧氯普胺等）能使血清中催乳素浓度升高，增加乳汁分泌；小剂量雌激素亦能刺激垂体前叶释放催乳素使乳汁分泌增加，但是大剂量有相反的效应。多巴胺、阿托品、溴隐亭、利尿药等能减少乳汁的分泌。

乳妇用药后，药物可出现于乳汁中，对乳儿产生不良的影响。一般认为大部分抗菌药、抗凝血药、抗癫痫药、抗甲状腺药、降血糖药、雌激素、口服避孕药、泻药、阿托品类等都可使乳儿产生相应的副作用。当乳妇必须应用上述药物时，应尽量在一次哺乳后立即用药，并推迟下次哺乳的时间（最好间隔4h），以最大限度地减少乳儿吸收的药量。对乳儿有明显毒性的药物如抗代谢药、放射性制剂、氯霉素及异烟肼等，乳妇应该禁用。

（隋杰）

第二节　药物的配伍禁忌与相互作用

Section 2

药物的相互作用是药物间的相互影响。临床治疗中经常将两种或两种以上的药物合并或序贯应用，目的在于提高疗效或减少不良反应。这也是许多药物组成复方、配伍或联合用药的目的。如果经配伍使作用增强，称为协同作用；如果作用减弱，则称拮抗作用。无论协同还是拮抗只要符合预想的治疗要求，加强疗效或减少不良反应，都是有益的；但是这种配伍应该建立在了解各药的作用及其相互关系的基础上进行，不可盲目从事。

一、配伍禁忌

药物在体外配伍直接发生物理性或化学性的相互作用而影响药物疗效或毒性反应，称为配伍禁忌。在静脉滴注时尤应注意配伍禁忌。

二、影响药动学的相互作用

（一）吸　　收

促进胃排空的药（如甲氧氯普胺）能加速药物吸收，抑制胃排空药（如各种具有抗M胆碱作用的药物）能延缓药物吸收。对吸收缓慢的灰黄霉素加快胃排空反而减少其吸收，而在胃中易被吸收破坏的左旋多巴减慢胃排空反而使吸收减少。食物对药物吸收总的来说影响不大，因此基本上没有特异性禁忌。药物间相互作用影响吸收的却不少见，如四环素与Fe^{2+}、Ca^{2+}等因络合相互影响吸收。

（二）血浆蛋白结合

那些与血浆蛋白结合率高、分布容积大、安全范围窄及$t_{1/2}$较长的药物，易受其他药物置换与血浆蛋白结合而致作用加强，如香豆素类抗凝血药及口服降血糖药易受阿司匹林等解热镇痛药置换而分别产生出血及低血糖反应。

（三）肝脏生物转化

肝药酶诱导药（如苯巴比妥、利福平、苯妥英钠）及香烟、酒精等能加快肝转化药物的消除而使药效减弱。肝药酶抑制药（如异烟肼、氯霉素、西咪替丁等）能减慢在肝脏转化药物的消除而使药效加强或延长。

（四）肾　排　泄

利用离子障原理，碱化尿液可加速酸性药物自肾排泄，减慢碱性药物自肾排泄；反之，酸化尿液可加速碱性药物排泄。水杨酸盐可竞争性抑制甲氨蝶呤自肾小管排泄而增加后者的毒性反应。

三、影响药效学的相互作用

（一）生理性拮抗或协同

口服催眠镇静药后饮酒、喝浓茶或喝咖啡会加强或减弱中枢抑制作用，影响疗效。抗凝血药华法林和抗血小板药阿司匹林合用可导致出血反应。

（二）受体水平的协同与拮抗

许多抗组胺药，吩噻嗪类、三环类抗抑郁药类都有抗M受体作用，如与阿托品合用可能引起精神错乱、记忆紊乱等不良反应，β受体阻断药与肾上腺素合用可导致高血压危象等，都是非常危险的反应。

（三）干扰神经递质的转运

三环类抗抑郁药抑制儿茶酚胺摄取，可增加肾上腺素及其拟似药如酪胺等的升压反应，而抑制可乐定及甲基多巴的中枢性降压作用。

（隋杰）

中篇
心血管药理篇

第六章

Chapter 6

钙通道阻滞药

钙通道阻滞药,又称钙拮抗药,是一类选择性阻滞钙通道,抑制细胞外 Ca^{2+} 内流,降低细胞内 Ca^{2+} 浓度的药物。

钙通道阻滞药因其化学性质和结构不同,对器官组织的选择性也不同,在钙通道上的结合位点(受体)也存在差异。此类药物曾有过不同的分类方法。

一、药物分类

1987 年世界卫生组织(WHO)根据药物对钙通道的选择性,将该类药物分为 2 大类、6 小类。

(1)选择性钙通道阻滞药:Ⅰ类,维拉帕米(苯烷基胺)类;Ⅱ类,硝苯地平(二氢吡啶)类;Ⅲ类,地尔硫卓(苯噻氮䓬)类。

(2)非选择性钙通道阻滞药:Ⅳ类,氟桂利嗪类;Ⅴ类,普尼拉明类;Ⅵ类,其他。

1992 年国际药理联合会(IUPHAR)按药物的作用部位,将作用于电压依赖性钙通道的药物分为 3 类。

(1)Ⅰ类,选择性作用于 L 型钙通道的药物,按其化学结构特点,又分为 4 亚类。

Ⅰa 类,二氢吡啶类:硝苯地平、氨氯地平、尼群地平、尼莫地平等。

Ⅰb 类,地尔硫卓类:地尔硫卓、克仑硫卓、二氯呋利等。

Ⅰc 类,苯烷胺类:维拉帕米、加洛帕米、噻帕米等。

Ⅰd 类,粉防己碱。

(2)2 类,选择性作用于其他(T、N 和 P)型钙通道的药物。

作用于 T 型钙通道:米贝地尔、苯妥英。

作用于 N 型钙通道:Conotoxin。

作用于 P 型钙通道:某些蜘蛛毒素。

(3)3 类,非选择性钙通道调节药:普尼拉明、苄普地尔、卡罗维林和氟桂利嗪等。

按时间先后分类,分为 3 代。

(1)第 1 代钙通道阻滞药:该类对心肌电生理有明显作用,除降压外,还抑制心肌收缩力,延长房室传导时间。在抗心律失常、抗高血压、预防治疗心绞痛方面广泛应用,但存在稳定性差的缺点。代表药物有维拉帕米、硝苯地平、地尔硫卓。

(2)第 2 代钙通道阻滞药:该类药物具有高度的血管选择性、性质稳定、疗效确切等特点。代表药物有非洛地平、尼莫地平、尼群地平、尼卡地平等。

(3)第 3 代钙通道阻滞药:该类药物除了具有高度的血管选择性外,兼具血中半衰期长、作用持久的特点。代表药物有普尼地平、氨氯地平和苄普地尔等。钙通道阻滞药临床用于治疗心血管系统疾病,如高血压、心绞痛、心律失常、脑血管疾病和慢性心功能不全等,根据其选择性不同而用于不同的疾病。近期也尝试用于其他系统疾病。

二、常用药物

(一)硝苯地平

1. 别　名

硝苯吡啶,心痛定,圣通平,拜新同,Adalat。

2. 作用与用途

本品为二氢吡啶类钙通道阻滞剂,舒张冠状动脉和外周血管平滑肌作用强,对高血压、冠心病时舒张作用尤其强。廊管选择性较强,对心脏的抑制作用弱,因快速、强大的降压作用引起反射性交感兴奋,故心率和房室传导可不变或加快,对心脏传导系统的电生理无明显影响。在整体条件下不抑制心脏收缩,故可与β受体阻滞剂或地高辛合用。口服吸收良好,蛋白结合率约90%,口服30min血药浓度达高峰,舌下或嚼碎服达峰时间提前。主要通过肝代谢,80%肾脏排泄。普通片剂口服吸收快,作用迅速,不良反应率高。缓释剂或控释剂起效缓慢,血药浓度波动小,血压控制相对平稳,不良反应率明显降低;缓释剂服用1次,维持时间达12h,控释剂服用1次,可维持24h。临床用于治疗高血压、心绞痛。

3. 注意事项

(1)禁忌证:心源性休克者、孕妇、对钙通道阻滞剂过敏者禁用。

(2)慎用:对低血压、心力衰竭及严重主动脉狭窄者应慎用。

(3)监测:肝硬化患者用药时需严密观察;与β受体阻滞剂合用,须严格监测;本品通过肠黏膜和肝脏P450 3A4系统代谢,已知对此酶有抑制或促进作用的药物均对其吸收或消除造成影响;用药期间必须经常测血压及做心电图检查,开始用药及调整剂量时尤需注意。

(4)注意服法:普通片舌下含服或嚼碎服吸收加快,缓释片和一般的控释片不可嚼碎或掰断后服。

4. 用法与用量

口服。从小剂量开始服用,普通片一般起始量为一次10mg,3次/d,逐渐增大剂量至最大疗效而能耐受的剂量。常用维持量一次10～20mg,明显冠状动脉痉挛患者可用至一次20～30mg,3～4次/d。最大剂量每日不宜超过120mg。急用时可嚼碎或舌下含服,一次10mg。缓释片一次10～20mg,每12h1次。控释片一次30mg,1次/d。

5. 制剂与规格

普通片:10mg;20mg;40mg。缓释片:10mg;20mg。控释片:30mg;60mg。

(二)尼群地平

1. 别　名

硝苯甲乙吡啶,Bayotensin。

2. 作用与用途

本品化学结构与硝苯地平类似,属二氢吡啶类钙通道阻滞剂,药理作用与硝苯地平相似,但血管选择性较强;可显著增加尿钠排泄,有明显的利尿作用;可引起全身血管扩张,作用以降低舒张压为主;能降低心肌耗氧量,对缺血心性肌有保护作用。口服吸收好,口服吸收后1～2h降压作用最大,持续6～8h。生物利用度30%,血浆蛋白结合率＞90%,血中半衰期为10～22h,肝内代谢,70%肾脏排泄。临床用于治疗高血压、冠心病。

3. 注意事项

与地高辛合用可使地高辛浓度增加近 1 倍,故应减少地高辛用量。严重主动脉狭窄、对本品过敏患者禁用。肝、肾功能不全,心绞痛,低血压者及孕妇慎用。

4. 用法与用量

口服。开始一次 10mg,1 次/d;以后可随反应调整为 20mg,2 次/d。

5. 制剂与规格

片剂:10mg。

(三)氨氯地平

1. 别　名

压氏达,络活喜,Norvasc。

2. 作用与用途

本品为二氢吡啶类钙通道阻滞剂,结构和药理作用与硝苯地平相似,但血管选择性更强,可舒张冠状血管和全身血管,增加冠脉血流量,降低血压而降低前后负荷;有较弱的负性肌力作用,对人体窦房结和房室结无影响;作用缓慢持久。每日服 1 次,能在 24h 内较好控制血压;不良反应少而轻,患者耐受好;不引起反射性的交感活性增加,长期用药可见血浆去甲肾上腺素水平降低;可明显增加慢性稳定型心绞痛患者的运动耐量,减少心绞痛发作次数,减少硝酸甘油的用量。口服吸收迅速,生物利用度为 52%～88%,组织分布广泛,蛋白结合率为 95%～98%,肝脏代谢,肾脏排泄,血中半衰期较长,为 35～50h。临床用于治疗高血压及心绞痛。

3. 注意事项

对本品过敏患者禁用。严重低血压、严重主动脉狭窄、肝功能不全者及孕妇慎用。

4. 用法与用量

口服。初始剂量一次 5mg,1 次/d,最大可加至一次 10mg,1 次/d。瘦小、体弱、老年患者或肝功能受损者从 2.5mg、1 次/d 开始用药。

5. 制剂与规格

片剂:5mg。

(四)左旋氨氯地平

1. 别　名

施慧达。

2. 作用与用途

本品为氨氯地平具有有效药理活性的光学异构体,药理作用及用途与氨氯地平相同,活性是氨氯地平的 2 倍,不良反应减少。

3. 注意事项

参见苯磺酸氨氯地平。

4. 用法与用量

口服。初始剂量一次 2.5mg,1 次/d,最大可加至一次 5mg,1 次/d。

5. 制剂与规格

片剂:2.5mg。

(五)尼卡地平

1. 别　名

佩尔地平,卡荣,Perdipine。

2. 作用与用途

本品对冠脉和外周血管有很强的扩张作用,对外周血管的扩张作用与硝苯地平相似,但扩冠作用更强,对脑血管也有很强的扩张作用,对血管平滑肌的钙离子拮抗作用强于对心肌的作用。本品口服吸收完全,血药浓度峰值出现于服药后 0.5 ~ 2h(平均 1h),餐后服用本品血药浓度降低。由于饱和肝脏首过代谢,呈非线性动力学特征,平均血中半衰期为 8.6h,血浆蛋白结合率高(> 95%),在肝脏广泛代谢,60% 从尿中排出,35% 从粪便排出。临床用于治疗高血压急症、手术时异常高血压的紧急处理。

3. 注意事项

颅内出血急性期、脑卒中急性期颅内高压、严重主动脉狭窄者和对本品过敏患者禁用。肝肾功能不全,低血压,青光眼,孕妇,哺乳期妇女慎用。与多种药物合用有相互作用,影响其药效。停用本品应逐渐减量。

4. 用法与用量

(1)口服:高血压,起始剂量 20mg/次;3 次/d;可随反应调整剂量至一次 40mg,3 次/d;增加剂量前至少连续给药 3d 以上,以保证达到稳态血药浓度。可与利尿剂、β 受体阻滞剂等抗高血压药物合用;心绞痛,起始剂量一次 20mg,3 次/d;可随反应调整剂量至一次 40mg,3 次/d;增加剂量前至少连续给药 3d 以上,以保证达到稳态血药浓度。

(2)静脉滴注:用生理盐水或 5% 葡萄糖注射液稀释,配成 0.01% ~ 0.02%(以盐酸尼卡地平计)后使用;手术时异常高血压以每分钟 2 ~ 10μg/kg 的滴速开始给药,根据血压调整剂量,必要时可以每分钟 10 ~ 30μg/kg 直接给药;高血压急症,用生理盐水或 5% 葡萄糖注射液稀释,配成 0.01% ~ 0.02%(以盐酸尼卡地平计)溶液静脉滴注,以每分钟 0.5 ~ 6μg/kg 的滴速给药,从每分钟 0.5μg/kg 开始,将血压降至目标值后,边监测边调节滴速。

5. 制剂与规格

片剂:10mg;20mg;40mg。注射剂:佩尔地平,2ml:2mg,10ml:10mg;卡荣 100ml:20mg。

(六)非洛地平

1. 别　　名

波依定,Plendil。

2. 作用与用途

本品作用强度与硝苯地平相似,对冠脉、脑血管及外周血管均有扩张作用,对高血压伴心脑供血不足患者效果好,可预防或延缓血管性痴呆。口服吸收完全,经历首过效应,生物利用度约 20%,血浆蛋白结合率为 99%,肝内代谢。波依定为非洛地平缓释片,口服后 2.5 ~ 5h 血药浓度达峰,平均血中半衰期 25h。临床用于治疗高血压。

3. 注意事项

对本品过敏患者禁用。低血压、心力衰竭、心功能不全、孕妇、哺乳期妇女和儿童慎用。老年人和肝功能不全者应从每次 2.5mg,每日 1 次开始治疗。

4. 用法与用量

起始量 5mg,1 次/d,可根据患者反应将剂量减少至 2.5mg/d 或增加至 10mg/d,常用维持量为 2.5 ~ 10mg/d。应早晨服药,整片吞服。

5. 制剂与规格

缓释片:2.5mg;5mg;10mg。

(七)拉西地平

1. 别　　名

乐息平,Lacipil。

2. 作用与用途

本品为二氢吡啶类钙通道阻滞剂,具高度选择性作用于平滑肌的钙通道,主要扩张周围动脉，减少外周阻力，降压作用强而持久。对心脏传导系统和心肌收缩功能无明显影响，并可改善受损肥厚左心室的舒张功能，及抗动脉粥样硬化作用。可使肾血流量增加而不影响。肾小球滤过率，可产生一过性但不明显的利尿和促尿钠排泄作用，因此能防止移植患者出现环孢素诱发的肾脏灌注不足。本品亲脂性强，可长时间地储存于细胞膜的脂质层中，故其药物效应血中半衰期长于血浆血中半衰期。本品作用时间长，降压作用维持24h以上。本品口服从胃肠道吸收迅速，由于肝脏广泛首过代谢，生物利用度为2%～9%，用更敏感分析方法平均为18.5%（4%～52%）。吸收后95%药物与蛋白结合，本品经肝脏代谢，稳态时终末血中半衰期为12～15h。临床用于治疗高血压。

3. 注意事项

对本品成分过敏者禁用。肝功能不全者需减量或慎用。本品可引起子宫肌肉松弛，故临娩妇女慎用。与地高辛合用，地高辛峰值水平可增加17%。

4. 用法与用量

起始剂量4mg，1次/d，在早晨服用较好，饭前、饭后均可。如需要3～4周可增加至6～8mg，1次/d。肝病患者初始剂量为2mg，1次/d。

5. 制剂与规格

片剂：2mg；4mg。

（八）西尼地平

1. 别　　名

西乐。

2. 作用与用途

本品为亲脂性的二氢吡啶类钙通道阻滞剂，能与血管平滑肌细胞膜上L型钙通道的二氢吡啶位点结合，抑制Ca^{2+}通过L型钙通道的跨膜内流，从而松弛、扩张血管平滑肌，起到降压作用。还可通过抑制Ca^{2+}通过交感神经细胞膜上N型钙通道的跨膜内流而抑制交感神经末梢去甲肾上腺素的释放和交感神经活动。本品亲脂性强，作用时间长。临床用于治疗高血压。

3. 注意事项

对本品过敏患者禁用。老年患者、肝肾疾病患者、充血性心衰患者、孕妇慎用。

4. 用法与用量

成年人的初始剂量为每次5mg，1次/d，早饭后服用。根据患者反应，可将剂量增加，最大增至10mg/d。

5. 制剂与规格

片剂：5mg；10mg。

（九）乐卡地平

1. 别　　名

再宁平，Zanedip。

2. 作用与用途

本品与拉西地平相似，脂溶性高，可长时间地储存于细胞膜的脂质层中，故起效慢，作用时间长，降压作用维持24h以上。本品血管选择性高，对心脏抑制作用小，也较少引起反射性心率加快。临床用于治疗高血压，尤其适用于老年收缩期高血压及2型糖尿患者的高血压。

3. 注意事项

对本品过敏患者禁用。严重的肝肾功能不全，左心室流出道梗阻、未经治疗的心衰、不稳定型心绞痛及1周内有心肌梗死形成的以及18岁以下患者，孕妇和哺乳期妇女禁用。

4. 用法与用量

推荐量一次 10mg，1 次/d，餐前 15min 口服。根据降压效果可增至每次 20mg，1 次/d。

5. 制剂与规格

片剂：5mg；10mg。

（十）贝尼地平

1. 别　　名

苄尼地平，可力洛，Coniel。

2. 作用与用途

本品为二氢吡啶类钙通道阻滞剂，作用比硝苯地平强；能抑制跨膜钙内流，降低细胞内游离钙浓度及利用率，从而选择性地松弛血管，降低其阻力而产生降压作用，同时还可明显增大冠脉和椎骨动脉的血流量。口服后吸收迅速，但生物利用度较低，血中半衰期约 2h，血浆蛋白结合率可达 98% 以上，从粪便中排泄率约 59%，尿中排泄率约 36%。临床用于治疗高血压和心绞痛。

3. 注意事项

心源性休克患者、孕妇禁用。血压过低、严重肝功能障碍、高龄患者慎用。小儿用药安全性尚未确定。

4. 用法与用量

口服。1 次/d，一次 2 ～ 4mg，早饭后服。可按需要增量至 1 次/d，8mg/次。

5. 制剂与规格

片剂：4mg；8mg。密封，干燥处保存。

（十一）地尔硫卓

1. 别　　名

硫氮䓬酮，合心爽，合贝爽，Herbesser。

2. 作用与用途

本品为苯噻氮䓬类钙通道阻滞剂，其作用与心肌、血管平滑肌除极时抑制钙离子内流有关。本品可以有效地扩张心外膜和心内膜下的冠状动脉，缓解自发性心绞痛或由麦角新诱发冠状动脉痉挛所致心绞痛；通过减慢心率和降低血压，减少心肌需氧量，增加运动耐量并缓解劳力型心绞痛。使血管平滑肌松弛，周围血管阻力下降，血压降低。有负性肌力作用，并可减慢窦房结和房室结的传导。口服后通过胃肠道吸收较完全（达 80%），有较强的首过效应，生物利用度为 40%。在体内代谢完全，仅 2% ～ 4% 原药由尿排除。血浆蛋白结合率为 70% ～ 80%。单次口服本品 30 ～ 120mg，30 ～ 60min 后可在血浆中测出，2 ～ 3h 血药浓度达峰值，单次或多次给药血中半衰期 3.5h；缓释片吸收率为 92%，单次口服 120mg，6 ～ 11h 后血药浓度达峰，单次或多次给药后，血中半衰期母相为 5 ～ 7h。静脉注射时，血中半衰期为 1.9h，静脉滴注后 5 ～ 6h 达稳态。临床用于治疗心绞痛、高血压、肥厚型心肌病；静脉注射可用室上性心动过速、手术时异常高血压的急救处置、高血压急症不稳定性心绞痛。

3. 注意事项

病窦综合征、低血压、急性心肌梗死和肺充血、Ⅱ度以上房室传导阻滞、窦房传导阻滞者、孕妇、对本品过敏者禁用。肝肾功能不全患者慎用。NSL 期妇女应用，须停止哺乳。不宜与 β 受体阻滞剂合用，缓释制剂应整片吞服。

4. 用法与用量

（1）口服：①普通片，起始剂量每次 30mg，4 次/d，餐前及睡前服药，每 1 ～ 2d 增加一次剂量，直至获得最佳疗效。平均剂量范围为 90 ～ 360mg/d。②缓释片和缓释胶囊，起始剂量每次

60～120mg，2次/d，平均剂量范围为240～360mg/d。

（2）静脉注射临用前用氯化钠注射液或葡萄糖注射液溶解、稀释成1%浓度。室上性心动过速，单次静脉注射，通常成人剂量为盐酸地尔硫卓10mg约3min缓慢静脉注射，并可据年龄和症状适当增减。手术时异常高血压的急救处置，单次静脉注射，通常对成人一次约1min内缓慢静脉注射盐酸地尔硫卓10mg，并可根据患者年龄和症状适当增减。

（3）静脉滴注通常对成人以每分钟5～15μg/kg速度静脉点滴盐酸地尔硫卓。当血压降至目标值以后，边监测血压边调节点滴速度。高血压急症，通常成人以每分钟5～15μg/kg速度静脉点滴盐酸地尔硫卓，当血压降至目标值以后，边监测血压边调节点滴速度；不稳定性心绞痛，通常成人以每分钟1～5μg/kg速度静脉点滴盐酸地尔硫卓，应先从小剂量开始，然后可根据病情适当增减，最大用量为每分钟5μg/kg。

5. 制剂与规格

片剂：30mg；60mg；90mg。缓释片：30mg；60mg；90mg。缓释胶囊：90mg。注射剂：10mg；50mg。

（十二）维拉帕米

1. 别　　名

异搏定，Isoptin。

2. 作用与用途

本品为苯烷基胺类钙通道阻滞剂。通过调节心肌传导细胞、心肌收缩细胞以及动脉血管平滑肌细胞细胞膜上的钙离子内流，发挥其药理学作用，但不改变血清钙浓度。具有扩张外周动脉和冠状动脉的作用，增加冠脉流量，血压降低，有抑制心脏的作用，具有明显的负性肌力、负性频率和负性传导作用。口服维拉帕米缓释片，生物利用度与维拉帕米普通片剂相似。经门静脉有首过效应，生物利用度仅有20%～35%。禁食状态下单剂口服维拉帕米缓释片240mg后5.21h内达峰浓度，血浆蛋白结合率约为90%，大部分在肝脏代谢。平均血中半衰期为2.8～7.4h。静脉注射后2min（1～5min）开始发挥抗心律失常作用，2～5min达最大作用，作用持续约2h。血流动力学作用3～5min开始，持续10～20min，静脉注射后代谢迅速，大部分在肝脏代谢。清除呈双指数型，分为早期快速分布相（血中半衰期约为4min）和终末缓慢清除相（血中半衰期为2～5h）。年龄可能影响维拉帕米的药代动力学，老年患者的清除血中半衰期可能延长。口服用于治疗心绞痛、心律失常及高血压；静脉注射用于治疗快速阵发性室上性心动过速的转复、心房扑动或心房颤动心室率的暂时控制。心房扑动或心房颤动合并房室旁路通道（预激综合征和LGL综合征）时除外。

3. 注意事项

（1）禁忌证：对本药过敏者、严重左心室功能不全、低血压[收缩压＜12kPa（90mmHg）]或心源性休克、病窦综合征（已安装并行使功能的心脏起搏器患者除外）、Ⅱ度或Ⅲ度房室阻滞（已安装并行使功能的心脏起搏器患者除外）、心房扑动或心房颤动患者合并房室旁路通道禁用。

（2）慎用：肝肾功能不全患者慎用。

（3）孕妇使用应权衡利弊，哺乳期妇女应用应中断哺乳。

（4）与多种药物合用有相互作用；禁与β受体阻滞剂合用，缓释片应整片吞服。

4. 用法与用量

（1）普通片口服：①心绞痛：一般剂量为口服维拉帕米每次80～120mg，3次/d。②肝功能不全者及老年人的安全剂量为每次40mg，3次/d。约在药后8h根据疗效和安全评估决定是否增量。③心律失常：慢性心房颤动服用洋地黄治疗的患者，总量为240～320mg/d，分3次或4次。预防阵发性室上性心动过速（未服用洋地黄的患者）成人的总量为240～480mg/d，3～4次/d。年龄1～5岁：按体重每日量4～8mg/kg，每日分3次；或每隔8h口服40～80mg。5岁以上：每隔 6～8h 口服 80mg。④原发性高血压：一般起始剂量为 80mg，3 次/d。使用剂量可达 360～480mg/d。对低剂量即有反应的老年人或体型瘦小者，应考虑起始剂量为 40mg，3 次/d。

（2）缓释片口服：原发性高血压，起始剂量 180mg，清晨口服 1 次。对反应增强的患者（即老年人或体型瘦小者），每次 120mg，1 次/d，作为起始剂量可能是安全的。根据每周评定的疗效和安全性，并在上一剂量后 24h 才可增加剂量。当从普通片剂换服缓释片时，总剂量可能保持不变。

（3）静脉注射：一般起始剂量为 5～10mg（或按 0.075～0.15mg/kg 体重），稀释后缓慢静脉推注至少 2min。如果初反应满意，首剂 15～30min 后再给一次 5～10mg 或 0.15mg/kg 体重。

（4）静脉滴注：每小时 5～10mg，加入氯化钠注射液或 5% 葡萄糖注射液中，每日总量不超过 50～100mg。

5. 制剂与规格

片剂：40mg；80mg；120mg。缓释片（胶囊）：120mg；180mg；240mg。注射剂：2ml：5mg。

（十三）桂哌齐特

1. 别　　名

马来酸桂哌齐特。

2. 作用与用途

本品为钙通道阻滞剂，通过阻止 Ca^{2+} 跨膜进入血管平滑肌细胞内，使血管平滑肌松弛，脑血管、冠状血管和外周血管扩张，从而缓解血管痉挛、降低血管阻力、增加血流量。本品能增强腺苷和环磷酸腺苷（cAMP）的作用，降低氧耗。本品能抑制 cAMP 磷酸二酯酶，使 cAMP 数量增加。本品还能提高红细胞的柔韧性和变形性，提高其通过细小血管的能力，降低血液的黏性，改善微循环。本品通过提高脑血管的血流量，改善脑的代谢。静脉、肌内注射和口服后的血浆药物血中半衰期分别为 30min、60min 和 75min，尿药血中半衰期在 100～120min，主要以原形从尿中排出。临床用于脑动脉硬化，一过性脑缺血发作，脑血栓形成，脑栓塞，脑出血后遗症和脑外伤后遗症，冠心病，心绞痛，下肢动脉粥样硬化病，血栓闭塞性脉管炎，动脉炎，雷诺病等。

3. 注意事项

脑内出血后止血不完全者（止血困难者）、白细胞减少者、有服用本品造成白细胞减少史的患者及对本品过敏的患者禁用。服本药过程中要定期进行血液学检查。

4. 用法与用量

静脉滴注。每次 4 支，溶于 500ml 10% 的葡萄糖或生理盐水中，速度为 100ml/h，1 次/d。

5. 制剂与规格

注射剂：2ml：80mg；10ml：320mg。

（十四）普尼拉明

1. 别　　名

心可定，双苯丙胺，Segontin。

2. 作用与用途

本品为普尼拉明类非选择性钙通道阻滞剂，除具有阻滞钙离子内流作用外，还有抑制磷酸二酯酶和抗交感神经作用。降低心肌收缩力和松弛血管平滑肌，增加冠脉流量，同时降低心肌耗氧量。对冠状血管有持续性扩张作用，另有促进侧支循环的作用。临床用于治疗心绞痛，对早搏和室性心动过速也有一定疗效。

3. 注意事项

服后可产生食欲不振、皮疹、疲劳感等，减量后可逐渐消失。肝功能异常、心力衰竭、高度房室传导阻滞患者禁用。

4. 用法与用量

口服：3 次/d，每次 15 ～ 30mg；症状减轻后，每次 15mg，2 ～ 3 次/d。

5. 制剂与规格

片剂：15mg。

（十五）芬地林

1. 别　　名

苯乙二苯丙胺。

2. 作用与用途

本品为普尼拉明类非选择性钙通道阻滞剂，化学结构和作用与普尼拉明极相似。用于劳力型心绞痛。

3. 注意事项

同普尼拉明。

4. 用法与用量

口服：每次 0.1g，2 次/d。

5. 制剂与规格

片剂：15mg。

（十六）苄普地尔

1. 别　　名

苄丙洛，双苯比乙胺，康加尔多。

2. 作用与用途

本品是一种新型、长效钙通道阻滞剂，具有阻滞 Ca^{2+}、Na^+ 及 K^+ 通道的作用，还具有抑制钙调蛋白的作用。其钙通道阻滞作用，可降低窦房结自律性，减慢心率及延缓房室传导，能舒张血管平滑肌，能使血压下降，但作用温和，不致引起反射性交感神经兴奋，还可使冠脉流量增加。其 Na^+ 通道阻滞作用，可抑制心室自律组织的异常自律性，可阻滞心肌缺血诱发的心律失常。其 K^+ 外流阻滞作用，可使动作电位时间延长、QT 间期延长，心室有效不应期、动作电位时间延长，这一作用同第Ⅲ类抗心律失常药物相似，故可发挥第Ⅰ、Ⅲ、Ⅳ类抗心律失常药物的作用。其抑制钙调蛋白的作用也与血管舒张及抗心律失常有关。实验表明，它能提高室颤阈，延长心肌有效不应期和动作电位时程。治疗量时对血压、心输出量和冠脉血流量影响不明显，对心肌抑制作用轻微。口服吸收良好，达峰时间为 1 ～ 6h；血浆蛋白结合率约 99%。有首过效应，生物利用度约 60%。血中半衰期约 50h，经肝脏代谢，部分代谢产物有药理活性。临床用于治疗慢性稳定型心绞痛（典型的劳累型心绞痛）、室上性、室性心律失常以及房室结性折返型心动过速。本品可单独给药或与β受体阻滞剂和（或）硝酸酯合用。

3. 注意事项

（1）因本品具有潜在的导致致命性心律失常（包括尖端扭转型室性心动过速）作用，故只适用于其他药物治疗无效（或不能耐受）的顽固性稳定型心绞痛的短期治疗（疗程不超过 1 个月）。

（2）禁忌证Ⅱ或Ⅲ度房室传导阻滞、心力衰竭及窦房结功能低下患者禁用。

（3）不良反应常见为腹泻，大多能耐受。还可出现震颤、软弱、头昏、眼花、窦性心动过速、交界性心律、早搏（二联律）等。偶见 QT 间期延长，出现尖端扭转型室性心动过速。少数可致猝死，其致心律失常发生率达 9.5%。个别有引致麻痹性肠梗阻的报道。

4. 用法与用量

（1）口服：成人 400 ～ 600mg/d。一般维持量，300mg/d。

（2）静脉注射：按体重每次 2 ～ 4mg/kg。

5. 制剂与规格

片剂:50mg;100mg。注射剂:2ml ∶ 100mg。

(十七)粉防己碱

1. 别　　名

汉防己甲素,汉防己碱,金艾康。

2. 作用与用途

对心脏有负性肌力作用、负性频率作用及负性传导作用,并降低心肌耗氧量。可延长心肌的不应期和房室传导,增加心肌血流量。可降低总外周血管阻力,使血压下降,降压时无反射性心率增快,由于后负荷降低,心输出量可增加。其作用机制与地尔硫卓相似。临床用于治疗早期轻度高血压,亦可用于重症高血压及高血压危象。

3. 注意事项

不良反应较轻、较少。少数患者服药后出现轻度嗜睡、乏力、恶心、腹部不适,个别患者服后大便次数增加,停药后症状可缓解。静脉注射部位可能发生疼痛或静脉炎。

4. 用法与用量

(1)口服:用于治疗早期高血压,每次 100mg,3 次/d。

(2)静脉注射:用于重症高血压及高血压危象,每次 120 ～ 180mg,2 次/d。

5. 制剂与规格

片剂:20mg;50mg。注射剂:2ml ∶ 30mg。

(隋杰)

β受体阻滞剂

一、药理作用

本类药物可竞争性地与β受体结合而拮抗β受体激动剂的效应。根据其选择性可分为非选择性β受体阻滞剂（对β$_1$受体和β$_2$受体均阻断，如普萘洛尔、噻吗洛尔等）、选择性β受体阻滞剂（对β$_1$受体选择性阻断，如阿替洛尔、美托洛尔、比索洛尔、艾司洛尔等）。但选择是相对的，如选择性β$_1$受体阻滞剂也仍然有少量的β$_2$受体阻断作用。根据其溶解性质可分为水溶性（如阿替洛尔等）和脂溶性（如普萘洛尔、美托洛尔、比索洛尔、倍他洛尔等）。根据其是否有内在拟交感活性分为有内在拟交感活性（如吲哚洛尔）及无内在拟交感活性（如普萘洛尔、噻吗洛尔、纳多洛尔、索他洛尔等）。其药理作用主要如下：

（1）血管系统：主要为β$_1$受体阻断作用，表现为心率减慢，心肌收缩力减弱，心排出量减少，心肌耗氧量下降，血压降低。β受体阻滞剂还能延缓心房和房室结的传导，延长 P-R 间期。此外阻断血管β$_2$受体，可使血管收缩，引起肝、肾、骨骼肌等血流量减少，引起肢端循环障碍。

（2）血管平滑肌：主要为β$_2$受体阻断作用。表现为支气管平滑肌收缩，增加呼吸道阻力，但这种作用比较弱，对正常人影响小，但对支气管哮喘或慢性阻塞性肺疾病的患者可诱发或加重发作。选择性β$_1$受体阻断作用较弱。

（3）代谢：可抑制交感神经兴奋所引起的脂肪分解，能使 TG 和 VLDL 水平提高，HDL-C 降低。能抑制糖原分解，但不直接影响血糖或胰岛素水平，可导致胰岛素引起的低血糖回复时间延长。

二、临床应用

主要用于治疗高血压、心绞痛、心律失常及慢性心力衰竭，也用于治疗肥厚型心肌病、扩张型心肌病、二尖瓣脱垂综合征、二尖瓣狭窄并发心动过速等，以及可用于甲状腺功能亢进所引起的心动过速、心悸、青光眼的治疗。

三、注意事项

（1）禁忌证：①支气管哮喘或严重慢性肺梗阻；②心力衰竭急性期；③Ⅱ度或Ⅲ度房室传导

阻滞(安置心脏起搏器者除外);④窦性心动过缓;⑤心源性休克;⑥低血压;⑦外周动脉阻塞型疾病晚期和雷诺综合征患者。

(2)维拉帕米与本类药均有直接的负性肌力和负性传导作用,可能引起低血压、心动过缓、充血性心力衰竭和传导障碍。在左室功能不全、主动脉狭窄或两药用量均大时危险性增加。

(3)停药时剂量应递减(突然撤药可引起心绞痛加重甚至心肌梗死,也可引起高血压反跳),同时应尽可能限制体力活动。

(4)药物过量的表现及处理:用药过量最常见的反应为心动过缓、低血压、支气管哮喘、急性心力不足和低血糖。出现药物过量反应时应及时停药并给予支持性的对症治疗:①发生心动过缓或传导阻滞时,可用阿托品、异丙。肾上腺素,也可采取心脏起搏治疗。②发生心力衰竭或低血压时给予强心药、升压药以及补液治疗。③发生支气管痉挛时给予β受体激动药和(或)氨茶碱。④发生低血糖时应静脉注射葡萄糖。⑤发生急性心衰加剧时应静脉注射利尿剂、正性肌力药物及扩血管药物。

(5)不良反应:①诱发或加重充血性心力衰竭是本类药最常见的不良反应。还可引起房室传导阻滞和窦房结功能障碍。②可引起支气管痉挛,尤其是非选择性的β受体阻滞剂。故禁用于支气管哮喘或严重慢性肺梗阻者。③可引起肢端循环障碍,导致肢体温度下降,脉搏消失,甚至发绀和肢体坏疽,可加重一些患者间歇性跛行。④可引起抑郁症(有精神疾病史患者更易发生),表现为注意力集中困难、冷漠、倦怠、回避社交、食欲缺乏、兴奋、失眠、做噩梦、哭泣以及自杀倾向等;也可引起精神病,主要表现为不安、激动、意识模糊、定向力障碍、共济失调、类偏执狂妄想、人格改变、幻听、幻视、幻嗅、触觉幻觉等,其中幻觉较常见。其他还可引起嗜睡、失眠、噩梦、感觉异常或认知功能障碍。此外,有本类药急性中毒引起强直阵挛性癫痫发作的个案报道。⑤少数患者可出现阳痿。少见蛋白尿、少尿和间质性肾炎。⑥可导致胰岛素引起的低血糖回复时间延长,及可掩盖低血糖反应。因此,在糖尿病、禁食或麻醉等患者使用时应特别谨慎。⑦可见腹泻、恶心、呕吐和食欲下降,肠易激综合征患者更易出现消化不良和腹泻。还可引起口干、嘴唇溃疡、颊黏膜炎、黏膜白斑样改变。可见剥脱性皮炎、银屑病样皮疹、湿疹样皮疹、角化过度、指甲改变、瘙痒、荨麻疹和溃疡性苔藓样皮疹等。

(6)冠心病患者不宜骤停本类药,否则可出现心绞痛、心肌梗死或室性心动过速。高血压患者突然停药可引起高血压反跳。因此,长期用药者撤药须逐渐减量,至少经过3d,一般为2周,同时应尽可能限制体力活动。甲亢患者也不可骤停本类药,否则使甲亢症状加重。

(7)本类药血药浓度不能完全预示药理效应,故应根据心率及血压等临床征象指导临床用药,心动过缓(通常< 50 ~ 55 次/min)时,剂量不能再增。

(8)本类药过量的处理:①一般情况下应尽快排空胃内容物,预防吸入性肺炎。②心动过缓时给阿托品,慎用异丙肾上腺素,必要时安置人工起搏器。③室性早搏时给予利多卡因或苯妥英钠。④心力衰竭时给予吸氧、洋地黄糖苷类药或利尿药。⑤低血压时输液并给予升压药。⑥抽搐时给予地西泮或苯妥英钠。⑦支气管痉挛时给予异丙肾上腺素。合征患者更易出现消化不良和腹泻,还可引起口干、嘴唇溃疡、颊黏膜炎、黏膜白斑样改变。可见剥脱性皮炎、银屑病样皮疹、湿疹样皮疹、角化过度、指甲改变、瘙痒、荨麻疹和溃疡性苔藓样皮疹等。

(9)冠心病患者不宜骤停本类药,否则可出现心绞痛、心肌梗死或室性心动过速。高血压患者突然停药可引起高血压反跳。因此,长期用药者撤药须逐渐减量,至少经过3d,一般为2周,同时应尽可能限制体力活动。甲亢患者也不可骤停本类药,否则使甲亢症状加重。

(10)本类药血药浓度不能完全预示药理效应,故应根据心率及血压等临床征象指导临床用药,心动过缓(通常< 50 ~ 55 次/min)时,剂量不能再增。

(11)本类药过量的处理:①一般情况下应尽快排空胃内容物,预防吸入性肺炎。②心动过缓时给阿托品，慎用异丙肾上腺素，必要时安置人工起搏器。③室性早搏时给予利多卡因或苯妥英钠。④心力衰竭时给予吸氧、洋地黄糖苷类药或利尿药。⑤低血压时输液并给予升压药。⑥抽搐时给予地西泮或苯妥英钠。⑦支气管痉挛时给予异丙肾上腺素。

四、常用药物

（一）普萘洛尔

1. 别　名

心得安，萘心安，萘氧丙醇胺，Elanol，Inoeml。

2. 作用与用途

本药为非选择性β-肾上腺素受体阻滞剂，有膜稳定性，而无内在拟交感活性，其他参见β受体阻滞剂。口服后吸收较完全，吸收率约90%。1～1.5h血药浓度达峰值（缓释片为6.6h），但进入全身循环前即有大量药物被肝脏代谢而失活，生物利用度为30%。血浆蛋白结合率为93%，药物与血浆蛋白的结合力受遗传控制，并具有立体选择性，其活性异构体左旋普萘洛尔主要与α_1酸性糖蛋白结合。中国人血浆α_1酸性糖蛋白水平较低，因此中国人对本药更敏感。本品具有亲脂性，能透过血—脑脊液屏障而产生中枢反应，也可进入胎盘，分布容积约为6L/kg。本药在肝脏广泛代谢，甲状腺功能亢进患者药物代谢及机体清除率增加。口服血中半衰期为3.5～6h，静脉注射为2～3h，经肾脏排泄包括大部分代谢物及小部分（不到1%）原形。本药可经乳汁少量分泌，不能经透析清除。

临床应用：①高血压，作为一线用药，可单独或与其他降压药物联合应用。②心律失常，用于纠正快速性室上性心律失常、室性心律失常、洋地黄中毒及麻醉时引起的心律失常，特别是由于循环儿茶酚胺水平增高或心脏对儿茶酚胺的敏感性增高引起的心律失常。另外锑剂中毒引起的心律失常，在其他药物无效时可试用本药。③劳力性心绞痛，常与硝酸酯类药物合用，可增高疗效及减少不良反应的发生。④心肌梗死二级预防，可降低患者的心血管死亡率。⑤肥厚型心肌病。⑥嗜铬细胞瘤（术前准备）。⑦甲状腺功能亢进。⑧左房室瓣脱垂综合征。⑨偏头痛、面神经痛和原发性震颤。

3. 注意事项

（1）不良反应心血管系统：诱发或加重充血性心力衰竭是本药最常见的不良反应，较常见轻度心动过速，少见心动过缓、高血压（此时应停药）。

（2）本药可空腹服用，也可与食物同时服用。

（3）本药血药浓度不能完全预示药理效应，故应根据心率及血压等临床征象指导临床用药，心动过缓（通常每分钟＜50～55次）时，剂量不能再增。

4. 用法与用量

（1）成人口服：①高血压：一次5mg，4次/d，1～2周后增加1/4量，在严密观察下可逐渐增至一日总量100mg。或开始一次10mg，3～4次/d，按需要及耐受程度逐渐调整，直至血压得到控制。一日最大剂量为200mg。缓释片，开始40mg/d，早晨或晚上服，必要时可增至80mg/d，顿服。②心律失常：一次10～30mg，3次/d，用量根据心律、心率及血压变化及时调整。③心绞痛、心肌梗死：开始一次10mg，3～4次/d，每3d可增加10～20mg，渐增至200mg/d，分次服。缓释片，开始40mg/d，早晨或晚上服，必要时可增至80mg/d，顿服；心肌梗死后预防，可用至160mg/d。④肥厚型心肌病：一次10～20mg，3～4次/d，按需要及耐受程度调整剂量。⑤嗜铬细胞瘤：一次10～20mg，3～4次/d。常用一日总量60mg，分3次服用。术前用3d，常与α-肾上腺素受体阻滞剂合用，一般应先用α-肾上腺素受体阻滞剂，待药效出现并稳定后再加用本药。⑥偏头痛、面神经痛或震颤：40～120mg/d。⑦肝硬化上消化道出血预防及治疗：开始剂量为160mg/d，以后调整剂量。

（2）成人静脉滴注：宜慎用。对麻醉过程中出现的心律失常，一次2.5～5mg，稀释于5%～10%葡萄糖注射液100ml中，以1mg/min的速度静脉滴注，同时必须严密观察血压、心律和心率变化。如心率转慢，应立即停药。

（3）小儿口服：一般按体重一日0.5～1mg/kg，分次口服。

（4）小儿静脉注射：按0.01～0.1mg/kg缓慢注入，一次用量不宜超过1mg。

5. 制剂与规格

盐酸普萘洛尔片：10mg。盐酸普萘洛尔缓释片：40mg。盐酸普萘洛尔缓释胶囊：40mg。密封保存。盐酸普萘洛尔注射液：5ml ∶ 5mg。避光，阴凉干燥处密封保存。

（二）艾司洛尔

1. 别　　名

Brevib10c，Esmo10lum。

2. 作用与用途

本药为极短效的β_1-肾上腺素受体阻滞剂，作用仅为普萘洛尔的1/30，心脏选择性与美托洛尔相当，大剂量时选择性逐渐消失，对血管及支气管平滑肌的肾上腺素β_2受体也有作用。治疗剂量无内在拟交感作用或膜稳定作用。本药静脉注射后即刻产生β受体阻滞作用，5min后达最大效应，单次注射持续时间为10～30min。若以每分钟50～300μg/kg的速度持续给药，约30min可达稳态，应用负荷量后时间可缩短。血浆蛋白结合率约为55%。本药脂溶性低，脑脊液中可分布少量，尚不清楚是否分泌入乳汁。注射后很快被红细胞细胞质中的酯酶水解，血中半衰期α相仅2min，β相约9min，属超短效β-肾上腺素受体阻滞剂，肾功能不全者血中半衰期可延长10倍。主要以代谢产物从尿中排泄，原形药物不到2%，在用药后24h内，73%～88%的药物以酸性代谢物形式随尿排出。临床用于快速室上性心律失常，如心房颤动、心房扑动或窦性心动过速的快速控制；围术期（诱导麻醉、麻醉期间或手术后）出现的心动过速和（或）高血压。

3. 注意事项

（1）禁忌证：严重慢性阻塞性肺病，窦性心动过缓，Ⅱ～Ⅲ度房室传导阻滞，难治性心功能不全，心源性休克，对本品过敏者禁用。

（2）慎用：本药的妊娠安全性分级为C级，孕妇、哺乳期妇女、支气管哮喘或有支气管哮喘病史者慎用。

（3）不良反应：大多数为轻度、一过性。最重要的不良反应是低血压，发生率为4%～12%。

（4）本药可加重α_1-肾上腺素受体阻滞剂的首剂反应。与胺碘酮合用可出现明显的心动过缓和窦性停搏。

（5）高浓度给药（＞10mg/ml）会造成严重的静脉反应（包括血栓性静脉炎）；浓度为20mg/ml的药液若溢出血管外可造成严重的局部反应，甚至引起皮肤坏死，故药液浓度一般不宜＞10mg/ml。稀释液可选用5%葡萄糖注射液、5%葡萄糖氯化钠、生理盐水、林格液等，不得使用碳酸氢钠注射液。

（6）本药临床作用快而强，因此推荐开始剂量宜小，严格控制输注速度，最好采用定量输液泵。

（7）突然停止输注本药，不会产生与其他β-肾上腺素受体阻滞剂类似的撤药症状（如心绞痛或高血压反跳），但仍需谨慎。

（8）药物过量的表现：药物过量时可出现心脏停搏、心动过缓、低血压、电机械分离、意识丧失。一次用量达12～50mg/kg时即可致命。

（9）药物过量的处理：本药血中半衰期短，故过量时首先应立即停药，观察临床效果。心动过缓时可给予阿托品静脉推注；哮喘时可给予β-肾上腺素受体激动药和（或）茶碱类治疗；心功能不全患者可给予利尿药及洋地黄类治疗；休克者可给予多巴胺、多巴酚丁胺、异丙肾上腺素、氨力农等治疗。

（10）本品酸性代谢产物经肾脏消除，肾衰患者使用本品需注意监测。糖尿病患者应用时应小心，因本品可掩盖低血糖反应。用药期间需监测血压、心率、心功能变化。

4. 用法与用量

静脉给药。

（1）成人：控制心房颤动、心房扑动时心室率：负荷量为 0.5mg/(kg·min)，1min 静脉注射完毕后继以 0.05mg/(kg·min) 静脉滴注维持 4min，取得理想疗效即可继续维持治疗。若疗效不好，再给同样负荷量后以 0.1mg/(kg·min) 维持。维持剂量可根据病情以 0.05mg/(kg·min) 的幅度调整，极量为 0.3mg/(kg·min)，但 0.2mg/(kg·min) 以上的剂量并不会明显提高疗效。

围术期高血压或心动过速：①即刻控制剂量为 1mg/kg，在 30s 内静脉注射，继之以 0.15mg/(kg·min) 静脉滴注。最大维持量为 0.3mg/(kg·min)。②逐渐控制剂量同室上性心动过速的治疗。③治疗高血压的用量通常较治疗心律失常用量大。

（2）儿童：按 0.3mg/(kg·min) 静脉滴注，持续监测心率、血压，以确定β受体阻滞作用是否起效（心率降低约 10% 以上）。必要时每隔 10min 将用量增加 0.05～0.1mg/(kg·min)。平均有效剂量为 0.535mg/(kg·min)，比成人高得多。

5. 制剂与规格

盐酸艾司洛尔注射液：1ml ∶ 100mg；2ml ∶ 200mg；10ml ∶ 100mg；10ml ∶ 250mg。避光，冷藏。

（三）比索洛尔

1. 别　　名

博苏，康可，Bisoprololum，Concor，Maintate。

2. 作用与用途

本药为选择性β₁-肾上腺素受体阻滞剂，无内在拟交感活性及膜稳定性。其与β₁受体的亲和力比β₂受体大 11～34 倍，是阿替洛尔的 4 倍，是美托洛尔的 5～10 倍。对支气管β₂受体也有一定程度的阻滞，但仅在大剂量时可能出现，一般无明显临床意义。本药口服吸收迅速完全，生物利用度＞90%，进食对吸收无影响。一次给药后 1～3h 达血浆峰浓度，肝脏首过效应低。血浆蛋白结合率为 30%～36%。吸收后在体内分布广泛，以肺、肾、肝内含量最高，较少透过血—脑脊液屏障。药物血中半衰期长达 10h。50% 经肝脏代谢为无活性代谢产物，另 50% 以原形由肾脏排泄，呈现肝、肾平衡清除各占 50%。本药可由血液或腹膜透析清除。本药可用于原发性高血压的治疗。作为一线抗高血压药，可单用或与其他药物（如利尿药和血管扩张药）联合应用；用于心绞痛及心肌梗死；用于心律失常，如快速性室上性心律失常、室性早搏等。近年来尚用于心力衰竭的治疗。对先前接受 ACE 抑制剂、利尿剂和强心苷类药物治疗的伴有心室收缩功能减退（射血分数≤35%）的中度至重度慢性稳定性心力衰竭有效。

3. 注意事项

（1）禁忌证：休克、房室传导障碍（Ⅱ度和Ⅲ度房室传导阻滞）、病窦综合征、窦房阻滞、心动过缓（50 次/min 以下）、血压过低、支气管哮喘及外周循环障碍晚期者禁用。

（2）慎用：肾上腺瘤（嗜铬细胞瘤），仅在使用α受体阻滞剂后方能服用本品。肺功能不全者，严重肝肾功能不全患者、孕妇和哺乳期妇女、儿童慎用。中断治疗时应逐日递减剂量，与其他降压药合用时常需减量。血糖浓度波动较大的糖尿患者及酸中毒患者宜慎用。

（3）在高血压的治疗中，用量必须个体化，剂量应逐渐增加至达到最佳的降压效果。但达到最佳降压效果需 1～2 周时间不等，故应观察一段时间才能判断疗效。

（4）对伴有糖尿病的年老患者，其糖耐量可能降低，并掩盖低血糖表现（如心跳加快）。不良反应为轻微疲倦、头晕、头痛、出汗、睡眠异常、多梦、抑郁，但多在服药后 1～2 周自然减退。

（5）其他：参见β受体阻滞剂。

4. 用法与用量

（1）高血压：初始剂量为 5mg，1 次/d。疗效不理想，可增至 10～20mg/d。

（2）心绞痛：起始剂量 2.5mg，1 次/d，最大日剂量不超过 10mg。

（3）心力衰竭：慢性、稳定性心力衰竭应从小剂量开始，如耐受性良好，则逐渐递增（每 2～4 周剂量加倍）至最大耐受量或靶剂量。最大推荐靶剂量为 10mg/d，起始剂量一般为靶剂量的 1/8。

（4）严重肾功能不全（肌酐清除率＜20ml/min）日剂量不宜超过 10mg。对慢性心衰并伴有肾功能不全的患者剂量递增应特别谨慎。

5. 制剂与规格

富马酸比索洛尔片：2.5mg；5mg；10mg。富马酸比索洛尔胶囊：2.5mg；5mg。遮光，密封保存。

（四）美托洛尔

1. 别　　名

倍他乐克，甲氧乙心安，美多洛尔，美多心安，Beta10c。

2. 作用与用途

本药为选择性β$_1$-肾上腺素受体阻滞剂，无内在拟交感活性，膜稳定作用弱；作用类似阿替洛尔。口服吸收迅速而完全，吸收率＞90%，肝脏代谢率达 95%，首过效应为 25%～60%，故生物利用度（F）仅为 40%～75%。口服后 1.5h 达血药峰浓度，缓释片达峰时间延长，口服 1～2h 达有效浓度，3～4d 后达到稳态。药物被吸收后迅速进入细胞外组织，能透过血—脑脊液屏障及胎盘屏障。蛋白结合率约 12%。在肝脏广泛代谢，呈基因多态型。以代谢物形式随尿排出，原形不足 5%，少量分泌入乳汁。血中半衰期为 3～7h，肾功能不全时无明显改变。本药不能经透析清除。

临床应用：①高血压，作为一线用药，可单独或与其他降压药联合应用。②心律失常，用于纠正快速室上性心律失常、室性心律失常，特别与循环儿茶酚胺有关的心律失常，如运动、情绪紧张、焦虑、心肌梗死早期、洋地黄中毒等引起的心律失常。③心绞痛、心肌梗死。④甲状腺功能亢进。⑤嗜铬细胞瘤。⑥梗阻性肥厚型心肌病，可减轻心悸、晕厥等症状。⑦琥珀酸盐缓释片可用于伴左心室收缩功能异常的症状稳定性慢性心力衰竭。

3. 注意事项

（1）禁忌证：有Ⅱ度或Ⅲ度房室传导阻滞，失代偿性心衰（肺水肿，低灌注或低血压），持续地或间歇性地接受β受体激动剂的变力性治疗的患者；有临床意义的窦性心动过缓、病态窦房结综合征、心源性休克患者、外周循环灌注不良、严重的周围血管疾病的患者禁用。不可用于那些怀疑为急性心肌梗死，表现为每分钟心率＜45 次，P-Q 间期＞0.24s 或收缩压＜14.6kPa（110mmHg）的患者。对本品中任一成分过敏者禁用。

（2）不良反应：①心血管系统：心率减慢、传导阻滞、血压降低、心力衰竭加重、外周血管痉挛导致的四肢冰冷或脉搏不能触及、雷诺症。②因脂溶性及较易透入中枢神经系统，故该系统的不良反应较多。疲乏和眩晕占 10%，抑郁占 5%。其他有头痛、多梦、失眠等。偶见幻觉。③消化系统：恶心、胃痛、便秘（＜1%）、腹泻（5%），但不严重，很少影响用药。④其他：气急、关节痛、瘙痒、腹膜后腔纤维变性、听觉障碍、眼痛等。

（3）其他：参见β受体阻滞剂。

4. 用法与用量

（1）口服。高血压：①普通片（酒石酸盐）一般用量为一次 25～50mg，2～3 次/d；或一次 100mg，2 次/d。在血流动力学稳定后立即使用。使用一次 100～200mg、2 次/d 的疗效与使用阿替洛尔一次 100mg、1 次/d 的疗效相当。②缓释片（琥珀酸盐）一次 47.5～95mg，1 次/d，服用 95mg 无效时可增加剂量或合用其他抗高血压药（最好是利尿药和二氢吡啶类钙拮抗药）。

心律失常、肥厚型心肌病、甲状腺功能亢进：一般用量为一次 25～50mg，2～3 次/d；或一次 100mg，2 次/d。

急性心肌梗死：主张在早期（即最初几小时内）使用。早期用药，可减小未能溶栓患者的梗死范围、降低短期（15d）死亡率（此作用在用药后 24h 即出现）；且可降低已溶栓患者再梗死及再缺血发生率，若 2h 内用药还可降低死亡率。一般采用先静脉注射本药一次 2.5～5mg（2min 内），每 5min 1 次，共 3 次（10～15mg）。15min 后开始口服，一次 25～50mg，每 6～12h 1 次，共 24～48h；然后一次口服 50～100mg，2 次/d。心肌梗死后若无禁忌证应长期服用（一般一次 50～100mg，2 次/d），已证实长期服用可降低心性死亡率（包括猝死）。该法也可用于防治已确诊或可疑急性心肌梗死患者的心肌缺血、快速性心律失常和胸痛。

心绞痛：①普通片（酒石酸盐）一般用量为一次 25～50mg，2～3 次/d；或一次 100mg，2 次/d。不稳定性心绞痛也主张早期使用，用法、用量可参见"急性心肌梗死"。②缓释片（琥珀酸盐）一次 95～190mg，1 次/d。必要时可合用硝酸酯类药或增加剂量。

心力衰竭：应在使用洋地黄和（或）利尿药等抗心衰治疗的基础上使用本药。①普通片（酒石酸盐）起初一次口服 6.25mg，2～3 次/d，根据临床情况每数日至 1 周增加 6.25～12.5mg，2～3 次/d，可用至一次 50～100mg，2 次/d。最大量不应超过 300～400mg/d。②缓释片（琥珀酸盐）的用量根据心功能调节：心功能 II 级，推荐起始量为 23.75mg，1 次/d（2 周内）。2 周后，可增至 47.5mg，1 次/d。此后，每 2 周剂量可加倍。长期治疗的目标用量为 190mg，1 次/d。心功能 III～IV 级的稳定性心力衰竭患者应根据病情个体化用药，推荐起始量为 11.875mg，1 次/d。1～2 周后，可加至 23.75mg，。如患者能耐受，每 2 周可将剂量加倍，最大可至 190mg，1 次/d。

（2）静脉注射室上性快速型心律失常，开始时以 1～2mg/min 的速度静脉注射，用量可达 5mg（5ml）；如病情需要，可间隔 5min 重复注射，总剂量为 10～15mg。静脉注射后 4～6h，心律失常已经控制，改用口服制剂维持，一次剂量不超过 50mg，2～3 次/d。

5. 制剂与规格

酒石酸美托洛尔片：25mg；50mg；100mg。酒石酸美托洛尔胶囊：50mg。酒石酸美托洛尔缓释片：50mg；100mg；200mg。琥珀酸美托洛尔缓释片：23.75mg；47.5mg；95mg；190mg。酒石酸美托洛尔注射液：2ml ∶ 2mg（另含氯化钠 18mg）；5ml ∶ 5mg（另含氯化钠 45mg）。注射用酒石酸美托洛尔：5mg。遮光，密封保存。

（五）索他洛尔

1. 别　名

索他洛尔盐酸盐，甲磺胺心定，施太可，Betades，Betapace，1Osota，Sotalex。

2. 作用与用途

本药是唯一兼有 II 类和 III 类抗心律失常药特点的非选择性β-肾上腺素受体阻滞剂，其左旋及右旋异构体均有 III 类抗心律失常药作用，左旋异构体还具有β受体阻滞作用。本药无内在拟交感活性和膜稳定性。在低浓度时以肾上腺素β受体阻滞作用为主，高浓度时才表现出 III 类抗心律失常药（延长动作电位间期）作用，同其他β-肾上腺素受体阻滞剂一样，本药可抑制。肾素释放，减慢心率，轻度减弱心肌收缩力，降低心肌耗氧和做功；同时还与胺碘酮相似，具有延长动作电位间期的作用,通过延长复极相而均一地延长心脏组织的动作电位时程,延缓房室结传导,使心房、心室肌及传导系统(包括旁路)有效不应期延长。因此,本药除具有Ⅱ类抗心律失常药(β-肾上腺素受体阻滞剂)作用外,还具有Ⅲ类抗心律失常药的作用。本药对动作电位的除极相无作用,对心房、希浦系统或心室的传导速度也无影响。心电图可出现 P-R 间期、Q-T 间期延长,而 QRS 无明显改变。本药的β受体阻滞作用(Ⅱ类抗心律失常作用)对降低死亡率优于Ⅰ类抗心律失常药,而其Ⅲ类抗心律失常作用使其能有效地治疗快速室性心律失常。此外,本药还具有明显的抗心肌缺血作用,还能降低高血压患者的收缩压和舒张压,因此也用于治疗高血压和缺血性心脏病。

本药口服吸收近乎完全(生物利用度超过90%),食物可减少吸收约20%。口服后 2.5 ~ 4h 达到血药峰浓度,按 2 次/d 给药,2 ~ 3d 可达到稳态浓度。本药的血药浓度—时间曲线呈二室模型,在肝、心、肾的药物浓度高,在脂肪组织中无蓄积。可进入乳汁,母乳中浓度为血药浓度的 5.4 倍;不易透过血—脑脊液屏障,在脑脊液中浓度仅为血药浓度的 10%;能透过胎盘。本药不与血浆蛋白结合,无首过代谢,肝功能障碍对代谢无明显影响。主要消除途径是肾脏排泄,80% ~ 90% 以原形随尿排出,其余随粪便排出。血中半衰期为 12h,肾功能不全时血中半衰期延长。年龄对药动学的改变不显著,但肾功能减退的老年患者排泄速度减慢,可能导致药物蓄积。血液透析对其血药浓度和血中半衰期有影响。

临床应用:①心律失常。包括:危及生命的室性心动过速的治疗;症状性非持续性快速型心律失常和症状性室性早搏;心脏手术后阵发性房性心动过速、阵发性心房颤动、阵发性房室结折返性心动过速、阵发性房室旁路折返性心动过速的预防;心房颤动或心房扑动复律后窦性心律的维持;循环血液中儿茶酚胺过多以及对儿茶酚胺敏感性增高引起的心律失常。②心绞痛。可降低心绞痛的发生率及发作程度,增加运动耐受性。③心肌梗死。在急性心肌梗死发生后的 5 ~ 14d 内给予本药,可显著降低梗死的再发生率,并有使梗死后第一年内的死亡率降低的趋势。④高血压。本药能逐步降低仰卧和直立位的血压,一日服用 1 次,可有效控制血压达 24h。

3. 注意事项

(1)用药前及用药时应检查或监测:在开始治疗或调整剂量期间均应仔细监测心电图(一次给药后应监测 Q-T 间期 2 ~ 4h)、心率和血压、肾功能和电解质(如血钾、血镁、血钙)。

(2)不良反应致心律失常为最重要的不良反应,表现为加重已有的心律失常或诱发新的心律失常,甚至可引起尖端扭转型室性心动过速或心室颤动。其他还有心动过缓、胸痛、心悸、晕厥、低血压、呼吸困难、心力衰竭加重、水肿等。

(3)本药能使 Q-T 间期延长,故已知能延长 Q-T 间期的药物(如吩噻嗪类、三环类抗抑郁药、特非那定或阿司咪唑等)不宜与本药合用。用药前的基础 Q-T 间期必须≤440ms,如 > 450ms 则不得使用本药。如 Q-T 间期延长超过基线 25% 或 > 500ms,应注意观察其致心律失常作用,警惕治疗的危险性。

(4)排钾利尿药可引起低钾血症或低镁血症,如与本药合用,可能增加发生尖端扭转型室性心动过速的危险。本药的给药途径取决于适应证;剂量取决于患者对质量的反应和耐受性,由于个体差异较大,故宜从小剂量开始逐渐加量。肾功能不全,需慎用或减量。孕妇、哺乳期妇女和老年人慎用。其他参见β受体阻滞剂。

4. 用法与用量

(1)口服:推荐的起始剂量为 160mg/d,分 2 次口服,一次间隔约 12h;如有必要,经过适当的评估后,剂量可增至 240 ~ 320mg/d。大多数患者一日总量 160 ~ 320mg,分 2 次服用即可获得治疗效果;对于某些伴有危及生命的顽固的室性心律失常的患者,需要的剂量可高达 480 ~

640mg/d，但只有当潜在的利大于弊时，才能用至此剂量。由于本药血中半衰期长，一日给药 2 次即可。极量为 640mg/d。

（2）静脉给药：按体重一次 0.5～1.5mg/kg，10min 内静脉注射，继以每小时 10mg 的速度静脉滴注。

5. 制剂与规格

盐酸索他洛尔片：20mg；40mg；80mg；160mg；200mg；240mg。盐酸索他洛尔注射液：2ml：20mg。注射用盐酸索他洛尔：10mg。遮光，密闭保存。

（六）阿替洛尔

1. 别　　名

氨酰心安，苯氧胺，Anse10l，Ateno10lHydroch10ride，Ateno10lum。

2. 作用与用途

本药为长效的心脏选择性 β_1-肾上腺素受体阻滞剂，无膜稳定性和内在拟交感活性。其 β_1 受体拮抗作用强度与普萘洛尔相似，但对 β_2 受体的阻滞作用甚微。大剂量时心脏选择性逐渐消失，对血管及支气管平滑肌的 β_2 受体也有作用。本药为非脂溶性，穿透血—脑脊液屏障进入脑组织的量极少，因此对中枢神经的抑制远较普萘洛尔小，中枢神经系统不良反应较少。口服吸收约 50%，食物减少本药的生物利用度，口服 1～3h 血药浓度达峰值，作用持续时间可达 24h。蛋白结合率为 6%～16%，可通过胎盘屏障，胎儿的血药浓度与母体几乎相同。少量可透过血—脑脊液屏障。表现分布容积为 50～75L/kg。本药不通过肝脏代谢，也不产生具有临床活性的代谢产物。主要以原形自尿中排出，排出量与尿 pH 值无关。血中半衰期为 6～7h，肾功能受损时血中半衰期延长，而甲状腺功能亢进患者的血中半衰期缩短，可在体内蓄积，血液透析可以清除本药。

临床应用：①高血压；②心绞痛；③心肌梗死；④心律失常；⑤甲状腺功能亢进；⑥嗜铬细胞瘤；⑦滴眼液用于青光眼。

3. 注意事项

（1）避免在进食时服用。

（2）Ⅱ～Ⅲ度心脏传导阻滞，心源性休克，病窦综合征及严重窦性心动过缓者，孕妇禁用。哺乳期妇女慎用。患有慢性阻塞性肺部疾病的高血压患者慎用。

（3）本药的停药过程至少 3d，常可达 2 周，同时应尽可能限制体力活动。心绞痛患者突然撤药可引起心绞痛加重，甚至出现心肌梗死；高血压患者可引起高血压反跳。如有撤药症状，如心绞痛发作，则暂时再给药，待稳定后渐停用。

4. 用法与用量

（1）口服。①一般用量：开始一次 6.25～12.5mg，2 次/d，按需要及耐受量渐增至 50～200mg/d。②心绞痛：一次 12.5～25mg，2 次/d，可渐增至一日总量 150～200mg。③高血压：一次 25mg，1～2 次/d，可渐增至一日总量 100mg。④儿童：应从小剂量开始，按体重一次 0.25～0.5mg/kg，2 次/d。

（2）静脉给药：①心肌梗死：应及早治疗。首剂 5mg，在 5min 内静脉注入；10min 后再予 5mg。在第 2 次静脉注射后立即口服 50mg，12h 后再口服 50mg，然后一日口服 100mg。持续 10d。②心律失常：静脉注射 10mg 治疗室性心律失常有效，注射后 1～2h 产生最大效应。

（3）眼部给药：4% 的滴眼液用于青光眼。

5. 制剂与规格

阿替洛尔片：12.5mg；25mg；50mg；100mg。阿替洛尔注射液：10ml：5mg。阿替洛尔滴眼液：8ml：4%。密封保存。

（七）倍他洛尔

1. 别　名

贝特舒，倍他心安，Betoptic。

2. 作用与用途

本药为β受体阻滞剂，并具有钙离子拮抗作用。本药滴眼液脂溶性强，具有较强的角膜穿透力。滴眼后 30min 眼压开始降低，2h 作用达最大，其降眼压作用可持续 12h，眼压下降率为 24%。使用本药滴眼后 1 年，彩色超声多普勒显示眼内血管舒张。本药口服吸收完全，首过效应低，2～4h 达到血药峰浓度。体内分布广泛，生物利用度为 80%～90%，血浆蛋白结合率为 50%。血中半衰期为 16～20h。本药主要经肝脏代谢为无活性产物随尿排出，原形药物仅占 15%，还有部分可透过胎盘及随乳汁分泌。严重肾脏功能损害者、老年人和婴儿的血中半衰期延长。

临床应用：①滴眼液用于开角型青光眼、高眼压症及手术后未完全控制的闭角型青光眼。②口服主要用于高血压。

3. 注意事项

与缩瞳药和碳酸酐酶抑制药合用对降低眼压有相加作用。其他参见β受体阻滞剂。

4. 用法与用量

(1)口服：高血压，一次 10～20mg，1 次/d，通常在用药的 7～14d 效果明显。如需要也可增加剂量至一次 40mg，1 次/d。

(2)经眼给药：青光眼及高眼压症，一次 1～2 滴，1～2 次/d，摇匀后滴于结膜囊内，滴后用手指压迫内眦角泪囊部片刻。

5. 制剂与规格

倍他洛尔片：20mg。倍他洛尔滴眼液：0.25%；0.5%；1%。密闭，室温保存。

（八）卡维地洛

1. 别　名

达利全，金络，络德，Dilatrend，Dilmitone，Kredex。

2. 作用与用途

本药为肾上腺素 α_1 受体、β受体阻滞剂，其β受体阻滞作用较强，为拉贝洛尔的 33 倍，为普萘洛尔的 3 倍。其作用特点为：①通过阻断突触后膜 α_1 受体，扩张血管，降低外周血管阻力；同时阻滞β受体，抑制肾素分泌，阻断肾素—血管紧张素—醛固酮系统，产生降压作用。②本药无内在拟交感活性，与普萘洛尔相似，具有膜稳定特性。③对心排血量及心率影响不大，极少产生水钠潴留。④此外，动物试验及体外多种人体细胞试验证实，本药还具有抗氧化特性。在高浓度时尚具有钙拮抗作用。口服易于吸收，与食物一起服用时，其吸收减慢，但对生物利用度没有明显影响。绝对生物利用度(F)为 25%～35%，有明显的首过效应，亲脂性高，与血浆蛋白结合率＞98%，分布容积大，可能随乳汁分泌。本药代谢完全，代谢血中半衰期约 2h，代谢物主要经胆汁由粪便排出，约 16%经肾脏排泄。赢中半衰期为 7～10h。不能经血液透析清除。

临床应用：①轻、中度原发性高血压，可单用或与其他抗高血压药特别是噻嗪类利尿剂联用。②心绞痛。③有症状的充血性心力衰竭，可降低死亡率和心血管疾病患者的住院率，改善患者一般情况并减慢疾病进展，既可作为标准治疗的附加治疗，也可用于不耐受血管紧张素转换酶抑制药(ACEI)或没有使用洋地黄、肼屈嗪、硝酸盐类药物治疗的患者。

3. 注意事项

(1)禁忌证：NYHA 分级Ⅳ级失代偿性心功能不全，需要静脉使用正性肌力药物患者；气管痉挛或相关的气管痉挛状态，Ⅱ～Ⅲ度房室传导阻滞，病态窦房结综合征，心源性休克，严重心动过缓，临床严重肝功能不全患者；对本品过敏者；糖尿病酮症酸中毒，代谢性酸中毒患者；孕妇和计划妊娠妇女，哺乳期妇女；手术前48h内患者等禁用。

（2）不良反应：偶见轻度头晕、头痛、乏力，特别是在治疗早期。个别患者可出现情绪抑郁和失眠。首次用药后，偶有直立性低血压。

（3）充血性心力衰竭患者必须饭中服用本药，以减缓吸收，降低直立性低血压的发生；有支气管痉挛倾向的患者可能发生呼吸困难或哮喘发作。

（4）其他参见β受体阻滞剂。

4. 用法与用量

（1）高血压：一日总量不得超过50mg。针对不同规格的制剂，有以下用药方案：①推荐初始剂量为12.5mg/d，分1～2次服用；如可耐受，以服药后1h的立位收缩压为依据，维持该剂量7～14d；然后根据谷浓度时的血压，必要时增至25mg/d，1～2次/d甚至50mg/d，1～2次/d；一般在7～14d内达到完全的降压作用。②推荐初始剂量为10mg，1次/d；如用药2周疗效仍不满意，可增至一次20mg，1次/d，甚至最大日剂量。

（2）有症状的充血性心力衰竭：接受地高辛、利尿剂、ACEI治疗的患者必须先让这些药物稳定病情后再使用本药。推荐开始两周剂量一次3.125mg，2次/d；若耐受好，可间隔至少2周后将剂量增加1次，为一次6.25mg，2次/d；然后为一次12.5mg，2次/d；再到一次25mg，2次/d。剂量必须增加到患者能耐受的最高限度。体重＜85kg者，最大推荐剂量为25mg，2次/d；体重＞85kg者，最大推荐剂量为50mg，2次/d。一次剂量增加前，需评估患者有无心力衰竭加重或血管扩张的症状。一过性心力衰竭加重或水钠潴留须增加利尿剂剂量，有时需减少本药剂量或暂时中止本药治疗。本药停药超过2周时，再次用药应从一次3.125mg，2次/d开始，然后以上述推荐方法增加剂量。血管扩张的症状，开始可通过降低利尿剂剂量处理。若症状持续，需降低ACEI（如使用）剂量，然后，再根据需要降低本药剂量。在严重心力衰竭或血管扩张的症状稳定以前，不能增加本药的剂量。

（3）心绞痛：初次剂量为25mg/d，顿服，可根据需要渐增剂量至50mg/d，分1～2次服用；最大日剂量不超过100mg。

5. 制剂与规格

卡维地洛片：6.25mg；10mg；12.5mg；20mg；25mg。卡维地洛胶囊：10mg。遮光，密封，干燥处保存。

（九）阿罗洛尔

1. 别　　名

阿尔马尔，阿罗基诺罗尔，噻吩洛尔，Arno1ol，Arotino1olum，Tarotio1ol。

2. 作用与用途

本药为对肾上腺素β受体和α受体均有一定的阻滞作用，两者作用强度之比为8∶1。药理作用：①有适度的α受体阻滞作用，可降低外周血管阻力；同时也发挥β受体阻滞作用（减慢心率，抑制心肌收缩力，减少心排血量），使血压降低。②通过β受体阻滞作用抑制心功能亢进，减少心肌耗氧量，同时通过阻断α受体降低冠状动脉阻力，而发挥抗心绞痛作用。③具有抗心律失常的作用。④通过对骨骼肌的β_2受体阻滞，呈现抗震颤作用。⑤本药滴眼后可降低眼内压。口服后吸收迅速，口服本药10mg后2h血浆浓度达峰值，血中半衰期约为10h，连续给药无蓄积性。滴眼后1h起效。本药经肾脏排出。

临床应用：①轻至中度原发性高血压、心绞痛及快速型心律失常；②原发性震颤；③滴眼剂适用于治疗青光眼。

3. 注意事项

参见其他β受体阻滞剂。

4. 用法与用量

（1）口服：①原发性高血压、心绞痛、快速型心律失常：一次 10mg，2 次/d，根据年龄、症状适当增减。疗效不明显时，剂量可逐渐增至一次 15mg，2 次/d。②原发性震颤：开始剂量为一次 5mg，2 次/d；疗效不理想可采用一次 10mg、2 次/d 的维持量，但一日总量不得超过 30mg。③老年人剂量：宜从较小剂量（如 5mg）开始。

（2）经眼给药：0.5% 滴眼液可用于青光眼，一次 1 滴，2 次/d。

5. 制剂与规格

盐酸阿罗洛尔片：5mg；10mg。盐酸阿罗洛尔滴眼液：0.5%。避光，室温（15 ～ 30℃）保存。

（王新春）

第八章

治疗慢性心功能不全的药物

一、药物分类

目前,临床治疗慢性心功能不全的药物主要包括以下四大类。

(一)强心苷

以洋地黄类为代表,能增强心肌收缩力,增加心搏出量。各种强心苷的作用基本相似,但有强弱、快慢、久暂的不同。强心苷的体内过程较特殊,故应用时一般分为两个步骤:先用全效量(或称饱和量或洋地黄化量,即在短期内给予最适当的治疗剂量,使其发挥全部效应,同时机体也能耐受),然后继续给予维持量(即每小时补充被排泄和代谢的量)。近年研究发现,某些中效强心苷可不先给全效量,只要每日按一定剂量给予,经过一段时间,也能在血中达到稳定浓度而奏效,如地高辛,对病情不急的患者,逐日给一定剂量即可。强心苷在患者的个体差异较大,故用量要注意因人而异,且需在用药期间严密观察病情变化,灵活调整剂量。

(二)非苷类强心药

主要为磷酸二酯酶抑制剂,如氨力农、米力农、匹莫苯、维司力农、依诺苷酮等,它们兼有正性肌力作用和血管扩张作用,能降低心脏前、后负荷,改善心功能。此外,还有增加收缩成分对钙敏感的药物,它能在不增加细胞内钙浓度的条件下增强心肌收缩力,可以避免因细胞内钙浓度增高而引起的心律失常和细胞损伤。目前尚缺乏选择性钙增敏剂。匹莫苯及维司力农兼有此作用,现正在进行临床研究中。

(三)血管扩张剂

主要有血管紧张素转换酶抑制剂(如卡托普利、依那普利等)、钙拮抗剂(如硝苯地平等)、α受体阻滞剂(如酚妥拉明、哌唑嗪等)和直接松弛血管平滑肌的药物(如硝普钠、硝酸盐类、肼屈嗪等),它们通过扩张容量血管和阻力血管,降低心脏前、后负荷,使心搏出量增加。

(四)利尿剂

各种利尿药通过利尿而减少血容量,从而降低心脏前负荷,改善心功能。

尽管心力衰竭的药物治疗目前仍以强心苷和利尿剂为主,但磷酸二酯酶抑制剂、血管紧张素转换酶抑制剂等新型药物的开发与应用,使心功能不全的临床前景发生了改观(本节介绍强心苷和非苷类强心药,血管紧张素转换酶抑制剂及利尿剂则参见有关章节)。

二、常用药物

（一）地高辛

1. 别　名

狄戈辛，Lanoxin。

2. 作用与用途

（1）正性肌力作用：治疗剂量时，本品选择性地与心肌细胞膜 Na^+-K^+-ATP 酶结合而抑制该酶活性，使心肌细胞膜内外 Na^+-K^+ 主动偶联转运受损，心肌细胞内 Na^+ 浓度升高，从而使肌膜上 Na^+、Ca^{2+} 交换趋于活跃，使胞质内 Ca^{2+} 增多，肌浆网内 Ca^{2+} 储量亦增多，心肌兴奋时，有较多的 Ca^{2+} 释放；心肌细胞内 Ca^{2+} 浓度增高，激动心肌收缩蛋白从而增加心肌收缩力。

（2）负性频率作用：由于其正性肌力作用，使衰竭心脏心输出量增加，血流动力学状态改善，消除交感神经张力的反射性增高，并增强迷走神经张力，因而减慢心率。此外，小剂量时提高窦房结对迷走神经冲动的敏感性，可增强其减慢心率作用。大剂量（通常接近中毒量）则可直接抑制窦房结、房室结和希氏束而呈现窦性心动过缓和不同程度的房室传导阻滞。

（3）心脏电生理作用：通过对心肌电活动的直接作用和对迷走神经的间接作用，降低窦房结自律性；提高浦肯野纤维自律性；减慢房室结传导速度，延长其有效不应期，导致房室结隐匿性传导增加，可减慢心房纤颤或心房扑动的心室率；由于本药缩短心房有效不应期，当用于房性心动过速和房扑时，可能导致心房率的加速和心房扑动转为心房纤颤；缩短浦肯野纤维有效不应期。本品为由毛花洋地黄提纯制得的强心苷，其特点是排泄较快而蓄积性较小。口服主要经小肠上部吸收，吸收不完全，也不规则，口服吸收率约 75%，片剂生物利用度为 60%～80%，口服起效时间为 0.5～2h，血浆浓度达峰时间为 2～3h，获最大效应时间为 4～6h。地高辛血中半衰期平均为 36h。静脉注射起效时间为 5～30min，达峰时间为 1～4h，持续时间为 6h。吸收后广泛分布到各组织，部分经胆道吸收入血，形成肝肠循环。血浆蛋白结合率低，为 20%～25%；地高辛在体内转化代谢很少，主要以原形由肾脏排出，尿中排出量为用量的 50%～70%。

（4）临床应用：高血压、瓣膜性心脏病、先天性心脏病等急性和慢性心功能不全。尤其适用于伴有快速心室率的心房颤动的心功能不全者。对于肺源性心脏病、心肌严重缺血、活动性心肌炎及心外因素如严重贫血、甲状腺功能低下及维生素 B_1 缺乏症的心功能不全疗效差；用于控制伴有快速心室率的心房颤动、心房扑动患者的心室率及室上性心动过速。

3. 注意事项

（1）禁忌证：与钙注射剂合用，任何强心苷制剂中毒者，室性心动过速、心室颤动、梗阻型肥厚性心肌病、预激综合征伴心房颤动或扑动者禁忌。

（2）慎用：低钾血症、房室传导阻滞、高钙血症、甲状腺功能低下、缺血性心脏病、急性心肌梗死、心肌炎、肾功能损害患者慎用。

（3）妊娠后期母体用量可能增加，分娩后 6 周须减量。本品可排入乳汁，哺乳期妇女应用须权衡利弊。

（4）应用时注意监测地高辛血药浓度；剂量应个体化。

（5）不宜与酸、碱类配伍。注射给药易致不良反应，故仅适用于严重心衰需要立即治疗的患者。

4. 用法与用量

（1）成人常用量：①口服：常用 0.125～0.5mg，1 次/d，7d 可达稳态血药浓度；若达快速负荷量,可每 6 ~ 8h 给药 0.25mg,总剂量 0.75 ~ 1.25mg/d;维持量,每日一次 0.125 ~ 0.5mg。②静脉注射:0.25 ~ 0.5mg,用 5% 葡萄糖注射液稀释后缓慢注射,以后可用 0.25mg,每隔 4 ~ 6h 按需注射,但每日总量不超过 1mg;不能口服者需静脉注射,维持量 0.125 ~ 0.5mg,1 次/d。

(2)小儿常用量:①口服:本品总量,早产儿按体重 0.02 ~ 0.03mg/kg;1 个月以下新生儿,0.03 ~ 0.04mg/kg;1 个月 ~ 2 岁,0.05 ~ 0.06mg/kg;2 ~ 5 岁,0.03 ~ 0.04mg/kg;5 ~ 10 岁,0.02 ~ 0.035mg/kg;≥10 岁,照成人常用量;本品总量分 3 次或每 6 ~ 8h 给予。维持量为总量的 1/5 ~ 1/3,分 2 次,每 12h 1 次或 1 次/d。在小婴幼儿(尤其早产儿)需仔细滴定剂量和密切监测血药浓度和心电图。近年通过研究证明,地高辛逐日给予一定剂量,经 6 ~ 7d 能在体内达到稳定的浓度而发挥全效作用,因此,病情不急而又易中毒者,可逐日按 5.5μg/kg 给药,也能获得满意的治疗效果,并能减少中毒发生率。②静脉注射:按下列剂量分 3 次或每 6 ~ 8h 给予。早产新生儿按体重 0.015 ~ 0.025mg/kg;足月新生儿按体重 0.02 ~ 0.03mg/kg;1 个月 ~ 2 岁按体重 0.04 ~ 0.05mg/kg;2 ~ 5 岁按体重 0.025 ~ 0.035mg/kg;5 ~ 10 岁按体重 0.015 ~ 0.03mg/kg;≥10 岁,照成人常用量。维持量:洋地黄化后 24h 内开始。早产新生儿为洋地黄化总量的 20% ~ 30%,分 2 ~ 3 次等份给予;足月新生儿、婴儿和 < 10 岁小儿,为洋地黄化总量的 25% ~ 35%,分 2 ~ 3 次等分给予;≥10 岁以上,为洋地黄化总量的 25% ~ 35%,1 次/d。在小婴幼儿(尤其早产儿)需仔细滴定剂量和密切监测血药浓度和心电图。

5. 制剂与规格

片剂:0.25mg。酊剂:30ml ∶ 1.5mg。注射剂:2ml ∶ 0.5mg。

(二)毛花苷丙

1. 别　　名

毛花洋地黄苷,西地兰,Cedilanid,Digilanid C。

2. 作用与用途

本品属于洋地黄类速效强心苷,能加强心肌收缩。减慢心率与传导,作用较地高辛快,但比毒毛花苷 K 稍慢,排泄较快,积蓄性小。口服在肠中吸收不完全,服后 2h 见效,经 3 ~ 6d 作用消失。静脉注射,5 ~ 30min 起效,作用维持 2 ~ 4d。其治疗量和中毒量差距比其他洋地黄苷类大得多,致死量可能是其维持量的 20 ~ 30 倍。用于慢性心力衰竭、心房颤动和阵发性室上性心动过速。本品在溶液中不如去乙酰毛花苷稳定,故注射多用后者,且从胃肠道吸收不如洋地黄毒苷,吸收不规则,现较少应用。

3. 注意事项

急性心肌炎者慎用。心肌梗死患者禁用静脉给药。过量时,可有恶心、食欲不振、头痛、心动过缓、黄视等不良反应。

4. 用法与用量

缓慢全效量:口服一次 0.5mg,4 次/d。维持量:一般为 1mg/d,2 次分服。静脉注射:成人常用量,全效量 1 ~ 1.2mg,首次剂量 0.4 ~ 0.6mg;2 ~ 4h 后可再给予 0.2 ~ 0.4mg,用葡萄糖注射液稀释后缓慢注射。

5. 制剂与规格

片剂:0.5mg。注射剂:2ml ∶ 0.4mg。避光,密闭保存。

(三)去乙酰毛花苷

1. 别　　名

去乙酰毛花苷丙,西地兰 D,Cedilanid D。

2. 作用与用途

本品为毛花苷丙脱乙酰基衍生物,药理性质与毛花苷丙相同。一种速效强心苷,其作用较洋地黄、地高辛快，但比毒毛花苷 K 稍慢。常注射给药用于快速饱和，继后用其他慢速、中速类强心苷作维持治疗。静脉注射可迅速分布到各组织，10 ~ 30min 起效，1 ~ 3h 作用达高峰，作用持续时间 2 ~ 5h。蛋白结合率低，为 25%。血中半衰期为 33 ~ 36h，3 ~ 6d 作用完全消失。在体内转化为地高辛，经肾脏排泄。由于排泄较快，蓄积性较小。临床用于心力衰竭，亦可用于控制伴快速心室率的心房颤动、心房扑动患者的心室率。

3. 注意事项

参见地高辛。

4. 用法与用量

静脉注射。

(1)成人常用量:用 5% 葡萄糖注射液稀释后缓慢注射，首剂 0.4 ~ 0.6mg;以后每 2 ~ 4h 可再给 0.2 ~ 0.4mg,总量 1 ~ 1.6mg。

(2)小儿常用量按下列剂量分 2 ~ 3 次给予，一次间隔 3 ~ 4h。早产儿和足月新生儿或肾功能减退、心肌炎患儿，肌内或静脉注射按体重 0.022mg/kg;2 周 ~ 3 岁，按体重 0.025mg/kg。本品静脉注射获满意疗效后，可改用地高辛常用维持量以保持疗效。

5. 制剂与规格

注射剂:2ml : 0.4mg。避光保存。

（四）毒毛花苷 K

1. 别 名

毒毛旋花子苷 K，毒毛苷 K，Myokombin，Strofan-K，Strophanthin，Strophanside。

2. 作用与用途

本品化学极性高，脂溶性低，为常用的、高效、速效、短效强心苷。口服经胃肠道不易吸收(仅 3% ~ 10%)且吸收不规则，不宜口服。静脉注射作用迅速，蓄积性较低，对迷走神经作用很小，静脉注射后 5 ~ 15min 生效，1 ~ 2h 达最大效应，作用维持 1 ~ 4d。可分布于心、肝、肾等组织中。血浆蛋白结合率仅 5%。在体内不代谢，以原形经肾脏排泄。血中半衰期约 21h。适用于急性心功能不全或慢性心功能不全急性加重者。动脉硬化性心脏病患者发生心力衰竭时，如心率不快，可选用毒毛花苷 K。本品适用于急性充血性心力衰竭，特别适用于洋地黄无效的患者。由于本品对迷走神经的作用较小，亦可用于心率正常或心率缓慢的心房颤动的急性心力衰竭患者。

3. 注意事项

(1)禁忌证:任何强心苷制剂中毒者、室性心动过速、心室颤动、梗阻型肥厚性心肌病(若伴心力衰竭或心房颤动仍可考虑)、预激综合征伴心房颤动或扑动、Ⅱ 度以上 AVB（房室传导阻滞），及短期内已用全量洋地黄者禁用。

(2)慎用:低钾血症、不完全性房室传导阻滞、高钙血症、甲状腺功能低下、缺血性心脏病、急性心肌梗死、肾功能损害、心肌炎、房室早搏患者，已用全效量洋地黄停药 7d 后的患者慎用。

(3)不宜与碱性溶液配伍。

(4)其他:参见地高辛。

4. 用法与用量

静脉注射。

(1)成人:首剂 0.125 ~ 0.25mg,用 5% 葡萄糖注射液 20 ~ 40ml 稀释后缓慢注入(时间不少于 5min),2h 后按需要再重复 1 次，总量 0.25 ~ 0.5mg/d。极量:静脉注射一次 0.5mg,1mg/d。病情转好后，可改用洋地黄口服制剂，给予适当的全效量。

(2)儿童:按体重 0.007 ~ 0.01mg/kg 或按体表面积 0.3mg/m²,首剂给予一半剂量，其余分成几个相等部分,间隔 0.5 ～ 2h 给予。

5. **制剂与规格**

注射剂:1ml ： 0.25mg。

(五)氨力农

1. **别　　名**

氨双吡酮,氨吡酮,氨利酮,Inocor,Wincoram。

2. **作用与用途**

本品是一种非洋地黄、非儿茶酚胺类强心药,具有轻度扩血管作用。通过选择性抑制心肌细胞内磷酸二酯酶,增加细胞内环磷腺苷(cAMP),改变细胞内外钙的转运,从而产生正性肌力作用,心排血量增加,但与肾上腺素 β_1 受体或心肌细胞 $Na^+－K^+－ATP$ 酶无关。对血管平滑肌有直接松弛作用,可降低心脏前、后负荷,改善左心室功能,增加心脏指数,但对平均动脉压和心率无明显影响,对伴有传导阻滞的患者较安全。氨力农对充血性心力衰竭患者心排血量、肺毛细血管嵌楔压、体循环血管阻力的影响与剂量相关。口服时不良反应较重,长期用药不但强心疗效不明显,不良反应却增加,故不宜口服。单次静脉注射 0.75 ～ 3mg/kg,作用维持0.5 ～ 2h,继续静脉滴注可维持效应。可改善充血性心力衰竭患者的症状。对心率一般无影响,与洋地黄合用可增加疗效。本品不增加心肌耗氧量,对缺血性心脏病患者未见增加心肌缺血的征象。静脉注射 2min 内起效,10min 作用达高峰,持续 60 ～ 90min。血中半衰期约 3.6h,心衰患者静脉注射后血中半衰期约 5.8h,主要通过尿以原形及数种代谢物形式排泄。蛋白结合率较低,为 10%～ 20%。10%～ 40%通过肾脏以原形排泄,其余部分主要在肝脏中乙酰化,以数种代谢物形式排泄。临床用于各种类型的充血性心力衰竭,尤其对洋地黄、利尿剂及扩血管药疗效不佳的顽固性心衰。

3. **注意事项**

(1)禁忌证:严重低血压、严重主动脉或肺动脉瓣膜疾病患者禁用。

(2)慎用:急性心肌梗死或其他急性缺血性心脏病患者、肝肾功能损害者、孕妇、哺乳期妇女及儿童慎用。

(3)本品不能用含右旋糖酐或葡萄糖的溶液稀释,与呋塞米混用立即产生沉淀。

(4)用药期间应监测心率、心律、血压,必要时调整剂量。

(5)有消化系统、血液系统、心血管系统等不良反应。

4. **用法与用量**

(1)口服:一次 100 ～ 200mg,3 次/d,每日最大剂量 600mg。

(2)静脉给药:静脉注射粉针每支加注射用氨力农溶剂 1 支温热,振摇,完全溶解后,再用适量的生理盐水稀释后使用。负荷量:按体重 0.5 ～ 1.0mg/kg,5 ～ 10min 缓慢静脉注射,继续以 5 ～ 10μg/(kg・min)静脉滴注,单次剂量最大不超过 2.5mg/kg。每日最大量＜ 10mg/kg。疗程不超过 2 周。应用期间不增加洋地黄的毒性,不增加心肌耗氧量,未见对缺血性心脏病增加心肌缺血的征象,故不必停用洋地黄、利尿剂及血管扩张剂。

5. **制剂与规格**

片剂:100mg。注射剂:10ml ： 50mg。遮光,密闭保存。

(六)米 力 农

1. **别　　名**

甲氰吡酮,米利酮,Corotrope,Primacor,鲁南力康。

2. **作用与用途**

本品是磷酸二酯酶抑制剂,为氨力农的同系物,兼有正性肌力作用和血管扩张作用,但其作用较强,为氨力农的 10 ～ 30 倍,且无减少血小板的不良反应,耐受性较好。口服在 0.5h 内生效,1 ～ 3h 达最大效应,血中半衰期 2h,作用维持 4 ～ 6h,80%从尿中排泄。其生物利用度为 76%～ 85%。静脉注射 5 ～ 15min 生效,血中半衰期 3h。口服或静脉滴注对急性和慢性充血性心力衰竭均有满意疗效,其增加心脏指数优于氨力农,对动脉压和心率无明显影响。米力农的心血管效应与剂量有关,小剂量时主要表现为正性肌力作用,当剂量加大,逐渐达到稳态的最大正性肌力效应时,其扩张血管作用也可随剂量的增加而逐渐加强。本品对伴有传导阻滞的患者较安全。临床用于对洋地黄、利尿剂、血管扩张剂治疗无效或效果欠佳的各种原因引起的急性和慢性顽固性充血性心力衰竭。

3. 注意事项

(1)禁忌证:严重瓣膜狭窄病变及梗阻性肥厚型心肌病患者、心肌梗死急性期者禁用。

(2)慎用:低血压、心动过速、急性缺血性心脏病患者慎用。肝肾功能损害者、孕妇及哺乳期妇女、儿童慎用。肾功能不全者宜减量。

(3)不良反应:少数有头痛、低血钾。

(4)对房扑、房颤患者,因可增加房室传导作用导致心室率增快,宜先用洋地黄制剂控制心室率。

(5)用药期间应监测心率、心律、血压,必要时调整剂量。

(6)合用强利尿剂时,可使左心室充盈压过度下降,且易引起水、电解质失衡。

(7)本品以生理盐水稀释后使用,不能用含右旋糖酐或葡萄糖的溶液稀释,本品与呋塞米混合立即产生沉淀。

4. 用法与用量

(1)口服:1 次 2.5 ～ 7.5mg,4 次/d。

(2)静脉滴注:按体重每分钟 12.5 ～ 75μg/kg。一般开始 10min 以 50μg/kg,然后以每分钟 0.375 ～ 0.75μg/kg 维持。每日最大剂量不超过 1.13mg/kg。

5. 制剂与规格

片剂:2.5mg;5mg。注射剂:5ml ∶ 5mg;10mg ∶ 10ml。遮光,密闭保存。

(王新春)

第九章
Chapter 9

抗心律失常药

心律失常即心动节律和频率异常。正常情况下,心脏的冲动来自窦房结,依次经心房、房室结、房室束及浦肯野纤维,最后传至心室肌,引起心脏节律性收缩,顺利完成泵血功能。在病理状态或在药物影响下,冲动形成失常,或传导发生障碍,或不应期异常,就产生心律失常,如窦性心动过速、心动过缓、室性或室上性心动过速、期前收缩(早搏)、心房扑动、心房或心室颤动等,心律失常时心脏泵功能发生障碍,影响全身供血。对心律失常发生的治疗就是要减少异位起搏活动、调节折返环路的传导性或有效不应期以消除折返。临床绝大多数的抗心律失常药物均是通过影响心肌电兴奋过程中不同时相的离子通道和离子流,使其电生理特性的兴奋性、传导性等产生变化而起作用。抗心律失常药的药理学机制:①阻滞钠通道;②拮抗心脏的交感效应;③调节钾通道,适度延长有效不应期;④阻滞钙通道。

一、药物分类

目前,最广泛应用的抗心律失常药物分类,是改良的 Vaughn W'aliams 分类法,它根据药物作用通道和电生理特点归纳成四大类。

(一)Ⅰ类:钠通道阻滞药

阻滞快钠通道,降低 0 相上升速率(Vmax),减慢心肌传导,有效地终止钠通道依赖的折返。Ⅰ类药物根据药物与通道作用动力学和阻滞强度的不同又可分为Ⅰa、Ⅰb 和Ⅰc 类,此类药物与钠通道的结合/解离动力学有很大差别,结合/解离时间常数可反映钠通道阻滞药的作用强度。

Ⅰa 类:结合/解离时间常数 $1 \sim 12s$,适度阻滞钠通道,降低动作电位 0 相上升速率,延长复极过程,且以延长 ERP 更为显著。有奎尼丁、普鲁卡因胺、吡丙胺等。

Ⅰb 类:结合/解离时间常数 $< 1s$,轻度阻滞钠通道,轻度降低动作电位 0 相上升速率,降低自律性,缩短或不影响 APD。有利多卡因、美西律、苯妥英钠、乙吗噻嗪等。

Ⅰc 类:结合/解离时间常数 $\geqslant 12s$,明显阻滞钠通道,显著降低动作电位 0 相上升速率和幅度,减慢传导性的作用最明显。有普罗帕酮、氟卡尼、莫雷西嗪等。

(二)Ⅱ类:β-肾上腺受体阻滞剂

降低交感神经效应,减轻由β受体介导的心律失常。能降低 I_{ca-L}、起搏电流(I_f),由此减慢窦律,抑制自律性,也能减慢房室结的传导。对病态窦房结综合征或房室传导障碍者作用特别明显。有阿替洛尔、艾司洛尔、美托洛尔、普萘洛尔、纳多洛尔、索他洛尔等。

(三)Ⅲ类:延长动作电位时程药

抑制多种钾电流,延长 APD 和 ERP,对动作电位幅度和去极化速率影响小。有胺碘酮、溴苄胺等。基本为钾通道阻滞剂，延长心肌细胞动作电位时程，延长复极时间，延长有效不应期，有效地终止各种微折返，能有效地防颤、抗颤。此类药物以阻滞I_K为主，偶可增加I_{Na-s}，也可使动作电位时间延长。钾通道种类很多，与复极有关的有I_{Kr}、I_{Ks}、超速延迟整流性钾流等，它们各有相应的阻滞剂。目前已批准用于临床的有胺碘酮、溴苄胺、多非利特、伊布利特。

（四）Ⅳ类：钙通道阻滞药

主要阻滞心肌细胞I_{ca-L}介导的兴奋收缩偶联，减慢窦房结和房室结的传导，对早后除极和晚后除极电位及I_{ca-L}参与的心律失常有治疗作用。有维拉帕米、地尔硫卓等。

二、常用药物

（一）奎尼丁

1. 别　　名

硫酸奎尼丁。

2. 作用与用途

本品为Ⅰa类抗心律失常药，对细胞膜有直接作用，主要抑制钠离子的跨膜运动，影响动作电位0相。抑制心肌的自律性，特别是异位兴奋点的自律性，降低传导速度，延长有效不应期，减低兴奋性，对心房不应期的延长较心室明显，缩短房室交界区的不应期，提高心房心室肌的颤动阈。其次抑制钙离子内流，降低心肌收缩力。通过抗胆碱能作用间接对心脏产生影响。口服后吸收快而完全。生物利用度个体差异大，为44%～98%。由于与蛋白亲和力强，广泛分布于全身，表现分布容积正常人为2～3L/kg，心衰时降低。正常人蛋白结合率为80%～88%。口服后30min作用开始，1～3h达最大作用，持续约6h。血中半衰期为6～8h，小儿为2.5～6.7h；肝功能不全者延长。主要经肝脏代谢，部分代谢产物具有药理活性。肝药酶诱导剂可增加本品代谢。以原形随尿排出的量约占用量18.4%（10%～20%），主要通过肾小球滤过，酸性尿中排泄量增加。口服主要适用于心房颤动或心房扑动经电转复后的维持治疗。虽对房性早搏、阵发性室上性心动过速、预激综合征伴室上性心律失常、室性早搏、室性心动过速有效，并有转复心房颤动或心房扑动的作用，但由于不良反应较多，目前已少用。肌内注射及静脉注射已不再使用。

3. 注意事项

（1）禁忌证：对本药过敏或曾应用该药引起血小板减少性紫癜、没有起搏器保护的Ⅱ度或Ⅲ度房室传导阻滞、病窦综合征患者禁用。

（2）慎用：可能发生完全性房室传导阻滞（如地高辛中毒、Ⅱ度房室传导阻滞、严重室内传导障碍等）而无起搏器保护的患者，哺乳期妇女慎用。

（3）长期用药需监测肝肾功能，若出现严重电解质紊乱或肝、肾功能异常时需立即停药。加强心电图检测，QRS间期超过药前20%应停药。

（4）与其他抗心律失常药合用时可致作用相加，维拉帕米、胺碘酮可使本品血药浓度上升；与口服抗凝药合用，需注意调整合用时及停药后的剂量。

（5）本品可使地高辛血清浓度增高以致达中毒水平，也可使洋地黄毒苷血清浓度升高，故应监测血药浓度及调整剂量。在洋地黄过量时本品可加重心律失常。

4. 用法与用量

成人应先试服0.2g，观察有无过敏及特异质反应。

（1）成人常用量：一次0.2～0.3g，3～4次/d。用于转复心房颤动或心房扑动，第1d 0.2g，每2h 1次，连续5次；如无不良反应，第2d增至一次0.3g，第3d一次0.4g，每2h 1次，连续5次。

每日总量不宜超过 2.4g。恢复窦性心律后改为维持量，一次 0.2 ～ 0.3g，3 ～ 4 次/d。成人处方极量：3g/d（一般每日不宜超过 2.4g），应分次给予。

（2）小儿常用量：一次按体重 6mg/kg，或按体表面积 180mg/m²，3 ～ 5 次/d。

5. 制剂与规格

片剂：0.2g。遮光，密封保存。

（二）普鲁卡因胺

1. 别　　名

普鲁卡因酰胺，阿米酰林。

2. 作用与用途

本品为 Ⅰa 类抗心律失常药。该药抑制心肌细胞 Na⁺ 内流，使动作电位 0 相上升速度和振幅降低，时程延长，传导减慢，希浦系统 0 相除极斜率降低，自律性下降。可增加心房的有效不应期，降低心房、浦肯野纤维和心室肌的传导速度，通过升高阈值而降低心房、浦肯野纤维、乳头肌和心室的兴奋性，延长不应期及抑制舒张期除极，降低自律性。对心肌收缩性的抑制作用较弱，可轻度减低心输出量。间接抗胆碱作用弱于奎尼丁，小量即可使房室传导加速，用量偏大则直接抑制房室传导。本品有直接扩血管作用，但抗胆碱作用较弱，不阻断α受体。本品吸收较快而完全，广泛分布于全身，75%集中在血液丰富的组织内。蛋白结合率为 15%～ 20%。血中半衰期为 2 ～ 3h，因乙酰化速度而异，心肾衰竭者可延长。约 25%经肝脏代谢成 N-乙酰卡尼。乙酰化速度受遗传因素影响，中国大多数人为快乙酰化型，乙酰化快者血中乙酰化代谢物的浓度可较原形药高 2 ～ 3 倍。N-乙酰卡尼的血中半衰期约为 6h。静脉注射后即刻起效。有效血药浓度为 2 ～ 10μg/ml，中毒血药浓度为 12μg/ml 以上。该药 30%～ 60%以原形经肾脏排出，N-乙酰卡尼主要经肾脏清除，原药的 6%～ 52%以乙酰化形式从肾脏清除，肾功能障碍者体内蓄积量可超过原药。本品曾用于各种心律失常的治疗，但因其促心律失常作用和其他不良反应，现仅推荐用于危及生命的室性心律失常。

3. 注意事项

（1）禁忌证：病态窦房结综合征（除非已有起搏器）、Ⅱ 或 Ⅲ度房室传导阻滞（除非已有起搏器）、对本品过敏、红斑狼疮（包括有既往史者）、低钾血症、重症肌无力者等禁用。

（2）慎用：过敏患者（尤以对普鲁卡因及有关药过敏）、支气管哮喘、肝功能或肾功能障碍、低血压、洋地黄中毒、心脏收缩功能明显降低者慎用。

（3）孕妇及哺乳期妇女用时须权衡利弊。

（4）静脉注射速度过快可发生低血压，甚至虚脱。剂量过大，血药浓度超过 12μg/ml 时可出现 QRS、QT 间期延长以及心脏传导阻滞或加重各种室性心律失常包括扭转型室性心动过速；血液透析可清除原药及 N-乙酰卡尼。

（5）与其他抗心律失常药物、抗毒蕈碱药物合用时，效应相加；与降压药合用，尤其静脉注射本品时，降压作用可增强；与拟胆碱药合用时，本品可抑制这类药对横纹肌的效应；与神经肌肉阻滞剂（包括去极化型和非去极化型阻滞剂）合用时，神经肌肉接头的阻滞作用增强，时效延长。

4. 用法与用量

（1）静脉注射：①成人常用量：一次 0.1g，静脉注射 5min，必要时每隔 5 ～ 10min 重复 1 次，总量按体重不得超过 10 ～ 15mg/kg；或者 10 ～ 15mg/kg 静脉滴注 1h，然后以每小时按体重 1.5 ～ 2mg/kg 维持。②小儿常用量：尚未确定。可按体重 3 ～ 6mg/kg，静脉注射 5min。静脉滴注维持量为每分钟按体重 0.025 ～ 0.05mg/kg。

（2）口服：治疗心律失常，成人常用量一次 0.25 ～ 0.5g，每 4h 1 次。

5. 制剂与规格

片剂：0.125g；0.25g。注射剂：1ml ： 0.1g（盐酸盐）。遮光，密封保存。

（三）利多卡因

1. 别　　名

盐酸利多卡因、碳酸利多卡因。

2. 作用与用途

本品为Ⅰb类抗心律失常药。主要作用于浦肯野纤维和心室肌，抑制Na^+内流，促进K^+外流；降低4相除极坡度，从而降低自律性；明显缩短动作电位时程，相对延长有效不应期及相对不应期；降低心肌兴奋性；减慢传导速度；提高室颤阈。碳酸利多卡因与盐酸利多卡因相比，起效较快，药动学参数与盐酸利多卡因无显著性差异。注射后，组织分布快而广，能透过血—脑屏障和胎盘屏障，15min内血液内的药物浓度碳酸利多卡因较盐酸利多卡因稍高，药物从局部消除约需2h，加肾上腺素约可延长至4h。大部分先经肝微粒酶降解为仍有局麻作用的脱乙基中间代谢物单乙基甘氨酰胺二甲苯，毒性增高，再经酰胺酶水解，经尿排出，少量出现在胆汁中。临床可用于急性心肌梗死后室性早搏和室性心动过速，亦可用于洋地黄类中毒、心脏外科手术及心导管引起的室性心律失常。本品对室上性心律失常通常无效。

3. 注意事项

（1）禁忌证：对利多卡因及其他局部麻醉药过敏、阿—斯综合征（急性心源性脑缺血综合征）、预激综合征、严重心传导阻滞（包括窦房、房室及心室内传导阻滞）、卟啉症、未经控制的癫痫患者禁用。

（2）慎用：肝肾功能障碍、肝血流量减低、充血性心力衰竭、严重心肌受损、低血容量及休克、原有室内传导阻滞者，儿童，年老体弱者慎用。

（3）本品透过胎盘，且与胎儿蛋白结合高于成人，母亲用药后可导致胎儿心动过缓或过速，亦可导致新生儿高铁血红蛋白血症。

（4）与奎尼丁、普鲁卡因胺、普萘洛尔、美西律或妥卡胺合用时，本品毒性增加，甚至引起窦性停搏。

（5）与下列药品有配伍禁忌：苯巴比妥，硫喷妥钠，硝普钠，甘露醇，两性霉素B，氨苄西林，磺胺嘧啶。

4. 用法与用量

静脉注射，按体重1～2mg/kg，继以0.1%溶液静脉滴注，每小时不超过100mg。也可肌内注射，4～5mg/kg，60～90min重复1次。

5. 制剂与规格

盐酸利多卡因：5ml ： 50mg；5ml ： 100mg；10ml ： 200mg；20ml ： 400mg。碳酸利多卡因：5ml ： 86.5mg；10ml ： 173mg（均按利多卡因计算）。密闭，10～30℃保存。

（四）苯妥英钠

1. 别　　名

大仑丁，Dilantin。

2. 作用与用途

本品为Ⅰb类抗心律失常药，作用与利多卡因相似，抑制失活状态的钠通道，降低部分除极的浦肯野纤维4相自发除极速率，降低其自律性，抑制交感中枢，对心房、心室的异位节律点有抑制作用，提高房颤与室颤阈值。还可抑制钙离子内流。肌内注射吸收不完全且不规则，一次量峰值仅为口服的1/3。口服吸收较慢，85%～90%由小肠吸收，吸收率个体差异大，受食物影响。新生儿吸收甚差。口服生物利用度约为79%，分布于细胞内外液，细胞内可能多于细胞外，表现分布容积为 0.6L/kg。血浆蛋白结合率为 88%～92%，主要与白蛋白结合，在脑组织内蛋白结合可能还高。主要在肝脏代谢，代谢物无药理活性，代谢存在遗传多态性和人种差异。存在肠肝循环，主要经肾脏排泄，碱性尿排泄较快。血中半衰期为 7～42h，长期服用苯妥英钠的患者，血中半衰期可为 15～95h，甚至更长。应用一定剂量药物后肝代谢（羟化）能力达饱和，此时即使增加很小剂量，血药浓度非线性急剧增加，有中毒危险，要监测血药浓度。有效血药浓度为 10～20mg/L，每日口服 300mg，7～10d 可达稳态浓度。血药浓度超过 20mg/L 时易产生毒性反应，出现眼球震颤；超过 30mg/L 时，出现共济失调；超过 40mg/L 时往往出现严重毒性作用。能通过胎盘，能分泌入乳汁。临床用于洋地黄中毒所致的室性和室上性心律失常及对利多卡因无效的心律失常，对其他各种原因引起的心律失常疗效较差。

3. 注意事项

(1)禁忌证：对乙内酰脲药过敏或阿斯综合征、Ⅱ～Ⅲ度房室阻滞、窦房结阻滞、窦性心动过缓等心功能损害者禁用；孕妇用药可能致畸，禁用；哺乳期妇女应用应停止母乳喂养。

(2)慎用：嗜酒，使本品的血药浓度降低；贫血，增加严重感染的危险性；心血管病（尤其老人）；糖尿病，可能升高血糖；肝肾功能损害，改变本药的代谢和排泄；甲状腺功能异常者慎用。

(3)本品个体差异很大，用量需个体化。老年人应用本品时须慎重，应减少用量。

(4)长期应用对乙酰氨基酚患者应用本品可增加肝脏中毒的危险，并且疗效降低；为肝酶诱导剂，与皮质激素、洋地黄类（包括地高辛）、口服避孕药、环孢素、雌激素、左旋多巴、奎尼丁、土霉素或三环抗抑郁药合用时，可降低这些药物的效应。原则上用多巴胺的患者，不宜用本品；与利多卡因或普萘洛尔合用时可能加强心脏的抑制作用。

4. 用法与用量

抗心律失常。

(1)成人口服常用量：100～300mg，一次服或分 2～3 次服用；或按体重第 1d 10～15mg/kg，第 2～4d 7.5～10mg/kg，维持量 2～6mg/kg。

(2)小儿口服常用量：开始按体重 5mg/kg，分 2～3 次口服，根据病情调整每日量不超过 300mg；维持量 4～8mg/kg，或按体表面积 250mg/m²，分 2～3 次口服。

(3)成人抗心律失常静脉注射：为中止心律失常以 100mg 缓慢静脉注射 2～3min，根据需要每 10～15min 重复 1 次至心律失常中止，或出现不良反应为止，总量不超过 500mg。

5. 制剂与规格

片剂：50mg；100mg。注射剂：100mg；250mg。

（五）美西律

1. 别　　名

慢心律，脉克定，脉律定。

2. 作用与用途

本品为Ⅰb类抗心律失常药，化学结构及细胞电生理效应与利多卡因相似。抑制心肌细胞 Na^+ 内流和促进 K^+ 外流作用，降低动作电位 0 相除极速度，缩短浦肯野纤维动作电位时程及有效不应期，延缓室内传导，提高室颤阈值。在正常人血中半衰期为 10～12h；血浆蛋白结合率为 50%～60%；肝脏代谢，约 10%经肾脏排出。临床用于各种原因引起的室性心律失常；主要用于急性和慢性室性心律失常，如室性早搏、室性心动过速、心室颤动及洋地黄中毒引起的心律失常。静脉注射适用于急性室性心律失常。

3. 注意事项

(1)禁忌证：心源性休克和有Ⅱ度或Ⅲ度房室传导阻滞、病窦综合征者，哺乳期妇女及对本品过敏者禁用。

（2）慎用：Ⅱ度或Ⅲ度房室传导阻滞及双束支阻滞（已装起搏器）、室内传导阻滞或严重窦性心动过缓、低血压和严重充血性心力衰竭、肝功能异常者慎用。

（3）不良反应：可有恶心、呕吐、嗜睡、心动过缓、低血压、震颤、头痛、眩晕、皮疹。极个别有白细胞及血小板减少等。

（4）与常用的抗心绞痛、抗高血压和抗纤溶药物合用未见相互影响；与奎尼丁、普萘洛尔或胺碘酮合用治疗效果更好。可用于单用一种药物无效的顽固室性心律失常。但不宜与Ⅰb类药物合用。与苯妥英钠或其他肝酶诱导剂如利福平和苯巴比妥等合用，可以降低本品的血药浓度。

4. 用法与用量

（1）成人口服：首次 200～300mg，必要时 2h 后再服 100～200mg。一般维持量 400～800mg/d，分 3～4 次服用。成人处方极量：口服 1 200mg/d，分次服用。

（2）静脉注射：开始量 100mg，加入 5%葡萄糖液 20ml 中，缓慢静脉注射 3～5min。如无效，可在 5～10min 后再给 50～100mg。然后以 1.5～2mg/min 的速度静脉滴注 3～4h 后滴速减至 0.75～1mg/min，并维持 24～48h。

（3）儿童推荐剂量尚未确定。

5. 制剂与规格

片剂：50mg；100mg。针剂：2ml ： 100mg。

（六）普罗帕酮

1. 别　　名

悦复隆，心律平。

2. 作用与用途

本品属于Ⅰc类（即直接作用于细胞膜）的抗心律失常药，具有弱的β受体阻断作用。普罗帕酮的抗室性心律失常作用与丙吡胺、奎尼丁和利多卡因基本相同，略逊于妥卡尼。对于无症状或症状轻微的室性心律失常患者，普罗帕酮静脉注射或口服均能有效地对初发房颤进行药物转律。治疗术后心房颤动也有效果。对儿童房室结折返性心动过速（AVNRT）和房室折返性心动过速（AVRT）转为窦性心律特别有效，并能有效地用于 AVNRT 与 AVRT 的长期治疗。口服后自胃肠道吸收良好，服后 2～3h 抗心律失常作用达峰效，作用可持续 8h 以上，其生物利用度呈剂量依赖性，如 100mg 普罗帕酮 3.4%，而 300mg 的生物利用度为 10.6%。与血浆蛋白结合率高达 93%，剂量增加，生物利用度还会提高。肝功能下降也会增加药物的生物利用度，严重肝功能损害时普罗帕酮的清除减慢。普罗帕酮的药代动力学曲线为非线性。该药血中半衰期为 3.5～4h。本品经肾脏排泄，主要为代谢产物，小部分（＜1%）为原形，不能经过透析排出。口服适用于治疗室性早搏及预防阵发性室性心动过速。其次用于预防和治疗室上性心律失常，包括房性早搏、阵发性室上性心动过速及预激综合征伴室上性心动过速、心房扑动或心房颤动，但纠正心房颤动或心房扑动效果差。静脉注射适用于阵发性室性心动过速及室上性心动过速（包括伴预激综合征者）。

3. 注意事项

（1）禁忌证：无起搏器保护的窦房结功能障碍、窦房传导阻滞、Ⅱ度或Ⅲ度房室传导阻滞、双束支传导阻滞（除非已安置人工心脏起搏器），严重肝或肾功能障碍、严重心力衰竭、心源性休克、严重心动过缓、严重低血压、电解质紊乱及对该药过敏者禁用。

（2）慎用：心肌严重损害者，严重的心动过缓，肝肾功能不全，明显低血压患者慎用。建议哺乳期妇女停用。

（3）在儿童中使用的安全性和有效性尚不清楚。

(4)本品与奎尼丁合用可以减慢代谢过程。与局麻药合用增加中枢神经系统不良反应的发生。可以增加血清地高辛浓度,并呈剂量依赖型。与华法林合用时可增加华法林血药浓度和凝血酶原时间延长。

4. 用法与用量

(1)成人:①口服:一次 100 ~ 200mg,3 ~ 4 次/d。治疗量,300 ~ 900mg/d,分 4 ~ 6 次服用。维持量 300 ~ 600mg/d,分 2 ~ 4 次服用。由于其局麻作用,宜在饭后与饮料或食物同时吞服,不得嚼碎。②静脉给药:一次按体重 1 ~ 1.5mg/kg,5 ~ 10min 内缓慢静脉注射,必要时 15 ~ 20min 后可重复 1 次,总量不超过 210mg。静脉注射起效后,可改用每分钟 0.5 ~ 1mg 速度静脉滴注维持或口服维持;或在严密监护下缓慢静脉注射或静脉滴注,一次 70mg,每 8h 1 次。一日总量不超过 350mg。

(2)儿童:①口服:一次按体重 5 ~ 7mg/kg,3 次/d,起效后用量减半,维持疗效。②静脉注射:一次按体重 1mg/kg,静脉注射 5min,必要时 20min 后可重复 1 次。

5. 制剂与规格

片剂:50mg;100mg;150mg。注射剂:5ml ∶ 17.5mg;10ml ∶ 35mg。遮光,密闭保存。

(七)莫雷西嗪

1. 作用与用途

本品属 I 类抗心律失常药,可抑制快 Na^+ 内流,具有膜稳定作用,缩短 2 相和 3 相复极及动作电位时间,缩短有效不应期。对窦房结自律性影响很小,但可延长房室及希浦系统的传导。口服生物利用度为 38%。饭后 30min 服用影响吸收速度,蛋白结合率约 95%,约 60% 经肝脏生物转化,至少有 2 种代谢产物具药理活性,血中半衰期为 1.5 ~ 3.5h。口服后 0.5 ~ 2h 血药浓度达峰值,抗心律失常作用与血药浓度的高低和时程无关。服用剂量的 56% 从粪便排出。临床用于室性心律失常,包括室性早搏及室性心动过速。

2. 注意事项

(1)禁忌证:Ⅱ度或Ⅲ度房室传导阻滞及双束支传导阻滞且无起搏器者、心源性休克与过敏者应禁用。

(2)慎用:Ⅰ度房室阻滞和室内阻滞,肝或肾功能不全,严重心衰者慎用。

(3)用药期间应注意随访检查:①血压;②心电图;③肝功能。

(4)与华法林共用时可改变后者对凝血酶原时间的作用。在华法林稳定抗凝的患者开始用本品或停用本品时应进行监测。

3. 用法与用量

在应用本品前,应停用其他抗心律失常药物 1 ~ 2 个血中半衰期。口服。成人常用量 150 ~ 300mg,每 8h 1 次,极量为 900mg/d。

4. 制剂与规格

片剂:50mg。遮光,密封保存。

(八)胺 碘 酮

1. 别 名

安律酮,可达龙,乙胺碘呋酮,Cordaone。

2. 作用与用途

本品属Ⅲ类抗心律失常药。主要电生理效应是延长各部心肌组织的动作电位及有效不应期,有利于消除折返激动。同时具有轻度非竞争性的α及β肾上腺素受体阻滞和轻度 Ⅰ 类及Ⅳ类抗心律失常药性质。减低窦房结自律性。对静息膜电位及动作电位高度无影响。对房室旁路前向传导的抑制大于逆向。由于复极过度延长,口服后心电图有 Q-T 间期延长及 T 波改变,可以减慢心率15%～20%，使PR和Q-T间期延长10%左右。对冠状动脉及周围血管有直接扩张作用，可影响甲状腺素代谢。本品特点为血中半衰期长，故服药次数少，治疗指数大，抗心律失常谱广。口服吸收迟缓且不规则。生物利用度约为50%，表现分布容积大约为60L/kg，主要分布于脂肪组织及含脂肪丰富的器官，其次为心、肾、肺、肝及淋巴结，最低的是脑、甲状腺及肌肉。在血浆中62.1%与白蛋白结合，33.5%可能与脂蛋白结合。主要在肝内代谢消除，代谢产物为去乙基胺碘酮。单次口服800mg时血中半衰期为4.6h（组织中摄取），长期服药为13～30d。终末血浆庇中半衰期可达40～55d。停药后半年仍可测出血药浓度。口服后3～7h血药浓度达峰值。约1个月可达稳态血药浓度，稳态血药浓度为0.92～3.75μg/ml。原药在尿中未能测到，尿中排碘量占总含碘量的5%，其余的碘经肝肠循环从粪便排出。血液透析不能清除本品。口服适用于危及生命的阵发室性心动过速及室颤的预防，也可用于其他药物无效的阵发性室上性心动过速、阵发心房扑动、心房颤动，包括合并预激综合征及持续心房颤动、心房扑动电转复后的维持治疗。可用于持续房颤、房扑时室率的控制。除有明确指征外，一般不宜用于治疗房性、室性早搏。

3. 注意事项

严重窦房结功能异常、Ⅱ度或Ⅲ度房室传导阻滞、心动过缓引起晕厥、对本品过敏者禁用。对碘过敏者对本品可能过敏。窦性心动过缓、Q-T延长综合征、低血压、肝功能不全、肺功能不全、严重充血性心力衰竭者慎用。孕妇使用时应权衡利弊，服本品者不宜哺乳。本品可增高血浆中奎尼丁、普鲁卡因胺、氟卡尼及苯妥英钠的浓度。增加华法林的抗凝作用，合用时应密切监测凝血酶原时间，调整抗凝药的剂量。静脉给药须采用定量输液泵。若药液浓度＞2mg/ml应采用中心静脉导管给药。

4. 用法与用量

（1）口服：成人常用量：治疗室上性心律失常，0.4～0.6g/d，分2～3次服；1～2周后根据需要改为0.2～0.4g维持；部分患者可减至0.2g，每周5d或更小剂量维持。治疗严重室性心律失常，0.6～1.2g/d，分3次服；1～2周后根据需要逐渐改为0.2～0.4g/d维持。

（2）静脉滴注：持续性室速，首剂静脉用药150mg，用5%葡萄糖稀释，于10min内注入。首剂用药10～15min后如仍不见转复，可重复追加150mg静脉注射，用法同前。

5. 制剂与规格

片剂：0.2g。注射剂：150mg∶3ml。遮光，密封保存。

（九）伊布利特

1. 别　　名

富马酸伊布利特，Corvert。

2. 作用与用途

本品为新的Ⅲ类抗心律失常药物，具有延长复极作用，可阻滞K^+外流，并有独特的加速Na^+内流。可轻度减慢窦性节律，对房室传导和QRS间期作用轻微，但可延长QT间期。静脉注射后，血浆浓度迅速降低，个体差异大，蛋白结合率为40%，主要由肾脏排泄，血中半衰期为6h；药动学不受年龄、性别、联合应用地高辛、钙通道阻滞剂、β受体阻滞剂影响。临床用于中止心房扑动，心房颤动的发作。不宜用于预防反复发作或阵发性房颤。

3. 注意事项

禁用于低钾、心动过缓以及已应用延长Q-T间期药物的患者。孕妇禁用。哺乳期妇女不推荐使用。可能诱发或加重某些患者室性心律失常，可发生尖端扭转型室性心动过速。

4. 用法与用量

本品可以直接应用，也可用50ml 0.9%氯化钠或5%葡萄糖稀释后用。体重≥60kg，开始用

1mg 不少于 10min 静脉注射,如果注射后 10min 内不能中止心律失常,重复使用 1mg;体重 < 60kg,按体重 0.01mg/kg 给药。

5. 制剂与规格

注射剂:1mg ∶ 10ml。遮光,密闭,阴凉处保存。

(十)多非利特

1. 别　　名

Tikosyn。

2. 作用与用途

本品为Ⅲ类抗心律失常药物,作用与依布利特相似,它延长动作电位的时间及有效不应期,但不影响心脏传导速度。它能抑制滞后的外向钾电流中的快速部分,因而在复极化期阻滞钾离子的外流。本品口服吸收良好,生物利用度 90%。部分可经肝脏代谢而失活,有 50%～60% 以原形经肾脏排泄。血中半衰期 7～13h。临床用于治疗和预防房性心律失常,如房颤、心房扑动和阵发性室上性心动过速,也可预防室性心动过速的发生。

3. 注意事项

本品最严重的不良反应是可诱发室性心律失常(特别是尖端扭转型室性心动过速)。其他同依布利特。

4. 用法与用量

口服。一次 0.125～0.5mg,2 次/d。

5. 制剂与规格

胶囊:0.125mg;0.25mg;0.5mg。15～30℃保存。

(十一)门冬氨酸钾镁

1. 别　　名

潘南金,Panangin。

2. 作用与用途

天冬氨酸是草酰乙酸前体,在三羧酸循环、鸟氨酸循环及核苷酸合成中都起重要作用。它对细胞亲和力很强,可作钾、镁离子的载体,助其进入细胞内,提高细胞内钾、镁浓度,加速肝细胞三羧酸循环,对改善肝功能、降低血清胆红素浓度有一定作用。经肾脏代谢排出体外。临床用于低钾血症,低钾及洋地黄中毒引起的心律失常,病毒性肝炎,肝硬化和肝性脑病的治疗。

3. 注意事项

高血钾、高血镁、肾功能不全及房室传导阻滞患者禁用。不宜与保钾利尿药合用。本品未经稀释不得进行注射;滴注速度应缓慢。用于防治低钾血症时,需同时随访血镁浓度。

4. 用法与用量

口服:一次 1 片,3 次/d。静脉滴注:一次 10～20ml(1～2 支),加入 5%或 10%葡萄糖注射液 500ml 中缓慢滴注,1 次/d。

5. 制剂与规格

片剂:每片含 L-门冬氨酸钾 158mg(含钾 36mg);L-门冬氨酸镁 140mg(含镁 11.8mg)。注射剂:10ml。遮光,密闭保存。

(十二)腺　　苷

1. 别　　名

Adenocard,Adenocor。

2. 作用与用途

腺苷是普遍存在于人体细胞的内源性核苷,主要由三磷酸腺苷(ATP)降解形成,是一种能终止阵发性室上性心动过速的独特药物，但不适合用通常的抗心律失常药来分类。它本身是机体能量系统的组成部分，同时还作为几种生化途径的中间产物，参与调节许多生理过程，包括血小板功能、冠状血管和全身血管张力以及脂肪降解等。本药及 ATP 均可产生一过性房室传导阻滞，从而打断室上性心动过速的折返环。可减慢房室结传导。临床用于阵发性室上性心动过速，包括预激综合征、腺苷负荷试验。

3. 注意事项

严重房室传导阻滞者、心房颤动或心房扑动伴异常旁路、病窦综合征而未安置心脏起搏器者禁用。

4. 用法与用量

(1)室上性心动过速：开始时快速静脉注射 3mg；如无效可于 1～2min 内静脉注射 6mg；如需要可再于 1～2min 后再静脉注射 12mg。

(2)腺苷负荷试验：静脉注射腺苷 90mg/30ml，剂量 140μg/(kg·min)持续泵入 6min(总剂量为 0.8mg/kg)。

5. 制剂与规格

注射液(诊断用)：30ml ∶ 90mg。注射液(治疗用)：2ml ∶ 6mg。

(杨静)

第十章

抗心绞痛药

一、心绞痛病理机制

心绞痛是因冠状动脉供血不足引起的心肌急剧的、暂时的缺血与缺氧综合征,其典型的临床表现为阵发性的胸骨后压榨性疼痛并向左上肢放散。心绞痛持续发作得不到及时缓解则可能发展为急性心肌梗死,故应采取有效的治疗措施及时缓解心绞痛。心绞痛的主要病理生理基础是心肌组织氧的共享失衡,任何引起心肌组织对氧的需求量增加或(和)冠脉狭窄、痉挛致心肌组织供血供氧减少的因素都可成为诱发心绞痛的诱因。因此,降低心肌耗氧量、扩张冠状动脉、改善冠脉供血是缓解心绞痛的主要治疗对策。冠状动脉粥样硬化斑块变化、血小板聚集和血栓形成是诱发不稳定型心绞痛的重要因素。临床应用抗血小板药、抗血栓药也有助于心绞痛治疗。

抗心绞痛药包括如下几类:①硝酸酯类;②β受体阻滞剂;③钙拮抗剂;④其他抗心绞痛药。

二、常用药物

(一)硝酸甘油

1. 别　　名

Nitroglycerol, GlycerylTrinitrate。

2. 作用与用途

主要药理作用是松弛血管平滑肌。硝酸甘油释放一氧化氮(NO),NO与内皮舒张因子相同,激活鸟苷酸环化酶,使平滑肌和其他组织内的环鸟苷酸(cGMP)增多,导致肌球蛋白轻链去磷酸化,调节平滑肌收缩状态,引起血管扩张。硝酸甘油扩张动静脉血管床,以扩张静脉为主,使回心血量减少,左心室舒张末压(前负荷)降低。扩张动脉使外周阻力(后负荷)降低。动静脉扩张使心肌耗氧量减少,缓解心绞痛。对心外膜冠状动脉分支也有扩张作用。临床用于冠心病心绞痛的治疗及预防,也可用于降低血压或治疗充血性心力衰竭。

3. 注意事项

(1)禁忌证:禁用于心肌梗死早期(有严重低血压及心动过速时)、严重贫血、青光眼、颅内压增高和已知对硝酸甘油过敏的患者;还禁用于使用枸橼酸西地那非(万艾可)的患者,后者增强硝酸甘油的降压作用。

(2)不良反应:可使肥厚梗阻型心肌病引起的心绞痛恶化,可发生对血管作用和抗心绞痛作用的耐受性。如果出现视力模糊或口干,应停药。剂量过大可引起剧烈头痛。

(3)本药的妊娠安全性分级为 C 级,仅当确有必要时方可用于孕妇。哺乳期妇女慎用。

(4)片剂用于舌下含服,不可吞服。

4. 用法与用量

(1)片剂:成人一次用 0.25～0.5mg(1 片)舌下含服。每 5min 可重复 1 片,直至疼痛缓解。如果 15min 内总量达 3 片后疼痛持续存在,应立即就医。在活动或大便之前 5～10min 预防性使用,可避免诱发心绞痛。

(2)注射液:用 5%葡萄糖或氯化钠注射液稀释后静脉滴注,开始剂量为 5μg/min,最好用恒速泵输入。用于降低血压或治疗心力衰竭,可每 3～5min 增加 5μg/min,如在 20μg/min 时无效可以 10μg/min 递增,以后可 20μ/min。患者对本品个体差异大,静脉滴注无固定适合量,应据血压、心率和其他血流动力学参数来调整剂量。

5. 制剂与规格

片剂:0.3mg;0.5mg;0.6mg。注射剂:1ml ：1mg;1ml ：2mg;1ml ：5mg;1ml ：10mg。

(二)硝酸甘油气雾剂

1. 别　　名

保欣宁。

2. 作用与用途

与硝酸甘油片相同,用于冠心病心绞痛的预防和治疗。

3. 注意事项

(1)与硝酸甘油片相同;老年患者对本类药物的敏感性可能更高,更易发生头晕等反应。

(2)与其他血管扩张剂、钙拮抗剂、β受体阻滞剂、降压药、三环抗抑郁药及乙醇合用,可增强本类药物的降血压效应。应注意避免血压过低。

(3)本药忌用于心源性休克,急性循环衰竭,严重低血压[收缩压＜11.97kPa(90mmHg)]患者。

(4)妊娠及哺乳期妇女慎用。

4. 用法与用量

心绞痛发作时,向口腔舌下黏膜喷射 1～2 次,相当于硝酸甘油 0.5～1mg。使用时先将喷雾帽取下,将罩壳套在喷雾头上,瓶身倒置,把罩壳对准口腔舌下黏膜撤压阀门,药液即呈雾状喷入口腔内。

5. 制剂与规格

气雾剂:0.4mg/喷,200 喷/瓶。

(三)戊四硝酯

1. 别　　名

长效硝酸甘油,硝酸戊四醇酯。

2. 作用与用途

硝酸盐类的主要作用机制是扩张静脉,降低前负荷。在冠状动脉疾病患者可提高心肌灌注。使用高剂量时或在严重心衰患者,可能出现明显的动脉扩张,包括冠状动脉扩张。在舌下含化后可增加正常冠状动脉交叉段血流 20%。硝酸盐类能直接扩张狭窄血管或间接提高血流量,从而达到既能降低心肌需氧,又能增加局部血流。临床用于预防心绞痛的发作。

3. 注意事项

(1)禁忌证:对有机硝酸盐类过敏、青光眼患者禁用。

(2)慎用:急性心肌梗死、伴有高血压和(或)心动过速和(或)充血性心力衰竭者、吸收不良综合征者、胃肠高动力者慎用缓释剂型。体液容量不足、肥厚性心肌病、心包填塞、体位性低血压、严重贫血、限制性心肌病、脑出血、头部创伤、颅内压升高、甲状腺功能亢进、眼内压升高者，孕妇及乳母慎用。

4. 用法与用量

口服。长期治疗或预防心绞痛的初始剂量是 10 ～ 20mg，4 次/d；如果需要，可逐步调整至 40mg，4 次/d。片剂应在餐前 0.5h 或餐后 1h 吞服或嚼服，也可舌下含用；缓释片除外。戊四硝酯最大剂量是 160mg/d，也有用到 240mg/d。

5. 制剂与规格

片剂：10mg；20mg。

（四）硝酸异山梨酯

1. 别　　名

消心痛，异舒吉，易顺脉，Isoket。

2. 作用与用途

本药为速效、长效硝酸酯类抗心绞痛药，在体内代谢为单硝酸异山梨酯而起作用。直接松弛平滑肌，尤其是血管平滑肌。作用机制与硝酸甘油相同，口服吸收完全，有明显肝脏首过效应，生物利用度为 22%。舌下含服用于急性心绞痛发作，口服用于预防发作。

3. 注意事项

(1)禁忌证：长期应用可发生耐受性，与其他硝酸酯有交叉耐受性。青光眼患者禁用。

(2)慎用：急性循环衰竭，明显低赢压，心源性休克，梗阻性心肌肥厚，缩窄性心包炎，心包积液患者，妊娠和哺乳期妇女慎用。

4. 用法与用量

(1)口服：缓解心绞痛，舌下给药，每次 5 ～ 10mg，3 ～ 4 次/d；缓释制剂，每次 40 ～ 80mg，每天早晨服用；预防心绞痛，口服，每次 5 ～ 10mg，2 ～ 3 次/d；需个体化调节剂量。

(2)静脉滴注：每小时 2 ～ 7mg，需要时亦可增加至每小时 10mg。

(3)喷雾吸入：缓解心绞痛，向口腔内喷 1 ～ 3 喷，每隔 30s 1 次。急性心肌梗死或急性心力衰竭，开始时用 1 ～ 3 喷；在 5min 内无反应时，可以再喷 1 次；如在 10min 内没有改善，在严密血压监测下也可继续喷入。导管引起的冠状动脉痉挛，在插入导管操作之前喷 1 ～ 2 喷。气雾剂：按压 4 揿，可达到有效剂量 2.5mg。

5. 制剂与规格

片剂：2.5mg；5mg；10mg。缓释片：20mg；40mg。缓释胶囊：50mg。注射液：5ml ∶ 5mg；10ml ∶ 10mg。喷雾剂：含硝酸异山梨酯 375mg，每一喷 0.05ml 溶液含 1.25mg 硝酸异山梨酯。气雾剂：含硝酸异山梨酯 0.125g，每瓶喷量 200 揿。遮光，密封保存。

（五）单硝酸异山梨酯

1. 别　　名

臣功再佳，异乐定，依姆多，欣康，哎复咛，鲁南欣康，艾麦舒。

2. 作用与用途

单硝酸异山梨酯是硝酸异山梨酯的主要代谢产物，作用机制与硝酸甘油相同，但作用较长。口服吸收完全，无肝脏首过效应，生物利用度达 100%。

3. 注意事项

与硝酸异山梨酯同。

4. 用法与用量

(1)口服：片剂，一次 20mg，2 ～ 3 次/d；严重患者可用 40mg，2 ～ 3 次/d；饭后服，不宜嚼碎。缓释剂，一次 40、50 或 60mg，2 次/d。

（2）静脉注射：心肌梗死，急性心肌梗死伴有肺水肿的患者以 8mg/h 的速度或 0.12mg/(kg·h) 24h 静脉给予。肾衰竭、肝硬化和老年患者无需调整剂量。血液透析时，单硝酸异山梨酯的最大血药浓度降低约 20%。腹膜透析，不会明显地从血中清除单硝酸异山梨酯。因此，血液透析时应当调整剂量，而腹膜透析时没有必要。

5. 制剂与规格

普通片：10mg；20mg。缓释片：40mg；50mg；60mg。缓释胶囊：20mg；40mg；50mg。注射液：5ml：20mg；2ml：25mg。避光，密闭，凉处保存。

（六）双嘧达莫

1. 别　　名

潘生丁，哌醇定，Persantin。

2. 作用与用途

本品具有抗血栓形成作用。可抑制血小板聚集，高浓度（50μg/ml）可抑制血小板释放。作用机制可能为：①抑制血小板摄取腺苷，而腺苷是一种血小板反应抑制剂；②抑制磷酸二酯酶，使血小板内环磷腺苷（cAMP）增多；③抑制血栓烷素 A_2（TXA_2）形成，TXA_2 是血小板活性的强力激动剂；④增强内源性 PGI_2。对血管有扩张作用。口服吸收迅速，平均达峰浓度时间约 75min，血中半衰期为 2～3h。血浆蛋白结合率高达 97%～99%。在肝内代谢久，与葡萄糖醛酸结合，从胆汁排泄，存在肝肠循环。注射剂适用于诊断心肌缺血的药物实验。口服用于预防血栓栓塞性疾病。

3. 注意事项

（1）禁忌证：对本品过敏、休克者禁用。

（2）慎用：低血压、有出血倾向者，妊娠期、哺乳期妇女慎用。

（3）不良反应：可有头痛、眩晕、恶心、呕吐、腹泻等。

（4）与抗凝剂、抗血小板聚集剂及溶栓剂合用时应注意出血倾向。

（5）不宜与葡萄糖以外的其他药物混合注射。

4. 用法与用量

（1）口服：慢性心绞痛、防止血栓形成，一次 25～50mg，3 次/d，饭前 1h 服；在症状改善后，可改为 50～100mg/d，2 次分服。与阿司匹林合用于预防急性心肌梗死，预防一过性脑缺血，维持冠状动脉搭桥术的畅通。

（2）深部肌内注射或静脉注射：防治冠心病发展，一次 10～20mg，1～3 次/d。

（3）静脉滴注：①防止血栓形成：一次 30mg，1 次/d。使用时应先用 5% 葡萄糖注射液 250ml 稀释。②双嘧达莫试验：按 0.142mg/(kg·min) 用药维持 4min。

5. 制剂与规格

片剂：25mg。遮光，密封保存。注射液：2ml：10mg。遮光，密闭保存。

（七）曲匹地尔

1. 别　　名

乐可安，唑噻胺，10corunal。

2. 作用与用途

本品可抑制 cAMP 磷酸二酯酶的活性，扩张冠状动脉作用强于硝酸甘油，利于侧支循环建立；抑制血栓素 A（TXA_2）的合成，促进前列环素（PGI_2）的生成，可扩张外周动脉及静脉，抑制血小板的聚集，可防止花生四烯酸及血小板自身诱发的血小板聚集，对已形成的聚集起解聚作用；本品还可竞争性拮抗血小板衍生生长因子（PIXGF）受体，抑制平滑肌细胞增长。口服吸收迅速完全，生物利用度 95%，2h 血药浓度达峰值。静脉注射后 3min 起效，作用持续 10min。蛋白结合率为80%,血中半衰期为12h。药物主要在肝脏代谢为无活性代谢产物,经肾脏随尿排除。临床用于心绞痛、缺血性心脏病、心肌梗死。

3. 注意事项

孕妇和哺乳期妇女、对本品过敏者、严重的低血压者、休克者禁用。肝脏疾病患者、有出血倾向或同时使用抗凝药者慎用。不良反应少见,偶有胃肠道反应及血压下降,减量或停药后可缓解。

4. 用法与用量

口服:一次50～100mg,3次/d。静脉注射:一次50～100mg,2～3次/d。

5. 制剂与规格

片剂:50mg。注射液:5ml∶50mg;5ml∶100mg。遮光保存。

(八)曲美他嗪

1. 别　　名

万爽力。

2. 作用与用途

本品具有对抗肾上腺素、去甲肾上腺素及加压素的作用,能降低血管阻力,增加冠脉血流量及周围循环血流量,促进心肌代谢及心肌能量的产生。同时能减低心脏工作负荷,降低心肌耗氧量及心肌能量的消耗,从而改善心肌氧的供需平衡。亦能增加对强心苷的耐受性,对缺血心肌的作用可能是直接细胞保护作用,通过保存缺血细胞内的能量代谢,防止细胞内ATP水平下降,在维持细胞内环境稳定的同时确保离子泵的功能完善和跨膜钠—钾泵正常运转,减少细胞内酸中毒以及阻止心肌细胞内钠和钙的聚集,保护细胞收缩功能和限制氧自由基造成的细胞溶解和内膜损伤。口服吸收迅速,2h内达血浆峰值,表现分布容积为4.8L/kg,具有良好的组织扩散,蛋白结合率低,体外测定为16%。主要经尿排出体外,其中大部分为原形,血中半衰期约为6h。临床用于冠状动脉功能不全,心绞痛及陈旧性心肌梗死。对伴有严重心功能不全者可与洋地黄并用。

3. 注意事项

曾对曲美他嗪过敏者、新近心肌梗死者、孕妇和哺乳期妇女禁用。肝肾功能不全、不稳定心绞痛、高血压患者慎用。个别可有头晕、食欲不振、皮疹等。可引起胃灼热和其他胃肠道功能紊乱。

4. 用法与用量

(1)口服:①包衣片:一次20mg,3次/d。②缓释片:一次35mg,2次/d,于早餐及晚餐时服用。

(2)静脉给药:①静脉注射:一次8～20mg,加入25%葡萄糖注射液20ml中静脉注射。②静脉滴注:一次8～20mg,加入5%葡萄糖注射液500ml中静脉滴注。

5. 制剂与规格

包衣片:20mg。缓释片:35mg。注射液:2ml∶4mg。室温或30℃以下保存。

(九)银杏叶提取物

1. 别　　名

金纳多,舒血宁,天保宁,银可络,达纳康,Taponing,Ginkgo,Tanakan,Ginaton。

2. 作用与用途

清除机体内过多的自由基,抑制细胞膜的脂质发生过氧化反应,从而保护细胞膜,防止自由基对机体造成一系列伤害。对循环系统的调整作用通过刺激儿茶酚胺的释放和抑制降解,以及通过刺激前列环素和内皮舒张因子的生成而产生动脉舒张作用,共同保护动脉和静脉血管的张力。血流动力学改善作用具有降低全血黏稠度,增进红细胞和白细胞的可塑性,改善血液循环的作用,组织保护作用增进缺血组织对氧及葡萄糖的供应量,增加某些神经递质受体的数量,如毒蕈碱样、去甲肾上腺素以及 5-羟色胺受体。主要用于缺血性心脑血管疾病、冠心病、心绞痛、脑栓塞、脑血管痉挛等,也用于脑部、周边等血液循环障碍。①急性和慢性脑功能不全及其后遗症:中风、注意力不集中、记忆力衰退、痴呆。②耳部血流及神经障碍:耳鸣、眩晕、听力减退、耳迷路综合征。③眼部血流及神经障碍:糖尿病引起的视网膜病变及神经障碍、老年黄斑变性、视力模糊、慢性青光眼。④外周循环障碍:各种动脉闭塞症、间歇性跛行症、手脚麻痹冰冷、四肢酸痛。

3. 注意事项

对本品中任一成分过敏者禁用;高乳酸血症、甲醇中毒、果糖山梨醇耐受不佳者及 1,6-二磷酸果糖缺乏者,给药剂量一次不可超过 25ml。罕有胃肠道不适、头痛、血压降低、过敏反应等现象发生。

4. 用法与用量

金纳多,口服:片剂,2～3 次/d,一次 1～2 片。滴剂,2～3 次/d,一次 1～2ml(20 滴/ml)。静脉滴注:注射剂,通常 1～2 次/d,一次 2～4 支,必要时可一次 5 支,2 次/d。用 5%葡萄糖注射液、生理盐水或低分子右旋糖酐稀释后使用,混合比例为 1∶10。若输液为 500ml,则滴注时间应控制在 2～3h。舒血宁,口服,片剂,一次 1～2 片,3 次/d。肌内注射:注射剂,一次 4ml,1～3 次/d。静脉滴注:每日 5ml,用 5%葡萄糖注射液 250ml 或 500ml 稀释后使用。

5. 制剂与规格

金纳多,片剂:每片含有银杏叶提取物 40mg,其中银杏黄酮苷 9.6mg,萜类内酯 2.4mg(银杏内酯、白果内酸)。滴剂:30ml∶1.2g,每毫升含银杏黄酮苷 9.6mg,萜类内酯 2.4mg(银杏内酯、白果内酯)。注射剂:5ml(含银杏提取物 17.5mg)。舒血宁,片剂:2mg;针剂:2ml,含总黄酮醇苷 1.68mg,含银杏内酯 A0.12mg。天保宁,银可络,达纳康,片剂:40mg(其中含银杏总黄酮苷 9.6mg)。胶囊:0.2g。

(十)丹　参

1. 作用与用途

活血通脉。用于胸痹血瘀证候、胸部刺痛、绞痛、痛有定处或有心悸。可用于冠心病、心绞痛见上述症候者。

2. 注意事项

本品不宜与维生素 C 配伍使用;勿静脉注射,使用时仔细观察本品溶解后有无细粒沉淀,并注意澄明度,如有沉淀,溶解不充分请勿使用。

3. 用法与用量

静脉点滴。临用前先以适量注射用水充分溶解,再用生理盐水或 5%葡萄糖注射液 500ml 稀释,1 次/d,每次 400mg。静脉点滴,每支用 10ml 注射用水稀释。0.4g/d,7d 为 1 个疗程,可连用 2 个疗程,或遵医嘱。

4. 制剂与规格

粉针剂:400mg。密闭,阴暗,干燥处保存。

(十一)川芎嗪

1. 作用与用途

有抗血小板聚集、扩张小动脉、改善微循环活血化瘀作用,并对已聚集的血小板有解聚作用。临床用于闭塞性脑血管疾病如脑供血不全、脑血栓形成、脑栓塞及其他缺血性血管疾病如冠心病、脉管炎等。

2. 注意事项

不宜肌内大量注射。静脉滴注速度不宜过快。儿童及老年患者用药应按儿童及老年剂量使用。脑出血及有出血倾向患者禁用。

3. 用法与用量

(1)缺血性脑血管病急性期及其他缺血性血管疾病：一般用静脉滴注。以本品注射液 40～80mg(1～2 支)，稀释于 5%葡萄糖注射液或氯化钠注射液 250～500ml 中静脉滴注。速度不宜过快，1 次/d；10d 为 1 个疗程，一般使用 1～2 个疗程。

(2)缺血性脑血管疾病恢复期及后遗症：一般穴位注射。一次选 3～4 个穴位，每个穴位注射 10～20mg(1/4～1/2 支)，隔日 1 次；15 次为 1 个疗程，一般使用 1～2 个疗程；在给药间隔日可配合头皮针治疗。

4. 制剂与规格

注射液：2ml ： 40mg。

(十二)生脉注射液

1. 作用与用途

本品可增加冠脉血流量和心肌营养血流量，改善心肌缺血，调整心肌代谢，降低心肌耗氧量和耗能量，提高耐缺氧能力。促进损伤心肌 DNA 的合成，加速其修复，调节血压，抑制心肌细胞膜 ATP 酶活性，增强心肌收缩力，提高心输出量，改善左心功能而具强心作用。降低血液黏度和血小板聚集，减少纤维蛋白原，促进纤溶过程，抑制血栓形成，改善血液流变学，改善微循环。迅速而全面地改善血流动力学参数而具抗失血性休克作用。延缓内毒素的致休克性和明显改善高低切速全血黏度而具抗中毒性休克作用。显著对抗毛细血管通透性的增高而具非特异性抗炎作用，显著提高内源性糖皮质激素水平，特别在感染应激肾上腺皮质功能不足的情况下更为显著。降低血浆 PGE 水平，维持血管平滑肌张力和降低炎症反应，激活吞噬功能，抑制 1gE 介导的体液免疫而显著提高机体的细胞免疫功能，提高机体活力和肝脏能量代谢。益气养阴，复脉固脱。临床用于气阴两亏、脉虚欲脱的心悸、气短、四肢厥冷、汗出、脉欲绝及心肌梗死、心源性休克、感染性休克等具有上述症候者。

2. 注意事项

对本品过敏者禁用。孕妇及过敏体质者慎用。高血压患者大剂量使用时需谨慎。用药时如出现血压不稳，应注意观察。本品不宜与其他药物在同一容器混合使用。不良反应仅自觉口干，未作任何处理即自行缓解。

3. 用法与用量

肌内注射：一次 2～4ml，1～2 次/d。静脉滴注：一次 20～60ml，用 5%葡萄糖注射液 250～500ml 稀释后应用。

4. 制剂与规格

注射液：5ml；10ml；20ml。密封，避光，阴凉处保存。

(十三)参麦注射液

1. 作用与用途

益气固脱，养阴生津，生脉。临床用于治疗气阴两虚型的休克、冠心病、病毒性心肌炎、慢性肺心病、粒细胞减少症。

2. 注意事项

静脉滴注(1 个疗程)15d，偶有患者 GPT 升高。少数患者有口干、口渴、舌燥。很少见过敏反应。对本品有过敏反应或严重不良反应病史者禁用。阴盛阳衰者不宜用。该药用量过大或应用不当，可引起心动过速，晕厥等症。本品不宜与其他药物在同一容器内混合使用。发现药液出现浑浊、沉淀、变色、漏气等现象时不能使用。

3. 用法与用量

肌内注射：一次 2 ～ 4ml，1 次/d。静脉滴注：一次 10 ～ 60ml（用 5%葡萄糖注射液 250 ～ 500ml 稀释后应用）。

4. 制剂与规格

注射液：20ml；50ml；100ml。密封保存。

（十四）参附注射液

1. 作用与用途

益气温阳，回阳救逆，益固脱。主治：气虚、阳虚所致胸痹、怔忡、咳喘；放化疗后气虚血亏、术后体虚；阳虚水肿、尿频；胃疼、泄泻；痹症；肾阳不足之畏寒肢冷、腰酸软、阳痿；厥脱及各种慢性病见有阳虚（气虚）症状者等。临床用于心源性休克，感染性休克，失血性休克，创伤性休克，过敏性休克，神经性休克，充血性心力衰竭，心律失常，病态窦房结综合征，房室传导阻滞，心肌炎，心肌梗死，冠心病，肺心病，再生障碍性贫血，高凝倾向，放疗、化疗所致白细胞减少及血小板减少。

2. 注意事项

不良反应有致过敏性休克。对本类药品有过敏或严重不良反应病史者禁用。孕妇慎用。避免直接与辅酶 A、维生素 K₃、氨茶碱混合使用，不宜与半夏、瓜蒌、贝母、白蔹、白芨及藜芦等同时使用。

3. 用法与用量

肌内注射：一次 2 ～ 4ml，1 ～ 2 次/d。静脉滴注：一次 20 ～ 100ml（用 5%～ 10%葡萄糖注射液 250 ～ 500ml 稀释后使用）。静脉推注：一次 5 ～ 20ml（用 5%～ 10%葡萄糖注射液 20ml 稀释后使用）。

4. 制剂与规格

注射液：10ml；50ml；100ml。避光，阴凉处保存。

（十五）血塞通

1. 作用与用途

本品主要成分为三七总皂苷。有活血化瘀、通脉活络、抑制血小板聚集和增加脑血流量作用。注射剂用于中风偏瘫、淤血阻络及脑血管疾病后遗症、视网膜中央静脉阻塞属淤血阻滞症者。口服药用于脑路瘀阻、中风偏瘫、心脉瘀阻、胸痹心痛，脑血管病后遗症、冠心病、心绞痛属上述证候者。

2. 注意事项

孕妇慎用。连续给药不得超过 15d。禁用于脑溢血急性期及既往对人参、三七过敏者。偶见皮疹。个别患者出现咽干、头昏和心慌症状，停药后均能恢复正常。

3. 用法与用量

（1）注射：肌内注射：一次 100mg，1 ～ 2 次/d；粉针剂，临用前加专用溶剂使其溶解。静脉滴注：1 次/d，一次 200 ～ 400mg；以 5%～ 10%葡萄糖注射液 250 ～ 500ml 稀释后缓慢滴注。静脉注射：1 次/d，一次 200mg，以 25%～ 50%葡萄糖注射液 40 ～ 60ml 稀释后缓慢注射；糖尿病患者可用生理盐水代替葡萄糖稀释；15d 为 1 个疗程，停药 1 ～ 3d 后可进行第 2 个疗程。

（2）口服：一次 50 ～ 100mg，3 次/d。

4. 制剂与规格

注射剂：2ml ∶ 100mg。粉针剂：200mg；400mg。糖衣片：25mg；50mg；1100mg。密封，避光，阴凉处保存。

（十六）红花注射液

1. 作用与用途

活血化瘀。临床用于闭塞性脑血管疾病、冠心病、心肌梗死、脉管炎。

2. 注意事项

对本品有过敏或严重不良反应病史者禁用。孕妇、出凝血时间不正常者禁用。有眼底出血的糖尿病患者不宜使用。本品不宜与其他药物在同一容器内混合使用。首次用药宜选用最小剂量,慢速滴注。

3. 用法与用量

（1）闭塞性脑血管疾病:静脉滴注,一次15ml,用10%葡萄糖注射液250～500ml稀释后应用,1次/d;15～20d为1个疗程。

（2）冠心病:静脉滴注,一次5～20ml,用5%～10%葡萄糖注射液250～500ml稀释后应用,1次/d;10～14d为1个疗程,疗程间隔为7～10d。

（3）脉管炎:肌内注射,一次2.5～5ml,1～2次/d。

4. 制剂与规格

注射液:5ml;20ml。

（十七）黄 芪 针

1. 别　　名

地奥黄芪针。

2. 作用与用途

益气养元,扶正祛邪,养心通脉,健脾利湿。临床用于心气虚损、血脉淤阻的病毒性心肌炎、心功能不全及脾虚湿困的肝炎。

3. 注意事项

对本类药品有过敏史或严重不良反应病史者禁用。

4. 用法与用量

肌内注射:一次2～4ml,1～2次/d。静脉滴注:一次10～20ml,1次/d。

5. 制剂与规格

注射液:10ml。

（李俊兰）

第十一章
Chapter 11

抗高血压药

高血压病是危害人类健康的常见病之一。未服抗高血压药情况下，收缩压≥18.7kPa（140mmHg）和（或）舒张压≥12kPa（90mmHg），为高血压。绝大部分高血压病因不明，称为原发性高血压或高血压病；少数高血压有因可查，称为继发性高血压或症状性高血压。

高血压病的发病机制不明，但已知体内有许多系统与血压的调节有关，其中最主要的有交感神经—肾上腺素系统及肾素—血管紧张素系统（RAS）。此外，血管舒缓肽—激肽—前列腺素系统、血管内皮松弛因子—收缩因子系统等都参与了血压的调节。抗高血压药可分别作用于上述不同的环节，降低血压。

一、药物分类

根据各种药物的作用和作用部位，可分为如下几类：

（一）交感神经抑制药

（1）中枢性降压药：如可乐定、利美尼定等。

（2）神经节阻滞药：如美卡明等。

（3）去甲肾上腺素能神经末梢阻滞药：如利舍平、胍乙啶等。

（4）肾上腺素受体阻滞剂：α受体阻滞剂哌唑嗪、特拉唑嗪等；β受体阻滞剂普萘洛尔、阿替洛尔、美托洛尔等；α受体、β受体阻滞剂卡维地洛。

（二）肾素—血管紧张素系统抑制药

（1）血管紧张素转化酶（ACE）抑制药：如卡托普利、雷米普利等。

（2）血管紧张素Ⅱ受体阻滞剂（ARB）：如氯沙坦、厄贝沙坦等。

（3）肾素抑制药：如雷米克林等。

（三）钙拮抗药

如硝苯地平、氨氯地平、非洛地平等。

（四）血管扩张药

如肼屈嗪和硝普钠等。

（五）利 尿 药

如氢氯噻嗪等（参见泌尿系统药）。

目前广泛应用的一线药物为利尿药、钙拮抗药、β受体阻滞剂、ACE 抑制剂、ARB 拮抗剂五大类。

二、α-肾上腺素受体阻滞剂

(一)酚妥拉明

1. 别　　名

苄胺唑啉,酚胺唑啉,Phentolaminum,Regitin,Regitine,Roritine。

2. 作用与用途

(1)药效学:本药为α-肾上腺素受体阻滞剂,对α_1受体与α_2受体均有作用,对α_1受体的阻滞作用为α_2受体的3～5倍,由于α_2受体的阻滞和反射性加快心率可部分对抗本药的降压作用。其作用特点为:①拮抗血液循环中肾上腺素和去甲肾上腺素的作用,使血管扩张而降低外周血管阻力。②拮抗儿茶酚胺效应,用于诊治嗜铬细胞瘤,但对正常人或原发性高血压患者的血压影响甚少。③通过降低外周血管阻力,使心脏后负荷降低,左室舒张末压与肺动脉压下降,心排血量增加,可用于治疗心力衰竭。④本药治疗男性勃起功能障碍的作用机制可能是通过扩张阴茎动脉血管,松弛阴茎海绵体平滑肌,使其海绵体的血流量增加,从而改善阴茎勃起功能,使阴茎硬度增强、勃起持续时间延长。本药维持勃起功能不受性激素、情绪及神经的影响。

(2)药动学:本药口服吸收缓慢,生物利用度低。口服本药40mg,30min后达最大作用,血药浓度峰值为33ng/ml,持续3～6h,血清蛋白结合率为54%。肌内注射20min血药浓度达峰值,持续30～45min;静脉注射2min血药浓度达峰值,作用持续15～30min。静脉注射的血中半衰期约19min。药物主要由肝脏代谢,大约有13%的药物以原形从尿中排出。血液透析不能加速本药代谢产物的清除。

(3)临床应用:①预防和治疗嗜铬细胞瘤所致的高血压发作,包括手术切除时出现的阵发性高血压,也可用于协助诊断嗜铬细胞瘤。②用于心力衰竭(特别是左心衰竭)时减轻心脏负荷,与正性肌力药物合用可治疗顽固性充血性心力衰竭。③用于室性早搏的治疗。④用于血管痉挛性疾病,如雷诺综合征、手足发绀等。⑤用于感染中毒性休克。⑥注射液局部浸润可用于防止去甲肾上腺素、去氧肾上腺素、间羟胺等静脉给药外溢引起的皮肤坏死。⑦口服用于男性勃起功能障碍的治疗。

3. 注意事项

(1)禁忌证:对本药过敏者,严重动脉粥样硬化者,肝肾功能不全者,胃炎或胃、十二指肠溃疡患者(因本药有拟胆碱及组胺样作用,可使胃肠平滑肌兴奋,胃酸分泌增加),低血压患者[收缩压＜12kPa(90mmHg)、舒张压＞8kPa(60mmHg)],心绞痛、心肌梗塞患者以及其他心脏器质性损害患者禁用。

(2)作酚妥拉明试验时,在给药前、静脉注射给药后3min内每30s、以后7min内每分钟测一次血压;或在肌内注射后30～45min内每5min测一次血压。

(3)不良反应:心血管系统有常见颜面潮红,少见心悸、心动过速(注射剂则较常见)、心律失常(注射剂则较常见)、收缩压与舒张压轻度变化(如低血压),极少见直立性低血压(注射剂则较常见)、突发性胸痛(心肌梗死)。精神神经系统常见头痛(注射剂则极少见)、头晕、一次性轻微幻觉,少见乏力,注射剂还极少见意识模糊、言语含糊、共济失调。常见鼻塞、胸闷及尿道感染、消化不良、腹泻,可见恶心、呕吐(在注射剂常见,口服制剂少见)。

(4)本药禁与硝酸甘油类药物、铁剂合用。与强心苷合用时,可使其毒性反应增强。

(5)呋塞米与本药直接混合可出现沉淀反应,如预先稀释则无配伍禁忌。治疗急性左心衰竭伴肺水肿时,两药合用有临床效益。

(6)用药自小剂量开始,逐渐加量,并严密监测血压。本药过量主要影响心血管系统,表现为心律失常、心动过速、低血压甚至休克；另外也可能出现兴奋、头痛、大汗、瞳孔缩小、恶心、呕吐、腹泻和低血糖。

(7)作酚妥拉明试验时应平卧于安静而略暗的房间内，静脉注射应快速，待静脉穿刺对血压的影响消失后，即予注入。表现为阵发性高血压或分泌儿茶酚胺不太多的嗜铬细胞瘤患者，本试验可能出现假阴性结果；尿毒症或使用了降压药、巴比妥类药、鸦片类镇痛药、镇静药都可造成本试验假阳性，故试验前24h应停用；用降压药者必须待血压回升至治疗前水平方可给药。

4. 用法与用量

(1)成人：①室性早搏：口服，开始2d，一次50mg，4次/d；如无效，可在接下来的2d，剂量增至一次75mg，4次/d；如仍无效，可增至400mg/d；如还无效即应停药。不论何种剂量，一旦有效则按该剂量继续服用7d。②男性勃起功能障碍：一次40mg，在性生活前30min服用。一日最多服用1次，根据需要及耐受程度，剂量可调整至60mg，最大推荐剂量为80mg。③血管痉挛性疾病：肌内注射，一次5～10mg，20～30min后可按需要重复给药。④酚妥拉明试验：静脉注射5mg。也可先注入2.5mg，若反应阴性，再给5mg，如此则出现假阳性的机会可以减少，也减少血压剧降的危险性。⑤嗜铬细胞瘤手术：术前1～2h静脉注射5mg，术时静脉注射5mg或静脉滴注0.5～1mg/min，以防手术时肾上腺素大量释出。⑥防止皮肤坏死：在含有去甲肾上腺素溶液每1000ml中加入本药10mg静脉滴注，可作预防用。已经发生去甲肾上腺素外溢时，用本药5～10mg加入氯化钠注射液10ml中作局部浸润，此法在外溢后12h内有效。⑦心力衰竭：本药0.17～0.4mg/min静脉滴注，以减轻心脏负荷。⑧抗休克：本药0.3mg/min静脉滴注。

(2)儿童：①酚妥拉明试验：静脉注射，一次1mg，亦可按体重0.1mg/kg或按体表面积3mg/m²；或肌内注射，一次3mg。②嗜铬细胞瘤手术：术前1～2h静脉或肌内注射1mg，亦可0.1mg/kg或3mg/m²，必要时可重复。术时静脉注射1mg，亦可0.1m/kg或3mg/m²。

5. 制剂与规格

甲磺酸酚妥拉明片：25mg；40mg。甲磺酸酚妥拉明分散片：40mg；60mg。甲磺酸酚妥拉明胶囊：40mg。甲磺酸酚妥拉明注射液：1ml：5mg；1ml：10mg。注射用甲磺酸酚妥拉明：10mg。避光防潮，干燥阴凉处保存。

(二)哌 唑 嗪

1. 别　　名

脉宁平，脉哌斯，Furazosin，Hypovase，Minipress，Vasoflex。

2. 作 用 与 用 途

(1)药效学：本药为选择性突触后α₁受体阻滞剂。作用特点为：①能拮抗α₁受体激动药引起的血管收缩和血压升高等反应，对α₂受体的阻滞作用很弱，与α₂受体的亲和力约为α₁受体的1/1 000。②降压时很少引起反射性心动过速，因此对心排血量影响小。③不增加肾素的分泌，对肾血流量与肾小球滤过率影响也小。④既能扩张容量血管，降低心脏前负荷，又能扩张阻力血管，降低心脏后负荷，从而使左心室舒张末期压下降，心功能改善，用于治疗心力衰竭。⑤本药长期服用能改善脂质代谢，降低三酰甘油和低密度脂蛋白，明显升高高密度脂蛋白和高密度脂蛋白/胆固醇比值。⑥此外，本药还能阻滞前列腺、尿道和膀胱颈的α₁-受体，从而减轻前列腺增生患者的排尿困难症状。

(2)药动学：口服吸收良好，口服后0.5～2h起效，1～3h达血药浓度峰值，作用可持续10h，降压作用与血药浓度不平行。生物利用度为50%～85%。吸收后迅速分布于组织并与血浆蛋白结合，蛋白结合率高达97%，血中半衰期为2～3h，心力衰竭时可长达6～8h。主要在肝内代谢，随胆汁与粪便排泄，尿中仅占6%～10%，5%～11%以原形排出，其余以代谢产物排出。心力衰竭时清除率比正常慢。本药不能被透析清除。

(3)临床应用：①用于轻、中度高血压，尤其适用于高血压合并高脂血症，常作为第二线药物，在第一线药物疗效欠佳时采用或与其他降压药合用。嗜铬细胞瘤患者手术前亦可用本药控制血压。②用于充血性心力衰竭及心肌梗死后心力衰竭，对常规疗法(洋地黄、利尿药)无效或效果不显著的心力衰竭也有效。③也可用于治疗麦角胺过量。

3. 注意事项

(1)禁忌证：对本药过敏者禁用。精神病患者、机械性梗阻引起的心力衰竭患者、心绞痛患者慎用。

(2)不良反应：初服时可有眩晕、头痛、嗜睡、心悸、直立性低血压，偶有口干、皮疹。

(3)为了避免首剂效应，首剂可于睡前服药或从低剂量开始服用。

(4)在治疗心力衰竭时可出现耐药性。早期耐药是由于降压后反射性交感兴奋，后期耐药是由于水钠潴留。前者可暂停给药或增加剂量以克服，后者则宜暂停给药而改用其他血管扩张药。

4. 用法与用量

口服。

(1)一般用量：一次 0.5 ～ 1mg，2 ～ 3 次/d(首剂为 0.5mg，睡前服)；按疗效逐渐调整为 6 ～ 15mg/d，分 2 ～ 3 次服用。日剂量超过 20mg 后，疗效不进一步增加。

(2)充血性心力衰竭：开始一次 0.5 ～ 1mg，1.5 ～ 3mg/d；以后逐渐增至 6 ～ 15mg/d，分次服用。维持量通常为 4 ～ 20mg/d，分次服用。

(3)肾功能不全：应减量，起始剂量以一次 1mg，2 次/d 为宜。

(4)儿童：7 岁以下：从一次 0.25mg 开始，2 ～ 3 次/d；7 ～ 12 岁：一次 0.5mg，2 ～ 3 次/d。均按疗效调整剂量。

5. 制剂与规格

哌唑嗪片：0.5mg；1mg；2mg；5mg。避光，密闭保存。

（三）特拉唑嗪

1. 别　　名

高特灵，降压宁，四喃唑嗪、盐酸四喃唑嗪，Hytrinex。

2. 作用与用途

(1)药效学：本药为突触后 α_1-肾上腺素受体阻滞剂，降压作用与哌唑嗪相似，但持续时间较长。药理作用：①本药的 α_1 受体阻滞作用能使膀胱颈、前列腺、前列腺包膜平滑肌松弛，尿道阻力和压力、膀胱阻力减低而减轻尿道症状，临床用于治疗良性前列腺增生。②通过阻滞周围 α_1 受体使血管扩张、周围血管阻力下降而降低血压。本药对心排血量影响极小，不引起反射性心跳加快，也不减少肾血流量或肾小球滤过率。③本药还可降低血浆总胆固醇、低密度脂蛋白、极低密度脂蛋白及提高高密度脂蛋白，故可降低冠心病的易患性与危险性。

(2)药动学：口服几乎完全吸收且吸收迅速，首过消除甚微，生物利用度达 90%左右。单剂口服后 15min 起降压作用，可维持 24h，多次给药 6 ～ 8 周达最高疗效。口服后 1h 血药浓度达高峰，血浆蛋白结合率高达 90%～ 94%。本药在肝内代谢，血中半衰期约为 12h。本药 20%以原形从粪便排出；40%经胆汁排出，以代谢物为主；40%随尿排出，其中 10%为原形。

(3)临床应用：①用于改善良性前列腺增生症患者的排尿症状(如尿频、尿急、尿线变细、排尿困难、夜尿增多、排尿不尽感等)，适合于不具备前列腺手术指征可等待手术期间的患者。②也用于高血压，可单用或与其他高血压药物联用。

3. 注意事项

(1)禁忌证：对本药过敏者，严重肝肾功能不全、肠梗阻、胃肠道出血、阻塞性尿道疾病患者，

12 岁以下儿童,孕妇和哺乳期妇女禁用。

(2)不良反应:本药可以引起明显的直立性低血压。常见的不良反应有头痛、头晕、乏力、鼻塞、颜面潮红、口干、眼睑水肿、视物模糊、心悸、恶心等。这些反应通常轻微,继续治疗多可自行消失,必要时可减量。少见肢端水肿和嗜睡等。

(3)为减少首剂直立性低血压反应,开始用 1mg,以后逐渐递增,初剂及增加后第一剂都宜在睡前服。

4. 用法与用量

(1)良性前列腺增生:初始剂量为 1mg/d,睡前服用。缓慢增量至理想疗效,通常推荐量为 5 ～ 10mg/d。

(2)高血压首剂 1mg,以后剂量逐渐增至一次 1 ～ 5mg,1 次/d。一日最多不超过 20mg。临床用药期间,除首剂睡前服用外,其他剂量均在清晨服用。

5. 制剂与规格

盐酸特拉唑嗪片:0.5mg;1mg;2mg;5mg;10mg。盐酸特拉唑嗪胶囊:1mg;2mg;5mg;10mg。遮光,密封保存。

(四)阿夫唑嗪

1. 别　　名

桑塔,桑塔前列泰,盐酸阿夫唑嗪,Retong,Xantal。

2. 作用与用途

本药为一种新的喹那唑啉的衍生物,是神经突触后膜 α_1-肾上腺素受体的选择性拮抗剂,具有类似哌唑嗪和罂粟碱的作用,既能阻滞 α_1 受体,又能直接舒张血管平滑肌,故有良好的降压效果。口服吸收良好,平均生物利用度约为 60%,通常在 0.5 ～ 3h 内血药浓度达峰值。进食不影响本药的药动学特性。在治疗剂量范围内药动学呈线性,血中半衰期为 3 ～ 5h。血浆蛋白结合率为 90%。大部分在肝脏代谢成无活性的代谢产物,主要经胆汁随粪便排出。75 岁以上的良性前列腺增生症患者,对本药的吸收较快且血药浓度峰值较高,生物利用度可能增加,但血中半衰期保持不变。对慢性肾功能不全甚至严重肾功能不全(肌酐清除率为 15 ～ 40ml/min)患者无不良影响。临床用于缓解良性前列腺增生症状、高血压。

3. 注意事项

(1)禁忌证:对本药或其他同类药物过敏者、血压过低或有直立性低血压病史者、严重肝功能不全者、孕妇、哺乳期妇女和儿童禁用。

(2)慎用:正在服用降压药物的患者,冠心病、肝病、眩晕、晕厥、全麻以及 65 岁以上的老年患者慎用。

(3)本药不能与钙拮抗剂、α受体阻滞剂合用。

(4)不良反应:常见眩晕、头痛。偶见晕厥,困倦,口干,恶心,呕吐,腹泻,皮疹,瘙痒。原发性高血压患者可能发生心悸、直立性低血压、水肿等,偶见潮热。

(5)首次服用本药存在酋剂反应,睡前服用首剂可减少这种危险。用药剂量大或高血压患者,服药后数小时可能出现直立性低血压,此时患者应平卧直到症状完全消失为止。

4. 用法与用量

(1)良性前列腺增生:一次 2.5mg,3 次/d。一日最大剂量为 10mg。

(2)高血压:7.5 ～ 10mg/d,分 3 次服用。

(3)肾功能不全:初量一次 2.5mg,2 次/d,随后按临床反应调整剂量。

(4)轻、中度肝功能不全:起始剂量为一次 2.5mg,1 次/d。可根据病情增至一次 2.5mg,2 次/d。

(5)老年患者：早、晚各服 2.5mg，最多可增至 10mg/d。

5. 制剂与规格

盐酸阿夫唑嗪片：2.5mg；5mg。避光，密封保存。

（五）多沙唑嗪

1. 别　　名

甲磺酸喹唑嗪，可多华，络欣平，Cardura，Doxapress。

2. 作用与用途

(1)药效学：本药为选择性突触后 α_1-肾上腺素受体阻滞剂，通过阻滞突触后 α_1-肾上腺素受体而引起周围血管扩张，外周阻力下降而降低血压；其 α_1-肾上腺素受体阻滞作用可使膀胱颈、前列腺、前列腺包膜平滑肌松弛，从而使尿道阻力和压力、膀胱阻力减低，可用于治疗良性前列腺增生。此外，本药可轻度降低总胆固醇、低密度脂蛋白及三酰甘油，刺激脂蛋白酶活性和减少胆固醇吸收率。

(2)药动学：本药吸收良好，生物利用度约 65%。口服后达峰时间为 1.5～3.6h，稳态时血药峰浓度与剂量呈正线性关系。口服本药 1mg，标准化峰浓度为 9.6μg/L。单剂量抗高血压峰作用时间为 5～6h，作用持续 24h。对高血压者，给药 1h 内血压轻度下降，2h 后降压作用明显。对良性前列腺增生 1～2 周起作用。蛋白结合率达 98%～99%。药物在肝脏广泛代谢。血中半衰期为 19～22h，不受年龄影响，轻、中度肾功能不全时，本药血中半衰期也无改变。主要由粪便排出，其中 5% 为原药，63%～65% 为代谢产物，肾脏排泄 9%，不能经血液透析清除。

(3)临床应用：①用于轻、中度原发性高血压。对于单独用药难以控制血压的患者，可与利尿药、β-肾上腺素受体阻滞剂、钙拮抗剂或血管紧张素转换酶抑制剂合用。②用于良性前列腺增生的对症治疗。

3. 注意事项

同特拉唑嗪。

4. 用法与用量

口服。为减少直立性低血压反应，首剂及增量后的第一剂，都宜睡前服用。调整剂量的时间间隔以 1～2 周为宜。剂量超过 4mg 易引起过度体位性反应（包括晕厥、直立性眩晕和直立性低血压）。此外，如停药数日，应按初始治疗方案重新开始用药。

(1)高血压：初量 1mg，1 次/d。根据患者的立位血压反应（基于服药后 2～6h 和 24h 的测定值），可增量至 2mg，1 次/d。以后可根据需要增至 4mg，1 次/d，然后 6mg，1 次/d，以获得理想的降压效果。国外研究资料提示本药最大日剂量为 16mg，国内目前尚无此临床经验。

(2)良性前列腺增生：初量 1mg，1 次/d。根据患者的尿动力学和症状，可增量至 2mg，1 次/d。以后可根据需要增至 4mg，1 次/d。国外研究资料提示本药最大日剂量为 8mg，国内目前尚无此临床经验。

5. 制剂与规格

多沙唑嗪片：1mg；2mg；4mg；8mg。甲磺酸多沙唑嗪片：0.5mg；1mg；2mg；4mg；8mg。密封，干燥处保存。

（六）布那唑嗪

1. 别　　名

迪坦妥，Detanto，Detantol。

2. 作用与用途

(1)药效学：本药为 α_1 受体阻滞剂，降压效应良好，作用机制同哌唑嗪。对于 α_1 受体的选择性比哌唑嗪强，对 α_2 受体几无作用，因此不抑制交感神经末梢释放儿茶酚胺的负反馈作用，不易引起心率和心排血量增加。本药可同时使阻力血管及容量血管扩张,有效地降低收缩压与舒张压,对肾灌注、血糖或血脂水平没有不利影响。此外,本药不引起钾、钠潴留。

(2)药动学:本药口服吸收完全。吸收后 1h 达血药浓度峰值,肾功能障碍者血药浓度峰值上升。大部分在肝脏代谢,血中半衰期约 2h,药物几乎全部随胆汁排入肠道,经粪便排出体外。

(3)临床应用:治疗高血压。

3. 注意事项

同哌唑嗪。

4. 用法与用量

口服。初量为一次 0.5mg,2 ~ 3 次/d;以后渐增至一次 1 ~ 2mg,2 ~ 3 次/d,饭后服。缓释片(以盐酸布那唑嗪计)从 3mg/d,1 次/d 开始给药;以后可增至 3 ~ 9mg/d,1 次/d。一日最大剂量为 9mg。

5. 制剂与规格

布那唑嗪片:0.5mg;1mg;3mg。布那唑嗪缓释片:3mg;6mg。室温保存。开封后应避光、防潮保存。

(七)妥拉唑林

1. 别　　名

苯甲唑啉,苄唑啉,妥拉苏林,Benzazoline,Priscoline。

2. 作用与用途

(1)药效学:本药为短效α-肾上腺素受体阻滞剂,与酚妥拉明作用相似,但对α受体阻断作用较弱,而组胺样作用和拟胆碱作用较强。其作用特点:①血管。静脉注射能使血管扩张,血压下降(但降压作用不稳定),肺动脉压和外周阻力降低。本药通过阻断α-肾上腺素受体以及直接舒张血管而起到血管扩张作用。②心脏。对心脏有兴奋作用,可使心肌收缩力加强,心率加快,心排血量增加。对心脏的兴奋作用主要是由于血管舒张,血压下降,反射性地引起儿茶酚胺释放的结果。有时可致心律失常。此外,本药尚能阻断突触前 α_2 受体,促进去甲肾上腺素释放,这也可能与其兴奋心肌作用有关。③其他。本药有拟胆碱作用,可使胃肠道平滑肌兴奋,促进唾液和胆汁分泌;也有组胺样作用,可引起胃酸分泌增加、皮肤潮红等。

(2)药动学:本药口服或注射均易吸收。用于肺部血管舒张时,肌内注射后 30 ~ 60min 起效。口服 45 ~ 100min、肌内注射 30 ~ 60min 后达最大效应,生物利用度为 90% ~ 100%。分布血中半衰期为 0.15h,分布容积为 1.61L/kg。主要以原形经肾脏排泄。本药的血中半衰期为 3 ~ 10h;新生儿血中半衰期为 4.43h(1.47 ~ 41.25h),且与其尿量成反比。本药口服吸收速度较慢而排泄迅速,因而口服给药效果弱于注射给药。

(3)临床应用:①用于治疗经给氧和(或)机械呼吸而系统动脉血氧浓度仍达不到理想水平的新生儿持续性肺动脉高压。②用于外周血管痉挛性疾病(如雷诺病),也可用于血栓闭塞性脉管炎。③用于肾上腺嗜铬细胞瘤的诊断以及此病骤发高血压危象的治疗,可使嗜铬细胞瘤所致的高血压明显下降。④用于治疗感染性休克和心源性休克,在补充血容量的基础上使用本药能解除微循环障碍。⑤眼科常用于治疗视网膜中央动脉痉挛或栓塞、视网膜色素变性、黄斑变性、视网膜脉络膜炎、视神经炎等,亦用于青光眼的激发试验。⑥局部浸润注射用于因静脉滴注去甲肾上腺素发生的血管外漏,以拮抗其收缩血管作用,防止组织坏死。

3. 注意事项

(1)禁忌证:对本药过敏、缺血性心脏病或冠状动脉疾病、低血压、脑血管意外和胃溃疡患者禁用。左房室瓣狭窄、酸中毒、肾功能不全者慎用。

(2)不良反应:①常见胃肠道出血、低氯性碱中毒(继发于胃的高分泌状态)、血小板减少、直立性低血压、心动过速等。②较少见恶心、呕吐、上腹痛、腹泻、皮肤潮红、反射性心动过速等。③罕见瞳孔扩大,动脉内注射可引起注射肢体有烧灼感。④本药可抑制醛脱氢酶的活性,故使用本药时饮酒可引起双硫仑样反应或乙醇耐受,表现为皮肤麻刺感和潮红,应避免饮酒。

4. 用法与用量

(1)口服:一次 25mg,3 ～ 4 次/d。

(2)肌内注射:一次 25mg。

(3)皮下注射。一般用法:一次 25mg。用于因静脉滴注去甲肾上腺素发生的血管外漏:本药 5 ～ 10mg 溶于 10 ～ 20ml 生理盐水中皮下浸润注射。

(4)静脉注射。诊断肾上腺嗜铬细胞瘤:本药 5mg 静脉注射,每半分钟测血压 1 次,2 ～ 4min 内血压下降。

(5)结膜下注射:一次 10mg,每 1 ～ 2d 1 次。

(6)球后注射:一次 10 ～ 25mg,每 1 ～ 2d 1 次。

(7)儿童:静脉给药。新生儿肺动脉高压:初始剂量按体重 1 ～ 2mg/kg 静脉注射,于 10min 内注射完。可通过头皮静脉或回流至上腔静脉的其他静脉注射,以使本药最大量地到达肺动脉。维持剂量为 0.2mg/(kg · h)静脉滴注。动脉血气稳定后逐渐减量,必要时在维持输注中可重复初始剂量。负荷量为 1mg/kg。用于新生儿肺动脉高压时,对肾功能不全和少尿患儿应适当降低维持量且减慢输液速度。

5. 制剂与规格

片剂:25mg。注射液:1ml ∶ 25mg。遮光,密封保存。

(八)乌拉地尔

1. 别　　名

芳哌嗪啶二酮,优匹敌,Ebrantil,Eupressyl。

2. 作用与用途

(1)药效学:本药为α-肾上腺素受体阻滞剂,具有外周和中枢双重降压作用,降压幅度与剂量相关,无耐受性。①外周作用主要阻断突触后α$_1$受体,使血管扩张,显著降低外周阻力;同时也有弱的突触前α$_2$受体阻断作用,可阻断儿茶酚胺的缩血管作用而发挥降压作用。②中枢作用主要通过激动 5-羟色胺$_{1a}$(5-HT$_{1a}$)受体,降低延髓心血管中枢的交感反馈调节而降压。本药对静脉的舒张作用大于对动脉的作用,降压时并不影响颅内压,对血压正常者没有降压效果。本药还可降低心脏前、后负荷和平均肺动脉压,改善心搏出量和心排血量,降低肾血管阻力,对心率无明显影响。此外,本药不引起水钠潴留,不干扰血糖和血脂代谢。

(2)药动学:口服吸收较快,口服后 4 ～ 6h 血药浓度达峰值,生物利用度为 72%～ 84%,血浆蛋白结合率为 80%～ 94%。静脉注射体内分布呈二室模型,分布血中半衰期为 35min,分布容积为 0.8(0.6 ～ 1.2)L/kg。在肝脏内广泛代谢,代谢产物邻去甲基化合物和尿嘧啶环 N-去甲基化合物仍有降压活性。50%～ 70%通过肾脏排泄,其余通过粪便排出。排泄物中约 10%为药物原形,其余为代谢产物。口服血中半衰期为 4.7h,口服缓释胶囊血中半衰期约为 5h。静脉注射血中半衰期为 2.7h。

(3)临床应用:①用于治疗高血压(可与利尿降压药、β-肾上腺素受体阻滞剂合用),包括高血压危象、重度和极重度高血压、难治性高血压以及控制围术期高血压。②用于儿茶酚胺过多时,如嗜铬细胞瘤、服用单胺氧化酶抑制药时的酪胺食品反应和可乐定撤药反应。③用于充血性心力衰竭、肺水肿。④也用于肾功能不全和前列腺增生引起的排尿困难。

3. 注意事项

(1)禁忌证:对本药过敏、主动脉峡部狭窄、动静脉分流患者(肾透析时的分流除外),哺乳期妇女、孕妇禁用。

（2）慎用：肝功能障碍、头部创伤、颅内压升高、中重度肾损害者慎用。

（3）本药注射液不能与碱性溶液混合，因其酸性性质可能引起溶液浑浊或絮状物形成。不宜与廊管紧张素转换酶抑制药合用。

（4）本药注射液单次、重复静脉注射及长时间静脉输入均可，亦可在静脉注射后持续静脉输入以维持血压的稳定，静脉给药时患者应取卧位，疗程一般不超过 7d。

4. 用法与用量

（1）口服：使用本药缓释制剂，开始 30mg/d，如效果不明显，可在 1～2 周内逐渐增加至 60mg/d 或 120mg/d，分 2 次口服，早晚各 1 次。并可根据年龄、症状做适当增减，如血压下降，改为一次 30mg。维持量为 30～180mg/d。

（2）静脉注射：①一般剂量：25～50mg/d。如用 50mg，应分 2 次给药，间隔 5min。②高血压危象、重度和极重度高血压及难治性高血压：缓慢静脉注射 10～50mg，监测血压变化，降压效果通常在 5min 内显示；若效果不明显，可重复用药。③围术期高血压：先注射 25mg，2min 后如血压下降则以静脉滴注维持血压；如血压无变化则再注射 25mg；如 2min 后血压还无变化则再缓慢静脉注射 50mg。

（3）静脉滴注：高血压危象、重度和极重度高血压及难治性高血压：将本药 250mg 加入到静脉输液中，如生理盐水、5% 或 10% 的葡萄糖、5% 的果糖或含右旋糖酐 40 的生理盐水。如使用输液泵维持剂量，可加入本药注射液 20ml（相当于本药 100mg），再用上述液体稀释至 50ml。静脉滴注的最大药物浓度为 4mg/ml。滴注速度根据患者的血压酌情调整。推荐初始速度为 2mg/min，维持速度为 9mg/h（若将本药 250mg 溶解于 500ml 液体中，则 1mg 相当于 44 滴或 2.2ml 输入液）。静脉滴注或用输液泵输入应当在静脉注射后使用，以维持血压稳定。血压下降的程度由前 15min 内输入的药物剂量决定，然后用低剂量维持。

5. 制剂与规格

乌拉地尔缓释片：30mg。乌拉地尔缓释胶囊：30mg；60mg。盐酸乌拉地尔缓释胶囊：30mg；60mg。乌拉地尔注射液：5ml ∶ 25mg。盐酸乌拉地尔注射液：5ml ∶ 25mg（乌拉地尔）；10ml ∶ 50mg（乌拉地尔）。密闭，25℃ 以下保存。

三、影响交感神经递质的药物

（一）利舍平

1. 别　　名

利血平，血平安，蛇根碱，Roxinoid，Serpasil。

2. 作用与用途

（1）药效学：本品是萝芙木根中的一种生物碱，是肾上腺素能神经元阻断性抗高血压药。一方面通过耗竭周围交感神经末端去甲肾上腺素，使交感神经冲动的传导受阻，从而扩张血管，降低周围血管阻力发挥降压作用。另一方面也使心、脑和其他器官组织中的儿茶酚胺和 5-羟色胺贮存耗竭，而使心率减慢、心排血量减少产生降压作用。此外，还可作用于下丘脑部位产生镇静作用，可缓解高血压患者焦虑、紧张和头痛等症状，且对精神躁狂症状有一定疗效。

（2）利舍平：口服后迅速从胃肠道吸收，口服后 2～4h 达血药浓度峰值，生物利用度为 30%～50%；血浆蛋白结合率高达 96%。起效慢，需数天至 3 周，3～6 周达降压高峰。代谢迟缓，停药后作用可持续 1～6 周，分布相半衰期和消除相半衰期分别为 4.5h 和 45～168h，严重肾衰竭（无尿）者可达 87～323h。主要在肝脏通过水解反应代谢，并缓慢地经粪便和尿排出体外。单剂服药 4d 后，约 8% 的药物以代谢物的形式从尿中排出，60% 则主要以原形从粪便中排出。

3. 注意事项

对萝芙木制剂过敏、活动性胃溃疡和溃疡性结肠炎、抑郁症者，孕妇禁用。本品可通过乳汁分泌，哺乳期妇女慎用。服用期间须检查血电解质以防电解质失衡。常见不良反应有头痛、注意力不集中、抑郁、焦虑、多梦、口干、食欲减退、恶心、呕吐、腹泻等；较少见的有柏油样黑色大便、呕血、心律失常、心动过缓、直立性低血压、下肢水肿。

4. 用法与用量

（1）口服。成人，高血压：一次 0.1～0.25mg，1 次/d，经过 7～14d 的剂量调整期，以最小有效剂量确定维持量；极量不超过一次 0.5mg。儿童每日按体重 0.005～0.02mg/kg 或体表面积 0.15～0.6mg/m² 给药，分 1～2 次口服。

（2）肌内注射。高血压危象：初量为 0.5～1mg，以后按需要每 4～6h 肌内注射 0.4～0.6mg。

5. 制剂与规格

片剂：0.1mg；0.25mg。注射液：1ml ：1mg；1ml ：2.5mg。

（二）复方利舍平

1. 作用与用途

本品是利舍平、硫酸双肼屈嗪、氢氯噻嗪等的复方制剂，对高血压症有显著治疗作用。具有扩张血管、安定中枢神经、利尿等作用。临床用于早期和中期高血压。

2. 注意事项

用药期间出现明显抑郁症状，即应减量或停药。

3. 用法与用量

一次 1～2 片，1～2 次/d。

4. 制剂与规格

片剂：每片含利舍平 0.125mg，双肼屈嗪 12.5mg，氢氯噻嗪 12.5mg。

（三）卡托普利

1. 别　　名

开博通，刻甫定。

2. 作用与用途

本品为血管紧张素转换酶抑制剂（ACEI），使血管紧张素Ⅰ不能转化为血管紧张素Ⅱ，从而降低外周血管阻力，并通过抑制醛固酮分泌，减少水钠潴留，还可通过干扰缓激肽的降解扩张外周血管。口服后吸收迅速，吸收率在 75% 以上。口服后 15min 起效，1～1.5h 达血药峰浓度，持续 6～12h。血循环中本品的 25%～30% 与蛋白结合。半衰期短于 3h，肾功能损害时会产生药物潴留。降压作用为进行性，约数周达最大治疗作用。在肝内代谢为二硫化物等。本品经肾脏排泄，40%～50% 以原形排出，其余为代谢物，可在血液透析时被清除。本品不能通过血—脑屏障；可通过乳汁分泌，可以通过胎盘。用于治疗高血压，可单独应用或与其他降压药如利尿药合用。用于治疗充血心力衰竭，可单独应用或与强心药、利尿药合用。用于治疗心肌梗死后左心室功能不全，可降低心肌梗死后左心室功能不全患者出现心力衰竭的危险性。

3. 注意事项

（1）禁忌证：对本品或其他血管紧张素转换酶抑制剂过敏者、使用其他 ACE 抑制药曾经出现神经血管性水肿者、使用其他 ACE 抑制药曾经出现肾衰竭者、单侧或双侧肾动脉狭窄患者、妊娠妇女（尤其是妊娠 3 个月以后）禁用。

（2）慎用：充血性心力衰竭、低血容量等原因引起的低血压患者、粒细胞减少患者、脑动脉或冠状动脉供血不足者、血钾过高者、肝肾功能障碍者、严格饮食限制钠盐或进行透析者慎用。

4. 用法与用量

（1）成人：①高血压：口服一次 12.5mg，2～3 次/d；按需要在 1～2 周时间内增至 25mg，2～3 次/d。疗效不满意时可加用利尿药。②心力衰竭：开始一次口服 12.5mg，2～3 次/d；必要时逐渐递增至 50mg，2～3 次/d；若须进一步加量，宜观察疗效 2 周后再考虑。

（2）儿童：①高血压：开始剂量为按体重 0.3mg/kg，3 次/d；必要时每隔 8～24h 增加 0.3mg/kg，直到求得最低有效量。②心力衰竭：同"高血压"治疗。

5. 制剂与规格

片剂：12.5mg；25mg。

（四）复方卡托普利

1. 作用与用途

本品为竞争性血管紧张素转换酶抑制剂，使血管紧张素 I 不能转化为血管紧张素 II，还可通过干扰缓激肽的降解扩张外周血管。高血压，可单独应用或与其他降压药合用。心力衰竭，可单独应用或与强心利尿药合用。

2. 注意事项

（1）禁忌证：对本品或其他血管紧张素转换酶抑制剂过敏者、孕妇禁用。

（2）慎用：自身免疫性疾病如严重系统性红斑狼疮，此时白细胞或粒细胞减少的机会增多；骨髓抑制；脑动脉或冠状动脉供血不足，可因血压降低而缺血加剧；血钾过高，肾功能障碍而致血钾增高，白细胞及粒细胞减少，并使本品潴留；主动脉瓣狭窄，此时可能使冠状动脉灌注减少；严格饮食限制钠盐或进行透析者慎用。

（3）不良反应：较常见的有皮疹、心悸、心动过速、胸痛、咳嗽、味觉迟钝。较少见的有蛋白尿、眩晕、头痛、昏厥、血管性水肿、心率快而不齐、面部潮红或苍白。少见的有白细胞与粒细胞减少，有发热、寒战等。

3. 用法与用量

视病情或个体差异而定。本品宜在医师指导或监护下服用，给药剂量须遵循个体化原则，按疗效而予以调整。

（1）高血压：成人口服一次 12.5mg，2～3 次/d；按需要 1～2 周内增至 50mg，2～3 次/d；疗效仍不满意时可加用其他降压药。

（2）心力衰竭：成人开始一次口服 12.5mg，2～3 次/d；必要时逐渐增至 50mg，2～3 次/d；若需进一步加量，宜观察疗效 2 周后再考虑。对近期大量服用利尿剂，处于低钠、低血容量，而血压正常或偏低的患者，初始剂量宜为 6.25mg，3 次/d；以后通过测试逐步增加至常用量。

4. 制剂与规格

片剂：每片含卡托普利 10mg，氢氯噻嗪 6mg。

（五）依那普利

1. 别　　名

马来酸依那普利，苯酯丙脯酸，悦宁定，Renitec，Inovoril。

2. 作用与用途

本品是一种具有高亲和力的竞争性血管紧张素转换酶抑制剂，在体内水解为依那普利拉而起作用，其药效是卡托普利的 10～20 倍，作用时间更长。口服约 68% 被吸收，本品与食物同服，不影响它的生物利用度，服药后 1h，血浆依那普利浓度可达峰值。服药后 3.5～4.5h，依那普利拉血浆浓度可达峰值，半衰期为 11h。肝功能异常者依那普利转变成依那普利拉的速度延缓。依那普利给药 20min 后广泛分布于全身，肝、肾、胃和小肠药物浓度最高，大脑中浓度最低。一日口服 2 次，2d 后，依那普利拉与血管紧张素转换酶结合达到稳态，最终半衰期延长为

30～35h，依那普利拉主要由肾脏排泄。严重肾功能不全患者（肌酐清除率低于30ml/min）可出现药物蓄积，本药能用血液透析法清除。临床用于治疗高血压，可用于原发性高血压、肾性高血压、肾血管高血压、恶性高血压等。可单独应用或与其他降压药如利尿药合用。用于治疗心力衰竭，可单独应用或与强心药、利尿药合用。

3. 注意事项

（1）禁忌证：对依那普利或其他血管紧张素转换酶抑制剂过敏者、特发性神经血管性水肿或以前使用转换酶抑制药曾出现过血管神经性水肿的患者、孕妇禁用。

（2）慎用：肾功能减退时、血钾过高、脑动脉或冠状动脉供血不足、高度肾功能障碍者，哺乳期妇女慎用。

（3）不良反应：有头昏、头痛、嗜睡、口干、疲劳、上腹不适、恶心、心悸、胸闷、咳嗽、面红、皮疹和蛋白尿等，必要时减量。如出现白细胞减少，需停药。

（4）用药期间定期作白细胞计数和肾功能及血钾测定。

4. 用法与用量

口服。

（1）成人：①高血压：1次/d，一次5～10mg；以后随血压反应调整剂量至10～40mg/d，分2～3次服；如疗效仍不满意，可加用利尿药。②肾功能损害：肌酐清除率在每分钟30～80ml时，初始剂量为5mg；如肌酐清除率每分钟＜30ml，初始剂量为2.5mg；对于透析患者，透析日剂量为2.5mg。③心力衰竭：开始剂量为一次2.5mg，1～2次/d；给药后2～3h内注意血压，尤其合并用利尿药者，以防低血压。一般每天用量5～20mg，分2次口服。④肾性、肾血管性或恶性高血压：应从2.5mg开始给药。

（2）老年人：老年人对降压作用较敏感，应用依那普利须酌减剂量。

5. 制剂与规格

片剂：5mg；10mg。胶囊：5mg；10mg。

（六）贝那普利

1. 别　　名

苯那普利，洛汀新，10tensin。

2. 作用与用途

本品是一个前体药，在肝内水解为贝那普利拉，后者为不含巯基的血管紧张素转换酶抑制剂，作用与用途与其他普利类同，为竞争性的血管紧张素转换酶抑制剂，阻止血管紧张素Ⅰ转换为血管紧张素Ⅱ，使血管阻力降低，醛固酮分泌减少，血浆肾素活性增高。还可抑制缓激肽的降解，也使血管阻力降低，产生降压作用。本药能扩张动脉与静脉，降低周围血管阻力（后负荷）及肺毛细血管楔压（前负荷），从而改善心排量，提高患者的运动耐量，因而可用于充血性心力衰竭的治疗。口服吸收至少37%，进食不影响吸收。本品达峰时间为0.5～1h，苯那普利拉为11.5h，蛋白结合率高达96.7%，苯那普利拉为95.3%。本品的半衰期为0.6h，苯那普利拉为10～11h，2～3d后达稳态。本品主要经肾脏清除，20%以苯那普利拉排出，另外则以苯那普利和苯那普利拉的乙酰—葡萄苷酸的结合物排出；11%～12%从胆道排泄。轻中度肾功能障碍（肌酐清除率＞30ml/min）、肝硬化所致肝功能障碍及年龄不影响药代动力学。血液透析时，本品少量可被透析清除。

3. 注意事项

（1）禁忌证：对苯那普利或其他血管紧张素转换酶抑制剂过敏者，有血管神经性水肿史者，孤立肾、移植肾、双侧肾动脉狭窄而肾功能减退者，孕妇禁用。

（2）严重缺钠的血容量不足者服用本品时可能发生低血压。开始服用本品前数天应停用利尿药或采取其他措施补充体液。对有可能发生严重低血压者(如心功能不全患者),服用首剂后应严密监护,直到血压稳定。

(3)自身免疫性疾病及肾功能不全者出现白细胞或粒细胞减少机会增多。

(4)少数患者服用本品后可出现暂时性血尿素氮、肌酐升高,停用本品和(或)利尿药,即可恢复。对肾功能不全者,在治疗前几周要密切监测肾功能,以后应定期检查肾功能。用本品时如肌酐清除率 < 30ml/min 或血尿素氮、肌酐升高,须减低本品的剂量和(或)停用利尿药。

(5)不良反应:最常见的为头痛和咳嗽。少见的有症状性低血压、直立性低血压、晕厥、心悸、周围性水肿、皮疹、皮炎、便秘、胃炎、焦虑、失眠、感觉异常、关节痛、肌痛、哮喘等。血管神经性水肿罕见。

4. 用法与用量

口服。

(1)高血压:未服用利尿药者,开始推荐剂量为口服 10mg,1 次/d;已服用利尿药者(严重和恶性高血压除外),用本品前应停用利尿药 2 ~ 3d,小剂量给药,在观察下小心增加剂量。如每日给药 1 次不能满意控制血压,可增加剂量或分 2 次给药,维持量可达 20 ~ 40mg/d。肾功能不良或有水、钠缺失者开始用 5mg,1 次/d。

(2)心功能不全:开始推荐剂量为口服 5mg,1 次/d,首次服药需监测血压。维持量可用 5 ~ 10mg,1 次/d。严重心功能不全者较轻中度心功能不全需更小的剂量。

5. 制剂与规格

盐酸贝那普利片剂:10mg。

(七)培哚普利

1. 别　　名

雅施达,Conversgl,Acertil。

2. 作用与用途

本品是一个前体药,在体内水解为其活性代谢物培哚普利拉。后者为竞争性的血管紧张素转换酶抑制剂。作用与用途与其他普利类相似。培哚普利还可减轻左心室肥厚,改善血流动力学,逆转心血管重塑,改善弹力纤维与胶原纤维比,使心内膜下心肌胶原蛋白含量正常化。

3. 注意事项

与其他普利类同。

4. 用法与用量

口服。

(1)高血压:口服起始 2mg,1 次/d;以后按需要可递增至 4mg,1 次/d,最多为 8mg,1 次/d;常用维持量为 4mg,1 次/d。

(2)心力衰竭:一次 2mg,1 次/d,清晨口服;如证明对血压无不利影响,可加至 4mg,1 次/d;维持治疗的通常有效剂量为 2 ~ 4mg,1 次/d。高危患者开始治疗的推荐剂量是 2mg,1 次/d。

(3)老年人剂量推荐开始剂量为 2mg,1 次/d,清晨口服;如有必要,在治疗 1 个月后,每日可增加至 4mg。

5. 制剂与规格

片剂:4mg。

(八)福辛普利

1. 别　　名

蒙诺,Monopril。

2. 作用与用途

本品是一个前体药，在体内转化为福辛普利拉。后者为竞争性的血管紧张素转换酶抑制剂。本品主要特点是亲脂性强，对心脑 ACE 抑制作用强而持久，对肾脏 ACE 抑制作用弱而短。口服本品后约吸收 36%，食物可影响其吸收的速度，但不影响其吸收量。吸收后 75% 在肝和胃肠道黏膜处水解生成活性代谢产物福辛普利拉。口服本品单剂后 1h 内起作用，2～4h 达峰作用，作用维持约 24h。福辛普利拉达峰时间为 2～4h，蛋白结合率高达 97%～98%，血中半衰期为 12h，肾衰竭时血中半衰期延长。本品 44%～50% 经肾脏清除，46%～50% 经肝脏清除后从肠道排泄；血液透析时和腹膜透析时本品的清除量分别为尿素清除的 2% 和 7%。本品最主要的药学特点是由肝、肾双通道排泄，肾或肝功能不全的患者可通过替代途径代偿性排泄。

3. 注意事项

与其他普利类同。

4. 用法与用量

口服。

(1)高血压：①不用利尿剂治疗的患者，初始剂量为每次 10mg，1 次/d。约 4 周后，根据血压的反应适当调整剂量。剂量超过 40mg/d，不增强降压作用。如单独使用不能完全控制血压，可加服利尿药。②同时服用利尿剂治疗的患者，在开始用本品治疗前，利尿剂最好停服几天以减少血压过分下降的危险。如果经约 4 周的观察期后，血压不能被充分控制，可以恢复用利尿剂治疗。另一种选择是，如果不能停服利尿剂，则在给予本品初始剂量 10mg 时，应严密观察几个小时，直至血压稳定为止。

(2)心力衰竭：推荐的初始剂量为 10mg，1 次/d，并作严密的医学监护。如果患者能很好耐受，则可逐渐增量至 40mg，1 次/d。即使在初始剂量后出现低血压，也应继续谨慎地增加剂量，并有效地处理低血压症状，本品应与利尿剂合用。

(3)以下患者应在医院内治疗：严重心功能不全的患者(NYHAIV级)；有特殊危险的患者，如接受多种或高剂量利尿剂的患者(如＞80mg呋塞米)，血容量减少、血钠过少(血钠＜130mmol/L)、已有低血压[收缩压＜12kPa(90mmHg)]的患者，以及患不稳定性心功能不全和接受高剂量血管扩张剂治疗的患者。

(4)老年人及肝或肾功能减退的患者不需降低剂量。

5. 制剂与规格

片剂：10mg。

(九)赖诺普利

1. 别　　名

苯丁赖脯酸，捷赐瑞，Zestril。

2. 作用与用途

本品是依那普利的赖氨酸衍生物，本品非前体药物，能直接抑制 ACE。本品比依那普利作用时间长，吸收不受食物影响。口服后降压作用约在 2h 内产生，最大降压作用在口服后 4～6h 出现。作用持续 24h，停药后不会产生血压反跳，服药后心率无明显变化。口服时吸收不受食物影响，6～8h 达血药浓度峰值。生物利用度为 25%～50%。本品不易与血浆蛋白结合，口服 10mg 后，平均分布容积为 1.24L。本药不再进一步代谢，吸收的药物以原形从尿中排出。本品呈多相清除，大部分的药物在快速相清除。有效半衰期约为 12.6h，终末半衰期约为 30h。每日服用 1 次，3d 后血药浓度达稳态，肾功能减退时药物有蓄积。肾清除率平均为每分钟 106ml，主要通过肾脏排泄。临床用于治疗原发性高血压。

3. 注意事项

(1)禁忌证:对本品过敏者,有双侧肾动脉狭窄、孤立肾有肾动脉狭窄者,高钾血症患者,妊娠期妇女及哺乳期妇女禁用。

(2)应用利尿剂或有心力衰竭、脱水及钠耗竭患者对本品极敏感,必须从小剂量开始,以避免低血压。

(3)肾衰竭患者要减少剂量或延长给药时间。

(4)其他:参见血管紧张素转换酶抑制剂。

4. 用法与用量

口服。1 次/d,常用剂量为 10 ～ 40mg,开始剂量为 10mg,早餐后服用;根据血压反应调整用量;最高剂量为 80mg。

5. 制剂与规格

片剂:10mg。

(十)雷米普利

1. 别　　名

瑞泰,Tritace。

2. 作用与用途

本品是一个前体药,在肝脏中转化为雷米普利拉发挥药理作用。后者是一种新型长效 ACEI,与依那普利相似,为非巯基类药。本品口服单剂量药效可持续 24h。本品药理作用与其他血管紧张素转换酶抑制剂相似。还能改善急性局部缺血性左心室衰竭的功能及代谢,预防和逆转心肌与血管重塑,并可增加肾血流量,保护肾脏。还具有抗动脉粥样硬化的作用,能降低糖尿病并发症和新发糖尿病的危险。其他参见血管紧张素转换酶抑制剂。临床用于高血压病、充血性心力衰竭、急性心肌梗死后的充血性心力衰竭。

3. 注意事项

(1)禁忌证:对雷米普利及其制剂成分过敏,有血管神经性水肿病史,双侧肾动脉狭窄或单肾且伴肾动脉狭窄,血流减低性左心室流出道梗阻,低血压或循环状况不稳定的患者,使用高流量膜透析,使用硫酸葡聚糖进行分离性输血的患者和妊娠及 NSL 期妇女禁用。

(2)慎用:可能会出现头晕,伴注意力不集中,疲乏,虚弱,肝肾功能损害,皮肤发红伴有灼热感、瘙痒、荨麻疹,黏膜疹,结膜炎,有时大量脱发,雷诺现象可能突发或加重。有时出现血管神经性水肿。患者可发生刺激性干咳。消化道不良反应,如口渴、口腔炎、便秘、腹泻、恶心、呕吐、胃痛、上腹不适。

4. 用法与用量

口服。

(1)高血压:起始 2.5mg,1 次/d;按需要可逐渐加至 2.5 ～ 5mg/d;最大剂量 20mg。

(2)心力衰竭:开始剂量为每次 1.25mg,1 次/d;根据患者的反应,间隔 1 ～ 2 周后将药量加倍;如果每日需服 2.5mg 或更大剂量,可分 2 次服用;最大剂量不超过 10mg。

(3)心肌梗死后:开始剂量为每次 2.5mg,2 次/d;如果患者不耐受,先服每次 1.25mg,2 次/d,连服 2d;最大用量为 10mg/d。

5. 制剂与规格

片剂:1.25mg;2.5mg;5mg;10mg。密闭,避光,30℃以下保存。

(十一)西拉普利

1. 别　　名

一平苏,Inibace。

2. 作用与用途

本品是一种新型长效无巯基血管紧张素转换酶抑制剂,是含羧基的前体药,口服后被组织中酯酶转化成西拉普利拉发挥药理作用。后者对血浆和组织 ACE 的抑制作用较强,具有较高的选择性和特异性。本品口服吸收快,约 2h 血药浓度达峰,有效血中半衰期为 9h,作用维持约24h。主要经肾脏排泄。其他参见血管紧张素转换酶抑制剂。临床用于治疗各种程度原发性高血压和肾性高血压。

3. 注意事项

参见血管紧张素转换酶抑制剂。

4. 用法与用量

口服。

(1)原发性高血压:通常剂量范围是 $2.5 \sim 5.0mg$,1 次/d;开始服用的头 2d 可从 $1.25 \sim 2.5mg$ 开始。

(2)肾性高血压:起始剂量应为 0.5mg 或 0.25mg,1 次/d;维持剂量应按个体调整。

(3)心力衰竭:可与洋地黄和(或)利尿剂联合使用,作为治疗慢性心力衰竭患者的辅助药物,起始剂量应以 0.5mg,1 次/d。可根据耐受情况及临床状况将剂量增加至 1mg,每日 1 次的最大维持剂量。此外,若需要把维持剂量调整至 $1 \sim 2.5mg$,应根据患者的反应、临床状况及耐受性进行调整。通常最大剂量为 5mg,1 次/d。

5. 制剂与规格

片剂:2.5mg。

四、血管紧张素 II 受体(AT₁ 型)拮抗剂

(一)氯沙坦

1. 别　　名

洛沙坦钾,科素亚,Cozaar。

2. 作用与用途

本品为血管紧张素 II 受体(AT₁ 型)拮抗剂,可以阻断内源性及外源性的血管紧张素 II 所产生的各种药理作用;本品可选择性地作用于 AT₁ 受体,不影响其他激素受体或心血管中重要的离子通道的功能,也不抑制降解缓激肽的血管紧张素转化酶(激肽酶 II),不影响血管紧张素 II 及缓激肽的代谢过程。本品口服吸收良好,经首过代谢后形成羧酸型活性代谢物及其他无活性代谢物;生物利用度约为 33%。氯沙坦及其活性代谢产物的血药浓度分别在 1h 及 $3 \sim 4h$ 达到峰值,血中半衰期分别为 2h 及 $6 \sim 9h$。氯沙坦及其活性代谢产物的血浆蛋白结合率 $\geq 99\%$;血浆清除率分别为 600ml/min 和 50ml/min,肾脏清除率分别为 74ml/min 和 26ml/min。氯沙坦及其代谢产物经胆汁和尿排泄。本品具有增加尿酸与尿素排泄、降低血浆尿酸水平作用,为氯沙坦所特有。临床用于治疗原发性高血压。

3. 注意事项

(1)禁忌证:对本品过敏者禁用。孕妇不宜使用。哺乳期妇女使用应权衡利弊。

(2)血容量不足的患者应先补充血容量,减少起始剂量。有肝功能损害患者应使用较低剂量。轻微而短暂的头晕,剂量相关性直立性低血压。

(3)不良反应:罕见皮疹,荨麻疹,血管神经性水肿,腹泻及偏头痛,GPT升高。偶有高血钾,1.5%的患者出现高钾血症(血清钾 > 5.5mEq/L)。敏感个体和动脉狭窄的患者可出现肾功能异常。

(4)与保钾利尿剂(如螺内酯、氨苯蝶啶、阿米洛利)、钾制剂或含钾的盐代用品合用时,可使血钾升高。如必须同时服用,应注重监测。

4. 用法与用量

口服。通常起始和维持量为 1 次/d,一次 50mg,治疗 3～6 周可达最大降压效果;必要时可增加到 1 次/d,一次 100mg。肝功能不良或有水钠缺失者开始用较小剂量。对血管容量不足的患者(例如应用大剂量利尿剂治疗的患者),可考虑采用 1 次/d、1 次 25mg 的起始剂量。对老年患者或肾脏损害患者,包括做血液透析的患者,不必调整起始剂量。对有肝功能损害病史的患者应考虑使用较低剂量。

5. 制剂与规格

片剂:50mg;100mg。

(二)氯沙坦/氢氯噻嗪

1. 别　　名

海捷亚,Hyzaar。

2. 作用与用途

本品为氯沙坦和利尿剂氢氯噻嗪组成的复方制剂。氯沙坦和氢氯噻嗪合用可减轻利尿药所致的高尿酸血症。临床用于治疗高血压,适用于联合用药治疗的患者。

3. 注意事项

(1)禁忌证:对氯沙坦、氢氯噻嗪或磺胺类药物过敏者禁用。其他参见氯沙坦。

(2)本品不能用于血容量减少的患者(如用高剂量利尿剂者)。

(3)严重肾功能不全(肌酐清除率≤30ml/min)或肝功能异常的患者,不建议使用。

(4)最常见的是由电解质丢失(低血钾、低血氯、低血钠)引起的体征和症状,以及多尿引起的脱水。如果同时使用洋地黄,则低血钾可能加重心律失常。通过血液透析消除氢氯噻嗪的程度仍未确知。

4. 用法与用量

口服。通常起始和维持量为一次 50mg,1 次/d,治疗 3～6 周可达最大降压效果;必要时可增加到一次 100mg,1 次/d。肝功能不良或有水钠缺失者开始用较小剂量。常用的起始和维持剂量为 1 次/d,每次 1 片(氯沙坦钾 50mg 或氢氯噻嗪 12.5mg)。对 1 片反应不足的患者,剂量可增至 1 次/d,每次 2 片。最大服用剂量为 1 次/d,每次 2 片。

5. 制剂与规格

片剂:每片含氯沙坦 50mg,氢氯噻嗪 12.5mg。室温(15～30℃)保存。

(三)缬沙坦

1. 别　　名

代文,Diovan。

2. 作用与用途

本品为血管紧张素 II 受体拮抗剂。本品可选择性作用于已知与血管紧张素 II 作用相关的 AT_1 受体亚型,选择性阻断血管紧张素 II 与肾上腺和血管平滑肌等组织细胞 AT_1 受体的结合,抑制血管收缩和醛固酮分泌,产生降压作用。口服吸收快,2h 达峰值,血浆浓度以双指数方式下降,分布相和消除相的平均半衰期分别＜1h 和 6～7h,重复或每日给药血流动力学没有改变,药物在体内无蓄积。口服后 10% 的药物以原形从尿中排出,其余从胆汁排出。

3. 注意事项

(1)禁忌证:对本品过敏者禁用。其他参见血管紧张素 II 受体(AT_1 型)拮抗剂氯沙坦。

(2) 本品基本不被代谢,与细胞色素 P450 酶系统的诱导剂或抑制剂通常不会发生有临床意义的相互作用。与华法林之间无血浆蛋白结合方面的相互作用。

4. 用法与用量

口服。推荐剂为 80mg，1 次/d，抗高血压作用通常在服药 2 周内出现，4 周时达到最大疗效；根据病情可调节至 160mg，1 次/d，也可加用利尿药；维持量一次 80～160mg，1 次/d。

5. 制剂与规格

胶囊剂：80mg；160mg。

（四）伊贝沙坦

1. 别　　名

安博维，苏适，厄贝沙坦，Aprovel。

2. 作用与用途

本品为 AT_1 受体拮抗剂，能阻断血管紧张素 II 的作用。能特异性地拮抗 AT_1 受体，通过选择性地阻断 Ang II 与 AT_1 受体的结合。抑制血管收缩和醛固酮的释放，产生降压作用。本品不抑制 ACE、肾素、其他激素受体，也不抑制与血压调节和钠平衡有关的离子通道。口服后能迅速吸收，生物利用度为 60%～80%，不受食物的影响。血浆达峰时间为 1～1.5h，血中半衰期为 11～15h。3d 内达稳态。通过葡萄糖醛酸化或氧化代谢，主要由细胞色素酶 P450、CYP2C9 氧化。本品及代谢物经胆道和肾脏排泄。血浆蛋白结合率为 90%。临床用于高血压病。

3. 注意事项

对本品过敏者禁用。其他参见氯沙坦。

4. 用法与用量

口服。通常建议的初始剂量和维持剂量为 150mg/d；必要时可增至 300mg。可单独使用，也可与其他抗高血压药物合用。对重度高血压及药物增量后血压下降仍不满足时，可加用小剂量的利尿剂（如噻嗪类）或其他降压药物。

5. 制剂与规格

片剂：150mg。

（五）替米沙坦

1. 别　　名

美卡素，Micardis。

2. 作用与用途

本品为特异性血管紧张素 II 受体（AT_1 型）拮抗剂，与 AT_1 亚型（已知的血管紧张素 II 作用位点）呈高亲和性结合，该结合作用持久，但无任何部分激动剂效应。由于本品导致血管紧张素 II 水平增高，从而可能引起的受体过度刺激效应亦不可知，可致血醛固酮水平下降，不抑制人体血浆肾素，亦不阻断离子通道。血管紧张素转换酶（激酶 II）亦可降解缓激肽，由于不抑制血管紧张素转换酶，故不会出现缓激肽作用增强导致的不良反应。对其他受体（包括 AT_2 和其他特征更少的 AT 受体，功能尚不清楚）无亲和力。口服后，被迅速吸收，口服 3h 起效，降压持续时间可超过 24h。生物利用度比氯沙坦、缬沙坦高；绝对生物利用度平均值约为 50%。空腹或饮食状态下服用 3h 后血浆浓度近似。AUC 的轻度降低不会引起疗效降低。血浆蛋白结合率 > 99.5%。本品在肝脏代谢，与葡萄糖苷酸结合代谢，结合产物无药理学活性，血中半衰期 > 20h，口服（或静脉注射）时几乎完全从胆汁排泄，随粪便排出，主要以未改变的化合物形式排出。累积尿排泄小于剂量的 2%。本品透析不能清除。临床用于原发性高麻压。

3. 注意事项

对本品过敏者，胆道阻塞性疾病者，严重肝功能不全者，严重肾功能不全者，孕妇及哺乳期妇女禁用。轻中度肝功能不全患者慎用。本品可增加地高辛及锂的血药浓度。其他参见氯沙坦。

4. 用法与用量

成人口服。推荐剂为 40～80mg，1 次/d。最大剂量为 80mg，1 次/d。

5. 制剂与规格

片剂：80mg。

(六)坎地沙坦西酯

1. 别 名

必洛斯，坎地沙坦环己氧羰氧乙酯。

2. 作用与用途

本品在体内迅速被水解成活性代谢物坎地沙坦，坎地沙坦为选择性血管紧张素 II 受体(AT_1)拮抗剂，通过与血管平滑肌 AT_1 受体结合而拮抗血管紧张素 II 的血管收缩作用，从而降低外周血管阻力。另有认为：坎地沙坦可通过抑制肾上腺分泌醛固酮而发挥一定的降压作用。坎地沙坦不抑制激肽酶 II，不影响缓激肽降解。口服后，被迅速吸收，完全水解为坎地沙坦，坎地沙坦的绝对生物利用度约为 15%，血浆坎地沙坦浓度的达峰时间为 3～4h。坎地沙坦与血浆蛋白的结合率大于 99%，表观分布容积为 0.13L/kg，坎地沙坦主要以原形经尿、粪排泄，极少部分在肝脏经 O-去乙基化反应生成无活性代谢产物。坎地沙坦的排泄半衰期约为 9h。在等剂量时，老年组血药浓度高于青年组，男女无明显差别。

3. 注意事项

(1)禁忌证：对本制剂的成分有过敏史的患者、妊娠或可能妊娠的妇女禁用。

(2)慎用：有双侧或单侧肾动脉狭窄的患者、有高血钾的患者、有肝功能障碍的患者、有严重肾功能障碍的患者、有药物过敏史的患者、老年患者、大动脉和左房室瓣狭窄(阻塞性心肌肥大症)者慎用。

(3)进行血液透析、严格限盐和服用利尿降压药的患者，应从小剂量开始，缓慢增加剂量并仔细观察。

(4)手术前 24h 最好停用。

4. 用法与用量

口服。一般成人 1 次/d，一次 4～8mg，必要时可增加剂量至 12mg。

5. 制剂与规格

片剂：2mg；4mg；8mg；16mg。

(高伟)

第十二章
Chapter 12

抗休克的血管活性药

　　休克是由于维持生命的重要器官（如心、脑、肾等）得不到足够的血液灌流而产生的、以微循环血流障碍为特征的急性循环不全综合征。

　　休克治疗应根据休克的不同病因和不同阶段采取相应的措施，除进行病因治疗、补充血容量、纠正酸血症外，应用血管活性药物（血管收缩剂和血管扩张剂）以改变血管功能和改善微循环，也是治疗休克的重要措施。

一、药物作用机制

　　在抗休克治疗中，肾上腺素类血管活性药物占有重要的地位。主要作用于α受体的拟肾上腺素药如去甲肾上腺素等可引起皮肤、黏膜血管和内脏血管的收缩，使外周阻力增加，血压上升；主要作用于β受体的拟肾上腺素药如异丙肾上腺素等可使心收缩力增强，心率加快，心排血量增加，从而使血压上升，同时对某些血管有扩张作用，可改善微循环；α受体阻滞剂如酚妥拉明等则能解除血管痉挛，使微循环功能改善。

二、常用药物

（一）去甲肾上腺素

1. 别　　名

Norepinephrine，Levarterenol。

2. 作用与用途

　　本品为肾上腺素受体激动药，可强烈激动α受体，对β受体作用弱。可引起血管极度收缩，使血压升高，冠状动脉血流增加。用量按每分钟 0.4μg/kg 时，以β受体激动为主；用较大剂量时，以α受体激动为主。静脉给药后起效迅速，停止滴注后作用时效维持 1～2min。主要在肝内代谢成无活性的代谢产物。经肾脏排泄，仅微量以原形排泄。临床用于治疗各种休克（但出血性休克禁用）。

3. 注意事项

（1）药液外漏可引起局部组织坏死。

（2）本品强烈的血管收缩可以使重要脏器器官血流减少，肾血流锐减后尿量减少，组织供血不足导致缺氧和酸中毒；持久或大量使用时，可使回心血流量减少，外周血管阻力升高，心排血量减少，后果严重。

（3）应重视的反应包括静脉输注时沿静脉径路皮肤发白，注射局部皮肤破溃，皮肤发绀、发红，严重眩晕，上述反应虽少见，但后果严重。

（4）禁止与含卤素的麻醉剂和其他儿茶酚胺类药合并使用，可卡因中毒及心动过速患者禁用。

（5）用药过程中必须监测动脉压、中心静脉压、尿量、心电图。

4. 用法与用量

用 5% 葡萄糖注射液或葡萄糖氯化钠注射液稀释后静脉滴注。

（1）成人常用量：开始以每分钟 8～12μg 速度滴注，调整滴速以达到血压升到理想水平；维持量为每分钟 2～4μg。在必要时可超越上述剂量，但需注意保持或补足血容量。

（2）小儿常用量：开始按体重以每分钟 0.02～0.1μg/kg 速度滴注，按需要调节滴速。

5. 制剂与规格

注射剂：1ml：2mg；2ml：10mg。

（二）去氧肾上腺素

1. 别　　名

苯肾上腺素

2. 作用与用途

本品为α-肾上腺素受体激动药，有明显的血管收缩作用。作用与去甲肾上腺素相似，但弱而持久，毒性较小。可激发迷走神经反射，使心率减慢。本品可使肾、内脏、皮肤及肢体血流减少，但冠状动脉血流增加。本品在胃肠道和肝脏内被单胺氧化酶（MAO）降解，不宜口服。皮下注射，升压作用 10～15min 起效，持续 50～60min；肌内注射一般也是 10～15min 起效，持续 30～120min；静脉注射立即起效，持续 15～20min。临床用于治疗休克及麻醉时维持血压。也用于治疗室上性心动过速。

3. 注意事项

（1）禁忌证：高血压、冠状动脉硬化、甲亢、糖尿病、心肌梗死者禁用。

（2）与催产药同用，可引起严重的高血压；与 MAO 抑制剂同用，可使本品的升压作用增强，在使用 MAO 抑制剂后 14d 内禁本品；同用三环类抗抑郁药，本品升压作用增强。

（3）药物过量出现血压过度上升，反射性心动过缓可用阿托品纠正，其他逾量表现可用α受体阻滞剂如酚妥拉明治疗。

4. 用法与用量

（1）常用量：肌内注射，一次 2～5mg；静脉注射，一次 10～20mg，稀释后缓慢滴注。

（2）极量肌内注射，一次 10mg；静脉注射，每分钟 0.1mg。

5. 制剂与规格

注射剂：1ml：10mg。

（三）间 羟 胺

1. 别　　名

阿拉明，Aramine。

2. 作用与用途

本品直接兴奋α受体，较去甲肾上腺素作用为弱但较持久，对心血管的作用与去甲肾上腺素相似。能收缩血管，持续地升高收缩压和舒张压，也可增强心肌收缩力，使休克患者的心排血量增加。升压作用可靠，维持时间较长，较少引起心悸或尿量减少等反应。肌内注射 10min 或皮下注射 5～20min 后血压升高，持续约 1h；静脉注射 1～2min 起效，持续约 20min。不被单胺氧化酶破坏，作用较久。临床用于防治椎管内阻滞麻醉时发生的急性低血压；出血、药物过敏、手术并发症及脑外伤或脑肿瘤合并休克而发生的低血压辅助性对症治疗；也可用于心源性休克或败血症所致的低血压。

3. 注意事项

本品连续给药时，不能突然停药，以免发生低血压反跳。给药时应选用较粗针静脉注射，并避免药液外溢。药物过量，血压过高者可静脉注射酚妥拉明 5～10mg。

4. 用法与用量

（1）成人肌内或皮下注射：每次 2～10mg（以间羟胺计），由于最大效应不是立即显现，在重复用药前对初始量效应至少应观察 10min。

（2）成人静脉给药。静脉注射：初量 0.5～5mg，继而静脉滴注，用于重症休克。静脉滴注：将间羟胺 15～100mg 加入 5%葡萄糖液或氯化钠注射液 500ml 中滴注，调节滴速以维持合适的血压。成人极量一次 100mg（每分钟 0.3～0.4mg）。

5. 制剂与规格

注射剂：10mg。

（四）肾上腺素

1. 别　　名

Epinephrine。

2. 作用与用途

本品兼有α受体和β受体激动作用，可引起皮肤、黏膜、内脏血管收缩；冠状血管扩张，骨骼肌、心肌兴奋，心率增快，支气管平滑肌、胃肠道平滑肌松弛。对血压的影响与剂量有关，常用剂量使收缩压上升而舒张压不升或略降，大剂量使收缩压、舒张压均升高。皮下注射 6～15min 起效，作用维持 1～2h，肌内注射作用维持 80min 左右。临床用于因支气管痉挛所致严重呼吸困难，可迅速缓解药物等引起的过敏性休克，亦可用于延长浸润麻醉用药的作用时间。各种原因引起的心脏骤停进行心肺复苏的主要抢救用药。

3. 注意事项

高血压、器质性心脏病、冠状动脉疾病、糖尿病、甲状腺功能亢进、洋地黄中毒、外伤性及出血性休克、心源性哮喘等患者禁用。

4. 用法与用量

皮下注射：常用量，每次 0.25mg～1mg；极量：每次 1mg。过敏性休克：皮下注射或肌内注射 0.5～1mg，也可用 0.1～0.5mg 缓慢静脉注射（以 0.9%氯化钠注射液稀释到 10ml）；如疗效不好，可改用 4～8mg 静脉滴注（溶于 5%葡萄糖液 500～1 000ml）。抢救心脏骤停：0.25～0.5mg，以 10ml 生理盐水稀释后静脉（或心内）注射。

5. 制剂与规格

注射剂：1ml∶1mg。

（五）多巴胺

1. 作用与用途

本品激动交感神经系统肾上腺素受体和位于肾、肠系膜、冠状动脉、脑动脉的多巴胺受体，其效应为剂量依赖性。小剂量时（每分钟按体重 0.5～2μg/kg），主要作用于多巴胺受体，使肾及肠系膜血管扩张，肾血流量及肾小球滤过率增加，尿量及钠排泄量增加；小到中等剂量（每分钟按体重 2～10μg/kg），能直接激动β₁受体及间接促使去甲肾上腺素受体和位于肾、肠系膜、冠状动脉、脑动脉的多巴胺受体，其效应为剂量依赖性。小剂量时（每分钟按体重 0.5～2μg/kg），主要作用于多巴胺受体，使肾及肠系膜血管扩张，肾血流量及肾小球滤过率增加，尿量及钠排泄量增加；小到中等剂量（每分钟按体重 2～10μg/kg），能直接激动β₁受体及间接促使去甲肾上腺腺素自贮存部位释放,对心肌产生正性应力作用,使心排血量增加、收缩压升高、脉压可能增大,舒张压无变化或有轻度升高,冠脉血流及耗氧改善;大剂量时(每分钟按体重 > 10μg/kg),激动α受体,导致周围血管阻力增加,肾血管收缩,肾血流量及尿量反而减少。静脉滴入后在体内分布广泛,不易通过血—脑脊液屏障。静脉注射 5min 内起效,持续 5 ~ 10min,作用时间的长短与用量不相关。在体内很快通过单胺氧化酶及儿茶酚—氧位—甲基转移酶(COMT)的作用,在肝、肾及血浆中降解成无活性的化合物。半衰期约为 2min。经肾脏排泄,约 80% 在 24h 内排出,尿内以代谢物为主,极小部分为原形。由于心排血量及外周血管阻力增加,致使收缩压及舒张压均增高。临床用于心肌梗死、创伤、内毒素败血症、心脏手术、肾衰竭、充血性心力衰竭等引起的休克综合征;补充血容量后休克仍不能纠正者,尤其有少尿及周围血管阻力正常或较低的休克。由于本品可增加心排血量,也用于洋地黄和利尿剂无效的心功能不全。

3. 注意事项

(1)嗜铬细胞瘤患者不宜使用。孕妇应用时必须权衡利弊。

(2)应用多巴胺治疗前必须先纠正低血容量,在滴注前必须稀释,稀释液的浓度取决于剂量及个体需要的液量。如不需要扩容,可用 0.8mg/ml 溶液;如有液体潴留,可用 1.6 ~ 3.2mg/ml 溶液。

(3)选用粗大的静脉作静脉注射或静脉滴注,以防药液外溢,产生组织坏死;如确已发生液体外溢,可用 5 ~ 10mg 酚妥拉明稀释溶液在注射部位作浸润。

(4)遇有血管过度收缩引起舒张压不成比例升高和脉压减小、尿量减少、心率增快或出现心律失常,滴速必须减慢或暂停滴注。突然停药可产生严重低血压,故停用时应逐渐递减。

4. 用法与用量

成人常用量:静脉注射,开始时每分钟按体重 1 ~ 5μg/kg,10min 内以每分钟 1 ~ 4μg/kg 速度递增,以达到最大疗效。慢性顽固性心力衰竭,静脉滴注开始时,每分钟按体重 0.5 ~ 2μg/kg 逐渐递增。多数患者每分钟按 1 ~ 3μg/kg 给予即可生效。

5. 制剂与规格

注射剂:20mg。遮光,密闭保存。

(六)多巴酚丁胺

1. 作用与用途

为选择性心脏β₁受体激动剂。对心肌产生正性肌力作用,主要作用于β₁受体,对β₂受体及α受体作用相对较小;能直接激动心脏β₁受体以增强心肌收缩和增加搏出量,使心排血量增加,可降低外周血管阻力但收缩压和脉压一般保持不变,能降低心室充盈压,促进房室结传导。静脉注入 1 ~ 2min 内起效,如缓慢滴注可延长到 10min,一般静脉注射后 10min 作用达高峰,持续数分钟。血中半衰期约为 2.4min。临床用于器质性心脏病时心肌收缩力下降引起的心力衰竭,包括心脏直视手术后所致的低排血量综合征,作为短期支持治疗。

3. 注意事项

用药前应先补充血容量、纠正血容量。药液的浓度随用量和患者所需液体量而定。治疗时间和给药速度按患者的治疗效应调整,可依据心率、血压、尿量以及是否出现异位搏动等情况。本品不宜与碳酸氢钠等碱性药物混合使用;输液配妥后应在 24h 内使用完。

4. 用法与用量

静脉滴注:将多巴酚丁胺加入 5% 葡萄糖液或 0.9% 氯化钠注射液 250ml 或 500ml 中稀释后,以滴速每分钟 2.5 ~ 10μg/kg 给予,在每分钟 < 15μg/kg 时,心率和外周血管阻力基本无变化;偶用每分钟 > 15μg/kg,但需注意过大剂量仍然有可能加速心率并产生心律失常。

5. 制剂与规格

注射剂:2ml:20mg;5ml:250ml。遮光,密闭保存。

(高伟)

第十三章

调节血脂药及抗动脉粥样硬化药

一、病理机制

用于防治动脉粥样硬化的药物为调节血脂药和抗动脉粥样硬化药。血脂以胆固醇酯（CE）和三酰甘油（TG）为核心，外包胆固醇（Ch）和磷脂（PL）构成球形颗粒。再与载脂蛋白（apo）相结合，形成脂蛋白溶于血浆进行转运与代谢。脂蛋白可分为乳糜微粒（CM）、极低密度脂蛋白（VLDL）、中间密度脂蛋白（IDL）、低密度脂蛋白（LDL）和高密度脂蛋白（HDL）等。凡血浆中VLDL、IDL、LDL及apoB浓度高出正常为高脂蛋白血症，易致动脉粥样硬化。近年来证明HDL、apoA浓度低于正常，也为动脉粥样硬化危险因子。

对血浆脂质代谢紊乱，首先要调节饮食，食用低热量、低脂肪、低胆固醇类食品，加强体育锻炼及戒烟等。如血脂仍不正常，再用药物治疗。凡能使LDL、VLDL、TC（总胆固醇）、TG、apoB降低，或使HDL、apoA升高的药物，都有抗动脉粥样硬化作用。

动脉粥样硬化主要是由于脂质代谢紊乱及纤维蛋白溶解活性降低引起，其病理变化首先是胆固醇及其他脂质在动脉内膜沉着，继而内膜纤维结缔组织增生，并局限性增厚，形成斑块，然后逐渐形成粥样物。

二、药物分类

调节血脂药可分为：①影响脂质合成、代谢和廓清的药物；烟酸类，如烟酸、阿昔莫司等；氯贝丁酯类及苯氧乙酸类，如氯贝丁酯（安妥明）、非诺贝特等及吉非贝齐等；羟甲基戊二酰辅酶A（HMG-CoA）还原酶抑制药，如洛伐他汀、辛伐他汀等。②影响胆固醇及胆酸吸收的药物，如依折麦布、考来烯胺等。③多烯脂肪酸类药物，如亚油酸、二十碳五烯酸等。还有一些其他类别的药物。

三、常用药物

（一）烟　　酸

1. 作用与用途

本品属B族维生素，在体内转化为烟酰胺，再与核糖腺嘌呤等组成辅酶Ⅰ和辅酶Ⅱ，为脂质氨基酸、蛋白、嘌呤代谢，组织呼吸的氧化作用和糖原分解所必需。口服后30～60min血药浓度达峰值,广泛分布到各组织。血中半衰期约为 45min。肝内代谢治疗量的烟酸仅有小量以原形及代谢物由尿排出。食物中色氨酸通过肠道细菌作用转换为烟酸。烟酸可减低辅酶 A 的利用;通过抑制极低密度脂蛋白(VLDL)的合成而影响血中胆固醇的运载,大剂量可降低血清胆固醇及三酰甘油浓度。烟酸有周围血管扩张作用。用于防治糙皮病等烟酸缺乏病。也用作血管扩张药,治疗高脂血症。

2. 注意事项

(1)禁忌证:消化性溃疡和妊娠初期禁用。

(2)慎用:动脉出血、糖尿病、青光眼、痛风、高尿酸血症、肝病、低血压患者慎用。

(3)不良反应:本品在肾功能正常时几乎不会发生毒性反应,一般不良反应有感觉温热、皮肤发红(特别在脸面和颈部)、头痛等血管扩张反应。大剂量用药可导致腹泻、头晕、乏力、皮肤干燥、瘙痒、眼干燥、恶心、呕吐、胃痛、高血糖、高尿酸、心律失常、肝毒性反应。饭后服可减少不良反应。

3. 用法与用量

(1)成人。①糙皮病常用量:一次 50～100mg,500mg/d;如有胃部不适,宜与牛奶同服或进餐时服;一般同时服用维生素 B_1、维生素 B_2、维生素 B_6 各 5mg。②抗高血脂:开始口服 100mg,3 次/d;4～7d 后可增加至一次 1～2g,3 次/d。

(2)儿童。糙皮病常用量:一次 25～50mg,2～3 次/d。

4. 制剂与规格

片剂:50mg;100mg。

(二)阿昔莫司

1. 别　　名

乐脂平,益平,Olbetam。

2. 作用与用途

本品是烟酸类衍生化合物,通过抑制脂肪组织的分解,使游离脂肪酸的生成减少,从而降低了肝脏内三酰甘油的合成。此外还有抑制肝脂肪酶活性和抑制极低密度、低密度脂蛋白合成,使血中三酰甘油和总胆固醇降低,还可抑制肝脏脂肪酶的活性,减少高密度脂蛋白分解,激活脂肪组织的脂蛋白酶,加速低密度脂蛋白分解,有利于高密度脂蛋白增高。本药降脂作用较烟酸强。口服后迅速吸收,服后 2h 血药浓度达峰值,亦半衰期为 2h,不与血浆蛋白结合,体内不被代谢,大部分以原形从肾脏排出。可经透析清除。对动脉粥样硬化和冠心病的防治产生作用。还可改变高三酰甘油血症的 LDL 和 HDL 的组成和分布。临床用于治疗高三酰甘油血症(Ⅳ型)、高胆固醇血症(Ⅱa型)和混合型高脂血症(Ⅱb型)。

3. 注意事项

(1)禁忌证:对本品过敏者、消化性溃疡患者、孕妇及哺乳期妇女、儿童禁用。

(2)慎用:肾功能不全者慎用。

(3)长期用药者应随访血脂、肝肾功能。

(4)不良反应与烟酸相似。

4. 用法与用量

口服。一次 250mg,2～3 次/d,饭后服用。剂量可按需要调整,但最大剂量不超过 1 200mg/d。

5. 制剂与规格

胶囊:250mg。

（三）非诺贝特

1. 别　名

力平之,Lipanthyl。

2. 作用与用途

本品为氯贝丁酸衍生物类血脂调节药,通过抑制极低密度脂蛋白(LDL)和三酰甘油(TG)的生成并同时使其分解代谢增多,降低血三酰甘油和总胆固醇(TC),前者下降更为明显。能降低低密度脂蛋白、极低密度脂蛋白(VLDL)及载脂蛋白B(apoB),升高高密度脂蛋白(HDL)和载脂蛋白A(apoA),还可使血尿酸下降。口服吸收良好,与食物同服可使非诺贝特的吸收增加。口服后4～7h血药浓度达峰值。血浆蛋白结合率约为99%,吸收后在肝、肾、肠道中分布多,其次为肺、心和肾上腺,在睾丸、脾、皮肤内有少量。在肝内和肾组织内代谢,经羧基还原与葡萄糖醛酸化,转化为葡萄糖醛酸化产物。单剂量口服后吸收半衰期与消除半衰期分别为4.9h与26.6h,持续治疗后半衰期口相为21.7h。约60%的代谢产物经肾脏排泄,25%的代谢产物经粪便排出。临床用于治疗高三酰甘油血症、高胆固醇血症或混合型高脂血症。

3. 注意事项

(1)禁忌证:严重肝功能不全者,严重肾功能不全者,胆石症和胆囊疾病患者,孕妇和哺乳期妇女禁用。

(2)慎用:一般肾功能不全者须慎用。

(3)本品宜与食物同服,可增加药物吸收并防止胃部刺激。

(4)与HMG-CoA还原酶抑制药合用,应慎用。应密切监测患者的血清肌酸激酶(CK)水平,如CK值明显升高或怀疑出现肌病或横纹肌溶解,应立即停用。

4. 用法与用量

口服。一次100mg,3次/d,维持量一次100mg,1～2次/d。

5. 制剂与规格

普通片:100mg。微粉化胶囊:200mg。

（四）辛伐他汀

1. 别　名

京必舒新,苏之,舒降之,Zocor。

2. 作用与用途

本品是甲基羟戊二酰辅酶A(HMG-CoA)还原酶抑制剂,抑制内源性胆固醇的合成,为血脂调节剂。本品为前体药物,肝内代谢为洛伐他汀起作用。有降低总胆固醇(TC)的含量,降低极低密度脂蛋白胆固醇(VLDL-C),低密度脂蛋白胆固醇(LDL-C)和升高高密度脂蛋白胆固醇(HDL-C)水平的作用。口服吸收良好,吸收后肝内的浓度高于其他组织,在肝内经广泛首过代谢,本品及β-羟酸代谢物的蛋白结合率高达95%,达峰时间为1.3～2.4h,血中半衰期为3h。60%从粪便排出,13%从尿排出。治疗2周可见疗效,4～6周达高峰,长期治疗后停药,作用持续4～6周。长期使用在调节血脂的同时,显著阻滞动脉粥样硬化病变进展,减少心血管事件和不稳定性心绞痛的发生。临床用于治疗高脂血症、冠心病。

3. 注意事项

有活动性肝病或无法解释的氨基转移酶升高者应禁用,妊娠期妇女禁用。哺乳期妇女和儿童不推荐使用。如果患者的氨基转移酶有继续升高的表现,特别是氨基转移酶升高超过正常值3倍以上并保持持续,应停药。若发现肌酸磷酸激酶(CK)显著上升或诊断或怀疑肌痛,及有急性或严重的条件暗示的肌病及有横纹肌溶解应立即停药。不良反应有腹痛、便秘、胃肠胀气。偶有疲乏、无力、头痛。用药期间应定期检查血胆固醇、肝功能和CK。

4. 用法与用量

(1)高胆固醇血症:一般始服剂量为 10mg/d,晚间顿服;必要时 4 周后调整剂量;必要时 4 周后调整剂量。

(2)冠心病每晚服用 20mg 作为起始剂量;必要时 4 周后调整剂量。

5. 制剂与规格

片剂:5mg;10mg;20mg;40mg。

(五)普伐他汀

1. 别　名

普拉固,美百乐镇,Pravachol,Meva10tin。

2. 作用与用途

本品为 HMG-CoA 还原酶抑制剂,从两方面发挥其降脂作用:①通过可逆性抑制 HMG-CoA 还原酶的活性使细胞内胆固醇的量有一定程度的降低,导致细胞表面低密度脂蛋白(LDL)受体数的增加,从而加强了由受体介导的 LDL-C 的分解代谢及血液中 LDL-C 的清除;②通过抑制 LDL 的前体——极低密度脂蛋白(VLDL)在肝脏中的合成从而抑制 LDL-C 的生成。口服后迅速吸收。经首过效应到达肝脏,但不经 P450 代谢;血浆蛋白结合率为 50%,通过肝、肾双通道进行清除,老年人、轻度肝肾功能损害者无需调节用药剂量。血中半衰期为 1.5 ~ 2h。临床用于高脂血症、家族性高胆固醇血症。

3. 注意事项

同辛伐他汀。

4. 用法与用量

口服。成人开始剂量为 10 ~ 20mg,1 次/d,临睡前服用;一日最高剂量为 40mg。

5. 制剂与规格

片剂:10mg;20mg。

(六)氟伐他汀

1. 别　名

来适可,Lescol。

2. 作用与用途

本品为第 1 个人工合成的 HMG-CoA 还原酶抑制剂,作用机制与辛伐他汀同。吸收迅速完全,吸收率约 98%,生物利用度 19% ~ 29%,有肝脏首过效应,血中半衰期为 0.5 ~ 1.2h,95%经胆汁排出。临床用于治疗高脂血症、冠心病。

3. 注意事项

同辛伐他汀。

4. 用法与用量

口服。开始剂量为 20mg/d;以后视情况可增至 20 ~ 40mg/d,1 次/d,临睡前服用或 2 次分服。剂量可按需要调整,但最大剂量不超过 80mg/d。

5. 制剂与规格

胶囊:20mg;40mg。

(七)阿托伐他汀

1. 别　名

立普妥,阿乐,Lipitor。

2. 作用与用途

本品为 HMG-CoA 还原酶抑制剂,作用机制与辛伐他汀同。本品为前体药物。能显著降低胆固醇和低密度脂蛋白胆固醇水平,中度降低血清三酰甘油水平和增高高密度脂蛋白水平。在肝脏经细胞色素 P450 3A4 代谢为多种活性代谢物,血中半衰期大约为 14h,但由于其活性代谢物的影响,实际对 HMG-CoA 还原酶抑制作用的血中半衰期为 20～30h。本品蛋白结合率为 98%,大部分以代谢物的形式经胆汁排出。临床用于治疗高脂血症、冠心病。

3. 注意事项

(1)与抑制其代谢(由细胞色素 P450 CYP3A4 代谢)的药物并用时,血液中的阿托伐他汀浓度可能会增加,从而增加其产生副作用的风险。

(2)可能产生相互作用的药品包括:HIV 蛋白酶抑制剂、华法林、贝特类药品、依折麦布、维拉帕米、地尔硫卓、胺碘酮、葡萄柚汁以及 CYP3A4 诱导剂(如 St John Wort)。

(3)曾出现过出血性脑卒中或腔隙性脑梗死的患者中,出血性脑卒中风险的增加尤为显著,服用阿托伐他汀 80mg 的风险/收益尚未确定。

(4)不良反应与其他他汀类相似。

4. 用法与用量

口服。10～20mg,1 次/d,晚餐时服用。剂量可按需要调整,但最大剂量不超过 80mg/d。

5. 制剂与规格

片剂:10mg;20mg;40mg。

(八)瑞舒伐他汀

1. 别　　名

可定,Crestor。

2. 作用与用途

本品为氨基嘧啶衍生物类 HMG-CoA 还原酶抑制剂,作用比早先其他的他汀类药物均强,抑制时间也长,是阿托伐他汀抑制强度的 7 倍。可降低 LDL-C,升高 HDL-C。降低 LDL 的作用较强,在有效剂量(10～40mg)时,可使 LDL 降低 55%～65%,而阿托伐他汀为 40%～50%,辛伐他汀为 30%～40%,普伐他汀为 20%～30%。

口服给药,达峰时间 3～5h。绝对生物利用度为 20%,食物使吸收降低 20%,但血药浓度—时间曲线下面积(AUC)不受影响。与血浆蛋白结合率为 88%,约 10%经肝细胞 P450 CYP2C9 和 CYP2C19 代谢,几乎不经 CYP3A4 代谢。其代谢种族差异较大,如亚洲人(包括中国人)的平均 AUC 是白种人的 2 倍。给药量的 10%左右经肾脏排泄,90%经粪便排泄。平均血中半衰期为 19(13～20)h。多次服药后体内无明显积蓄。临床用于高脂血症和高胆固醇血症,美国 FDA 批准用于成年人混合性血脂异常症、原发性高胆固醇血症、纯合子家族性高胆固醇血症和高三酰甘油血症。

3. 注意事项

不良反应与其他他汀类相似。应特别注意肌痛的不良反应。亚裔患者、有严重肾病以及正在服用环孢素的患者,起始剂量应从 5mg 的最低剂量开始,最高剂量应不超过 40mg。孕妇禁用。哺乳期妇女慎用。

4. 用法与用量

口服。5～40mg/d,1 次/d。开始治疗时应从 10mg 起,需要时增至 20～40mg,不宜开始直接用 40mg。

5. 制剂与规格

片剂:10mg;20mg;40mg。

(九)血脂康

1. 作用与用途

为特制红曲精制而成,内含洛伐他汀及酸性洛伐他汀约 20mg/g 以上,有调节血脂、保护血管内皮、抑制过氧化损伤、阻滞血管平滑肌细胞增殖和迁移等作用。可抗动脉粥样硬化。对原发性高脂血症能降低 TC、TG、LDL-C,升高 HDL-C,明显降低 apoB 和 LP(a),升高 apoA,降低血液黏稠度。

2. 注意事项

对本品过敏者禁用。活动性肝炎或无法解释的血清氨基转移酶升高者禁用。孕妇及哺乳期妇女慎用。

3. 用法与用量

口服。轻、中度患者 2 粒/d,晚饭后服用。重度患者每次 2 粒,2 次/d,早、晚饭后服用。

4. 制剂与规格

胶囊:0.3g。

(十)脂必妥

1. 作用与用途

本品主要成分为红曲。有健脾消食、除湿祛痰、活血化瘀等作用。用于脾瘀阻滞、症见气短、乏力、头晕、头痛、胸闷、腹胀、食少纳呆等以及高脂血症。也可用于高脂血症及动脉粥样硬化引起的其他心脑血管疾病的辅助治疗。

2. 注意事项

孕妇及哺乳期妇女慎用。

3. 用法与用量

口服。一次 3 片,2 次/d,早晚饭后服用。

4. 制剂与规格

片剂:0.35g。

(十一)考来烯胺

1. 别　　名

消胆胺,Cuemid。

2. 作用与用途

本品为阴离子交换树脂,口服不吸收,其所含 Cl⁻ 与胆汁酸交换,形成不稳定的络合物排出,由粪排出的胆汁酸增多,减少胆汁酸的肝肠循环,促使肝胆固醇转化为胆汁酸;肝细胞表面 LDL 受体数目也增加,使自血浆摄取的 LDL 增加,结果降低血浆 LDL-C 浓度。本品降低血清中的胆酸,可缓解因胆酸过多而沉积于皮肤所致的瘙痒。本品用药后 1～2 周,血浆胆固醇浓度开始降低,可持续降低 1 年以上。本品可用于 Ⅱa 型高脂血症,高胆固醇血症。可降低血浆总胆固醇和低密度脂蛋白浓度,对血清三酰甘油浓度无影响或使之轻度升高,因此,对单纯三酰甘油升高者无效。还可用于胆管不完全阻塞所致的瘙痒。

3. 注意事项

(1)禁忌证:对考来烯胺过敏的患者、胆道完全闭塞的患者禁用。

(2)慎用:便秘患者慎用。

(3)不良反应:较常见的有:①便秘,通常程度较轻,短暂性,但可能很严重,可引起肠梗阻;②烧心感;③消化不良;④恶心、呕吐;⑤胃痛。

(4)本品服用前 1h 或服用后 4～6h 再服用其他药物。

4. 用法与用量

(1)成人剂量:维持量 2～24g/d(无水考来烯胺),用于止痒为 16g(无水考来烯胺),分 3 次于饭前服或与饮料拌匀服用。

(2)小儿剂量降血脂:初始剂量 4g/d(无水考来烯胺),分 2 次服用;维持剂量为 2～24g/d

（无水考来烯胺），分 2 次或多次服用。

5. 制剂与规格

散剂：5g。遮光，密封，干燥处保存。

（十二）依折麦布

1. 别　　名

益适纯，Ezetrol。

2. 作用与用途

为新型降血脂药，其作用机制为与小肠壁上特异的转运蛋白 NPCIL1 结合，选择性地抑制小肠胆固醇和植物甾醇的吸收。该药不通过细胞色素 P450 同工酶代谢，与临床上常用的他汀类、非诺贝类降脂药在药代动力学上无明显相互作用，故与其他降脂药联用可增强降脂效果。口服后，依折麦布被迅速吸收，并广泛结合成具药理活性的酚化葡萄糖苷酸（依折麦布—葡萄糖苷酸）。依折麦布—葡萄糖苷酸结合物在服药后 1～2h 内达到平均血浆峰浓度，而依折麦布则在 4～12h 出现平均血浆峰浓度。依折麦布及依折麦布—葡萄糖苷酸结合物与血浆蛋白结合率分别为 99.7% 及 88%～92%。依折麦布主要在小肠和肝脏与葡萄糖苷酸结合（Ⅱ 相反应），并随后由胆汁及肾脏排出。血浆中依折麦布和依折麦布—葡萄糖苷酸结合物的清除较为缓慢，提示有明显肠肝循环。依折麦布和依折麦布—葡萄糖苷酸结合物的血中半衰期约为 22h。本品作为饮食控制以外辅助治疗，可单独或与 HMG-CoA 还原酶抑制剂（他汀类）联合应用于治疗原发性（杂合子家族性或非家族性）高胆固醇血症，可降低总胆固醇（TC）、低密度脂蛋白胆固醇、载脂蛋白 B。本品与他汀类联合应用，用于治疗纯合子家族性高胆固醇血症，可作为其他降脂治疗的辅助疗法（如 LDL-C 血浆分离置换法），或在其他降脂治疗无效时用于降低 HOFH 患者的 TC 和 LDL-C 水平。本品作为饮食控制以外的纯合子谷甾醇血症（或植物甾醇血症）辅助治疗，用于降低纯合子家族性谷甾醇血症患者的谷甾醇和植物甾醇水平。

3. 注意事项

对本品任何成分过敏者、活动性肝病或不明原因的血清氨基转移酶持续升高的患者禁用。孕妇和哺乳期妇女慎用。单独应用有头痛、腹痛、腹泻；与他汀类联合应有头痛、乏力，腹痛、便秘、腹泻、腹胀、恶心，GPT、GOT 升高，肌痛等不良反应。有轻度肝功能障碍，轻、中、重度肾功能障碍者和老年人均不需要调整剂量。

4. 用法与用量

口服。1 次/d，一次 10mg，可单独服用或与他汀类联合应用。本品可在一日之内任何时间服用，可空腹或与食物同时服用。

5. 制剂与规格

片剂：10mg。遮光，密封保存。

（十三）普罗布考

1. 别　　名

丙丁酚，10relco。

2. 作用与用途

本品为血脂调节药并具有抗动脉粥样硬化作用。其降脂作用是通过降低胆固醇合成与促进胆固醇分解使血胆固醇和低密度脂蛋白降低，还改变高密度脂蛋白亚型的性质和功能。本品对血三酰甘油的影响小。本品有显著的抗氧化作用，能抑制泡沫细胞的形成，延缓动脉粥样硬化斑块的形成，消退已形成的动脉粥样硬化斑块。本品经胃肠道吸收有限且不规则，如与食物同服可使其吸收达最大。一次口服本品后 18h 达血药浓度峰值，血中半衰期为 52～60h。口服剂量的 84% 从粪便排出，1%～2% 从尿中排出，粪便中以原形为主，尿中以代谢产物为主。临床用于治疗高胆固醇血症。

3. 注意事项

不良反应最常见的为胃肠道不适,腹泻的发生率大约为 10%,还有胀气、腹痛、恶心和呕吐。其他少见的为头痛、头晕、感觉异常、失眠、耳鸣、皮疹、皮肤瘙痒等。罕见的严重的为心电图 Q-T 间期延长、室性心动过速、血小板减少等。对普罗布考过敏者禁用。本品可引起心电图 Q-T 间期延长和严重室性心律失常,故在下列情况忌用:①近期心肌损害,如新近心肌梗死者;②严重室性心律失常,如心动过缓者;③有心源性晕厥或有不明原因晕厥者;④有 Q-T 间期延长者;⑤正在应用延长 Q-T 间期的药物;⑥血钾或血镁过低者。不推荐用于孕妇及哺乳期妇女。儿童的安全性未知,故不宜应用。

4. 用法与用量

口服。成人常用量:每次 0.5g,2 次/d,早、晚餐时服用。

5. 制剂与规格

片剂:0.25g。遮光密闭,干燥处保存。

(十四)多 烯 康

1. 别　　名

复方二十碳五烯酸,MarineTriglycerides。

2. 作用与用途

本品为富含 EPA 和 DHA 的浓缩鱼油制剂,70%EPA ＋ DHA。可降低血浆三酰甘油和胆固醇含量,并能提高高密度脂蛋白浓度。能竞争性抑制环氧化酶,使前列腺素合成及血小板释放的血栓素 A_2(TXA$_2$)减少。本品能抑制花生四烯酸转变为内过氧化物,从而抑制血小板聚集,有利于血管扩张。保护血管壁完整性及血流通畅,使出血、凝血时间延长,血黏度降低,从而抑制血栓形成。口服后经胃肠道吸收,蛋白结合率较高,吸收迅速,口服 1 ～ 2h 血药浓度达峰值,血中持续 4 ～ 8h。分布于肝脏、血、脑中,由肝脏代谢,代谢物由肾脏排出。主要用于各型高脂蛋白血症,特别适用于严重的高三酰甘油血症;还可用于防治动脉粥样硬化和血栓病。临床上可用于冠心病和脑血栓的防治。

3. 注意事项

有出血性疾病患者,正在接受抗凝药治疗以及服用了其他可以影响抗凝的药物的患者禁用。本品能增强香豆素类及乙酰水杨酸的抗凝作用。合用时,可致出血倾向。个别患者有恶心、腹泻等不良反应,停药后即消失。

4. 用法与用量

口服。3 次/d,一次 0.9 ～ 1.8g。

5. 制剂与规格

胶丸:0.45g。

(十五)角 鲨 烯

1. 别　　名

海力生。

2. 作用与用途

角鲨烯为 6 个异戊二烯双键组成的碳氢化合物,属于萜类化合物。在体内参与胆固醇的生物合成及多种生化反应,促进生物氧化及机体的新陈代谢,提高机体的防御功能及应激能力,加速类固醇激素合成,激活腺苷酸环化酶的活性,而具有增强机体的耐力与改善心功能作用。服用角鲨烯后,铜蓝蛋白与转铁蛋白水平以及超氧化物歧化酶与乳酸脱氢酶活性皆提高。角鲨烯还具有增加机体组织利用氧的能力。人体摄入角鲨烯后,被转运至血清中的最高量可达

90%,通常与极低密度脂蛋白相结合后分布至人体的各个组织,在皮肤中的分布量最高,并成为皮脂的重要组成部分。只有10%的角鲨烯参与胆固醇的生物合成。长期服用角鲨烯,在肝脏中的积累量为每日口服剂量的3%~6%。临床用于各种缺氧性疾病,可改善心脑血管病的缺氧状态。也可用于高胆固醇血症和放疗、化疗引起的白细胞减少症。

3. 注意事项

对本品过敏者禁用。对孕妇及哺乳期妇女的用药尚不明确。

4. 用法与用量

口服。1次0.5g,2次/d。

5. 制剂与规格

玻璃安瓿:2ml。每瓶:100mg;150mg;250mg。密闭,遮光,阴凉处保存。

(十六)复方血栓通

1. 作用与用途

本品具有活血化瘀、扩张血管、增加血流量、改善血液循环和微循环、益气养阴作用。可减少血凝,促使纤维蛋白溶解,抗血栓形成,增加外周血管灌流量,增加颈动脉血流量,增加肠系膜细动脉和细静脉的口径。治疗血瘀兼气阴两虚证的视网膜静脉塞,以及视力下降或视觉异常,眼底淤血,神疲乏力,咽干、口干等。

2. 注意事项

孕妇慎用。个别用药前GPT异常的患者服药过程中出现GPT增高,是否与服用药物有关,尚无结论。

3. 用法与用量

口服。一次3粒,3次/d。

4. 制剂与规格

胶囊:0.5g。密封,阴凉干燥处保存。早晚空腹服用。

(杨静)

第十四章

利 尿 药

广义的利尿药是指一切直接作用于肾脏，促进水及 Na^+ 等电解质排泄，增加尿量的药物，包括噻嗪类利尿药、髓襻利尿药、留钾利尿药、碳酸酐酶抑制剂、激素及类似物利尿药、排尿酸利尿药、渗透性利尿剂（脱水药）及黄嘌呤类利尿药等。

一、利尿药作用机制

利尿药增加尿量的途径主要是通过增加肾小球滤过率（GFR）、渗透性利尿以及抑制肾小管与集合管的重吸收三个方面。

（一）增加肾小球滤过率

正常人每天从两个肾脏的肾小球滤过的原尿约 180L，但经膀胱排出的终尿量仅 1～2L，占原尿的 1%，而原尿的 99% 被重吸收。故通过增加肾小球滤过率的药物，其利尿作用弱。黄嘌呤类利尿药及激素类利尿药等，有小部分作用就是通过增加肾血流量与肾小球滤过率来促进排尿的。

（二）渗透性利尿

高渗葡萄糖、甘露醇、山梨醇等不被肾小管重吸收的药物滤入肾小管后，提高肾小管内胶体渗透压，阻止以水分为主的重吸收，发挥较弱的渗透性利尿作用。

（三）抑制肾小管、集合管的重吸收作用

由于 99% 的原尿都被在肾小管及集合管中重吸收，故只要能使重吸收减少 1%，就可使尿量增加 1 倍，因而肾小管及集合管的重吸收功能在调控尿量中起主要作用。肾小管包括近曲小管、髓襻和远曲小管三段，而数个远曲小管汇集成集合管。临床上常用的利尿药主要是通过抑制 Na^+ 的重吸收而发挥排钠排水以消肿的。这是因为 Na^+ 是电解质中重吸收的主要对象，当 Na^+ 主动重吸收时，伴有 Cl^-、HCO_3^- 及水的被动重吸收。

1. 碳酸酐酶抑制剂

抑制近曲小管腔内细胞缘中的碳酸酐酶。而碳酸酐酶的作用是在该反应式中起催化作用：$CO_2 + H_2 \longleftrightarrow HCO_3^- + H^+$，故可使 H^+ 的生成减少，从而向管腔分泌 H^+ 减少，与管腔中 Na^+ 交换减慢，使尿中 Na^+、K^+ 与 HCO_3^- 增加，排出大量碱性尿。但由于肾小球滤过液中 Na^+ 有 60%～75% 在近曲小管通过钠泵主动重吸收，且一旦近曲小管重吸收减少，髓襻升支及远曲小管重吸收代偿性增加，因此，单纯抑制近曲小管 Na^+ 重吸收的利尿药，其利尿作用不强。

2. 髓襻利尿剂

作用于髓襻升支粗段的髓质部与皮质部。在此段 Cl^- 为主动重吸收，而 Na^+ 则顺电位差被动重吸收。由于此段重吸收特点是透过 Na^+ 不透水，结果使尿液被稀释，造成髓质间液高渗状

态。而在抗利尿激素(ADH)的作用下,集合管对水的通透性增高,水弥散至高渗的髓质中,从而使尿浓缩。故可以说,此段既是尿稀释的主要部位,也是尿浓缩机制的原发部位。髓襻利尿剂抑制 Cl^-、Na^+ 重吸收的作用,破坏了尿液的稀释功能,也降低了髓质间液的高渗状态,加之此时管腔液中含有大量的 Na^+,Cl^- 所形成的高渗液,使得集合管中水不易弥散至髓质中,因而尿量明显增加,产生强大利尿作用。再者,当大量 Na^+ 运输至远曲小管时,可促进 Na^+-K^+ 交换,故 K^+ 排出也增多。

3. 噻嗪类及其类似利尿药

主要作用于髓襻升支粗段皮质稀释部,即远曲近段。这些药抑制 Cl^-,Na^+ 的重吸收,干扰对尿稀释,使钠水排出增加,产生中等度的利尿作用;而 Na^+ 的重吸收减少,远曲远段与集合管的 K^+-Na^+ 交换增加,故 K^+ 排出增加;因对碳酸酐酶的轻度抑制作用,使得 H^+-Na^+ 交换减少。故 HCO_3^- 排出也稍增多。

4. 留钾利尿药

作用于远曲远段和集合管。安体舒通通过竞争性拮抗醛固酮(ALD)的作用,氨苯喋啶及阿米洛利直接抑制 K^+-Na^+ 交换,均使得 K^+ 排入该段减少,也即具有留 K^+,排 Na^+ 作用,使 Na^+、水排泄增加,产生较弱的利尿作用。

二、常用的利尿药

(一)噻嗪类及类似利尿药(中效利尿药)

1. 氢氯噻嗪

又名双氢克尿噻、双氢氯噻嗪(hydrochlorothiazide,esidrix,hydrodiuril),简称"双克",是目前国内应用最广泛的口服利尿药。

(1)药理作用。

①利尿作用:除排 Na^+、Cl^-、K^+ 及 H_2O 外,还排 Mg^{2+};但减少 GFR 及 Ca^{2+} 排泌;增加血尿酸浓度。②降压作用:有中等度降压作用,可能与减少血容量,心输出量及动脉壁内钠含量有关。

本药自胃肠道吸收,口服生物利用度71%,心衰时吸收减少50%。血浆蛋白结合率99%。一般口服1h后开始利尿,3 ～ 6h达高峰,持续12 ～ 18h。疗效不受体内pH值影响,95%以原形从近曲小管排泌,它与有机酸如丙磺舒,青霉素等有竞争性经肾分泌作用。可较易通过胎盘。

(2)临床应用。

在心血管病可用于:①心性水肿:为轻、中度者首选的利尿剂,效佳,12.5 ～ 50mg,1 ～ 3次/d。②作基础降压药用:用量为25 ～ 150mg/d,分2 ～ 3次服,常与其他降压药合用以增强疗效,减少副作用。

(3)不良反应及应用注意点详见有关章节。

2. 环戊氯噻嗪

又名环戊甲噻嗪(cyclopenthiazide)。利尿作用较双克强而持久,口服后1 ～ 2h起效,5 ～ 10h达高峰,持续24 ～ 36h。0.25mg,1 次/d 或 1 次/2d。低血钾较轻,但长期服用也需补钾。

3. 苄氟噻嗪(bendroflumethiazide,naturetin)

利尿作用似双克,效价较双克大20倍,但较环戊氯噻嗪弱。自胃肠道完全吸收,血浆半衰期约3 ～ 4h,口服1 ～ 2h开始利尿,6 ～ 12h达高峰,持续18 ～ 24h。2.5 ～ 10mg,1 次/d 或 1 次/2d,降血钾较轻。

4. 氯噻酮(chlorthalidone,hygroton)

化学结构与噻嗪类不同,但药理作用相似。胃肠道吸收不完全,血浆达峰值2 ～ 4h,作用可持续 48～60h,口服 100～200mg,1 次/2d,长期应用可引起低血钾,并引起畸胎及死胎,故孕妇忌用。

5. 美托拉宗(metolazone,zaroxolyn,diulo)

该药结构与噻嗪类不同,药理作用相似,但无碳酸酐酶抑制作用。胃肠道吸收不完全,血浆半衰期 8h。口服 1h 起效,持续 12～24h,主要以原形经肾排泄。由于其不致肾血流量及 GFR 降低,故肾功能严重受损者尚可应用。此药可透过胎盘,也可从乳汁分泌。治疗量 2.5～10mg,1 次/d。

(二)髓襻利尿药(强效利尿药)

1. 呋喃苯胺酸

又名速尿(furosemide,lasix),系磺胺类衍生物。

(1)药理作用。

利尿作用迅速而强效。其他作用:①速尿可通过改变致密斑细胞内外侧的钠量以及扩张肾血管,通过入球小动脉压力感受器,来刺激肾素分泌;②扩张肾皮质血管,增加肾血流量;③静脉给药可改善肺淤血,降低左心室充盈压。

本药胃肠道吸收不完全,生物利用度 50%～60%,口服与肌肉注射后 20～30min 起效。达峰值时间:口服 1～2h,肌肉注射 0.5～1h;作用持续 4～8h。而静脉注射 5min 之内起效,30min 内达峰值,持续近 2h。可透过胎盘和经乳汁排泄。经肾小球滤过及近曲小管分泌排泄大部分原型。

(2)临床应用。

①严重的噻嗪类无效的心性水肿,口服剂量 20～60mg,1～2 次/d;急症或难以口服者可肌肉或静脉注射 20～40mg,并视患者的尿量情况,于 1.5h 后决定是否再给药。②治疗急性左心衰,急性肺水肿和脑水肿:20～40mg 静脉注射。③心功能不全伴急性肾功能衰竭早期少尿患者,当常规剂量静脉注射无效时,可加倍直至一次缓慢注射 200～500mg 速尿。④治疗心脏病患者药物中毒:静脉注射速尿,强行利尿,以加速毒物排出。

(3)注意事项。

①水电解质紊乱:本品易引起低血钠、低血钾、低血镁、血容量过低及低氯性碱中毒,表现为食欲不振、恶心、呕吐、疲乏、口渴、头晕、肌痉挛等。故需长期应用者宜采用间歇给药法,另要注意查电解质,并补充电解质,纠正碱中毒。②耳毒性:表现为听力减退、耳鸣、暂时性耳聋。主要出现在大剂量速尿静脉注射时,应注意注射速度要慢,另尽量避免与耳毒性的氨基甙类药合用。③其他:胃肠道反应及过敏反应、高尿酸血症、高糖血症。

2. 利尿酸(ethacrynic acid,edecrin)

为苯氧乙酸的衍生物。口服吸收迅速,30min 内起效,2h 达峰值,持续 6～8h;静脉注射后 15min 内利尿,持续 2h。经近曲小管分泌及胆汁排泄,在体内无蓄积。口服:开始 25～50mg/d,逐渐加量至有效为止,晨起饭后服;静脉注射:25～50mg,缓速。应用及不良反应等同速尿,但其耳毒性与胃肠道反应均较速尿为重。对磺胺药过敏患者可选此药。

3. 丁尿胺

又名丁苯氧酸,布美他尼(bumetanide)为较新的呋喃苯胺酸衍生物。作用较速尿强 20～60 倍。口服吸收快而完全,30min 起效,1～2h 达高峰,维持 4～6h;静脉注射后 10min 内起效,30～60min 达高峰,维持 3～4h。主要由肾小管排泄。低血钾较速尿轻。可能有扩张肾血管作用。该药主要作速尿代用品,当速尿无效时,可选此药。口服 0.5～1mg,1～3 次/d;肌肉及静脉注射 0.5～1mg/次。不良反应同速尿,但发生率低。肾功能不全者使用大剂量时可能有皮肤、肌肉酸痛。此外可使男子乳房发育。注意本品不宜加入酸性液中静脉滴注,以免发生沉淀。

4. 氯苯唑胺

又名莫唑胺（muzolimine），为吡唑胺化合物。口服吸收快，0.5～1h 起效，1～2h 达高峰，作用维持 12h 以上，由肝脏代谢，主要随胆汁排出，用量 40mg，2 次/d。应用同速尿；肾功能不全者 GFR 低于 5～10ml/min，仍有效。

5. Piretanide

作用比速尿强 6～7 倍，排钾少，口服 6mg/d，吸收较好，1h 起效，6h 达峰值。静脉注射 15min 起效，维持 1.5h。适应证同速尿。

（三）留钾利尿药（弱效利尿药）

1. 安体舒通

又名螺内酯（spironolactone，antisterone，aldactone）。

（1）药理作用：①利尿作用较弱，缓慢，持久。口服 1d 起效，3d 达高峰，维持 5～6d，除排 Na^+、Cl^-、K^+ 外，还排 Ca^{2+}。②为醛固酮竞争性拮抗剂，当醛固酮无增多时无效。

（2）临床应用：①用于慢性充血性心衰水肿伴有低血钾的患者；与强心甙合用时，减少强心甙的毒性反应；低血钠所致继发性醛固酮增多者效好。用 20～40mg，1～3 次/d。②降压作用：本品与降压药合用，加强降压作用。③由于其起效慢，常与噻嗪类等排钾利尿药合用，并保持血钾平衡。

（3）注意事项：副作用较少。①治疗同时补钾者，易患高钾血症，故急性肾功能不全、无尿、高血钾时忌用，且应监测血钾浓度。②少数患者有困倦、思睡、皮疹、女性面部多毛、月经紊乱、乳房触痛，男性乳房发育、阳痿等。

2. 氨苯喋啶

又名三氨喋啶（triamterene）。本品利尿稍强于安体舒通，起效较快，口服后 1～2h 起效，4～6h 达高峰，持续 12h 以上。由于是非醛固酮拮抗剂，故发挥利尿效应与醛固酮无关。应用相似安体舒通，但无降压作用，用量 50～100mg，2 次/d，常与排钾利尿剂合用。不良反应及应用注意点与安体舒通相似。

3. 阿米洛利

又名氨氯吡咪（amiloride）。药理作用类似氨苯喋啶，但强于后者。口服 2h 起效，4～8h 达高峰，持续 10～24h。应用同氨苯喋啶。用量 5mg，1～2 次/d，也常与排钾利尿药合用。不良反应：高血钾、腹泻或便秘、感觉异常、口渴、皮疹、瘙痒、乏力、肌痉挛、精神改变等。

（四）碳酸酐酶抑制剂

乙酰唑胺，又名醋氮酰胺（acetazolamide，diamox）。口服吸收良好，30min 内影响尿 pH 值，2h 血浆浓度达高峰，作用持续 12h，以原形由肾小管分泌，24h 完全排出。由于排 HCO_3^-，长期服用可出现代谢性酸中毒。本品可治疗心性水肿，适用于伴低氯性碱中毒者，剂量 250～500mg，1～2 次/d，较少单独用，可与噻嗪类或利尿酸合用。可间歇用药，每 3d 为一周期。不良反应：四肢及面部麻木、胃肠功能紊乱、刺激感、激动、变态反应性发热等。

（蒋李）

第十五章
Chapter 15

抗血小板及抗血栓药物

血小板及凝血系统是机体防止出血的重要机制，但在动脉粥样硬化及血栓形成中血小板起了至关重要的作用。

抗血栓与抗凝是两个既有联系又有区别的概念，后者只是抗血栓的一个重要方面即抑制凝血，而抗血栓药则是用于防治血管血栓性疾病的药物，包括：①血小板功能抑制药：防止动静脉栓形成；②抗凝血药：抑制凝血、防止血栓形成；③纤维蛋白溶解药：溶解已形成的血栓。

一、抗血小板药

抗血小板药即血小板功能抑制药，能抑制血小板粘附、聚集及释放反应，从而防止血栓形成，还能恢复病理状态下血小板的寿命。各类抗血小板药物通过不同机制作用于血小板，临床应用剂量下一般不引起出血等不良反应。

（一）乙酰水杨酸（阿司匹林，aspirin）

（1）临床应用：广泛应用于心脏血管血栓性疾病的防治，口服 50 ～ 300mg/d。

（2）注意事项：不良反应有上腹部不适、胃肠粘膜溃疡、出血，少数出现荨麻疹或哮喘发作。老年患者在与华法令或肝素合用时，易引起胃肠道大出血，需立即输新鲜血或血小板以及其他止血措施。

（二）双嘧达莫（潘生丁，dipyridamole，persantin）

原为血管扩张药，可抑制血小板第一、二相聚集。

（1）临床应用：用于血栓栓塞性疾病。400mg/d，分 4 次口服。与阿司匹林合用，100 ～ 200mg/d，分 3 ～ 4 次口服。

（2）注意事项：不良反应偶有头痛、眩晕及胃肠道症状，部分患者可因为"窃流"现象，加重心绞痛，需注意。停药后可消失。

（三）苯吡酮（苯磺唑酮，苯磺保泰松，sulfinpyrazone）

临床应用：口服胃肠道吸收迅速且完全，1h 达高峰血药浓度，生物利用率 90% ～ 100%，血浆半衰期 3 ～ 5h。因作用可逆，须分次投药，由于剂量大，国内选用阿司匹林更多，一般应避免与阿司匹林合用。剂量 800mg/d，分 3 ～ 4 次口服。

（四）抵克力得（噻氯匹定，氯苄噻唑定，tidopidine）

是一种新的强效广谱抗血小板药物。

（1）临床应用：由于不抑制 PGI_2，理论上优于阿司匹林，口服 24 ～ 48h 后起作用，3 ～ 5h 达作用高峰，疗效可维持数日。250mg，口服 1 次/d，必要时可增至 2 次/d。

（2）注意事项：不良作用较小，偶可引起胃肠道反应，中性粒细胞减少及血脂增高，个别有皮疹、SGPT、增高及出血倾向。

（五）前列环素（prostacyclin，PGI$_2$）

前列环素是活性很强的血小板聚集内源性抑制剂。

（1）临床应用：静脉滴注后血浆半衰期 2～3min，一般剂量在 2～16ng/（kg·min），不超过 20ng/（kg·min），由于不稳定，半衰期短，限制了临床应用。

（2）注意事项：部分患者＞10ng/（kg·min）时可出现头痛、腹部不适、高血糖及血压降低等反应。

（六）苯酸咪唑（哒唑氧苯，dazoxibin，UK37248）

本药通过选择性地抑制 TXA$_2$ 合成酶，抑制 TXA$_2$ 的生成。使 AA 代谢改变代谢方向，PGI$_2$ 生成增多。另外还限制血小板的粘附性。

口服 100～200mg，TXA$_2$ 生成抑制率达 90% 以上，6h 仍有 60%。口服 100～400mg/d。不良反应有心率加快、恶心及头痛等。

（七）吲哚布芬（异吲苯丁酸，indobufen）

通过抑制环氧化酶，阻断 TXA$_2$ 合成。从而抑制血小板的活化，防止血栓形成。具有较高选择性，不影响 PGI$_2$。

口服后 2h 达高峰血药浓度，半衰期 8h，有效血浓度可持续 8h，200～400mg/d，分 2 次口服。也可肌肉或静脉注射。不良反应有上腹部不适、腹胀、胃肠道出血及鼻衄。

（八）其　　他

（1）β受体阻滞剂及钙拮抗剂在作用同时抑制血小板功能并减少 TXA$_2$ 的合成，但不单独作为抗血小板药物使用。

（2）降血脂药安妥明（lifiorate）、诺衡（gemfibrozil），不但可降血脂，而且抗血小板功能。前者降低血小板对 ADP 及肾上腺素的粘附诱导而抑制血小板粘附，后者提高 PGI$_2$ 水平，降低 TXA$_2$，调节 PGI$_2$-TXA$_2$ 水平，对合并有高血脂的冠心患者长期服用可降低心肌梗塞发病率。

二、抗凝血药

抗凝药物主要有两类：①直接干扰凝血因子，疗效迅速，如肝素；②抑制凝血因子的体内合成，效果缓慢。

（一）肝素（heparin）

肝素是一种酸性粘多糖，分子量 5 000～25 000，在体内体外均有强大抗凝作用。

（1）临床应用：静脉注射 5 000～7 500u，1/6h，一般先静脉注射 1 次后，持续静脉滴注，700～1 000u/h。皮下注射以 7 500～12 500u，1/12h。对冠心病不稳定性心绞痛及急性心肌梗塞患者，注射 5 000～7 500u，皮下注射 2～3/d，通常不会引起严重凝血功能障碍。目前国内有肝素钠、钙两种制剂，皮下注射的肝素钙吸收缓慢，可持续形成有效血药浓度，副作用少，临床多采用。

（2）凝血状态监测：用药前及用药过程中定期测定凝血时间（PT）[正常值（李怀特法）6～12min，要求达到 15～20min]、部分凝血活酶时间（APTT）（正常值 24～25s）或激活的全血凝固时间（正常值 80～120s）。后二者均要求保持在正常值的 1.5～2.0 倍，否则需要及时调整剂量。不宜突然停药，可能引起"凝血反跳"。

（3）不良反应有：出血，用药过量所致，发生率 5%，以老年妇女多见。一般停药或减量即可。但若严重出血，需给鱼精蛋白 1mg 中和肝素 100u。每次不超过 50mg，过量也会导致出血。其他:过敏性荨麻疹、皮疹、哮喘、消化道症状、脱发及骨质疏松。

(二)低分子右旋糖酐(dextran)

为一种支链多糖,右旋糖酐一般分子量为 4 000 ~ 70 000,6%低分子右旋糖酐分子量为 20 000 ~ 40 000。

(1)临床应用:250 ~ 500ml,1 次/d,静脉滴注,10 ~ 14d 为 1 个疗程,可以减少冠心患者心绞痛发作。

(2)注意事项:不良反应偶见过敏反应,故需做皮肤过敏试验。少见出血倾向,心功能不全患者慎用,会加重心衰。

(三)双香豆素(dicumarol)及其同属物

凝血因子中有个是维生素K依赖因子,因此这类药又称维生素K拮抗剂,因主要是口服给药,又称口服抗凝剂。

药理作用:是在肝脏内阻碍维生素K依赖性凝血因子 Ⅱ、Ⅶ、Ⅸ、Ⅹ 的合成。因为系间接作用,故起效缓慢。1 ~ 3d 开始达到指标,停药后维持 2 ~ 5d。此类药物口服吸收率和代谢率个体差异很大,必须按凝血酶原时间及时调整用量。临床应用于治疗深部静脉血栓和肺栓塞;防止来自心脏的体循环栓塞,如二尖瓣病变伴心房纤颤,室壁瘤,和人工心脏瓣膜植换术后。

用肝素的患者改用本类口服时,须并用 5 ~ 8d,至凝血酶原时间延长至 16 ~ 18s 时,停用肝素。此类药物包括:

(1)双香豆素(dicumarol, dicoumarin, bishydroxy-coumarin)。用法:第 1d,100mg,2 ~ 3 次;第 2d,100mg,1 ~ 2 次,维持量 50 ~ 100mg/d。

(2)华法令(warfarin)。属香豆素类口服抗凝剂,通过干扰维生素 K 的环互变和维生素 K 的 2,3 环氧化物,而发挥抗凝作用。华法令仅胃肠道吸收,口服后 12h 开始作用,36h 达作用高峰,作用持续 2 ~ 5d。临床常用于:①人工心脏机械瓣置换术后,术后 6h 静滴肝素 600 ~ 700u/h,维持部分凝血活酶时间(APTT)在正常上限,或凝血时间(李—怀特法)较治疗前延长 1 ~ 1.5 倍。慢性长期抗凝可用华法令或华法令与潘生丁合用。常用维持量 2.5 ~ 5mg/d,我们的经验华法令 1.5mg/d 与 3mg/d 二者交替使用,使凝血酶原时间维持在 18s 左右,根据个体情况调整用量。②PTCA 及血管腔内支架术后用法同前。

血凝监测:主要监测凝血酶原时间,使其延长为对照值的 1.5 ~ 2 倍,开始服药后,监测 1 次/d,连续 5d,以后 2 次/周,连续 1 ~ 2 周,1 次/周,连续 1 ~ 2 月,凝血酶原时间稳定后 1 ~ 2 次/月。

(3)新双香豆素(香豆素乙酯,双香豆素醋酸乙酯,etbl, biscoumacetate)。用法:第 1d,600 ~ 900mg,分 3 次口服,以后 100 ~ 300mg/d 维持。也须经凝血酶原时间调整剂量。

(4)新抗凝(硝苯酮香豆素,sinttom acenocoumarol)。用法:第 1d,4 ~ 8mg,维持量为 1 ~ 2mg/d,要根据凝血酶原时间调整剂量。一般将凝血酶原时间控制在 18 ~ 22s。

不良反应有消化道症状、荨麻疹,服药过量可致出血,表现与肝素相同。出血严重时,静脉或皮下注射维生素 K 10 ~ 25mg 或输新鲜全血以制止出血,维生素 K 作用在 2h 内出现。

许多药物可影响此类药物的作用,如阿司匹林、双嘧达莫、肝素、奎尼丁、苯妥英钠、雌激素、口服避孕药、巴比妥类及利尿剂可对抗其作用。

华法令可引起胎儿畸形,一旦妊娠应改用肝素抗凝。

(张炜)

第十六章

激素类药物

一、肾上腺素皮质激素药

(一)氢化可的松

1.药物名称

中文通用名称:氢化可的松。

英文通用名称:Hydrocortisone。

2.作用机制

本药为一种天然的短效糖皮质激素。糖皮质激素药可通过弥散作用进入靶细胞,与其受体相结合,形成类固醇—受体复合物,被激活的类固醇—受体复合物作为基因转录的激活因子,以二聚体的形式与DNA上特异性序列(称为"激素应答原件")相结合,发挥其调控基因转录作用,增加mRNA的生成,以后者作为模板合成相应的蛋白质(绝大多数是酶蛋白),合成的蛋白质在靶细胞内实现皮质激素的生理和药理效应。生理剂量时可影响机体各物质代谢过程,参与调节糖、蛋白质、脂肪、核酸等代谢,并有一定的盐皮质激素样作用,能够保钠排钾,但作用较弱。本药则兼有较强的糖皮质激素及盐皮质激素的特性,故较适用于肾上腺皮质功能不全及失盐型先天性肾上腺增生症。

3.临床应用

糖皮质激素类药在临床应用非常广泛,主要包括:

(1)原发性或继发性(垂体性)肾上腺皮质功能减退症的替代治疗。

(2)用于治疗合成糖皮质激素所需酶系缺陷所致的各型肾上腺皮质增生症(包括21-羟化酶缺陷、17-羟化酶缺陷、11-羟化酶缺陷等)。

(3)利用激素的抗炎、抗风湿、免疫抑制及抗休克作用治疗多种疾病:①自身免疫性疾病,如系统性红斑狼疮、皮肌炎、风湿性关节炎、自身免疫性溶血、血小板减少性紫癜、重症肌无力等。②过敏性疾病,如严重支气管哮喘、血清病、血管性水肿、过敏性鼻炎等。③器官移植排斥反应,如肾、肝、心、肺等组织移植。④中毒性感染,如中毒性细菌性痢疾、中毒性肺炎、重症伤寒、结核性脑膜炎、胸膜炎等。⑤炎症性疾患,如节段性回肠炎、溃疡性结肠炎、损伤性关节炎等。⑥血液病,如急性白血病、淋巴瘤等。⑦抗休克及危重病例的抢救等。⑧外用制剂可局部用于皮肤及眼科等炎症性或过敏性疾病等,如过敏性皮炎、神经性皮炎、虹膜睫状体炎等。本药主要用于肾上腺皮质功能减退症及垂体功能减退症的替代治疗,也可用于过敏性和炎症性疾病等。

4. 注意事项

(1)交叉过敏:对其他肾上腺皮质激素类药物过敏者也可能对本药过敏。

(2)适应证:①对肾上腺皮质激素类药物过敏。②下列疾病患者一般不宜使用:严重的精神病(过去或现在)和癫痫、活动性消化性溃疡、新近胃肠吻合手术、骨折、创伤修复期、角膜溃疡、肾上腺皮质功能亢进症、高血压、糖尿病、孕妇、未能控制的感染(如水痘、麻疹、真菌感染)、较重的骨质疏松等。③以下患者应避免使用:动脉粥样硬化、心力衰竭或慢性营养不良。

(3)慎用:心脏病患者;憩室炎患者;情绪不稳定和有精神病倾向患者;肝功能不全;眼单纯疱疹;高脂蛋白血症;甲状腺功能减退症(此时糖皮质激素作用增强);重症肌无力;骨质疏松;胃溃疡、胃炎或食管炎等;肾功能损害或结石;结核病患者;全身性真菌感染;青光眼。

(4)药物对儿童的影响:①小儿如长期使用本药及其他糖皮质激素,需十分慎重,因糖皮质激素可抑制患儿的生长和发育。②儿童或青少年长期使用本药及其他糖皮质激素必须密切观察,因长期使用糖皮质激素后,患儿发生骨质疏松症、股骨头缺血性坏死、青光眼、白内障的危险性增加。③儿童使用本药及其他糖皮质激素药的剂量除了一般的按年龄或体重而定外,更应当按疾病的严重程度和患儿对治疗的反应而定。对于有肾上腺皮质功能减退患儿的治疗,其用量应根据体表面积而定,如果按体重而定,则易发生过量,尤其是婴幼儿和矮小或肥胖的患儿。

(5)药物对老年人的影响:老年患者用本药及其他糖皮质激素易发生高血压和骨质疏松,更年期后的女性发生骨质疏松的可能性更大。

(6)药物对妊娠的影响:本药及其他糖皮质激素类药物可透过胎盘。动物实验证实孕期给药可增加胚胎腭裂、胎盘功能不全、自发性流产和胎儿宫内生长发育迟缓的发生率。人类使用药理剂量的糖皮质激素可增加胎盘功能不全、新生儿体重减轻或死胎的发生率。孕妇不宜使用。美国药品和食品管理局(胁)对本药的妊娠安全性分级为 D 级。

(7)药物对哺乳的影响:糖皮质激素的生理剂量或低药理剂量对婴儿一般无不良影响,但哺乳妇女如接受药理性大剂量的糖皮质激素,则不应哺乳,因为糖皮质激素可由乳汁中分泌,可对婴儿造成不良影响(如抑制生长及肾上腺皮质功能等)。

(8)药物对检验值或诊断的影响:①长期大剂量使用可使皮肤试验结果呈假阴性,如结核菌素试验、组织胞质菌素试验和过敏反应皮试(如青霉素皮试)等。②可使甲状腺 ^{131}I 摄取率下降,减弱促甲状腺素对促甲状腺素释放素刺激的反应,使 TRH 兴奋试验结果呈假阳性,干扰促性腺素释放激素兴奋试验的结果。③使放射性核素脑和骨显像减弱或稀疏。

(9)用药前后及用药时应当检查或监测:①血糖、尿糖或糖耐量试验,尤其糖尿病患者或有患糖尿病倾向者。②小儿应定期监测生长和发育情况。③眼科检查,注意白内障、青光眼或眼部感染的发生。④血电解质和大便隐血。⑤血压和骨密度检查(尤其老年人)。

5. 不良反应

(1)不良反应与疗程、剂量、用药种类、用法及给药途径等有密切关系,但应用生理剂量替代治疗时未见明显不良反应。

(2)大剂量或长期应用本类药物,可引起医源性库欣综合征,表现为满月脸、向心性肥胖、紫纹、出血倾向、痤疮、糖尿病倾向(血糖升高)、高血压、骨质疏松或骨折(包括脊椎压缩性骨折、长骨病理性骨折)等。还可见血钙、血钾降低、广泛小动脉粥样硬化、下肢浮肿、创口愈合不良、月经紊乱、股骨头缺血性坏死、儿童生长发育受抑制以及精神症状(如欣快感、激动、不安、谵妄、定向力障碍等)等。其他不良反应还包括肌无力、肌萎缩、胃肠道刺激(恶心、呕吐)、消化性溃疡或肠穿孔、胰腺炎、水钠潴留(血钠升高)、水肿、青光眼、白内障、眼压增高、良性颅内压升高综合征等。另外,使用糖皮质激素还可并发(或加重)感染。

(3)静脉迅速给予大剂量时可能发生全身性的过敏反应,表现为面部、鼻黏膜及眼睑肿胀、荨麻疹、气短、胸闷、喘鸣等。

(4)外用偶可出现局部烧灼感、瘙痒、刺激以及干燥感。若较长时间或大面积使用,可能导致皮肤萎缩、毛细血管扩张、皮肤条纹及痤疮等,甚至出现全身性不良反应。

(5)用药后可见血胆固醇、血脂肪酸升高,淋巴细胞、单核细胞、嗜酸粒细胞和嗜碱粒细胞计数下降,多形核白细胞计数增加,血小板计数增加或下降。

(6)糖皮质激素停药后综合征可有以下各种不同的情况:①下丘脑—垂体—肾上腺轴功能减退,可表现为乏力、食欲减退、恶心、呕吐、血压偏低。长期治疗后该轴功能的恢复一般需要9～12个月。②已被控制的疾病症状可于停药后重新出现。③有的患者在停药后出现头晕、头痛、昏厥倾向、腹痛或背痛、低热、食欲减退、恶心、呕吐、肌肉或关节疼痛、乏力等,经仔细检查如能排除肾上腺皮质功能减退和原来疾病的复发,则可考虑为对糖皮质激素的依赖综合征。

6. 药物相互作用

药物—药物相互作用:

(1)与拟胆碱药(如新斯的明、吡斯的明)合用,可增强后者的疗效。

(2)与维生素E或维生素K合用,可增强本药的抗炎效应,减轻撤药后的反跳现象;与维生素C合用可防治本类药物引起的皮下出血反应;与维生素A合用可消除本类药物所致创面愈合迟延,但也影响本类药物的抗炎作用,本类药物还可拮抗维生素A中毒时的全身反应(恶心、呕吐、嗜睡等)。

(3)本药有可能使氨茶碱血药浓度升高。

(4)与非甾体类抗炎药合用,可增加本药的抗炎作用,但可能加剧致溃疡作用。本药可降低血浆水杨酸盐的浓度,可增强对乙酰氨基酚的肝毒性。

(5)避孕药或雌激素制剂可加强本药的治疗作用和不良反应。

(6)与强心苷合用可提高强心效应,但也增加洋地黄毒性及心律紊乱的发生,故两者合用时应适当补钾。

(7)与蛋白质同化激素合用,可增加水肿的发生率,使痤疮加重。

(8)与两性霉素B和碳酸酐酶抑制药等排钾利尿药合用时可致严重低血钾,应注意血钾和心功能变化。长期与碳酸酐酶抑制药合用,易发生低血钙和骨质疏松;噻嗪类利尿药可消除本类药物所致的水肿。

(9)与降糖药(如胰岛素)合用时,因可使糖尿病患者血糖升高,应适当调整降糖药剂量。

(10)与抗胆碱能药(如阿托品)长期合用,可致眼压增高。

(11)三环类抗抑郁药可使本药引起的精神症状加重。

(12)可增强异丙肾上腺素的心脏毒性作用。

(13)与单胺氧化酶抑制药合用时,可能诱发高血压危象。

(14)与免疫抑制剂合用,可增加感染的危险性。

(15)苯妥英钠和苯巴比妥可加速本类药物的代谢灭活(酶诱导作用),降低药效。

(16)本类药可抑制生长激素的促生长作用。

(17)糖皮质激素可降低奎宁的抗疟效力。

(18)本药及其他糖皮质激素可降低抗凝药、神经肌肉阻滞药的药理作用。

(19)甲状腺激素、麻黄碱、利福平等药可增加本药的代谢清除率,合用时应适当调整本药剂量。

(20)本类药可促进异烟肼、美西律在体内代谢,降低后者血药浓度和疗效。

7. 用法与用量

（1）成人常规剂量。

口服给药：①肾上腺皮质功能减退：20～25mg/d（清晨服用 2/3，午餐后服 1/3）。有应激状况时，应适当加量，可增至 80mg/d，分次服用。有严重应激时改用本药静脉滴注。②类风湿关节炎、支气管哮喘等：20～40mg/d，清晨顿服。

静脉注射：肾上腺皮质功能减退及腺垂体功能减退危象、严重过敏反应、哮喘持续状态及休克：氢化可的松注射液一次 100mg（或氢化可的松琥珀酸钠 135mg），最大日剂量可达 300mg，疗程不超过 3～5d。

静脉滴注：各种危重病例的抢救：一次 100～200mg（特殊危重病例一日可用至 1 000～2 000mg），稀释于生理盐水或葡萄糖注射液（5%或 10%）500ml 中，混匀后滴注，可并用维生素 C 500～1 000mg。

肌内注射：醋酸氢化可的松注射液 20～40mg/d。

关节腔内注射：关节炎、腱鞘炎、急慢性扭伤及肌腱劳损等：一次 12.5～50mg，加适量盐酸普鲁卡因注射液，摇匀后注射于关节腔中肌腱处。

鞘内注射：结核性脑膜炎、脑膜炎：使用醋酸氢化可的松注射液，一次 25mg（1ml）。局部给药：①痔疮顽固并发症：将一薄层油膏涂于患处，用手抹匀，早晚各 1 次。②对皮质激素治疗有效的皮肤病：本药霜剂涂于患处，1～3 次/d，待症状改善后，改为 1 次/d 或者一周 2～3 次。③神经性皮炎：用气雾膜，用量根据皮损面积酌定，可一日或隔日喷涂 1 次。病程短的患者见效较快，痊愈率也较高，但痊愈后有复发。④各种炎性眼病：用滴眼液或眼膏，3～4 次/d。

（2）儿童常规剂量。

口服给药：肾上腺皮质功能减退：一日 20～25mg/m²，分为每 8h 服用 1 次。

8. 制剂与规格

氢化可的松片：①4mg；②10mg；③20mg。

贮法：遮光，在凉暗处保存。

氢化可的松注射液：①2ml ∶ 10mg；②3ml ∶ 25mg；③5ml ∶ 25mg；④10ml ∶ 50mg；⑤20ml ∶ 100mg。

贮法：避光、密闭保存。

氢化可的松眼膏 0.25%～2.5%。

氢化可的松软膏：①10g ∶ 25mg（0.25%）；②0.5%；③10g ∶ 100mg（1%）；④2%；⑤2.5%。

贮法：遮光、密闭保存。

氢化可的松霜 0.5%～2.5%。

贮法：15～20℃保存。

氢化可的松气雾膜 0.25%。

贮法：存放于阴凉处，注意切勿受热，避免撞击、曝晒或近火。

醋酸氢化可的松片 20mg。

贮法：避光、密闭保存。

醋酸氢化可的松注射液 5ml ∶ 125mg。

贮法：避光、密闭保存。

醋酸氢化可的松眼膏 0.5%。

贮法：密闭，在阴凉干燥处保存。

醋酸氢化可的松滴眼液 3ml ∶ 15mg。

注射用氢化可的松琥珀酸钠（按氢化可的松计）：①50mg；②100mg；③500mg。

贮法:密闭、遮光保存。

丁酸氢化可的松软膏 10g ： 10mg(0.1%)。

贮法:密闭,在阴凉干燥处保存。

(二)醋酸氟轻松

1. **药物名称**

中文通用名称:醋酸氟轻松。

英文通用名称:F1uocinonide。

2. **作用机制**

本药为含氟的强效糖皮质激素,具有抗炎、止痒作用。外用可使真皮毛细血管收缩,抑制结缔组织细胞增殖或再生;还可稳定细胞内溶酶体膜,防止细胞内溶酶体酶释放组胺而引起组织损伤。

3. **临床应用**

用于对糖皮质激素有效的皮肤病,如接触性皮炎、特应性皮炎、脂溢性皮炎、神经性皮炎、日光性皮炎、湿疹(特别是婴儿湿疹)、皮肤瘙痒症、银屑病、盘状红斑狼疮、扁平苔癣、外耳炎等。

4. **注意事项**

(1)适应证:①对本药及其他糖皮质激素过敏者;②真菌性皮肤病患者;③病毒性皮肤病患者;④结核或细菌感染的皮肤病患者。

(2)慎用:①孕妇;②哺乳期妇女。

(3)药物对儿童的影响:儿童由于体表面积相对较大,使用本药对下丘脑—垂体—肾上腺(PHA)轴的抑制更显著,因此应尽可能减少药物的用量,且不能采用封包治疗。

(4)药物对妊娠的影响:动物实验证明,本药可透过胎盘,妊娠期间大量口服本药能造成子代先天畸形,故孕妇应慎用(不能长期、大面积或大量使用)。美国药品和食品管理局(FDA)对本药的妊娠安全性分级为 C 级。

(5)药物对哺乳的影响:哺乳期妇女用药时,少量药物能进入乳汁,引起婴儿生长抑制或人体肾上腺皮质激素自然分泌减少,应慎用。

5. **不良反应**

(1)代谢/内分泌系统:本药可抑制肾上腺。长期大剂量、大面积使用,尤其是皮肤破损处的涂搽,可能引起糖皮质激素类药物的全身不良反应(如可逆的 PHA 轴抑制)。临床症状包括库欣综合征、高血糖症、糖尿等。

(2)胃肠道:曾有报道局部用药后出现多发性胃溃疡的病例。

(3)皮肤:长期或大面积应用可引起皮肤萎缩、毛细血管扩张、痤疮样皮炎、口周皮炎、毛囊炎以及增加对感染的易患性等,偶可引起接触性皮炎。

6. **药物相互作用**

尚不明确。

7. **用法与用量**

成人常规剂量:外用,洗净皮肤后均匀涂于患处,2 ～ 4 次/d,一周总量不得超过 12.5mg。封包仅适于慢性肥厚或掌跖部位的皮损。

8. **制剂与规格**

醋酸氟轻松软膏:①10g ： 2.5mg;②20g ： 5mg。

贮法:密闭,阴凉处保存。

醋酸氟轻松乳膏:10g ： 2.5mg。

贮法:密闭,阴凉处保存。

醋酸氟轻松凝胶：0.05%。

贮法：在室温处密闭保存，不能冷冻。

醋酸氟轻松溶液：0.05%。

贮法：在室温处密闭保存，不能冷冻。

二、性激素类药与避孕药

（一）尼尔雌醇

1. 药物名称

中文通用名称：尼尔雌醇。

英文通用名称：Nilestriol。

2. 作用机制

本药为雌三醇衍生物，是雌二醇与雌酮的代谢物，属长效缓释雌激素类药物。雌三醇可与雌酮、雌二醇竞争性结合雌激素受体，并可将雌二醇从子宫内膜受体蛋白复合物中置换出来。在细胞核内，雌三醇与受体蛋白复合物结合的时间较短，故对子宫内膜的增生作用较弱，具有抗雌酮、雌二醇的特性。雌三醇也可通过反馈抑制促进性腺激素分泌。本药在雌三醇的第3位碳原子上引入环戊醚基，增加了亲脂性，有利于肠道吸收，并可储存在脂肪组织中发挥长效作用。在17α位上引入乙炔基后可保护羟基，增加雌激素活性。

3. 临床应用

（1）用于围绝经期综合征、老年性阴道炎、萎缩性尿道炎及其他因绝经妇女雌激素缺乏引起的症状。

（2）预防绝经后的心血管疾病。

（3）预防骨质疏松症。

（4）治疗低雌激素症，如先天性卵巢发育不全或早衰。

（5）用于绝经后取宫内节育器。

4. 注意事项

（1）适应证：①孕妇；②哺乳妇女；③有雌激素依赖性肿瘤（如乳腺癌、子宫内膜癌、宫颈癌、子宫肌瘤等）史者；④血栓栓塞疾病患者；⑤高血压患者；⑥子宫内膜异位症患者；⑦原因不明的阴道出血者；⑧严重肝、肾功能不全者。

（2）慎用肝功能不全者。

（3）药物对妊娠的影响：妊娠期间使用雌激素可能导致胎儿畸形。用药后所生女婴有出现生殖道异常及在育龄期发生阴道癌或宫颈癌的报道。孕妇禁用。

（4）药物对哺乳的影响：本药可少量随乳汁分泌，并可减少泌乳，哺乳妇女禁用。

（5）用药前后及用药时应当检查或监测：治疗前应作全面体检，长期用药妇女至少每年体检1次，包括血压、乳腺、腹腔与盆腔器官、宫颈细胞学检查。

5. 不良反应

（1）可出现乳房胀痛、白带增多、突破出血、恶心、腹胀、肝功能损害、头晕、头痛及高血压等。除突破出血量过多时需要停药外，一般不需停药。

（2）作为雌激素长期摄入，有增加子宫内膜癌的危险。本药的内膜增殖作用比雌二醇弱，但单纯服用本药6个月仍可使子宫内膜出现增殖期变化，内膜刮出率增加1倍。

6. 药物相互作用

（1）本药可增加钙剂的吸收。

(2)大量的雌激素可增强三环类抗抑郁药的不良反应,同时降低其药效。

(3)卡马西平、苯巴比妥、苯妥英钠、扑米酮、利福平等可降低雌激素的药效。其作用机制是这些药物可诱导肝微粒体酶,从而加快雌激素的代谢所致。

(4)本药可降低抗凝药的抗凝效应,若必须同用,应调整后者用量。

(5)本药可降低抗高血压药的作用。

(6)本药可降低他莫昔芬的疗效。

药物—酒精/尼古丁相互作用:在服用本药时吸烟,可增加心血管系统不良反应发生的危险性,且危险性随着吸烟量和吸烟者年龄的增加而增加。

7. 用法与用量

成人常规剂量:

口服给药:①双侧卵巢及子宫切除妇女:用作雌激素替代治疗,每月2mg或5mg,长期服用。②围绝经期雌激素缺乏者:一次5mg,每月1次;或一次2mg,每2周1次。症状改善后维持量为一次1～2mg,每月2次,3个月为一疗程。③预防骨质疏松及心血管疾病:每月1～2mg,长期用药者必须加用安宫黄体酮,可在第3月加用安宫黄体酮4～8mg/d,共10～12d。④绝经后取宫内节育器:取器术前1周,4mg顿服,7d后再取器。

8. 制剂与规格

尼尔雌醇片:①1mg;②2mg;③5mg。

贮法:密封,在干燥处保存。

(二)醋酸甲羟孕酮

1. 药物名称

中文通用名称:醋酸甲羟孕酮。

英文通用名称:Medroxyprogesterone Acetate。

2. 作用机制

口服或注射后在体内适量内源性雌激素对子宫内膜作用的基础上,可将增生期子宫内膜转变为分泌期内膜,为受精卵植入作准备。本药也有抗雌激素作用,但不对抗雌激素对脂蛋白的良性作用,亦无明显雄激素效应,最接近天然的孕酮。

本药能增加宫颈黏液黏稠度,也可通过对下丘脑的负反馈,抑制腺垂体促黄体生成激素的释放,使卵泡不能发育成熟,抑制卵巢排卵,故有避孕作用。当血中本药浓度超过0.1mg/ml时,促黄体生成素(1H)和雌二醇均受到抑制,导致排卵受阻。

本药抗癌作用可能与其抗雌激素作用有关。大剂量时可使细胞内的雌激素受体(ER)不能更新,抵消雌激素促进肿瘤细胞生长的效应(但对耐药的细胞无此作用),对敏感细胞直接具有细胞毒性作用。也可通过增强 E_2-脱氧酶的活性而降低细胞内雌激素的水平,诱导肝 5α-还原酶而使雄激素不能转变为雌激素等作用,产生其抗癌效应。此外,本药还可通过对腺垂体的负反馈作用,抑制1H、促肾上腺皮质激素(ACTH)及其他生长因子的产生。

3. 临床应用

(1)临床用于痛经、月经不调、功能性闭经、功能性子宫出血、先兆流产或习惯性流产及子宫内膜异位症等。

(2)也用于不能手术、复发性或转移性激素依赖性肿瘤的姑息治疗或辅助治疗,如子宫内膜癌、乳腺癌、肾癌和前列腺癌等。

(3)本药注射剂可用作长效避孕药。

(4)也可用于治疗女性多毛症。

4. 注意事项

(1)适应证:①对本药过敏;②血栓栓塞性疾病(如血栓性静脉炎、肺栓塞、脑梗塞等)及有血栓栓塞性病史;③骨转移产生的高钙血症;④肝、肾功能不全;⑤已知或怀疑乳房或生殖器恶性肿瘤;⑥未明确诊断的性器官出血;⑦过期流产;⑧月经过多;⑨孕妇;⑩哺乳妇女。

(2)慎用:①心脏病;②哮喘;③糖尿病;④癫痫;⑤精神抑郁;⑥偏头痛。

(3)药物对老年人的影响:使用孕激素治疗可能会掩盖绝经期的开始。已绝经的妇女,长期服用本药可出现阴道流血。

(4)药物对妊娠的影响:妊娠早期使用孕激素,可能与胎儿先天性心脏疾病有关,不推荐孕妇使用本药。美国药品和食品管理局(VOA)对本药的妊娠安全性分级为X级。

(5)药物对哺乳的影响:本药代谢后可随乳汁分泌,哺乳妇女用药期间应暂停哺乳。

(6)用药前后及用药时应当检查或监测:①治疗前应作全面妇科体检(特别是乳腺与盆腔检查);②长期用药需注意检查乳房及监测肝功能。

5. 不良反应

(1)生殖系统:可见阴道出血(如突破出血、点滴出血)、经量改变、闭经、子宫颈糜烂或子宫颈分泌异常。

(2)精神神经系统:可见神经质、失眠、嗜睡、疲乏、头晕。

(3)代谢/内分泌系统:可见水肿、体重变化(增加或减少)、乳房痛、溢乳、男性乳房女性化等。也可出现类肾上腺皮质醇反应,如手颤、出汗、血糖升高以及高血钙。长期应用也有肾上腺皮质功能亢进的表现,如满月脸、柯兴氏征。

(4)消化系统:可见轻度恶心及消化不良,尤其在大剂量用药时。也可出现肝功能异常,偶有阻塞性黄疸的报道。

(5)皮肤:少见痤疮、秃头或多毛。

(6)过敏反应:可见瘙痒、麻疹、血管神经性水肿,曾有发生全身性皮疹及无防御性反应的报道。

6. 药物相互作用

本药可显著降低氨鲁米特的生物利用度。

7. 用法与用量

成人常规剂量:

口服给药:

(1)功能性闭经:4～8mg/d,连服5～10d。

(2)痛经:于月经周期第6d开始,一次2～4mg,1次/d,连服20d。

(3)功能性子宫出血和继发性闭经:自月经周期第16～21d开始,一日2.5～10mg,连服5～10d。

(4)子宫内膜异位症:可从6～8mg/d开始,逐渐增加至20～30mg/d,连用6～8周。

(5)乳腺癌:①一次500mg,1～2次/d,至少服用1个月。有效者可长期服用。②分散片为400～800mg/d,可高达1g/d。

(6)子宫内膜癌:①一次100mg,3次/d;或一次500mg,1～2次/d,至少服用1个月,有效者可长期服用,作为肌内注射后的维持量。②分散片为200～400mg/d。

(7)前列腺癌:一次500mg,1～2次/d,至少服用1个月。有效者可长期服用。

(8)肾癌:200～400mg/d。

(9)对各种癌症化疗时保护骨髓作用:分散片0.5～1g/d,由化疗前1周用至一个疗程后1周。

肌内注射：

（1）子宫内膜癌或肾癌：起始剂量为 0.4～1g，一周后可重复 1 次，待病情改善和稳定后，剂量改为一次 400mg，一月 1 次。

（2）避孕：于月经周期第 2～7d 内开始用药，一次 150mg，每 3 个月 1 次。产妇分娩须经 4 周后开始使用本药。

（3）子宫内膜异位症：一次 50mg，一周 1 次；或一次 100mg，每 2 周 1 次。连用 6 个月以上。

（4）女性多毛症：一次 100mg，一月 2 次。

8. 制剂与规格

醋酸甲羟孕酮片：①2mg；②3mg；③4mg；④5mg；⑤10mg；⑥200mg；⑦500mg。

贮法：遮光、密封保存。

醋酸甲羟孕酮分散片：250mg。

贮法：遮光、密封保存。

醋酸甲羟孕酮胶囊：①100mg；②250mg。

贮法：室温、遮光、密闭保存。

注射用醋酸甲羟孕酮：①100mg；②150mg。

贮法：遮光、密封保存。

（三）司坦唑醇

1. 药物名称

中文通用名称：司坦唑醇。

英文通用名称：Stanozo101。

2. 作用机制

本药为人工合成的蛋白同化激素和雄激素，其蛋白同化作用较强，为甲睾酮的 30 倍，雄激素活性为甲睾酮的 1/4，分化指数为 120。本药具有促进蛋白质合成、抑制蛋白质分解、降低血胆固醇和三酰甘油、促使钙磷沉积和减轻骨髓抑制等作用，能增进食欲、增加体重，而男性化不良反应轻微。

3. 临床应用

（1）用于防治遗传性血管神经性水肿以及其他血管性疾病，如贝赫切特综合征中的血管现象、雷诺综合征、浅层血栓性静脉炎、静脉溃疡等。

（2）用于慢性消耗性疾病、重病或手术后体弱消瘦、严重创伤、年老体弱、骨质疏松、小儿发育不良、再生障碍性贫血、白细胞减少、血小板减少及高脂血症等。

（3）用于防治长期使用皮质激素引起的不良反应，如肾上腺皮质功能减退。

4. 注意事项

（1）适应证：①严重肝脏疾病、肾脏疾病、心脏病及高血压患者；②前列腺癌患者；③孕妇。

（2）慎用：①血卟啉病患者；②前列腺增生患者；③糖尿病患者；④消化性溃疡患者；⑤心、肝、肾功能不全患者。

（3）药物对儿童的影响：本药可影响儿童的生长和性发育，儿童慎用。

（4）药物对老年人的影响：老年患者使用本药，易引起水钠潴留、高钾血症等，应慎用。

（5）药物对妊娠的影响：孕妇禁用。美国药品和食品管理局（FDA）对本药的妊娠安全性分级为 X 级。

（6）药物对哺乳的影响：尚不明确。

（7）用药前后及用药时应当检查或监测：①用药期间应定期进行凝血功能、血清铁、铁结合力、血红蛋白、血脂、肝功能的检查；②对于女性乳腺癌患者，应监测血钙及尿钙；③对于青年男性患者,应定期检查睾丸大小及精子数量,青春期前的男性需每6个月做一次X线骨龄检查。

5. 不良反应

(1)泌尿生殖系统:女性长期用药可见阴蒂肥大、闭经或月经紊乱等;男性长期用药可见精子减少、精液减少等。

(2)代谢/内分泌系统:可见水钠潴留。服药初期,下肢、颜面可能出现浮肿,继续用药能自行消失。

(3)胃肠道:可见恶心、呕吐、消化不良、腹泻等,消化性溃疡患者用药后可能加重胃疼痛,甚至引起胃出血。

(4)肝脏:长期用药可见肝功能异常、黄疸等。

(5)皮肤:可见痤疮、皮疹、多毛、颜面潮红等。

6. 药物相互作用

(1)与羟基保泰松合用,可使后者的代谢速度降低,血液浓度升高。

(2)与环孢素合用,可降低后者的代谢速度,从而增加环孢素毒性(如肾功能障碍、胆汁淤积、感觉异常)。

(3)与茴茚二酮、双香豆素、苯丙香豆素、华法林等抗凝药合用,可增加出血的危险性。

(4)与格列本脲合用,可能会降低后者的血药浓度。

7. 用法与用量

(1)成人常规剂量。

口服给药:①预防和治疗遗传性血管神经性水肿:开始一次2mg,3次/d;女性可一次2mg,2次/d。应根据患者的反应个体化给药。如治疗效果明显,可每间隔1～3月减量,直至2mg/d维持,但在减量过程中,需密切观察病情。②慢性消耗性疾病、手术后体弱、创伤经久不愈等:一次2～4mg,3次/d,女性酌减。

肌内注射:一次2～4mg,1～2次/d。

(2)儿童常规剂量。

口服给药:用于遗传性血管神经性水肿(仅在发作时应用):6岁以下,1mg/d;6～12岁,2mg/d。

8. 制剂与规格

司坦唑醇片:2mg。

贮法:遮光、密闭保存。

注射用司坦唑醇:2mg。

贮法:遮光、密闭保存。

(四)枸橼酸氯米芬

1. 药物名称

中文通用名称:枸橼酸氯米芬。

英文通用名称:Clomifene Citrate。

2. 作用机制

本药是人工合成的非甾体物质,对雌激素有较弱的激动与较强的拮抗双重作用。本药刺激排卵的机制可能为:首先拮抗作用占优势,通过竞争性占据下丘脑雌激素受体,干扰内源性雌激素的负反馈,从而促使黄体生成素与卵泡刺激素(FSH)的分泌增加,刺激卵泡生长。卵泡成熟后,雌激素的释放量增加,再通过正反馈激发排卵前促性腺激素释放,使其达峰值而引起排卵。此外,本药对男性有促进精子生成的作用。

3. 临床应用

(1)治疗无排卵或少排卵的女性不育症,适合体内有一定雌激素水平者。对原发性垂体和卵巢功能衰竭引起的不育症无效。

(2)治疗由避孕药引起的闭经及月经紊乱,并改善经前期的紧张及溢乳症状。

(3)测试卵巢功能。

(4)用于精子缺乏的男性不育症。对有精索静脉曲张的患者,在静脉切除术后一年仍不能生育,可用本药治疗。

(5)用于测试男性下丘脑—垂体—性腺轴的功能。

4. 注意事项

(1)适应证:①甲状腺或肾上腺功能异常;②颅内器质性病变(如垂体瘤);③血栓性静脉炎;④肝、肾功能不全;⑤卵巢囊肿、子宫肌瘤及其他妇科肿瘤;⑥原因不明的阴道流血;⑦子宫内膜异位症;⑧精神抑郁;⑨对男性无精子患者,除睾丸活检证实尚有精子产生外,一律不得使用;⑩孕妇。

(2)慎用:多囊卵巢综合征。

(3)药物对妊娠的影响:动物实验提示本药有致畸作用和胎儿毒性,孕妇禁用。

(4)药物对哺乳的影响:尚不明确。

(5)用药前后及用药时应当检查或监测:用药者需注意检查:①治疗前须测定肝功能;②每一疗程开始前须正确估计卵巢大小;③用药期间应每日测量基础体温,以监测患者的排卵与受孕;④治疗1年以上者,进行眼底检查。

用药者按需进行下列测定:①监测尿内孕二醇含量,必要时测定雌激素及血清孕酮水平,进行黄体期子宫内膜组织学检查,判断有无排卵;②FSH及1H;③血浆皮质激素传递蛋白含量;④性激素结合球蛋白含量;⑤血清甲状腺素及甲状腺素结合球蛋白含量;⑥长期用药者应测定血浆24-去氢胆固醇含量;⑦磺溴酞钠(BSP)肝功能试验。

治疗男性不育症时,用药前必须进行精液检查、内分泌检查以及睾丸活检,以确定不育原因主要在于精子数量减少;用药期间定期检查精液常规、FSH和睾酮水平。

5. 不良反应

本药在规定用量范围内,不良反应少见;长期或过量用药,不良反应则常有发生,停药后逐渐消失。

(1)较常见:腹胀、胃痛、盆腔或下腹部痛(如卵巢增大、囊肿形成、卵巢纤维瘤增大,一般发生在停药后数日)。

(2)较少见:视物模糊、复视、眼前闪光感、畏光、视力减退、皮肤和巩膜黄染。

(3)下列反应持续存在时应予以注意:潮热、乳房不适、月经量增多或不规则出血、恶心、呕吐、食欲增加、便秘或腹泻、体重增加或减轻、毛发脱落、头昏或眩晕、头痛、精神抑郁、精神紧张、失眠、疲倦、多动、皮肤红疹或风疹、过敏性皮炎、尿频等。

(4)长期或较高剂量用药时,有发生卵巢过度刺激综合征(OHSS)的危险性。OHSS发展迅速(24h或数日内),其特征为血管通透性急剧增加,大量液体积聚在腹腔、胸腔、心包腔,导致低血容量血症、血液浓缩、电解质失衡、腹水、血腹、胸腔积液等。

(5)有应用本药治疗发生乳腺癌或睾丸癌的个案报道。

6. 药物相互作用

与醋酸戈那瑞林合用,可能导致卵巢过度刺激。

7. 用法与用量

成人口服给药常规剂量:

（1）无排卵或少排卵的女性不育症：①有月经者：于月经周期的第 5d 开始服药，50mg/d，共 5d。如有排卵，不必增量，连用 3 个月；如第一周期未排卵，则第二周期可 100mg/d，1 次/d，连用 5d。②无月经者：可于任何时候开始治疗。先用黄体酮（一次 20mg 肌内注射，1 次/d，共 5d）或人工周期催经（即结合雌激素一次 0.625mg，1 次/d，连服 20d，后 10d 加用黄体酮，一次 10mg 肌内注射，1 次/d），在撤退性出血第 5d 开始用本药。患者在治疗后有排卵但未受孕可重复原疗程，直到受孕，或重复 3 ～ 4 个疗程；若患者在治疗后无排卵，在下一疗程中剂量可增至 100mg/d，共 5d。个别患者药量需达 150mg/d，才能排卵。

（2）精子缺乏的男性不育症：一次 25mg，1 次/d，连服 25d 为一疗程。停药 5d 后，重复服用，直至精子数达正常标准，一般用药 3 ～ 12 个月疗效较好。

8. 制剂与规格

枸橼酸氯米芬片 50mg。贮法：遮光、密封保存。

枸橼酸氯米芬胶囊 50mg。贮法：遮光、密封保存。

（五）甲睾酮

1. 药物名称

中文通用名称：甲睾酮。

英文通用名称：Methyltestosterone。

2. 作用机制

本药为合成的雄激素，是睾酮的 17-α 甲基衍生物，其作用与天然睾丸素相同，但口服有效，雄激素作用与蛋白同化作用之比为 1 ∶ 1。本药能促进男性性器官的发育，维持第二性征；促进蛋白质和骨质的合成，使蛋白质的分解降低；促进红细胞刺激因子生成而使红细胞和血红蛋白增加，并刺激骨髓造血功能。儿童期服用能够加速身体的增长，但骨成熟相对提前。

本药能对抗雌激素的作用，抑制子宫内膜增生；并抑制卵巢及垂体的功能。同时，外源性雄激素可反馈抑制黄体生成素而使内源性雄激素分泌减少；大剂量应用本药，可反馈抑制卵泡刺激素（FSH）使精子合成受限。此外，本药可引起氮、钠、钾、磷的潴留，使肾分泌钙减少。

3. 临床应用

（1）男性：男性性腺功能减退症、无睾症及隐睾症。

（2）女性：主要利用其对抗雌激素的效应，用于与雌激素升高有关的疾病，如子宫肌瘤、月经过多等。亦可用于子宫内膜异位症，绝经后 1 ～ 5 年有骨转移的晚期乳腺癌的姑息治疗，以及绝经期前雌激素受体（ER）、孕激素受体阳性的乳癌患者。还可用于产后乳房胀痛或充血。

（3）用于老年性骨质疏松症及儿童再生障碍性贫血等。

4. 注意事项

（1）适应证：①对本药过敏者；②肝、肾功能不全者；③前列腺增生、前列腺癌患者；④孕妇；⑤哺乳妇女。

（2）慎用：①心功能不全者；②高血压患者。

（3）药物对儿童的影响：儿童长期应用，可严重影响生长发育。

（4）药物对老年人的影响：老年男性患者应用本药，患前列腺增生及前列腺癌的危险可能增加。

（5）药物对妊娠的影响：孕妇禁用。美国药品和食品管理局（FDA）对本药的妊娠安全性分级为 X 级。

（6）药物对哺乳的影响：哺乳妇女禁用。

（7）用药前后及用药时应当检查或监测：①女性用药需监测其可能出现的男性化征象。②用药期间应定期检查肝功能。

5. 不良反应

(1)女性：可见痤疮、多毛、声音变粗、闭经、月经紊乱等。

(2)男性：可见睾丸萎缩、精子生成减少、精液减少等。

(3)舌下给药可致口腔炎，表现为疼痛、流涎等症状。

(4)如患者原有心、肾、肝疾病，服用本药后可导致水钠潴留，并可伴有充血性心力衰竭。

(5)乳腺癌患者服用本药后可引起血钙过高。

(6)长期大剂量服用易致胆汁淤积性肝炎，出现黄疸、肝功能异常。

6. 药物相互作用

(1)与抗凝药(如华法林等)合用，可增强后者的疗效，增加出血的危险性。

(2)与环孢素合用，可加重后者的不良反应。

(3)与肾上腺皮质激素合用，可加重水肿。

(4)与氨苄西林、卡马西平、苯巴比妥、苯妥英钠、扑米酮、利福平等合用，本药的疗效降低。

7. 用法与用量

(1)成人常规剂量。

舌下含服：①男性性腺功能低下者激素替代治疗：一次 5mg，2 次/d。②绝经妇女晚期乳腺癌姑息治疗：一次 25mg，1 ～ 4 次/d。如果对治疗有反应，2 ～ 4 周后，用量可减至一次 25mg，2 次/d。③月经过多或子宫肌瘤：一次 5 ～ 10mg，2 次/d，每月剂量不可超过 300mg。④子宫内膜异位症：一次 5 ～ 10mg，2 次/d，连用 3 ～ 6 个月。⑤老年性骨质疏松症：10mg/d。

口服给药：①男性性腺功能低下者激素替代治疗：同舌下含服项。②绝经妇女晚期乳腺癌姑息治疗：同舌下含服项。③男性雄激素缺乏症开始时 30 ～ 100mg/d，维持量为 20 ～ 60mg/d。

(2)儿童常规剂量。

舌下含服：青春期发育延缓的男性患儿，5 ～ 10mg/d，疗程超过 4 ～ 6 个月。

口服给药：儿童再生障碍性贫血，一日 1 ～ 2mg/kg，分 1 ～ 2 次服用。

8. 制剂与规格

甲睾酮含片：①5mg；②10mg。贮法：避光、密闭保存。

甲睾酮片：5mg。贮法：遮光、密闭保存。

(六)米非司酮

1. 药物名称

中文通用名称：米非司酮。

英文通用名称：Mifepristone。

2. 作用机制

本药能与孕酮受体竞争性结合，且对子宫内膜孕酮受体的亲和力比黄体酮强 5 倍，从而抑制子宫内膜着床前的正常生理变化或使孕酮维持蜕膜发育的作用受到抑制，导致蜕膜细胞变性、坏死、出血，胚囊从蜕膜剥离，达到抗着床或终止早孕的作用。

由于子宫的自发活动通过孕酮和前列腺素之间的平衡来调节，本药使孕酮失活的同时，内源性前列腺素水平和子宫肌层对前列腺素的敏感性提高，导致子宫收缩。子宫收缩又进一步刺激内源性前列腺素的合成，加强子宫收缩。又由于本药不能引发足够的子宫活性，单用于抗早孕时不全流产率较高，但其能增加子宫对前列腺素的敏感性，故本药和前列腺素类药物序贯用药，既可减少前列腺素的不良反应，又可使完全流产率显著提高(达 95%以上)。

此外，早孕时宫颈中胶原组织很丰富，孕酮能抑制胶原分解，使宫颈处于紧闭状态。本药抑制孕酮活性和对前列腺素的作用，使胶原合成减弱，分解增强，从而促进宫颈软化和扩张，有利于胎囊排出。

3. 临床应用

(1)与前列腺素类药物序贯使用,用于终止停经 49d 内的妊娠。

(2)用于无防护性(未采用任何避孕措施)性生活或避孕失败后(如避孕套破裂或滑脱、体外排精失败或安全期计算失误等)72h 以内预防意外妊娠的临床补救措施。

(3)用于妇科手术操作,如宫内节育器的放置和取出、取子宫内膜标本、宫颈管发育异常的激光分离以及宫颈扩张和刮宫术。

4. 注意事项

(1)适应证:①对本药过敏者;②心、肝、肾疾病患者;③肾上腺皮质功能不全或慢性肾上腺衰竭者;④长期服用甾体激素(如可的松)者;⑤凝血功能障碍或进行抗凝治疗者;⑥遗传性卟啉病患者;⑦确证或怀疑为宫外孕者;⑧带宫内节育器妊娠者;⑨年龄超过 35 岁的吸烟妇女。⑩哺乳妇女。

(2)慎用:尚不明确。

(3)药物对妊娠的影响本:药对大鼠的致畸及胚胎毒性试验中,未见致畸作用。有资料建议 35 岁以上孕妇避免使用本药,年龄超过 35 岁的吸烟妇女禁用本药。

(4)药物对哺乳的影响:本药在乳汁中的含量和对婴儿的影响尚不明确。有资料建议哺乳妇女禁用。

(5)用药前后及用药时应当检查或监测:服药后 8～15d 应随访,确定流产效果,必要时可作 B 超或血绒毛膜促性腺激素(HCG)检查。

5. 不良反应

(1)部分妇女可出现恶心、呕吐、眩晕、乏力、下腹痛、肛门坠胀感和子宫出血。

(2)个别妇女可出现皮疹和一过性肝功能异常。

(3)本药和前列腺素类药序贯用药抗早孕时,使用前列腺素类药后可有腹痛,部分孕妇可发生呕吐、腹泻,少数有潮红、手足心痒和发麻现象。

6. 药物相互作用

药物—药物相互作用:本药在体内主要出肝脏的细胞色素 P450 3A4 酶代谢。酮康唑、伊曲康唑、红霉素等药物可减弱肝药酶活性,从而升高本药的血药水平;而利福平、肾上腺皮质激素和某些抗惊厥药(如苯妥英钠、苯巴比妥、卡马西平)可诱导肝药酶活性,从而降低本药血药浓度。故本药不宜与上述药物同用。

药物—食物相互作用:葡萄柚汁可抑制本药的代谢。

7. 用法与用量

成人口服给药常规剂量:

(1)终止早孕:顿服 200mg 或一次 25～50mg,2 次/d,连续 2～3d(总量为 150mg)。第 3～4d 清晨于阴道后穹窿放置卡前列甲酯栓 1mg(1 枚),或口服米索前列醇片 400～600μg,或使用其他同类前列腺素药物。其后卧床休息 2h,门诊观察 6h。注意观察用药后出血情况,有无胎囊排出和不良反应。

(2)用于紧急避孕:在无防护性性生活或避孕失败后 72h 内服 25mg。

8. 制剂与规格

米非司酮片:①10mg;②25mg;③200mg。

贮法:遮光、密封,干燥处保存。

米非司酮胶丸:5mg。

贮法:遮光、密封,干燥处保存。

（七）米索前列醇

1. 药物名称

中文通用名称：米索前列醇。

英文通用名称：Misoprostol。

2. 作用机制

本药为前列腺素 E_1 衍生物，具有较强的抑制胃酸分泌的作用。能引起基础胃酸分泌和组胺、五肽胃泌素等引起的胃酸分泌，但机制尚未阐明，目前认为与影响腺苷酸环化酶的活性从而降低胃壁细胞环磷酸腺苷的水平有关。同时，本药还能抑制胃蛋白酶的分泌，刺激胃黏液及碳酸氢盐的分泌，促进磷脂合成；增加胃黏膜的血流量，加强胃黏膜屏障，从而具有保护胃黏膜的作用。此外，本药具有 E 类前列腺素的药理活性，可软化宫颈、增强子宫张力和宫内压。与米非司酮序贯应用，可显著增高和诱发早孕子宫自发收缩的频率和幅度，用于终止早孕。

3. 临床应用

（1）用于治疗胃、十二指肠溃疡和预防非甾体类抗炎药引起的出血性消化性溃疡。

（2）与抗孕激素药物米非司酮序贯应用，用于终止停经 49d 以内的早期妊娠。

4. 注意事项

（1）适应证：①对前列腺素类药物过敏者；②有使用前列腺素类药物禁忌者（如青光眼、哮喘、过敏性结肠炎及过敏体质等）；③有心、肝、肾疾病患者和肾上腺皮质功能不全者；④有脑血管或冠状动脉疾患者；⑤带宫内节育器妊娠和怀疑宫外孕者；⑥孕妇。

（2）慎用：①低血压者；②癫痫患者（只能在癫痫得以控制或用药利大于弊时才用）（国外资料）。

（3）药物对儿童的影响：儿童使用本药的安全性和疗效尚未确定。

（4）药物对妊娠的影响：本药对妊娠子宫有收缩作用，除用于终止早孕外，孕妇禁用。美国药品和食品管理局（烈）对本药的妊娠安全性分级为 X 级。

（5）药物对哺乳的影响：尚不明确本药的活性代谢物是否可经乳汁排泄，由于其代谢物米索前列酸可引起婴儿严重腹泻，故哺乳妇女不应服用本药。

（6）用药前后及用药时应当检查或监测：本药可引起腹泻，对高危患者，应监测有无脱水。

5. 不良反应

（1）常见胃肠道不良反应，并呈剂量相关性。主要表现为为稀便或腹泻，大多数不影响治疗，偶有较严重且持续时间长的情况，需停药。其他尚有轻度恶心、呕吐、腹部不适、腹痛、消化不良、头痛、眩晕、乏力等。

（2）极个别妇女可出现皮疹、面部潮红、手掌瘙痒、寒战、一过性发热甚至过敏性休克。

6. 药物相互作用

药物—药物相互作用：

（1）抗酸药（尤其是含镁抗酸药）与本药合用时会加重本药所致的腹泻、腹痛等不良反应。

（2）有联用保泰松和本药后发生神经系统不良反应的报道，症状包括头痛、眩晕、潮热、兴奋、一过性复视和共济失调。

（3）与环孢素及泼尼松联用可降低肾移植排斥反应的发生率。

药物—食物相互作用：进食时服用本药可使后者吸收延迟，表现为达峰时间延长，血药峰浓度降低，从而使其不良反应的发生率亦降低。

7. 用法与用量

成人口服给药常规剂量：

（1）胃溃疡和十二指肠溃疡：一次 0.2mg，4 次/d，于餐前和睡前口服；4～8 周为 1 个疗程。

（2）预防抗炎所致的消化性溃疡：一次 0.2mg，2～4 次/d，剂量应根据个体差异、临床情况不同而定。

（3）抗早孕：停经小于或等于 49d 的健康早孕妇女要求药物流产时，给予米非司酮 150mg，分次服用（一次 25mg，2 次/d，连服 3d）；或一次口服米非司酮 200mg。服药前后应禁食 2h。服用米非司酮 36～48h 后，再空腹顿服本药 0.6mg，门诊观察 6h。

8. 制剂与规格

米索前列醇片 0.2mg。

贮法：密封，阴凉干燥处保存。

三、甲状腺激素及抗甲状腺药

（一）甲状腺激素

1. 药物名称

中文通用名称：甲状腺激素。

英文通用名称：TnyroidHormones。

2. 作用机制

甲状腺激素的基本作用是诱导蛋白质包括特殊酶系的合成，调节蛋白质、碳水化合物和脂肪以及水、盐和维生素的代谢。由于甲状腺激素诱导细胞膜 Na^+-K^+ 泵的合成并增强其活力，故使能量代谢增强。

3. 临床应用

（1）用于各种原因引起的甲状腺激素缺乏的替代治疗，但不包括亚急性甲状腺炎恢复期出现的暂时性甲状腺功能减退。

（2）用于非地方性单纯性甲状腺肿。

（3）用于预防和治疗甲状腺结节。

（4）用于促甲状腺激素（aSH）依赖性甲状腺癌的辅助治疗。

（5）用于抗甲状腺治疗的辅助用药，防止甲减症状的发生和甲状腺进一步肿大。

（6）用于防止颈部放疗患者甲状腺癌的发生。

（7）用于防止某些药物如锂、水杨酸及磺胺类药物所致甲状腺肿。

（8）作为甲状腺功能试验的抑制剂（此用途限于 T_3）。

4. 注意事项

（1）慎用心血管疾病，包括心绞痛、动脉硬化、冠心病、高血压、心肌梗塞等患者慎用。

（2）其他注意事项：①药物对老年人的影响：老年患者对甲状腺激素较敏感，超过 60 岁者甲状腺激素替代需要量比年轻人约低 25%。②药物对妊娠的影响：因甲状腺激素只有极少量可透过胎盘，故孕妇用适量甲状腺激素对胎儿元不良影响。③药物对哺乳的影响：甲状腺激素由乳汁分泌甚微，故乳母用适量甲状腺激素对婴儿无不良影响。

5. 不良反应

甲状腺激素如用量适当无任何不良反应。使用过量则引起心动过速、心悸、心绞痛、心律失常、头痛、神经质、兴奋、不安、失眠、骨骼肌痉挛、肌无力、震颤、出汗、潮红、怕热、发热、腹泻、呕吐、体重减轻等类似甲状腺功能亢进的症状。T_3 过量时发生不良反应较 T_4 快，减量或停药可使所有症状消失，但 T_4 过量所致者，症状消失较缓慢。

6. 药物相互作用

（1）本品与抗凝剂如双香豆素合用时，后者的抗凝作用增强，可能引起出血（应根据凝血酶原时间调整抗凝药剂量)。

(2)本品与三环类抗抑郁药合用时,两类药的作用及不良反应均有所增强(应注意调整剂量)。

(3)服用雌激素或避孕药者,因血液中甲状腺素结合球蛋白水平增加,合用本品时,本品剂量应适当增加。

(4)考来烯胺或考来替泊可以减弱本品的作用,两类药合用时应间隔 4 ～ 5h,并定期测定甲状腺功能。

(5)β肾上腺素受体阻滞剂可减少外周组织 T_4 向 T_3 的转化,合用时应予注意。

7. 制剂与规格

甲状腺片:①10mg;②40mg;③60mg。

贮法:避光、密封保存。

(二)丙硫氧嘧啶

1. 药物名称

中文通用名称:丙硫氧嘧啶。

英文通用名称:Propylthiouracil。

2. 作用机制

本药为硫脲类抗甲状腺药,主要抑制甲状腺激素的合成。本药通过抑制甲状腺内过氧化物酶,阻止摄入到甲状腺内的碘化物氧化及酪氨酸偶联,从而阻碍甲状腺素(T_4)的合成。同时,本药可抑制 T_4 在外周组织中脱碘生成三碘甲状腺原氨酸(T_3),故可在甲状腺危象时起到减轻病情的即刻效应。由于本药并不阻断贮存的甲状腺激素释放,也不对抗甲状腺激素的作用,故只有当体内已有甲状腺激素被耗竭后,本药才产生明显的临床效应。

此外,本药尚有免疫抑制作用,可抑制B淋巴细胞合成抗体,抑制甲状腺自身抗体的产生,使血促甲状腺素(TSH)受体抗体消失。恢复抑制T淋巴细胞功能,减少甲状腺组织淋巴细胞浸润,从而使格雷夫斯病的免疫紊乱得到缓解。

3. 临床应用

(1)用于各种类型的甲状腺功能亢进症,包括格雷夫斯病(Graves 病)。在格雷夫斯病中,尤其适用于:①病情较轻,甲状腺轻至中度肿大者;②儿童、青少年及老年患者;③甲状腺手术后复发,但又不适于放射性 ^{131}I 治疗者;④手术前准备;⑤作为 ^{131}I 放疗的辅助治疗;⑥妊娠合并格雷夫斯病。

(2)用于甲状腺危象(作为辅助治疗,以阻断甲状腺素的合成)。

4. 注意事项

(1)交叉过敏:本药与其他硫脲类抗甲状腺药之间存在交叉过敏现象。

(2)适应证:①对本药或其他硫脲类药物过敏者;②严重肝功能损害者;③白细胞严重缺乏者;④结节性甲状腺肿伴甲状腺功能亢进者;⑤甲状腺癌患者。

(3)慎用:①外周血白细胞计数偏低者;②肝功能异常者。

(4)药物对妊娠的影响:本药透过胎盘量较甲巯咪唑少,妊娠合并格雷夫斯病可选用本药。鉴于孕妇用药后可导致胎儿甲状腺肿、甲状腺功能减退,故孕妇用药应谨慎,宜采用最小有效剂量,一旦出现甲状腺功能偏低即应减量。美国药品和食品管理局(FDA)对本药的妊娠安全性分级为 D 级。

(5)药物对哺乳的影响:哺乳期妇女服用剂量较大时,可能引起婴儿甲状腺功能减退,故哺乳期妇女禁用本药。

(6)用药前后及用药时应当检查或监测:在治疗过程中,应定期检查血常规及肝功能。

5. 不良反应

本药的不良反应大多发生在用药的头 2 个月。

(1)常见头痛、眩晕、关节痛、唾液腺和淋巴结肿大以及味觉减退、恶心、呕吐、上腹部不适。也有皮疹、皮肤瘙痒、药物热。

(2)血液不良反应多为轻度粒细胞减少，少见严重的粒细胞缺乏、血小板减少、凝血因子 II 或因子 VII 降低、凝血酶原时间延长。另可见再生障碍性贫血。

(3)可见脉管炎(表现为患部红、肿、痛)、红斑狼疮样综合征(表现为发热、畏寒、全身不适、软弱无力)。

(4)罕见间质性肺炎、肾炎、肝功能损害(血清碱性磷酸酶、天门冬氨酸氨基转移酶和丙氨酸氨基转移酶升高、黄疸)。

6. 国外不良反应参考

(1)血液:据个案报道，可引起粒细胞缺乏、再生障碍性贫血、溶血性贫血、弥散性血管内凝血(DIC)、白血病、白细胞减少、凝血障碍、血小板减少性紫癜和嗜酸粒细胞增多等。

(2)心血管系统:有发生变应性血管炎、结节性脉管炎和结节性动脉周围炎等的个案报道。

(3)代谢/内分泌系统:有溢乳、卟啉病、性早熟的个案报道。

(4)泌尿生殖系统:有引起间质性肾炎、急性肾小球肾炎的个案报道。

(5)肝脏:有发生黄疸、肝肿大、肝坏死、肝细胞损害和胆汁淤积性肝炎的个案报道。

(6)呼吸系统:有引起间质性肺炎、呼吸困难、低氧血症、肺炎、弥漫性肺泡损害、咯血和成人呼吸窘迫综合征的个案报道。

(7)皮肤:常见皮疹，罕见脱发，有引起 Stevens-Johnson 综合征(表现为全身的瘙痒性斑疹，伴口腔和生殖器黏膜糜烂，并有急性肾功能不全)的个案报道。

(8)肌肉骨骼系统:可引起关节炎、骨髓炎、类风湿关节炎、滑膜炎、关节痛。

(9)其他:有引起免疫系统功能紊乱、系统性红斑狼疮的个案报道，有感觉神经性听力丧失或耳聋的报道。

7. 药物相互作用

(1)本药可增强抗凝血药的抗凝作用。

(2)对氨水杨酸、保泰松、巴比妥类、酚妥拉明、妥拉唑林、维生素 B_{12}、磺胺类、磺酰脲类等都可能抑制甲状腺功能，引起甲状腺肿大，与本药合用时须注意。

8. 用法与用量

(1)成人常规剂量。

口服给药:①甲状腺功能亢进:开始剂量一般为一次 100mg，3 次/d，视病情轻重用量可为 150～400mg/d，一日最大量为 600mg。通常用药 4～12 周病情控制(体重增加、心率低于 90 次、血清 T_3 和 T_4 水平恢复正常)，可减量 1/3。以后如病情稳定可继续减量，每 4～6 周递减 1/3～1/2，维持量视病情而定，一般为 50～150mg/d，全程 1～2 年或更长。②甲状腺危象:一次 150～200mg，每 6h 1 次，直至危象缓解，约 1 周时间停药。若患者需用碘剂以控制 T_4 释放时，本药需在开始服碘前 1h 服用，或至少应同时服用，以阻断服用的碘合成更多的甲状腺激素。③甲亢的术前准备:一次 100mg，3～4 次/d，至甲亢症状控制后加服碘剂 2 周，以减轻甲状腺充血，使甲状腺变得坚实，便于手术。于术前 1～2d 停服本药。④作为放射性碘治疗的辅助治疗:需放射性碘治疗的重症甲亢患者，可先服本药，控制症状后再做甲状腺吸 ^{131}I 检查，以确定是否适用放射性碘治疗。在行放射性碘治疗后症状还未缓解者，可短期使用本药，一次 100mg，3 次/d。

鼻饲给药:甲状腺危象:首剂 600mg 经胃管注入，以后一次 200mg，3 次/d，待症状减轻后再适当减量;在服首剂 1 ~ 2h 后,再加服复方碘液。

肾功能不全时剂量:肾功能不全者药物半衰期延长,用药时应减量。

老年人剂量:老年人药物半衰期延长,用量应减少。

(2)儿童常规剂量。

口服给药:甲状腺功能亢进:①新生儿,一日 5 ~ 10mg/kg;②6 ~ 10 岁,一日 50 ~ 150mg;③10 岁以上,一日 150 ~ 300mg。均分 3 次口服。并根据病情调节用量,甲亢症状控制后应逐步减至维持量。

9. 制剂与规格

丙硫氧嘧啶片:①10mg;②100mg。

贮法:避光、密闭保存。

(三)甲巯咪唑

1. 药物名称

中文通用名称:甲巯咪唑。

英文通用名称:Ilaiamazole。

2. 作用机制

本药属咪唑类抗甲状腺药,能抑制甲状腺激素的合成。本药通过抑制甲状腺内过氧化物酶,阻止摄入到甲状腺内的碘化物氧化及酪氨酸偶联,从而阻碍甲状腺素(T_4)的合成。由于本药并不阻断贮存的甲状腺激素释放,也不对抗甲状腺激素的作用,故只有当体内已有甲状腺激素被耗竭后,本药才产生明显的临床效应。本药抑制甲状腺激素合成的作用略强于丙硫氧嘧啶,持续时间也较长。

此外,本药尚有轻度免疫抑制作用,抑制甲状腺自身抗体的产生,使血促甲状腺素(TSH)受体抗体消失。

3. 临床应用

用于各种类型的甲状腺功能亢进症。包括格雷夫斯病(Graves 病)、甲状腺腺瘤、结节性甲状腺肿及甲状腺癌引起的甲状腺功能亢进。在格雷夫斯病中,尤其适用于:

(1)病情较轻,甲状腺轻至中度肿大者。

(2)甲状腺手术后复发,但又不适于放射性 ^{131}I 治疗者。

(3)手术前准备。

(4)作为 ^{131}I 放疗的辅助治疗。

4. 注意事项

(1)适应证:①对本药过敏者;②哺乳期妇女。

(2)慎用:①对其他甲巯咪唑复合物过敏者(国外资料);②血细胞计数偏低者;③肝功能不全者。

(3)药物对儿童的影响:用药过程中应注意避免出现甲状腺功能减低,必要时可酌情加用甲状腺片。

(4)药物对老年人的影响:老年人尤其肾功能不全者,应酌情减量给药,必要时加用甲状腺片。

(5)药物对妊娠的影响:本药可透过胎盘,孕妇用药应谨慎,必须用药时宜采用最小有效剂量。甲亢孕妇在妊娠后期病情可减轻,此时可减少抗甲状腺药物的用量,部分患者于分娩前 2 ~ 3 周可停药,但分娩后不久可再次出现明显的甲亢症状。美国药品和食品管理局(FDA)对本药的妊娠安全性分级为 D 级。

(6)药物对哺乳的影响:本药可由乳汁分泌,乳母服用较大剂量时可能引起婴儿甲状腺功能减退,故服药时应暂停哺乳。

(7)用药前后及用药时应当检查或监测:在治疗过程中,应定期检查血常规、肝功能、甲状腺功能。

5. 不良反应

(1)口服给药时,较多见皮疹、皮肤瘙痒及白细胞减少。较少见严重的粒细胞缺乏,可能出现再生障碍性贫血。少见血小板减少、凝血因子Ⅱ或因子Ⅶ降低。可见味觉减退、恶心、呕吐、上腹不适、关节痛、头晕头痛、脉管炎、红斑狼疮样综合征。

(2)局部给药时,较多见皮肤局部反应,如瘙痒、灼热、紧缩、脱屑、丘疹等,发生率约为19.4%。局部反应大多较轻微,一般可耐受,无须处理或稍作处理,约在出现1~2周后自行消退。局部给药时全身反应明显低于口服给药,主要为肝功能异常和白细胞减少,发生率均为1.4%。

6. 药物相互作用

(1)本药通过降低凝血因子的代谢而降低抗凝药的敏感性,从而降低抗凝药的疗效。与抗凝药合用时,应密切监测凝血酶原时间和国际标准化比值(腒)。

(2)对氨水杨酸、保泰松、巴比妥类、酚妥拉明、妥拉唑林、维生素 B_{12}、磺胺类、磺酰脲类等都可能抑制甲状腺功能,引起甲状腺肿大,与本药合用时须注意。

7. 用法与用量

(1)成人常规剂量。

口服给药:①甲状腺功能亢进:一般开始用量30mg/d,分3次服用。可根据病情轻重调整为15~40mg/d,一日最大量60mg。当病情基本控制(体重增加、心率减慢、血清 T_3 和 T_4 水平恢复正常)时,需4~8周开始减量,每4周减少1/3~1/2。维持量为5~15mg/d,一般需要治疗18~24个月。②甲状腺功能亢进术前准备:按"一般用量"连续用药,直至甲状腺功能正常,在术前7~10d加用碘剂。③甲状腺危象:60~120mg/d,分次服。在初始剂量服用1h后加用碘剂。

鼻饲给药:甲状腺危象:60~120mg/d,使用片剂碾碎后从鼻胃管分次给予。在初始剂量服用1h后加用碘剂。

局部给药:甲状腺功能亢进:本药软膏,采用精密定量泵给药,一次按压可挤出软膏0.1g(含本药5mg),均匀涂敷于颈前甲状腺表面皮肤,用手指在涂敷局部轻轻揉擦3~5min。随机双盲临床研究表明,本药相同剂量(一次10mg,3次/d)口服与局部涂抹产生的临床疗效相似。故口服本药(一次10mg,3次/d)的患者改为使用软膏时,应一次0.2g(含本药10mg),3次/d局部涂抹。

(2)儿童常规剂量。

口服给药:甲状腺功能亢进:一日0.4mg/kg,分3次服用。维持量为一日0.2mg/kg。

8. 制剂与规格

甲巯咪唑片:①5mg;②10mg。

贮法:密闭保存。

甲巯咪唑软膏:10g ∶ 0.5g。

贮法:密闭、在凉暗处保存。

(四)复方碘

1. 药物名称

中文通用名称:复方碘。

英文通用名称:Compound Iodine。

2. 作用机制

碘为合成甲状腺激素的原料之一,正常人每日需碘 $100 \sim 150\mu g$。甲状腺具有浓集碘的作用,甲状腺内含碘量约为人体内总含碘量的 80%。缺碘可引起甲状腺激素合成不足、甲状腺功能减退、甲状腺代偿性肿大;碘过量则可引起甲状腺功能亢进。

本药为甲状腺功能调节药。本药小剂量作为供碘原料以合成甲状腺素,可纠正原来垂体促甲状腺素分泌过多现象,从而使肿大的甲状腺缩小,用于治疗地方性甲状腺肿。本药大剂量有抗甲状腺的作用,可促使甲状腺体内血管减少及腺组织硬化。

3. 组成成分

碘、碘化钾。

4. 临床应用

(1)地方性甲状腺肿的治疗和预防。

(2)甲亢药物治疗后的手术前准备。

(3)甲亢危象的抢救。

(4)缓解甲亢的突眼症状。

5. 注意事项

(1) 适应证:①对碘化物过敏及有碘过敏史者;②活动性肺结核患者;③孕妇及哺乳期妇女;④婴幼儿。

(2)慎用:①有口腔疾患者;②急性支气管炎患者;③肺水肿患者;④高钾血症者;⑤甲状腺功能亢进患者;⑥肾功能受损者。

(3)药物对儿童的影响:婴幼儿使用本药可影响甲状腺功能,且易致皮疹,故婴幼儿禁用本药。

(4)药物对妊娠的影响本药能通过胎盘,造成胎儿甲状腺功能异常和(或)甲状腺肿大,故孕妇禁用。

(5)药物对哺乳的影响本药能分泌入乳汁,哺乳易致婴儿皮疹,甲状腺功能受到抑制,故哺乳妇女禁用。

(6)用药前后及用药时应当检查或监测:用药前应进行甲状腺功能、甲状腺吸碘率的测定,以及甲状腺核素扫描检查。

6. 不良反应

(1)少数对碘过敏者,在用药后立即或数小时后发生血管神经性水肿,表现为身体多部位水肿(包括上肢、下肢、颜面部、口唇、舌或喉部),还可出现皮肤红斑或风团、发热、不适、上呼吸道黏膜刺激症状,甚至因喉头水肿而引起窒息。

(2)少见恶心、呕吐、腹泻、胃痛等消化道不良反应,以及关节疼痛、淋巴结肿大、嗜酸粒细胞增多。

(3)罕见动脉周围炎、类白血病样嗜酸粒细胞增多。

(4)长期服用本药,可出现口腔及咽喉部烧灼感、流涎、金属味、齿和齿龈疼痛、胃部不适、剧烈疼痛等碘中毒症状,也可出现高钾血症,表现为神志模糊、心律失常、手足麻木刺痛、下肢沉重无力。还可出现鼻炎、皮疹等,停药后即可消退。

7. 药物相互作用

(1)与抗甲状腺药物合用,可能致甲状腺功能低下和甲状腺肿大。

(2)与血管紧张素转换酶抑制剂、保钾利尿剂合用时,易致高钾血症。

(3)与锂盐合用时,可引起甲状腺功能减退和甲状腺肿大。

(4)与 ^{131}I 合用时,可减少甲状腺组织对 ^{131}I 的摄取。

8. 用法与用量

成人口服给药常规剂量：

（1）甲状腺手术术前用药。应用抗甲状腺药物控制甲亢症状后，于术前 10 ～ 14d 开始用药，每次 3 ～ 5 滴（约 0.1 ～ 0.3ml），3 次/d，应涂于食物中服用。

（2）地方性甲状腺肿。预防：根据当地缺碘情况而定，一般 100μg/d。治疗：早期患者，0.1 ～ 0.5ml/d，2 周为一疗程。

（3）甲状腺危象。使用复方碘溶液（卢戈氏液），初始剂量为 3.6ml，维持剂量为每 6h 1.8 ～ 2.7ml。

9. 制剂与规格

复方碘口服溶液：每 1ml 溶液中含碘 50mg、碘化钾 100mg。

贮法：遮光、密封保存。

复方碘溶液（卢戈氏液）：含碘 4.5% ～ 5.5%、碘化钾 9.5% ～ 10.5%。

贮法：遮光、密封保存。

（李俊兰）

第十七章
Chapter 17

调节水、电解质及酸碱平衡用药

一、电解质平衡调节药

（一）氯 化 钠

1. 药品品种

氯化钠注射液：

上海百特。Inj.【甲】：0.9%： 1 000ml，8.68 元/瓶。

浙江巨能。Inj.【甲】：0.9%： 500ml，4.29 元/瓶。

Inj.【甲】：0.9%： 500ml（塑），3.06 元/瓶。

Inj.【甲】：0.9%： 250ml，3.84 元/瓶。

Inj.【甲】：0.9%： 100ml，3.62 元/瓶。

四川科伦。Inj.【甲】：0.9%： 500ml（玻），2.21 元/瓶。

湖北清大。Inj.【甲】：0.9%： 10ml，0.28 元/支。

2. 临床应用

电解质补充药物。用于各种原因所致的失水、高渗性非酮症糖尿病昏迷、低氯性代谢性碱中毒等。

3. 用法用量

Iv gtt. 用量视病情需要而定。外用：冲洗眼部，洗涤伤口。

4. 注意事项

水肿性疾病、急性肾功能衰竭少尿期、高血压、低钾血症患者慎用。

（二）复方氯化钠注射液

1. 药品品种

复方氯化钠注射液。

湖南康源。Inj.【甲】：500ml，4.33 元/瓶。

2. 临床应用

为体液补充及调节水和电解质平衡的药物。用于各种原因引起的失水、高渗性非酮症昏迷、低氯性代谢性碱中毒。

3. 用法用量

Iv gtt. 成人：每次 500 ～ 1 000ml，按年龄体重及症状不同适当增减。

4. 注意事项

水肿性疾病、急性肾功能衰竭少尿期、高血压、低钾血症患者慎用。

（三）氯 化 钾

1. 药品品种

补达秀：

迈特兴华。Tab.【甲】：0.5g × 24 片，5.74 元/盒。

氯化钾注射液：

江苏方强。Inj.【甲】：1g ： 10ml，0.29 元/支。

2. 临床应用

用于预防和治疗各种原因引起的低钾血症。

3. 用法用量

p0. 成人：补充钾盐，1g，tid。Iv gtt. 血钾过低：用 10%氯化钾注射液 10 ～ 15ml 稀释于 5% 葡萄糖注射液 500ml 中。

4. 注意事项

静脉滴注速度宜慢，溶液不可太浓，否则可致心脏停搏。

5. 给药说明

补达秀应整片吞服，勿咬碎。

（四）枸橼酸钾

1. 药品品种

可维加：

山东绿叶。Pulv.【乙】：1.45g × 20 袋，33.70 元/盒。

2. 临床应用

补钾剂。防治各种原因引起的低钾血症。

3. 用法用量

p0. 温开水冲服，1 ～ 2 包，tid。

4. 注意事项

用药期间注意复查血钾浓度；排尿量低于正常水平的患者慎用。

5. 给药说明

餐后服用以避免本品缓泻作用。

（五）氯 化 钙

1. 药品品种

氯化钙注射液：

德阳华康。Inj.【乙】：0.5g ： 10ml，0.46 元/支。

2. 临床应用

用于缺钙症，皮肤黏膜过敏及镁、氟中毒。

3. 用法用量

Iv.25%葡萄糖液稀释 1 倍后缓慢静脉注射，每次 0.5 ～ 1g。

4. 注意事项

不宜皮下或肌肉注射，临床应用强心苷期间禁用。

（六）葡萄糖酸钙

1. 药品品种

葡萄糖酸钙片：

汕头金石。Tab.【甲】:0.5g × 100 片,3.45 元/瓶。

葡萄糖酸钙注射液:

无锡七制。Inj.【甲】:1g ∶ 10ml,0.42 元/支。

2. 临床应用

用于预防和治疗钙缺乏症,亦用于治疗过敏性疾病,镁、氟中毒的解救。

3. 用法用量

p0.成人:治疗缺钙,0.5 ～ 2g,tid。Iv.稀释后缓慢静脉推注,治疗低钙血症,1g;治疗高镁血症,1 ～ 2g;氟中毒解救,1g,1h 后重复 1 次。小儿:低钙血症,按体重 25mg/kg,缓慢静脉注射。

4. 注意事项

注射剂不宜用于肾功能不全或呼吸性酸中毒患者,临床应用强心苷期间禁止静脉注射本药。

5. 给药说明

本品注射剂需用 10%葡萄糖注射液稀释后缓慢注射,不超过 2ml/min;与噻嗪类利尿药同用,可致高钙血症。

二、酸碱平衡调节药

(一)乳酸钠林格注射液

1. 药品品种

乳酸钠林格注射液:

浙江巨能。Inj.【甲】:500ml,4.37 元/瓶。

2. 临床应用

调节体液、电解质及酸碱平衡。用于代谢性酸中毒或有代谢性酸中毒脱水的患者。

3. 用法用量

Iv gtt.成人:每次 500 ～ 1 000ml,按年龄体重及症状不同适当增减。

4. 注意事项

心力衰竭、急性肺水肿、脑水肿、乳酸性酸中毒已显著、重症肝功能不全、严重肾功能不全无尿者禁用。

(二)碳酸氢钠

1. 药品品种

碳酸氢钠注射液:

河北天成。Inj.【甲】:12.5g ∶ 250ml,6.93 元/瓶。

天津药业。Inj.【甲】:0.5g ∶ 10ml,0.19 元/支。

2. 临床应用

治疗代谢性酸中毒、碱化尿液、制酸。

3. 用法用量

Iv gtt.用量依病情而定。

4. 注意事项

长期或大量应用可致代谢性碱中毒。

三、葡萄糖及其他类

（一）葡 萄 糖

1. 药品品种

葡萄糖注射液：

浙江巨能。Inj.【甲】：5%： 500ml，4.29 元/瓶。

Inj.【甲】：5%： 250ml，3.84 元/瓶。

Inj.【甲】：5%： 100ml，3.62 元/瓶。

湖南康源。Inj.【甲】：5%： 50ml，3.38 元/瓶。

Inj.【甲】：10%： 100ml，3.48 元/瓶。

福州海王。Inj.【甲】：50%： 100ml，3.50 元/瓶。

江苏方强。Inj.【甲】：50%： 20ml，0.37 元/支。

2. 临床应用

主要用于补充能量及体液、低血糖症、高钾血症，高渗溶液用作组织脱水剂、配制腹膜透析液、药物稀释剂、静脉法葡萄糖耐量试验、配制 GIK（极化液）。

3. 用法用量

Iv. 低血糖症，组织脱水：50%葡萄糖注射液 20 ～ 40ml。Iv gtt. 失水：5%～ 10%葡萄糖注射液用量视病情而定；高钾血症：用 10%～ 25%葡萄糖注射液，每 2 ～ 4g 葡萄糖加 1 IU 胰岛素。

4. 注意事项

糖尿病酮症酸中毒未控制者、高血糖非酮症性高渗状态下禁用。

（二）葡萄糖氯化钠

1. 药品品种

葡萄糖氯化钠注射液：

武汉滨湖。Inj.【甲】：葡萄糖 25g ：氯化钠 4.5g ： 500ml，4.13 元/瓶。

Inj.【甲】：葡萄糖 12.5g ：氯化钠 2.25g ： 250ml，3.66 元/瓶。

Inj.【甲】：葡萄糖 5g ：氯化钠 0.9g ： 100ml，3.44 元/瓶。

2. 临床应用

水、热量、电解质平衡药物，补充热量及体液。临床用于各种原因引起的进食不足或大量体液丢失。

3. 用法用量

Iv gtt. 用量依病情而定。

4. 注意事项

水肿性患者，脑、肾、心脏功能不全及低钾血症患者慎用。

（三）果 糖

1. 药品品种

普利康：

安徽丰原。Inj.【乙】：25g ： 250ml，62.57 元/瓶。

星雅：

海南灵康。Inj.【乙】：12.5g，65.68 元/瓶。

丰海能*：

江苏正大。Inj.[Z]:12.5g ： 250ml,39.36 元/瓶。

2. 临床应用

用于烧伤、术后及感染等胰岛素抵抗状态下或不适合用葡萄糖时的能量的补充。

3. 用法用量

Iv gtt.用量依病情而定。

4. 注意事项

遗传性果糖不耐受症、痛风和高尿酸血症患者禁用;本品不宜与下列药物配伍:氨基己酸、氨苄青霉素、肼苯哒嗪、硫喷妥、华法林等。

(四)转化糖注射液

1. 药品品种

耐能:

四川美大康。Inj.[Z]:250ml ： 6.25g,54.97 元/袋。

转化糖:

海南灵康。Inj.[Z]:12.5g 葡萄糖 ： 12.5g 果糖,103.99 元/瓶。

2. 临床应用

用于需要非口服途径补充水分或能源的患者补液治疗,尤其糖是尿病患者的能量补充,烧伤创伤、术后及感染等胰岛素抵抗(糖尿病状态)患者的能量补充,药物中毒,酒精中毒。

3. 用法用量

Iv gtt. 用量视病情需要而定,成人:常用量为每次 250 ～ 1 000ml,滴注速度应低于 0.5g/(kg · h)(以果糖计)。

4. 注意事项

严重肝肾功能不全、有酸中毒倾向以及高尿酸血症患者慎用,糖尿病患者不宜过多输注。本品不得用于甲醇中毒治疗,因其能加剧甲醇氧化成甲醛,不得与已知与果糖和/或葡萄糖有配伍禁忌的药品同用。

(五)转化糖电解质注射液

1. 药品品种

海斯维:

四川美大康。Inj.[Z]:6.25g ： 250ml,52.08 元/袋。

田力:

扬子江药业。Inj.[Z]:500ml,78.22 元/袋。

2. 临床应用

用于需要非口服途径补充水分或能源患者补液治疗。

3. 用法用量

Iv gtt.成人:每次 250 ～ 1 000ml,滴注速度应低于 0.5g/(kg · h)(以果糖计)。

4. 注意事项

充血性心衰、严重肝肾功能不足者慎用,输注本品可能会引起体液或溶质负荷过量,从而导致血清电解质稀释、水分过多、血容量过多或肺水肿。

5. 给药说明

遇钙离子可能会产生沉淀,其余添加剂亦可能与本品不相溶,与含碳酸根离子的药物混合时可能产生沉淀。

(六)混合糖电解质注射液

1. 药品品种

新海能：

江苏正大。Inj.：500ml，126.50 元/瓶。

2. 临床应用

用于不能口服或口服给药不能充分摄取时，补充和维持水分及电解质，并补给能量。

3. 用法用量

Iv gtt. 成人：每次 500 ～ 1 000ml，滴注速度应低于 0.5g/(kg · h)（以葡萄糖计）。

4. 注意事项

严重肝肾功能不全、电解质代谢异常、遗传性果糖不耐受患者禁用；心功能不全、肾功能不全、闭塞性尿路疾病引起的尿量减少、糖尿病患者慎用。

5. 给药说明

遇磷酸根离子、钙离子可能会产生沉淀，其余添加剂亦可能与本品不相溶，给药前患者的尿液量最好在 500ml/d 或 20ml/h 以上。

(七)小儿电解质补给注射液

1. 药品品种

小儿电解质补给注射液：

四川科伦。Inj.：100ml（葡萄糖 3.75g 与氯化钠 0.225g），14.00 元/瓶。

2. 临床应用

补充热能和体液。用于脱水症和病因不明时的水分、电解质的补充，手术前后的水和电解质的补充。

3. 用法用量

Iv gtt. 小儿输液速度为 50 ～ 100ml/h，新生儿、早产儿输液速度为每小时不得超过 100ml，并根据患者的年龄、症状和体重酌情调节。

4. 注意事项

脑、肾、心脏功能不全，血浆蛋白过低，糖尿病及酮症酸中毒未控制，高渗性脱水患者禁用；水肿性疾病，急性肾衰竭少尿期，慢性肾衰竭尿量减少而对利尿药反应不佳，高血压，低钾血症患者慎用。

5. 给药说明

儿童补液量和速度应严格控制。

(八)复方电解质注射液

1. 药品品种

勃脉力：

上海百特。Inj.：500ml，29.05 元/瓶。

上海百特。Inj.：1000ml，44.30 元/瓶。

2. 临床应用

本品可作为水、电解质的补充源和碱化剂。

3. 用法用量

Iv gtt. 用量视患者年龄、体重、临床症状和实验室检查结果而定。

4. 注意事项

心、肝、肾功能不全，高血钾，高血钠，代谢性或呼吸性碱中毒患者慎用；添加药物可能产生配伍禁忌；过量给药会导致代谢性碱中毒；本品与血液和血液成分相溶，可使用同一给药装置在输血前或输血后输注,可加入正在输注的血液组分中,或作为血细胞的稀释液。

（九）腹膜透析液

1. 药品品种

腹膜透析液:

广州百特。Sol.[乙]:1.5%GS ： 2 000ml,39.33 元/袋。

Sol.[乙]:2.5%GS ： 2 000ml,39.33 元/袋。

Sol.[乙]:4.25%GS ： 2 000ml,39.33 元/袋。

Sol.[乙]:低钙 1.5%GS ： 2 000ml,39.10 元/袋。

Sol.[乙]:低钙 2.5%GS ： 2 000ml,39.10 元/袋。

Sol.[乙]:低钙 4.25%GS ： 2 000ml,39.10 元/袋。

2. 临床应用

用于因非透析治疗无效而需要连续不卧床性腹膜透析治疗的慢性肾功能不全患者。

3. 用法用量

仅用于腹腔内给药,应在医生指导下作适当的培训进行,制订个性化的透析方案。

（十）注射用水

1. 药品品种

灭菌注射用水:

山东齐都。Inj.:500ml,2.07 元/瓶。

江苏方强。Inj.:5ml,0.30 元/瓶。

2. 临床应用

用于稀释、溶解药物等。

3. 用法用量

按需要量用无菌注射器吸取加入或量取加入或直接冲洗。

4. 注意事项

不能作为脂溶性药物的溶剂,不能直接静脉注射。

（蒋李）

下篇

心血管药物临床篇

第十八章
Chapter 18

高血压

第一节 原发性高血压

Section 1

大多数高血压患者病因不明，称为原发性高血压（又称高血压病），占高血压患者的95%以上，除了高血压本身有关的症状以外，长期高血压还可成为多种心血管疾病的重要危险因素，并影响重要脏器如心、脑、肾的功能，最终可导致这些器官的功能衰竭；在不足5%患者中，血压升高是某些疾病的一种临床表现，本身有明确而独立的病因，称为继发性高血压。

目前成人高血压的定义是收缩压≥18.7kPa（140mmHg）或舒张压≥12.0kPa（90mmHg）。正常血压和血压升高的划分并无明确界线，因此，高血压的标准是根据临床及流行病学资料人为界定的。但由于血压变化很大，在确定一个患者为高血压和决定开始治疗之前，必须在数周内多次测量核实血压水平升高。对于轻度或临界高血压范围内的血压值，监测应延续3～6周，对血压明显升高或有并发症者，所需观察期就短一些。

高血压患病率和发病率在不同国家、地区或种族之间有差别，工业化国家较发展中国家高，美国黑人约为白人的2倍。高血压患病率、发病率及血压水平随年龄增加而升高，高血压在老年人较为常见，尤其是收缩期高血压。

我国高血压患病率总体上呈明显上升趋势，估计现有高血压患者超过1亿人。流行病学调查显示，我国高血压患病率和流行存在地区、城乡和民族差别，北方高于南方，沿海高于内地，城市高于农村，高原少数民族地区患病率较高。男、女性高血压患病率差别不大。

由于高血压的危险性会因其他危险因素如吸烟、血清胆固醇升高和糖尿病的存在和程度增高而大大增加。当危险因素组合不同时，同等血压水平会带来不同的危险性。评估总体的心血管疾病危险性对确定高血压个体的干预阈值具有重要意义。

需要重视在整个人群而不是仅高危人群降低血压，研究血压分布也是有价值的。不论以何种标准判断，血压增高的群体构成一个危险性金字塔，基底部的人数最多，相对危险性增加但并不太高，顶部人数最少而相对危险性最大。因此，高血压所致的并发症大多数发生在金字塔基底部，也就是分布在轻度高血压的那部分。

治疗目标应该是可耐受的最大限度降低血压。收缩压和舒张压在正常范围时，血压越低，发生脑卒中和冠脉事件的危险就越小。近年来明确提出高血压治疗的主要目标是最大程度地减少心血管发病和死亡的危险。由于心血管事件的危险与血压之间呈连续性相关，因此，控制血压的目标应是和血压诊断标准一致，即将血压降到"正常"甚至降到"理想"水平。临床实验观点建议对已有肾炎表现的患者当尿白蛋白0.25～1.00g/d时，理想血压为<17.3/10.7kPa（130/80mmHg）；尿白蛋白>1g/d时，理想血压为<16.7/11.3kPa（125/75mmHg），这样才能延缓和逆转肾实质损

害,明显降低心血管病的危险性。老年患者收缩压降至＜18.7kPa(140mmHg),舒张压＜12.0kPa(90mmHg)比较理想。而对于纯收缩期高血压患者,应使收缩压至少降到18.7kPa(140mmHg),舒张压＜12.0kPa(90mmHg)但不低于8.7～9.3kPa(65～70mmHg),舒张压降得过低可能抵消收缩压下降得到的益处。

一、降压药物选择

当前用于降压的药物主要为以下6类,即利尿药、β受体阻滞剂、血管紧张素转换酶抑制剂(ACEI)、血管紧张素Ⅱ受体阻滞剂(ARB)、钙拮抗剂(CCB)和α受体阻滞剂(已较少应用)。

降压药的选择应根据治疗对象的个体状况参考以下各点做出决定:①治疗对象是否存在心血管病危险因素;②治疗对象是否已有靶器官损害及心血管疾病(尤其是冠心病)、肾病、糖尿病的表现;③治疗对象是否合并有受降压药影响的其他疾病;④与治疗合并疾病所使用的药物之间有无可能发生相互作用;⑤选用的药物是否已有降低心血管病发病率与病死率的证据及其力度;⑥所在地区降压药物品种供应与价格状况及治疗对象的支付能力。首先提高治疗率,然后在此基础上逐步提高控制率。因此,可先用一类药物,如达到疗效而不良反应少,可继续应用;如疗效不满意,则改用另一类药物,或按合并用药原则加用另一类药物;如出现不良反应而不能耐受,则改用另一类药物,如果几种降压药物中任何一类的某个药物对某一特定患者降压无效,那么就应从另一类中选择某一药物代替。如果单独使用某一种药物治疗,仅部分有效,最好是从另一类中择用某一药物作为第二种治疗用药,且小剂量联合使用,而不是增加原来用药的剂量。这样,使不同药物的主要疗效叠加,同时降低了限制血压下降的内环境代偿作用。通过鼓励小剂量、联合用药治疗就减少了药物的不良反应。

(1)利尿剂:主要用于轻中度高血压,尤其在老年人高血压或并发心力衰竭时。痛风患者禁用,糖尿病和高脂血症患者慎用。小剂量可以避免低血钾、糖耐量降低和心律失常等不良反应。可选择使用氢氯噻嗪12.5mg,1～2次/d;吲达帕胺1.25～2.50mg,1次/d。呋塞米仅用于并发肾衰竭时。

(2)β受体阻滞剂:主要用于轻中度高血压,尤其在静息时心率较快(＞80次/min)的中青年患者或合并心绞痛时。心脏传导阻滞、哮喘、慢性阻塞性肺疾病与周围血管病患者禁用。1型糖尿病患者慎用。可选择使用美托洛尔25mg,1～2次/d;阿替洛尔25mg,1～2次/d;比索洛尔2.5～5.0mg,1次/d;倍他洛尔5～10mg,1次/d。β受体阻滞剂可用于心力衰竭,但用法与降压完全不同,应加注意。

(3)钙拮抗剂:可用于各种程度高血压,尤其在老年人高血压或合并稳定型心绞痛时。心脏传导阻滞和心力衰竭患者禁用非二氢吡啶类钙拮抗剂。不稳定性心绞痛和急性心肌梗死时禁用速效二氢吡啶类钙拮抗剂。优先选择使用长效制剂,例如:非洛地平缓释片5～10mg,1次/d;硝苯地平控释片30mg,1次/d;氨氯地平5～10mg,1次/d;拉西地平4～6mg,1次/d;维拉帕米缓释片120～240mg,1次/d。一般情况下也可使用硝苯地平或尼群地平普通片10mg,2～3次/d。慎用硝苯地平速效胶囊。

(4)血管紧张素转换酶抑制剂:主要用于高血压合并糖尿病或者并发心脏功能不全、肾脏损害有蛋白尿的患者。妊娠和肾动脉狭窄、肾衰竭(血肌酐＞265μmol/L或3mg/dl)患者禁用。可以选择使用以下制剂:卡托普利12.5～25.0mg,2～3次/d;依那普利10～20mg,1～2次/d;培哚普利4～8mg,1次/d;西拉普利2.5～5.0mg,1次/d;贝那普利10～20mg,1次/d;雷米普利2.5～5.0mg,1次/d;赖诺普利20～40mg,1次/d。

(5)血管紧张素Ⅱ受体(ATⅡ)拮抗剂:例如氯沙坦50～100mg,1次/d,缬沙坦80～160mg,

1 次/d。适用和禁用对象与 ACEI 同,目前主要用于 ACEI 治疗后发生干咳的患者。

降压药的联合应用:联合用药时每种药物的剂量不大,药物的治疗作用应有协同或至少相加的作用,其不良反应可以相互抵消或至少不重叠或相加。联合用药时药物种数不宜过多,过多则有复杂的药物相互作用。现今认为比较合理的配伍为:①ACEI(或 ARB)与利尿剂;②CCB 与β受体阻滞剂;③ACEI 或 ARB 与 CCB;④利尿剂与β受体阻滞剂;⑤α受体阻滞剂与β受体阻滞剂。合理的配伍还应考虑到各药作用时间的一致性。合并用药可以采用各药的按需剂量配比,其优点是易根据临床调整品种和剂量,另一种是采用固定配比的复方,其优点是方便,有利于提高患者的依从性。

二、其他药物选择

对高血压患者的其他危险因素和临床疾病进行治疗也同样重要,如糖尿病、高胆固醇血症、冠心病、脑血管病或肾脏疾病合并存在时,应对上述疾病制定适宜的生活方式和药物治疗。

(1)抗血小板治疗:阿司匹林或其他抗血小板药物的应用已被证明可减少冠心病和脑血管患者的致死性和非致死性冠心病事件、脑卒中和心血管病死亡的危险。根据 HOT 研究,如果血压已得到严格的控制,或者是高危冠心病的高血压患者,无胃肠道和其他部位出血危险,可推荐较小剂量的阿司匹林治疗。

(2)降脂治疗:高血压伴脂质代谢紊乱,使冠心病和缺血性脑卒中的危险增加。对伴脂质代谢紊乱者,应积极进行降脂治疗。

(王晓阳)

第二节　继发性高血压

Section 2

继发性高血压也称症状性高血压,是指由一定的基础疾病引起的高血压,占所有高血压患者的 1%～5%。由于继发性高血压的出现与某些确定的疾病和原因有关,一旦这些原发疾病(如原发性醛固酮增多症、嗜铬细胞瘤、肾动脉狭窄等)治愈后,高血压即可消失。所以临床上,对一个高血压患者(尤其是初发病例),应给予全面详细评估,以发现有可能的继发性高血压的病因,以利于进一步治疗。

一、继发性高血压的基础疾病

(一)肾性高血压
(1)肾实质性:急、慢性肾小球肾炎,多囊肾,糖尿病肾病,肾积水。
(2)肾血管性:肾动脉狭窄、肾内血管炎。
(3)肾素分泌性肿瘤。
(4)原发性钠潴留(Liddle's 综合征)。
(二)内分泌性高血压
(1)肢端肥大症。
(2)甲状腺功能亢进。
(3)甲状腺功能减退。
(4)甲状旁腺功能亢进。

(5)肾上腺皮质：柯兴综合征、原发性醛固酮增多症、嗜铬细胞瘤。

(6)女性长期口服避孕药。

(7)绝经期综合征等等。

(三)血管病变

主动脉缩窄、多发性大动脉炎。

(四)颅脑病变

脑肿瘤、颅内压增高、脑外伤、脑干感染等。

(五)药　　物

如糖皮质激素、拟交感神经药、甘草等。

(六)其　　他

高原病、红细胞增多症、高血钙等。

二、常见的几种继发性高血压的特点

(一)肾实质性疾病所致的高血压

1.急性肾小球肾炎

(1)多见于青少年。

(2)起病急。

(3)有链球菌感染史。

(4)有发热、血尿、水肿等表现。

2.慢性肾小球肾炎

应注意与高血压病引起的肾脏损害相鉴别。

(1)反复水肿史。

(2)贫血明显。

(3)血浆蛋白低。

(4)蛋白尿出现早而血压升高相对轻。

(5)眼底病变不明显。

3.糖尿病肾病

无论是胰岛素依赖型糖尿病(1型)或非胰岛素依赖型(2型)，均可发生肾损害而有高血压，肾小球硬化、肾小球毛细血管基膜增厚为主要的病理改变，早期肾功能正常，仅有微量蛋白尿，血压也可能正常；病情发展，出现明显蛋白尿及肾功能不全时血压升高。

对于肾实质病变引起的高血压，可以应用 ACEI 治疗，对肾脏有保护作用，除降低血压外，还可减少蛋白尿，延缓肾功能恶化。

(二)嗜铬细胞瘤

肾上腺髓质或交感神经节等嗜铬细胞肿瘤，间歇或持续分泌过多的肾上腺素和去甲肾上腺素，出现阵发性或持续性血压升高，其临床特点包括以下几个方面：

(1)有剧烈头痛、心动过速、出汗、面色苍白、血糖增高、代谢亢进等特征。

(2)对一般降压药物无效。

(3)血压增高期测定血或尿中儿茶酚胺及其代谢产物香草基杏仁酸(rMA)，显著增高。

(4)超声、放射性核素、CT、磁共振显像可显示肿瘤的部位。

(5)大多数肿瘤为良性，可作手术切除。

（三）原发性醛固酮增多症

本病系肾上腺皮质增生或肿瘤分泌过多醛固酮所致，其特征包括以下几点：

(1)长期高血压伴顽固的低血钾。

(2)肌无力、周期性麻痹、烦渴、多尿等。

(3)血压多为轻、中度增高。

(4)实验室检查：有低血钾、高血钠、代谢性碱中毒、血浆肾素活性降低、尿醛固酮排泄增多。

(5)螺内酯(安体舒通)试验(＋)具有诊断价值。

(6)超声、放射性核素、CT可作定位诊断。

(7)大多数原发性醛固酮增多症是由单一肾上腺皮质腺瘤所致，手术切除是最好的治疗方法。

(8)螺内酯是醛固酮拮抗剂，可使血压降低，血钾升高，症状减轻。

（四）皮质醇增多症（库欣综合征）

由于肾上腺皮质肿瘤或增生，导致皮质醇分泌过多，其临床特点表现为以下几点：

(1)水钠潴留，高血压。

(2)向心性肥胖、满月脸、多毛、皮肤纹、血糖升高。

(3)24h尿中17-羟类固醇或17-酮类固醇增多。

(4)肾上腺皮质激素兴奋者试验阳性。

(5)地塞米松抑制试验阳性。

(6)颅内蝶鞍X线检查、肾上腺CT扫描以及放射性碘化胆固醇肾上腺扫描可用于病变定位。

（五）肾动脉狭窄

(1)可为单侧或双侧。

(2)青少年患者的病变性质多为先天性或炎症性，老年患者多为动脉粥样硬化性。

(3)高血压进展迅速或高血压突然加重，呈恶性高血压表现。

(4)舒张压中、重度升高。

(5)四肢血压多不对称，差别大，有时呈无脉症。

(6)体检时可在上腹部或背部肋脊角处闻及血管杂音。

(7)眼底呈缺血性进行性改变。

(8)对各类降压药物疗效较差。

(9)大剂量断层静脉肾盂造影，放射性核素肾图有助诊断。

(10)肾动脉造影可明确诊断。

(11)药物治疗可选用ACEI或钙拮抗剂，但双侧肾动脉狭窄者不宜应用，以避免可能使肾小球滤过率进一步降低，肾功能恶化。

(12)经皮肾动脉成形术(PTRA)手术简便，疗效好，为首选治疗。

(13)必要时，可行血流重建术、肾移植术、肾切除术。

（六）主动脉缩窄

为先天性血管畸形，少数为多发性大动脉炎引起，其临床特点表现为以下几点：

(1)上肢血压增高而下肢血压不高或降低，呈上肢血压高于下肢的反常现象。

(2)肩胛间区、胸骨旁、腋部可有侧支循环动脉的搏动和杂音或腹部听诊有血管杂音。

(3)胸部X线摄影可显示肋骨变侧支动脉侵蚀引起的切迹。

(4)主动脉造影可确定诊断。

（王晓阳）

第三节 高血压急症
Section 3

原发性高血压大多起病及进展均缓慢,病程可长达十余年至数十年,病状轻微,逐渐导致靶器官损害。但少数患者可表现为急进重危,或具特殊表现而构成不同的临床类型。高血压急症是指原发性或继发性高血压在病情发展过程中,或在某些诱因的作用下,血压急剧升高,病情迅速恶化,常伴有心、脑、肾功能障碍。除考虑血压升高的水平和速度外,靶器官受累的程度也很重要,当合并有急性肺水肿、心肌梗死、主动脉夹层动脉瘤及急性脑血管病变时,即使血压仅中度升高,也视为高血压急症。

一、类型和特点

(一)高血压危象

在高血压病程中,全身小动脉发生暂时性强烈痉挛,周围血管阻力明显增加,血压急剧升高,出现一系列急诊临床症状,称为高血压危象。

1.病　因

(1)原发性缓进型高血压 1、2 期。

(2)急进型高血压。

(3)继发性高血压。

2.诱　因

(1)寒冷、情绪波动。

(2)绝经期和经期内分泌功能紊乱。

(3)应用拟交感神经药物。

(4)应用单胺氧化酶抑制剂。

3.发病机制

在某些诱因的作用下,血管反应增强,血液循环中肾素、血管紧张素Ⅱ、去甲肾上腺素及血管加压素等血管活性物质积聚增加,而嗜铬细胞瘤可直接释放肾上腺素和去甲肾上腺素,引起周围小动脉痉挛,外周血管阻力增加,血压急剧升高,发生高血压危象。

4.临床表现

(1)血压改变:以收缩压突然升高为主,舒张压也可升高。心率增快,可＞ 110 次/min。

(2)自主神经功能失调症状:面色苍白、烦躁不安、多汗、心悸、手足震颤和尿频。

(3)靶器官急性损害的表现:①冠状动脉痉挛:可有心绞痛,并发心脏病时可致心力衰竭和心律失常。②脑部小动脉痉挛:短暂的失语、感觉过敏、半身麻木、偏瘫。③肾动脉痉挛:可出现肾功能不全。④前庭和耳蜗内小动脉痉挛:眩晕、耳鸣、恶心、呕吐和平衡失调。每次发作历时短暂,持续几分钟至数小时,偶可达数日,易复发。

(4)辅助检查:尿常规、蛋白尿、红细胞;尿 VMA 可呈阳性;血游离肾上腺素和(或)去甲肾上腺素增高;血糖升高,血肌酐、尿素氮升高,电解质紊乱;心电图示心肌缺血,心律失常。

5.诊断和鉴别诊断

根据临床表现和辅助检查一般不难确立诊断。但应与高血压脑病、急性脑血管病等进行鉴别。

(二)高血压脑病

高血压患者在血压急剧升高的情况下,脑部小动脉先出现持续性痉挛,继而被动性或强制性扩张,出现急性脑循环障碍,导致脑水肿和颅内压升高及一系列临床表现,称为高血压脑病。

1.病因和发病机制

病因为各种类型的高血压。多发于缓进型高血压有明显脑动脉硬化者,也可由高血压危象发生脑水肿而引起。发病机制是脑血流的自主调节失灵。正常情况:血压下降时脑血管扩张,血压升高时脑血管收缩,即通过自身调节维持恒定的脑血流量。病理情况:血压急剧升高引起脑膜和脑细小动脉持久性痉挛,毛细血管血流减少,导致缺血和毛细血管通透性增加,继而脑细小动脉被动性或强制性扩张,出现急性脑循环障碍,出现脑水肿和颅内压升高。

2.临床表现

(1)血压升高:以舒张压升高为主,常 > 16.0kPa(120mmHg),甚至高达 18.7 ～ 24.0kPa(140 ～ 180mmHg)。

(2)脑水肿和颅内高压表现:首发表现为弥漫性剧烈头痛、呕吐,继而出现烦躁不安、嗜睡、视物模糊、黑矇、心动过缓。如发生局限性脑实质损害,可出现定位体征,如失语、偏瘫、痉挛和病理反射等。

(3)眼底检查:视盘水肿、渗出和出血。经积极降压治疗后临床症状和体征消失,一般无任何脑损害的后遗症。

3.辅助检查

(1)脑脊液:多正常。偶见少量红、白细胞,蛋白含量稍增加。

(2)脑电图:可有异常改变。

4.诊断和鉴别诊断

根据血压增高、脑水肿和颅内高压表现及眼底检查结果,一般可确立诊断。应与急性脑血管病、高血压危象和颅内占位病变进行鉴别。

(三)恶性高血压

本型高血压一开始就急剧进展,或经数年的缓慢过程后病情突然迅速发展,舒张压持续在17.3kPa(130mmHg)以上,常伴有重度视网膜病变和肾功能障碍。

1.病因和发病机制

1%～ 5%的原发性高血压可发展为急进型高血压,继发性高血压发展为该型高血压的发病机制尚不清楚。

2.临床表现

多发于年轻人,男性多见。收缩压和舒张压均急剧升高,少有波动,常持续 > 26.7/17.3kPa(200/130mmHg)。常有头疼、头晕、耳鸣、视物模糊、心悸、气促、多尿和夜尿增多。多有严重并发症,常于 1 ～ 2 年之后发生严重的心、脑、肾损害和视网膜病变,如心功能不全、心律失常、脑血管意外、肾衰竭等。

3.辅助检查

(1)尿常规:蛋白尿、血尿和管型尿,严重肾功能不全时尿比重固定在 1.010 左右。

(2)血液生化检查:半数患者血钾降低,肌酐、尿素氮增高。

(3)心电图:左心室肥大劳损,心律失常。

4.诊断和鉴别诊断

根据以上临床表现和辅助检查,一般可确立诊断。在有并发症存在时,应与其他可引起相同并发症的疾病进行鉴别。

5.预　　后

预后不良,多在发病 1 ～ 2 年内死亡。

二、高血压急症的治疗

高血压急症的治疗目的是迅速而又平稳地降低血压。在数分钟至数小时内将舒张压降至13.3～14.7kPa(100～110mmHg),或将平均压下降25%。

(一)治疗高血压急症的常用药物

1.血管扩张剂

硝普钠直接扩张小动脉和小静脉,作用迅速,降压作用强,但作用持续时间短。25～50mg加入250～500ml液体中,以10～40μg/min速度静脉滴注,根据血压进行调节,并监测血压。硝酸甘油主要扩张静脉,对动脉也有一定的扩张作用。用5～10mg加入250ml液体中,以30～50μg/min速度静脉滴注。

2.肾上腺素能受体阻滞剂

酚妥拉明为α_1受体、α_2受体阻滞剂,适用于嗜铬细胞瘤。5～10mg加入20ml 10%葡萄糖中缓慢静脉注射,血压下降后用10～20mg加入250～500ml液体中维持。乌拉地尔为选择性α_1受体阻滞剂,25mg加入40ml 10%葡萄糖中静脉注射,10min后起效,15～30min作用达高峰。拉贝洛尔兼有α受体和β受体阻断作用。降压的同时并不减少脑血流,适用于脑血管意外者。心力衰竭、哮喘和心动过缓者禁用。

3.钙拮抗剂

硝苯地平扩张外周小动脉,降低外周阻力,降低血压。10mg舌下含服,5min起效,15～30min作用达高峰。降压作用持续4h以上。不良反应有头痛、面部潮红、心悸等。文献报道有引起急性脑血管病的危险。尼卡地平作用与硝苯地平相似,对脑血管也有扩张作用,适用于肾性高血压和其他药物治疗效果不好的高血压的治疗。用1～2mg加入20ml 10%葡萄糖中缓慢静脉注射,5min起效,继以10mg加入250ml 10%葡萄糖中静脉滴注维持。

4.利尿剂

呋塞米利尿作用迅速、强大。适用于心、肾功能不全者。20～40mg静脉推注。还有血管扩张作用。

(二)高血压急症的药物选择

各类高血压急症的发病机制、临床表现和靶器官的损害程度都不一样,因此,在治疗时选择的药物也应有区别。

1.高血压危象

主要为缩血管的血管活性物质增多,特别是在嗜铬细胞瘤患者。因此应首选酚妥拉明、压宁定和拉贝洛尔。

2.高血压脑病

高血压脑病往往于血压下降数小时后症状完全消失,因此降压治疗同时起到诊断和鉴别诊断的作用。由于血压下降5%就达到脑自主调节的下限,血压下降50%或超过50%可导致脑缺血甚至脑梗死,因此第1h血压下降不应超过30%,24h血压达到21.3/13.3kPa(160/100mmHg)。治疗首选硝普钠,该药半衰期短,根据血压调节药物剂量。同时使用利尿剂、脱水药。

3.恶性高血压

早期无并发症一般给予口服降压药治疗,若患者出现高血压脑病、高血压危象、急性左心功能不全等时,可用硝普钠或尼卡地平等治疗。

4.高血压并急性左心衰竭

应将血压快速降至正常水平,以减轻左心室负荷。首选硝普钠和利尿剂。

5.高血压并主动脉夹层动脉瘤

为降低动脉壁张力,应立即将血压降至正常水平。可用尼卡地平或硝普钠加β受体阻滞剂。

(三)高血压急症的治疗

高血压急症时必须迅速使血压下降,以静脉给药最为适宜,以便随时改变药物所要使用的剂量。常用治疗方法如下:

1.硝普钠

直接扩张动脉和静脉,使血压迅速降低。开始以10μg/min静脉滴注。硝普钠降低血压作用迅速,停止滴注后作用在3～5min内即消失。该药溶液对光敏感,每次应用前需临时配制,滴注瓶需用银箔或黑布包裹。硝普钠在体内代谢后产生氰化物,大剂量或长时间应用可能发生硫氰酸中毒。

2.硝酸甘油

以扩张静脉为主,较大剂量时也可使动脉扩张。静脉滴注可使血压较快下降,剂量为5～10μg/min开始,然后每5～10min增加5～10μg/min至20～5μg/min。停药后数分钟作用即消失。不良反应有心动过速、颜面潮红、头痛、呕吐等。

3.尼卡地平

为二氢吡啶类CCB,用于高血压急症治疗剂量为:静脉滴注从0.5μg/(kg·min)开始,密切观察血压,逐步增加剂量,可用6μg/(kg·min)。不良反应有心动过速、颜面潮红、恶心等。

4.乌拉地尔

为α₁受体阻滞剂,用于高血压危象剂量为10～50mg静脉注射(通常用25mg),如血压无明显降低,可重复注射,然后予50～100mg于100ml液体中静脉滴注维持,速度为0.4～2.0mg/min,根据血压调节滴速。

(王晓阳)

第十九章

冠状动脉粥样硬化性心脏病

第一节 动脉粥样硬化
Section 1

动脉粥样硬化是西方发达国家的流行性疾病，随着我国人民生活水平的提高和饮食习惯的改变，该病亦成为我国的主要死亡原因。动脉粥样硬化始发于儿童时代而持续进展，通常在中年或中老年出现临床症状。由于动脉粥样硬化斑块表现为脂质和坏死组织的聚集，因此以往被认为是一种退行性病变。目前认为本病变是多因素共同作用的结果，首先是局部平滑肌细胞、巨噬细胞及 T 淋巴细胞的聚集；其次是包括胶原、弹力纤维及蛋白多糖等结缔组织基质和平滑肌细胞的增生；再者是脂质积聚，其中主要含胆固醇结晶及游离胆固醇和结缔组织。粥样硬化斑块中脂质及结缔组织的含量决定斑块的稳定性以及是否易导致急性缺血事件的发生。

一、病因与发病机制

本病的病因尚不完全清楚，大量的研究表明本病是多因素作用所致，这些因素称为危险因素。

（一）病　　因

1.血脂异常

血脂在血液循环中以脂蛋白形式转运，脂蛋白分为乳糜微粒、极低密度脂蛋白（VLDL）、低密度脂蛋白（LDL）、中等密度脂蛋白（IDL）及高密度脂蛋白（HDL）。各种脂蛋白导致粥样硬化的危险程度不同：富含甘油三酯（TG）的脂蛋白如乳糜微粒和 VLDL 被认为不具有致粥样硬化的作用，但它们脂解后的残粒如乳糜微粒残粒和 IDL 能导致粥样硬化。现已明确 VLDL 代谢终末产物 LDL 以及脂蛋白（a）[Lp（a）]能导致粥样硬化，而 HDL 则有心脏保护作用。

血脂异常是指循环血液中的脂质或脂蛋白的组成成分浓度异常，可由遗传基因和（或）环境条件引起，使循环血浆中脂蛋白的形成、分解和清除发生改变，血液中的脂质主要包括总胆固醇（TC）和 TG。采用 3-羟甲基戊二酰辅酶 A（HMG-CoA）还原酶抑制剂（他汀类）降低血脂，可以使各种心血管事件（包括非致命性 MI、全因死亡、脑血管意外等）的危险性降低 30%。其中 MI 危险性下降 60%左右。调整血脂治疗后还可能使部分粥样硬化病灶减轻或消退。

2.高血压

无论地区或人种，血压和心脑血管事件危险性之间的关系连续一致，持续存在并独立于其他危险因素。年龄在 40 ～ 70 岁，血压在 15.3/10.0kPa ～ 24.7/15.3kPa（115/75mmHg ～

185/115mmHg)的个体,收缩压每增加 2.7kPa(20mmHg),舒张压每增加 1.3kPa(10mmHg),其心血管事件的危险性增加一倍,临床研究发现,降压治疗能减少 35%～45%的脑卒中、20%～25%的 MI。

血压增高常伴有其他危险因素,如胰岛素抵抗综合征(或称代谢性 X 综合征),其表现有肥胖、糖耐量减退、高胰岛素血症、高血压、高 TG、HDL-C 降低;患者对胰岛素介导的葡萄糖摄取有抵抗性,可能还有微血管性心绞痛、高尿酸血症和纤溶酶原激活剂抑制物-1(PAI-1)浓度增高。

3.糖 尿 病

胰岛素依赖型和非胰岛素依赖型糖尿病是冠心病的重要危险因素,在随访观察 14 年的 Rancho Bemardo 研究中,与无糖尿病者相比,非胰岛素依赖型糖尿病患者的冠心病死亡相对危险度在男性是 1.9,在女性是 3.3。糖尿病患者中粥样硬化发生较早并更为常见,大血管疾病也是糖尿病患者的主要死亡原因,冠心病、脑血管疾病和周围血管疾病在成年糖尿病患者的死亡原因中占 75%～80%。

4.吸 烟

Framingham 心脏研究结果显示,平均每天吸烟 10 支,能使男性心血管死亡率增加 18%,女性心血管死亡率增加 31%。此外,对有其他易患因素的人来说,吸烟对冠心病的死亡率和致残率有协同作用。

5.遗传因素

动脉粥样硬化有在家族中聚集发生的倾向,家族史是较强的独立危险因素。冠心病患者的亲属比对照组的亲属患冠心病的危险增大 2.0～3.9 倍,双亲中有 70 岁前患 MI 的男性发生 MI 的相对危险性是 2.2。阳性家族史伴随的危险性增加,可能是基因对其他易患因素介导而起作用,如肥胖、高血压、血脂异常和糖尿病等。

6.体力活动减少

定期体育活动可减少冠心病事件的危险,不同职业的发病率回顾性研究表明,与积极活动的职业相比,久坐的职业人员冠心病的相对危险增加 1.9。从事中等度体育活动者中,冠心病死亡率比活动少的人降低 1/3。

7.年龄和性别

病理研究显示,动脉粥样硬化是从婴儿期开始的缓慢发展的过程;出现临床症状多见于 40 岁以上的中、老年人,49 岁以后进展较快;致死性 MI 患者中约 4/5 是 65 岁以上的老年人;高胆固醇血症引起的冠心病死亡率随年龄增加而增高。

本病多见于男性,男性的冠心病死亡率为女性的 2 倍,男性较女性发病年龄平均早 10 岁,但绝经期后女性的发病率迅速增加。糖尿病对女性产生的危险较大,HDL-C 降低和 TG 增高对女性的危险也较大。

8.酒 精

大量观察表明,适量饮酒可以降低冠心病的死亡率。这种保护作用被认为与酒精对血脂及凝血因子的作用有关,适量饮酒可以升高 HDL 及载脂蛋白(Apo)A1 并降低纤维蛋白原浓度,另外还可抑制血小板聚集。以上都与延缓动脉粥样硬化发展、降低心脑血管死亡率有关。但是大量酒精摄入可导致高血压及出血性脑卒中的发生。

9.其他因素

其他的一些危险因素包括:①肥胖,以腹部脂肪过多为特征的腹型肥胖;不良饮食方式,含高热量、较多动物性脂肪和胆固醇、糖等;②A 型性格(性情急躁、进取心和竞争性强、强迫自己为成就而奋斗);③微量元素铬、锰、锌、钒、硒等的摄取减少,铅、镉、钴的摄取增加;④存在缺氧、抗原—抗体复合物沉积、维生素 C 缺乏、动脉壁内酶的活性降低等能增加血管通透性的因素;⑤一些凝血因子增高,如凝血因子Ⅶ的增加与总胆固醇浓度直接相关;⑥血液中同型半胱氨酸增高,PAI-1、尿酸升高;⑦血管紧张素转换酶基因过度表达;⑧高纤维蛋白原血症;⑨血液中抗氧化物浓度低。

(二)发病机制

曾有多种学说从不同角度来阐述该病的发病机制。最早提出的是脂肪浸润学说,认为血中增高的脂质(包括 LDL、VLDL 或其残粒)侵入动脉壁,堆积在平滑肌细胞、胶原和弹性纤维之间,引起平滑肌细胞增生。后者与来自血液的单核细胞一样可吞噬大量脂质成为泡沫细胞。脂蛋白降解而释出胆固醇、胆固醇酯、TG 和其他脂质,LDL-C 还和动脉壁的蛋白多糖结合产生不溶性沉淀,都能刺激纤维组织增生,所有这些成分共同组成粥样斑块。其后又提出血小板聚集和血栓形成学说以及平滑肌细胞克隆学说。前者强调血小板活化因子(PAF)增多,使血小板黏附和聚集在内膜上,释出血栓素 A₂(TXA₂)、血小板源生长因子(PDGF),成纤维细胞生长因子(FGF)、第Ⅷ因子、血小板第 4 因子(PF4)、PAI-1 等,促使内皮细胞损伤、LDL 侵入、单核细胞聚集、平滑肌细胞增生和迁移、成纤维细胞增生、血管收缩、纤溶受抑制等,都有利于粥样硬化形成。后者强调平滑肌细胞的单克隆性增殖,使之不断增生并吞噬脂质,形成动脉粥样硬化。

1973 年提出动脉粥样硬化形成的损伤—反应学说,由于近些年新资料的不断出现,该学说也不断得到修改。此学说的内容涵盖了上述 3 种学说的一些论点,目前多数学者支持这种学说。该学说的关键是认为内皮细胞的损伤是发生动脉粥样硬化的始动因素,而粥样斑块的形成是动脉对内膜损伤做出反应的结果。可导致本病的各种危险因素最终都损伤动脉内膜,除修饰的脂蛋白外,能损伤内膜的因素还包括病毒(如疱疹病毒)以及其他可能的微生物(如在斑块中已见到的衣原体),但微生物存在的因果关系还未确立。

内皮损伤后可表现为多种的内皮功能紊乱,如内膜的渗透屏障作用发生改变而渗透性增加;内皮表面抗血栓形成的特性发生改变,促凝血特性增加;内皮来源的血管收缩因子或扩张因子的释放发生改变,血管易发生痉挛。正常情况下内皮细胞维持内膜表面的连贯性和低转换率,对维持内皮自身稳定状态非常重要,一旦内皮转换加快,就可能导致内皮功能发生一系列改变,包括由内皮细胞合成和分泌的物质如血管活性物质、脂解酶和生长因子等的变化。因此,内皮损伤可引起内皮细胞功能的改变,进而引起严重的细胞间相互作用并逐渐形成动脉粥样硬化病变。图 19-1 演示了动脉粥样硬化斑块的形成。

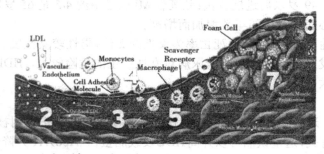

图 19-1 动脉粥样硬化演变过程(引自 Braunwald E.Heart Disease.)

注: Vascular Endothelium 血管内皮; Monocytes 单核细胞; Cell Adhesion Molecule 细胞黏附分子; IL-1 白介素-1; Internal Elastic Lamina 内弹力层; Macrophage 巨噬细胞; Scavenger Receptor 清道夫受体; smooth Muscle Mitogens 平滑肌分裂素; Smooth Muscle Migration 平滑肌迁移; Smooth Muscle Proliferation 平滑肌增殖; cell Apoptosis 细胞凋亡; Foam Cell 泡沫细胞; LDL 低密度脂蛋白; Oxidized LDL 氧化低密度脂蛋白。

在长期高脂血症情况下,增高的脂蛋白中主要是氧化低密度脂蛋白(ox-LDL)和胆固醇,对动脉内膜产生功能性损伤,使内皮细胞和白细胞表面特性发生改变。高胆固醇血症增加单核细胞对动脉内皮的黏附力,单核细胞黏附在内皮细胞的数量增多,通过趋化吸引,在内皮细胞间迁移,进入内膜后单核细胞转化成有清道夫样作用的巨噬细胞,通过清道夫受体吞噬脂质,主要为内皮下大量沉积的 ox-LDL,巨噬细胞吞噬大量脂质后成为泡沫细胞并形成脂质条纹,巨噬细胞在内膜下的积聚,导致内膜进一步发生改变。ox-LDL 对内皮细胞及微环境中的其他细胞也有毒性作用。

正常情况下,巨噬细胞合成和分泌的大量物质能杀灭吞入的微生物和灭活毒性物质。而异常情况下,巨噬细胞能分泌大量氧化代谢物,如 ox-LDL 和超氧化离子,这些物质能进一步损伤覆盖在其上方的内皮细胞。巨噬细胞的另一重要作用是分泌生长调节因子,已证实,活化的巨噬细胞至少能合成和分泌 4 种重要的生长因子:PDGF、FGF、内皮细胞生长因子样因子和 TGF-β。PDGF 是一种强有力的促平滑肌细胞有丝分裂的物质,在某些情况下,FGF 有类似的作用。这些生长因子协同作用,强烈刺激成纤维细胞的迁移和增生,也可能刺激平滑肌细胞的迁移和增生,并刺激这些细胞形成新的结缔组织。

TGF-β 不仅是结缔组织合成的强刺激剂,并且还是迄今所发现的最强的平滑肌增殖抑制剂。大多数细胞能合成 TGF-β,但其最丰富的来源为血小板和活化的巨噬细胞,细胞分泌的 TGF-β 大多数呈无活性状态,在 pH 值降低或蛋白质水解分裂后才有活性。增生抑制剂如 TGF-β 和增生刺激剂如 PDGF 之间的平衡决定了平滑肌的增生情况及随之而引起的粥样病变。因此当巨噬细胞衍生的泡沫细胞在内皮下间隙被激活,能分泌生长因子,从而趋化吸引平滑肌细胞从中膜向内膜迁移,引起一系列改变并能导致内膜下纤维肌性增生病变,进入内膜下的平滑肌细胞也能吞噬 ox-LDL,从而成为泡沫细胞的另一重要来源。巨噬细胞在粥样硬化形成过程中对诱发和维持平滑肌细胞增生起关键作用,约 20% 的巨噬细胞中存在含有 PDGF-β 链的蛋白,PDGF-β 是最强的生长因子,能刺激平滑肌细胞的迁移、趋化和增生。另外病变中富含淋巴细胞提示炎症和免疫应答在动脉粥样硬化的发生发展过程中起重要作用。如反复出现内皮细胞损伤与巨噬细胞积聚和刺激的循环,至少有两种能在内膜下释放生长因子的细胞(活化的内皮细胞和活化的巨噬细胞),可持续导致病变进展。

损伤反应学说还提供了第三种细胞——血小板作用的机会。内皮损伤后内皮细胞与细胞的连接受到影响,引起细胞之间的分离,内皮下泡沫细胞或(和)结缔组织的暴露,血小板发生黏附、聚集并形成附壁血栓。此时,血小板成为生长因子的第三种来源,可分泌与活化巨噬细胞所能分泌的相同的 4 种生长因子,从而在平滑肌细胞的增生和纤维组织的形成中起非常重要的作用。

必须指出,内膜的损伤并不一定需要引起内皮细胞的剥脱,而可仅表现为内皮细胞的功能紊乱,如内皮渗透性的改变、白细胞在内皮上黏附的增加和血管活性物质与生长因子的释放等。另外,从粥样硬化病变中分离出的人平滑肌细胞能表达 PDGF 基因中的一种,在体外培养时能分泌 PDGF,若体内进展病变中的平滑肌细胞也能分泌 PDGF,则它们自身分泌的 PDGF 进一步参与病变进展,形成恶性循环。

二、病理解剖

动脉粥样硬化是累及体循环系统从大型弹力型(如主动脉)到中型肌弹力型(如冠状动脉)动脉内膜的疾病。其特征是动脉内膜散在的斑块形成,严重时这些斑块也可以融合。每个斑块的组成成分不同,脂质是基本成分。内膜增厚严格地说不属于粥样硬化斑块而是血管内膜对机械损伤的一种适应性反应。

正常动脉壁由内膜、中膜和外膜 3 层构成,动脉粥样硬化斑块大体解剖上有的呈扁平的黄斑或线(脂质条纹),有的呈高起内膜表面的白色或黄色椭圆形丘(纤维脂质性斑块)。前者(脂质条纹)见于 5 ～ 10 岁的儿童,后者(纤维脂质性斑块)始见于 20 岁以后,在脂质条纹基础上形成。

根据病理解剖,可将粥样硬化斑块进程分为 6 期。

(1)第Ⅰ期(初始病变):单核细胞黏附在内皮细胞表面,并从血管腔面迁移到内皮下。

(2)第Ⅱ期(脂质条纹期):主要由含脂质的巨噬细胞(泡沫细胞)在内皮细胞下聚集而成。

(3)第Ⅲ期(粥样斑块前期):Ⅱ期病变基础上出现细胞外脂质池。

(4)第Ⅳ期(粥样斑块期):两个特征是病变处内皮细胞下出现平滑肌细胞以及细胞外脂质池融合成脂核。

(5)第Ⅴ期(纤维斑块期):在病变处脂核表面有明显结缔组织沉着形成斑块的纤维帽。有明显脂核和纤维帽的斑块为Ⅴa型病变(图 19-2);有明显钙盐沉着的斑块为Ⅴb型病变;主要由胶原和平滑肌细胞组成的病变为Ⅴc型病变。

(6)第Ⅵ期(复杂病变期):此期又分为 3 个亚型:Ⅵa型病变为斑块破裂或溃疡,主要由Ⅳ期和Ⅴa型病变破溃而形成;Ⅵb型病变为壁内血肿,是由于斑块内出血所致;Ⅵc型病变指伴血栓形成的病变(图 19-3),多由于在Ⅵa型病变的基础上并发血栓形成,可导致管腔完全或不完全堵塞。

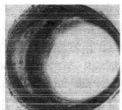

图 19-2　动脉粥样硬化Ⅴa型病变,
可见薄纤维帽和较大的脂核

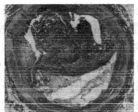

图 19-3　动脉粥样硬化Ⅵc型病变,
斑块破裂引发血栓形成

三、临床表现

根据粥样硬化斑块的进程可将其临床过程分为 4 期:

(一)无症状期或隐匿期

其过程长短不一,对应于Ⅰ～Ⅲ期病变及大部分Ⅳ期和Ⅴa型病变,粥样硬化斑块已形成,但尚无管腔明显狭窄,因此无组织或器官受累的临床表现。

(二)缺血期

由于动脉粥样硬化斑块导致管腔狭窄、器官缺血所产生。对应于Ⅴb和Ⅴc及部分Ⅴa型病变。根据管腔狭窄的程度及所累及的靶器官不同,所产生的临床表现也有所不同。冠状动脉狭窄导致心肌缺血可表现为心绞痛,长期缺血可导致心肌冬眠及纤维化。肾动脉狭窄可引起顽固性高血压和肾功能不全。在四肢动脉粥样硬化中以下肢较为多见,尤其是腿部动脉。由于血供障碍,引起下肢发凉、麻木和间歇性跛行,即行走时发生腓肠肌麻木、疼痛以至痉挛,休息后消失,再走时又出现,严重时可持续性疼痛,下肢动脉尤其是足背动脉搏动减弱或消失。其他内脏器官血管狭窄可产生靶器官缺血的相应症状。

(三)坏死期

由于动脉管腔堵塞或血管腔内血栓形成而产生靶器官组织坏死的一系列症状。冠状动脉闭塞表现为 AMI,下肢动脉闭塞可表现为肢体的坏疽。

（四）纤维化期

组织坏死后可经纤维化愈合，但不少患者可不经坏死期而因长期缺血而进入纤维化期，而在纤维化期的患者也可发生缺血期的表现。靶器官组织纤维化、萎缩而引起症状。心脏长期缺血纤维化，可导致心脏扩大、心功能不全、心律失常等表现（图19-4）。长期肾脏缺血可导致肾萎缩并发展为肾衰竭。

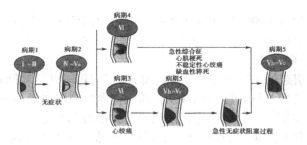

图 19-4　冠状动脉粥样硬化临床表现与病理生理学进展的病期和病变形态学

主动脉粥样硬化大多数无特异症状，叩诊时可发现胸骨柄后主动脉浊音区增宽，主动脉瓣区第二心音亢进而带金属音调，并有收缩期杂音。收缩期血压升高，脉压增宽，桡动脉触诊可类似促脉。X线检查可见主动脉结向左上方凸出，主动脉影增宽和扭曲，有时可见片状或弧状钙质沉着阴影。

主动脉粥样硬化还可形成主动脉瘤，以发生在肾动脉开口以下的腹主动脉处最为多见，其次在主动脉弓和降主动脉。腹主动脉瘤多在体检时因查见腹部有搏动性肿块而发现，腹壁上相应部位可听到杂音，股动脉搏动可减弱。胸主动脉瘤可引起胸痛、气急、吞咽困难、咯血、声带因喉返神经受压导致声音嘶哑、气管移位或受压、上腔静脉或肺动脉受压等表现。X线检查可见相应部位血管影增大。

二维超声、多排螺旋CT或磁共振成像可显示瘤样主动脉扩张，主动脉瘤一旦破裂，可因急性大量内出血，迅速致命。动脉粥样硬化也可形成动脉夹层分离，但较少见。

四、实验室检查

（一）实验室检查

本病尚缺乏敏感而又特异的早期实验室诊断方法。血液检查有助于危险因素如脂质或糖代谢异常的检出，其中的脂质代谢异常主要表现为 TC 增高、LDL-C 增高、HDL-C 降低、TG 增高、Apo-A 降低、Apo-B 和 Lp(a) 增高。部分动脉的病变（如颈动脉、下肢动脉、肾动脉等）可经体表超声检测到。X线平片检查可发现主动脉粥样硬化所导致的血管影增宽和钙化等表现。

（二）特殊检查

CT 或磁共振成像有助于判断脑动脉的功能情况以及脑组织的病变情况。电子束 CT 根据钙化的检出来评价冠状动脉病变，而随着技术的进步，多排螺旋 CT 血管造影技术已被广泛用于无创性地评价动脉的病变，包括冠状动脉。静息和负荷状态下的放射性核素心脏检查、超声心动图检查、ECG 检查以及磁共振技术，有助于诊断冠状动脉粥样硬化所导致的心肌缺血。数字减影血管造影（DSA）可显示动脉粥样硬化病变所累及的血管如冠状动脉、脑动脉、肾动脉、肠系膜动脉和四肢动脉的管腔狭窄或动脉瘤样病变以及病变的所在部位、范围和程度，有助于确定介入治疗或外科治疗的适应证和选择施行手术的方式。

血管内超声显像（IVUS）和光学相干断层扫描（OCT）是侵入性检查方法，可直接观察粥样硬化病变,了解病变的性质和组成,因而对病变的检出更敏感和准确。血管镜检查在识别粥样病变基础上的血栓形成方面有独特的应用。

五、诊断和鉴别诊断

本病的早期诊断相当困难。当粥样硬化病变发展引起管腔狭窄甚至闭塞或血栓形成,从而导致靶器官出现明显病变时,诊断并不困难。年长患者有血脂异常,动脉造影发现血管狭窄性病变,应首先考虑诊断本病。

主动脉粥样硬化引起的主动脉变化和主动脉瘤,需与梅毒性主动脉炎和主动脉瘤鉴别,胸片发现主动脉影增宽还应与纵隔肿瘤相鉴别。其他靶器官的缺血或坏死表现需与其他原因的动脉病变所引起者相鉴别。冠状动脉粥样硬化引起的心绞痛和心肌梗死,需与其他原因引起的冠状动脉病变如冠状动脉炎、冠状动脉畸形、冠状动脉栓塞等相鉴别。心肌纤维化需与其他心脏病特别是原发性扩张型心肌病相鉴别。肾动脉粥样硬化所引起的高血压,需与其他原因的高血压相鉴别,肾动脉血栓形成需与肾结石相鉴别。四肢动脉粥样硬化所产生的症状,需与多发性动脉炎等其他可能导致动脉病变的原因鉴别。

六、防治和预后

首先应积极预防其发生,如已发生应积极治疗,防止病变发展并争取逆转。已发生器官功能障碍者,应及时治疗,防止其恶化,延长患者寿命。血运重建治疗可恢复器官的血供,其效果取决于可逆性缺血的范围和残存的器官功能。

(一)一般预防措施

1.发挥患者的主观能动性配合治疗

经过防治,本病病情可得到控制,病变可能部分消退,患者可维持一定的生活和工作能力。此外,病变本身又可以促使动脉侧支循环的形成,使病情得到改善。因此说服患者耐心接受长期的防治措施至关重要。

2.合理的膳食

(1)膳食总热量不能过高,以维持正常体重为度,40岁以上者尤应预防发胖。正常体重的简单计算方法为:身高(cm)— 105 =体重(kg);或 BMI < 24 为正常,可供参考。

(2)超过正常标准体重者,应减少每天饮食的总热量,食用低脂(脂肪摄入量不超过总热量的 30%,其中动物性脂肪不超过 10%、低胆固醇每天不超过 300mg)膳食,并限制摄入蔗糖及含糖食物。

(3)年过 40 岁者即使血脂无异常,也应避免经常食用过多的动物性脂肪和含胆固醇较高的食物,如:肥肉、肝、脑、肾、肺等内脏,鱿鱼、墨鱼、鳗鱼、骨髓、猪油、蛋黄、蟹黄、鱼子、奶油及其制品、椰子油、可可油等。如血 TC、TG 等增高,应食用低胆固醇、低动物性脂肪食物,如鱼肉、鸡肉、各种瘦肉、蛋白、豆制品等。

(4)已确诊有冠状动脉粥样硬化者,严禁暴饮暴食,以免诱发心绞痛或心肌梗死。合并有高血压或心衰者,应同时限制盐的摄入。

(5)提倡饮食清淡,多食富含维生素 C(如新鲜蔬菜、瓜果)和植物蛋白(如豆类及其制品)的食物,在可能条件下,尽量以豆油、菜子油、麻油、玉米油、茶油、米糠油、红花油等为食用油。

3.适当的体力劳动和体育锻炼

一定的体力劳动和体育活动对预防肥胖、锻炼循环系统的功能和调整血脂代谢均有益,是预防本病的积极措施。体力活动量根据个体的身体情况、体力活动习惯和心脏功能状态来规定,以不过多增加心脏负担和不引起不适感觉为原则。体育活动要循序渐进,不宜勉强做剧烈活动;对老年人提倡散步(每天1h,分次进行)、做保健体操、打太极拳等。

4.合理安排工作和生活

生活要有规律,保持乐观、愉快的情绪,避免过度劳累和情绪激动,注意劳逸结合,保证充分睡眠。

5.提倡不吸烟,不饮烈性酒

6.积极治疗与本病有关的一些疾病

包括高血压、肥胖症、高脂血症、痛风、糖尿病、肝病、肾病综合征和有关的内分泌病等。

不少学者认为,本病的预防措施应从儿童期开始,即儿童也应避免摄食过量高胆固醇、高动物性脂肪的饮食,防止肥胖。

(二)药物治疗

1.降血脂药

降血脂药又称调脂药物,血脂异常的患者,经上述饮食调节和进行体力活动后仍未正常者,可按血脂的具体情况选用下列调血脂药物。

(1)HMG-CoA还原酶抑制剂(他汀类药物):HMG-CoA还原酶是胆固醇合成过程中的限速酶,他汀类药物部分结构与HMG-CoA结构相似,可和HMG-CoA竞争与酶的活性部位相结合,从而阻碍HMG-CoA还原酶的作用,因而抑制胆固醇的合成,血胆固醇水平降低。细胞内胆固醇含量减少又可刺激细胞表面LDL受体合成增加,从而促进LDL、VLDL通过受体途径代谢降低血清LDL含量。常见的不良反应有乏力、胃肠道症状、头痛和皮疹等,少数病例出现肝功能损害和肌病的不良反应,也有横纹肌溶解症致死的个别报道,长期用药要注意监测肝、肾功能和肌酸激酶。常用制剂有洛伐他汀20～40mg,普伐他汀20～40mg,辛伐他汀10～40mg,氟伐他汀40～80mg,阿托伐他汀10～40mg,瑞舒伐他汀5～20mg,均为1次/d。一般他汀类药物的安全性高和耐受性好,其疗效远远大于产生不良反应的风险,但对高龄、低体重、基础肾功能不全及严重心功能不全者应密切监测。

(2)氯贝丁酯类:又称贝丁酸或纤维酸类。其降血TG的作用强于降总胆固醇,并使HDL-C增高,且可减少组织胆固醇沉积。可选用以下药物:非诺贝特100mg,3次/d,其微粒型制剂200mg,1次/d;吉非贝齐(吉非罗齐)600mg,2次/d;苯扎贝特200mg,2～3次/d;环丙贝特50～100mg,1次/d等。这类药物有降低血小板黏附性、增加纤维蛋白溶解活性和减低纤维蛋白原浓度、削弱凝血的作用。与抗凝药合用时,要注意抗凝药的用量。少数患者有胃肠道反应、皮肤发痒和荨麻疹以及一过性血清转氨酶增高和肾功能改变。宜定期检查肝、肾功能。

(3)烟酸类:烟酸口服3次/d,每次剂量从0.1g逐渐增加到最大量1.0g。有降低血甘油三酯和总胆固醇、增高HDL-C以及扩张周围血管的作用。可引起皮肤潮红和发痒、胃部不适等不良反应,故不易耐受;长期应用还要注意检查肝功能。同类药物有阿昔莫司(吡莫酸),口服250mg,3次/d,不良反应较烟酸少,适用于血TG水平明显升高、HDL-C水平明显低者。

(4)胆酸螯合树脂类:为阴离子交换树脂,服后吸附肠内胆酸,阻断胆酸的肠肝循环,加速肝中胆固醇分解为胆酸,与肠内胆酸一起排出体外而使血TC下降。有考来烯胺(消胆胺)4～5g,3次/d;考来替泊4～5g,3～4次/d等。可引起便秘等肠道反应,近年采用微粒型制剂,不良反应减少,患者较易耐受。

(5)其他调节血脂药:①普罗布考0.5g,2次/d,有抗氧化作用并可降低胆固醇,但HDL-C也降低,主要的不良反应包括胃肠道反应和 Q-T 间期延长;②不饱和脂肪酸类,包括从植物油提取的亚油酸、亚油酸乙酯等和从鱼油中提取的多价 4 不饱和脂肪酸如 20 碳 5 烯酸(EPA)和 22 碳 6 烯酸(DHA),后两者用量为 3 ~ 4g/d;③维生素类,包括维生素 C(口服至少 1g/d)、维生素 B_6(口服 50mg,3 次/d)、泛酸的衍生物泛硫乙胺(口服 200mg,3 次/d)、维生素 E(口服 100mg,3 次/d)等,其降脂作用较弱。

以上调节血脂药多需长期服用,但应注意掌握好用药剂量和不良反应。

2.抗血小板药物

抗血小板黏附和聚集的药物,可防止血栓形成,有助于防止血管阻塞性病变病情发展。可选用:①阿司匹林:主要抑制 TXA_2 的生成,较少影响前列环素的产生,建议剂量 50 ~ 300mg/d;②氯吡格雷或噻氯匹定:通过 ADP 受体抑制血小板内 Ca^{2+}活性,并抑制血小板之间纤维蛋白原桥的形成,氯吡格雷 75mg/d,噻氯匹定 250mg,1 ~ 2 次/d,噻氯匹定有骨髓抑制的不良反应,应随访血常规,已较少使用;③血小板糖蛋白 Ⅱb/Ⅲa(GP Ⅱb/Ⅲa)受体阻滞剂,能通过抑制血小板 GP Ⅱb/Ⅲa 受体与纤维蛋白原的结合而抑制血小板聚集和功能,静脉注射制剂有阿昔单抗(或称 ReoPro)、替罗非班等,主要用于 ACS 患者,口服制剂的疗效不肯定;④双嘧达莫(潘生丁)50mg,3 次/d,可使血小板内环磷酸腺苷增高,抑制 Ca^{2+}活性,可与阿司匹林合用;⑤西洛他唑是磷酸二酯酶抑制剂,50 ~ 100mg,2 次/d。

(三)预　　后

本病的预后随病变部位、程度、血管狭窄发展速度、受累器官受损情况和有无并发症而不同。重要器官如脑、心、肾动脉病变导致脑卒中、心肌梗死或肾衰竭者,预后不佳。

(张锦)

第二节　慢性心肌缺血综合征

Section 2

慢性心肌缺血综合征主要包括慢性稳定型心绞痛、隐匿性冠心病和缺血性心肌病在内的慢性心肌缺血所致的临床类型。其中最具代表性的是稳定型心绞痛。

一、稳定型心绞痛

心绞痛是因冠状动脉供血不足,心肌发生急剧的、暂时的缺血与缺氧所引起的临床综合征,可伴心功能障碍,但没有心肌坏死。其特点为阵发性的前胸压榨性或窒息样疼痛感觉,主要位于胸骨后,可放射至心前区与左上肢尺侧面,也可放射至右臂和两臂的外侧面或颈与下颌部,持续数分钟,往往经休息或舌下含化硝酸甘油后迅速消失。

Braunwald 根据发作状况和机制将心绞痛分为稳定型、不稳定型和变异型心绞痛 3 种,而 WHO 根据心绞痛的发作性质进行如下分型:

(1)劳力性心绞痛,是由运动或其他心肌需氧量增加情况所诱发的心绞痛,包括 3 种类型:①稳定型劳力性心绞痛,1 ~ 3 个月内心绞痛的发作频率、持续时间、诱发胸痛的劳力程度及含服硝酸酯类后症状缓解的时间保持稳定;②初发型劳力性心绞痛,1 ~ 2 个月内初发;③恶化型劳力性心绞痛,一段时间内心绞痛的发作频率增加,症状持续时间延长,含服硝酸甘油后症状缓解所需时间延长或需要更多的药物,或诱发症状的活动量降低。

(2)自发性心绞痛与劳力性心绞痛相比,疼痛持续时间一般较长,程度较重,且不易为硝酸甘油所缓解。包括 4 种类型:①卧位型心绞痛;②变异型心绞痛;③中间综合征;④梗死后心绞痛。

（3）混合性心绞痛。劳力性和自发性心绞痛同时并存。

可以看出，WHO分型中除了稳定型劳力性心绞痛外，其余均为不稳定型心绞痛，此广义不稳定型心绞痛除去变异型心绞痛即为Braunwald分型的不稳定型心绞痛。

一般临床上所指的稳定型心绞痛即指稳定型劳力性心绞痛，常发生于劳力或情绪激动时，持续数分钟，休息或用硝酸酯制剂后消失。本病多见于男性，多数患者在40岁以上，劳力、情绪激动、饱餐、受寒、阴雨天气、急性循环衰竭等为常见诱因。本病多为冠状动脉粥样硬化引起，还可由主动脉瓣狭窄或关闭不全、梅毒性主动脉炎、风湿性冠状动脉炎、肥厚型心肌病、先天性冠状动脉畸形、心肌桥等引起。

（一）发病机制

对心脏予以机械性刺激并不引起疼痛，但心肌缺血、缺氧则引起疼痛。当冠状动脉的供血和供氧与心肌的需氧之间发生矛盾（图19-5），冠状动脉血流量不能满足心肌代谢的需要，引起心肌急剧的、暂时的缺血缺氧时，即产生心绞痛。

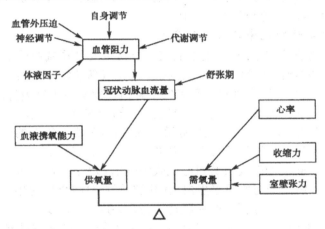

图19-5　影响心肌供氧量和需氧量的各种因素

心肌耗氧量的多少由心肌张力、心肌收缩力和心率所决定，故常用"心率×收缩压"（即二重乘积）作为估计心肌耗氧的指标。心肌能量的产生要求大量的氧供，心肌细胞摄取血液氧含量的65%～75%，而身体其他组织则摄取10%～25%。因此心肌平时对血液中氧的摄取比例已接近于最大，需氧量再增大时，只能依靠增加冠状动脉的血流量来提供。在正常情况下，冠状循环有很大的储备力量，其血流量可随身体的生理情况而有显著的变化：在剧烈体力活动时，冠状动脉适当地扩张，血流量可增加到休息时的6～7倍；缺氧时，冠状动脉也扩张，能使血流量增加4～5倍；动脉粥样硬化而致冠状动脉狭窄或部分分支闭塞时，其扩张性能减弱、血流量减少，且对心肌的供血量相对比较固定。心肌的血液供应减低但尚能应付心脏平时的需要，则休息时可无症状。一旦心脏负荷突然增加，如劳力、激动、左心衰等，使心肌张力增加（心腔容积增加、心室舒张末期压力增高）、心肌收缩力增加（收缩压增高、心室压力曲线的最大压力随时间变化率增加）和心率增快等致心肌耗氧量增加时，心肌对血液的需求增加；或当冠状动脉发生痉挛（吸烟过度或神经体液调节障碍，如肾上腺素能神经兴奋、TXA_2或内皮素增多）或因暂时性血小板聚集、一过性血栓形成等，使冠状动脉血流量进一步减少；或突然发生循环血流量减少（如休克、极度心动过速等），冠状动脉血流灌注量突降，心肌血液供求之间矛盾加深，心肌血液供给不足，遂引起心绞痛。严重贫血的患者，在心肌供血量虽未减少的情况下，可因血液携氧量不足而引起心绞痛。慢性稳定型心绞痛心肌缺血的主要发生机制是在心肌因冠状动脉狭窄而供血固定性减少的情况下发生耗氧量的增加。

在多数情况下，劳力诱发的心绞痛常在同一"心率×收缩压"的水平上发生。产生疼痛感觉的直接因素，可能是在缺血缺氧的情况下，心肌内积聚过多的代谢产物如乳酸、丙酮酸、磷酸等酸性物质，或类似激肽的多肽类物质，刺激心脏内自主神经的传入纤维末梢，经1～5胸交感神经节和相应的脊髓段，传至大脑，产生疼痛感觉。这种痛觉反映在与自主神经进入水平相同脊髓段的脊神经所分布的区域，即胸骨后及两臂的前内侧与小指，尤其是在左侧，而多不在心脏部位。有人认为，在缺血区内富有神经供应的冠状血管的异常牵拉或收缩，可以直接产生疼痛冲动。

（二）病理和病理生理

稳定型心绞痛患者冠状动脉粥样硬化病变的病理对应于上一节中提到的斑块的Ⅴb型和Ⅴc型，但也有部分为Ⅳ型和Ⅴa型，一般来说，至少一支冠状动脉狭窄程度＞70%才会导致心肌缺血。稳定型心绞痛的患者，造影显示有1、2或3支冠状动脉狭窄＞70%的病变者，分别各有25%左右、5%～10%有左冠状动脉主干狭窄，其余约15%患者无显著狭窄，可因微血管功能不全或严重的心肌桥所致的压迫导致心肌缺血。

1.心肌缺血、缺氧时的代谢与心肌改变

（1）对能量产生的影响：缺血引起的心肌代谢异常主要是缺氧的结果。在缺氧状态下，有氧代谢受限，从三磷酸腺苷（ATP）、肌酸磷酸（CP）或无氧糖酵解产生的高能磷酸键减少，导致依赖能源活动的心肌收缩和膜内外离子平衡发生障碍。缺氧时无氧糖酵解增强，除了产生的ATP明显减少外，乳酸和丙酮酸不能进入三羧酸循环进行氧化，生成增加，冠状静脉窦乳酸含量增高；而乳酸在短期内骤增，可限制无氧糖酵解的进行，使心肌能源的产生进一步减少，乳酸及其他酸性代谢产物积聚，可导致乳酸性酸中毒，降低心肌收缩力。

（2）心肌细胞离子转运的改变及其对心肌收缩性的影响：正常心肌细胞受激动而除极时，细胞浆内释出钙离子，钙离子与原肌凝蛋白上的肌钙蛋白C结合后，解除了对肌钙蛋白I的抑制作用，促使肌动蛋白和肌浆球蛋白合成肌动球蛋白，引起心肌收缩，这就是所谓兴奋—收缩耦联作用。当心肌细胞受缺血、缺氧损害时，细胞膜对钠离子的渗透性异常增高，钠离子在细胞内积聚过多；加上酸度（氢离子）的增加，减少钙离子从肌浆网释放，使细胞内钙离子浓度降低并可妨碍钙离子对肌钙蛋白的结合作用，使心肌收缩功能发生障碍，因而心肌缺血后可迅速（1min左右）出现收缩力减退。缺氧也使心肌松弛发生障碍，可能因细胞膜上钠—钙离子交换系统的功能障碍及部分肌浆网钙泵对钙离子的主动摄取减少，室壁变得比较僵硬，左室顺应性减低，充盈的阻力增加。

（3）心肌电生理的改变：心肌细胞在缺血性损伤时，细胞膜上的钠—钾离子泵功能受影响，钠离子在细胞内积聚而钾离子向细胞外漏出，使细胞膜在静止期处于低极化（或部分除极化）状态，在激动时又不能完全除极，产生所谓损伤电流。在体表心电图（ECG）上表现为ST段的偏移。心室壁内的收缩期压力在靠心内膜的内半层最高，而同时由于冠状动脉的分支从心外膜向心内膜深入，心肌血流量在室壁的内层较外层为低。因此，在血流供不应求的情况下，心内膜下层的心肌容易发生急性缺血。受到急性缺血性损伤的心内膜下心肌，其电位在心室肌静止期较外层为高（低极化），而在心肌除极后其电位则较低（除极受阻）；因此，左心室表面所记录的ECG出现ST段压低。在少数病例中，心绞痛发作时急性缺血可累及心外膜下心肌，则ECG上可见相反的ST段抬高。

2.左心室功能及血流动力学改变

由于粥样硬化狭窄性病变在各个冠状动脉分支的分布并不均匀，因此，心肌的缺血性代谢改变及其所引起的收缩功能障碍也常为区域性的。缺血部位心室壁的收缩功能，尤其在心绞

痛发作时,可以明显减弱甚至暂时完全丧失,以致呈现收缩期膨出,正常心肌代偿性收缩增强。如涉及范围较大,可影响整个左心室的排血功能,心室充盈阻力也增加。心室的收缩及舒张障碍都可导致左室舒张期终末压增高,最后出现肺淤血症状。

以上各种心肌代谢和功能障碍常为暂时性和可逆性的,随着血液供应平衡的恢复,可以减解或者消失。有时严重的暂时性缺血虽不引起心肌坏死,但可造成心肌顿抑,心功能障碍可持续1周以上,心肌收缩、高能磷酸键储备及超微结构均异常。

(三)临床表现

1.症　　状

心绞痛以发作性胸痛为主要临床表现,疼痛的特点为:

(1)部位:主要在胸骨体上段或中段之后,可波及心前区,有手掌大小范围,甚至横贯前胸,界限不很清楚。常放射至左肩、左臂内侧达无名指和小指,或至颈、咽或下颌部(图19-6)。

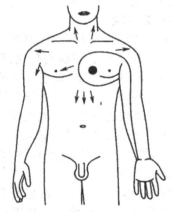

(2)性质:胸痛常为压迫、发闷或紧缩感,也可有烧灼感,但不尖锐,不像针刺或刀扎样痛,偶伴濒死的恐惧感。发作时,患者往往不自觉地停止原来的活动,直至症状缓解。

(3)诱因:发作常由体力劳动或情绪激动(如愤怒、焦急、过度兴奋等)所激发,饱食、寒冷、吸烟、心动过速、休克等亦可诱发。疼痛发生于劳力或激动的当时,而不是在一天劳累之后。典型的稳定型心绞痛常在相似的条件下发生。但有时同样的劳力只在早晨而不是在下午引起心绞痛,提示与晨间痛阈较低有关。

(4)持续时间和缓解方式:疼痛出现后常逐步加重,然后在3～5min内逐渐消失,一般在停止原来诱发症状的活动后即缓解。舌下含用硝酸甘油也能在几分钟内使之缓解。可数天或数星期发作一次,亦可一日内发作多次。

图19-6　心绞痛发作时的疼痛放射范围

稳定型劳力性心绞痛发作的性质在1～3个月内并无改变,即每天和每周疼痛发作次数大致相同,诱发疼痛的劳力和情绪激动程度相同,每次发作疼痛的性质和部位无改变,疼痛时限相仿(3～5min),用硝酸甘油后,也在相同时间内发生疗效。

根据心绞痛的严重程度及其对体力活动的影响,加拿大心血管学会(CCS)将稳定型心绞痛分为五级(表19-1)。

表19-1　稳定型心绞痛的加拿大心血管学会(CCS)分级

Ⅰ级	一般体力活动如步行或上楼不引起心绞痛,但可发生于费力或长时间用力后。
Ⅱ级	体力活动轻度受限。心绞痛发生于快速步行或上楼,或者在寒冷、顶风逆行、情绪激动时。平地行走两个街区(200～400m),或以常速上相当于3楼以上的高度时,能诱发心绞痛。
Ⅲ级	日常体力活动明显受限。可发生于平地行走1～2个街区,或以常速上3楼以下。
Ⅳ级	任何体力活动或休息时均可出现心绞痛。

2.体　　征

胸痛发作间隙期体检通常无特殊异常发现,但仔细体检能提供有用的诊断线索,可排除某些引起心绞痛的非冠状动脉疾病如瓣膜病、心肌病等,并确定患者的冠心病危险因素。胸痛发作期间体检,能帮助发现有无因心肌缺血而产生的暂时性左心室功能障碍,心绞痛发作时常见心率增快、血压升高、表情焦虑、皮肤冷或出汗,有时出现第四或第三心音奔马律。缺血发作时,可有暂时性心尖部收缩期杂音,由乳头肌缺血、功能失调引起二尖瓣关闭不全所致;可有第二心音逆分裂或出现交替脉；部分患者可出现肺部啰音。

（四）辅助检查

1.心 电 图

ECG 是发现心肌缺血、诊断心绞痛最常用的检查方法。

（1）静息 ECG 检查：稳定型心绞痛患者静息 ECG 一般是正常的，所以静息 ECG 正常并不能除外严重的冠心病。最常见的 ECG 异常是 ST-T 改变，包括 ST 段压低（水平型或下斜型）、T 波低平或倒置，ST 段改变更具特异性。少数可伴有陈旧性 MI 的表现，可有多种传导障碍，最常见的是左束支传导阻滞和左前分支传导阻滞。不过，静息 ECG 上 ST-T 改变在普通人群常见，在 Framingham 心脏研究中，8.5% 的男性和 7.7% 的女性有 ECG 上 ST-T 改变，并且检出率随年龄而增加；在高血压、糖尿病、吸烟者和女性中，ST-T 改变的检出率也增加。其他可造成 ST-T 异常的疾病包括左心室肥大和扩张、电解质异常、神经因素和抗心律失常药物等。然而在冠心病患者中，出现静息 ECG 的 ST-T 异常可能与基础心脏病的严重程度有关，包括病变血管的支数和左心室功能障碍。另外，各种心律失常的出现也增加患冠心病的可能。

（2）心绞痛发作时 ECG 检查：据估计，将近 95% 病例的心绞痛发作时出现明显的、有相当特征的 ECG 改变，主要为暂时性心肌缺血所引起的 ST 段移位。心内膜下心肌容易缺血，故常见 ST 段压低 0.1MV 以上，有时出现 T 波倒置，症状缓解后 ST-T 改变可恢复正常，动态变化的 ST-T 对诊断心绞痛的参考价值较大。静息 ECG 上 ST 段压低（水平型或下斜型）或 T 波倒置的患者，发作时可变为无压低或直立的所谓"假性正常化"，也支持心肌缺血的诊断。T 波改变虽然对反映心肌缺血的特异性不如 ST 段，但如与平时 ECG 比较有动态变化，也有助于诊断。

（3）ECG 负荷试验：ECG 负荷试验是对疑有冠心病的患者给心脏增加负荷（运动或药物）而激发心肌缺血的 ECG 检查。ECG 负荷试验的指征为：临床上怀疑冠心病；对有冠心病危险因素患者的筛选；冠状动脉搭桥及心脏介入治疗前后的评价；陈旧性 MI 患者对非梗死部位心肌缺血的监测。禁忌证包括：AMI；高危的 UA；急性心肌、心包炎；严重高血压[收缩压≥26.7kPa（200mmHg）和（或）舒张压≥14.7kPa（110mmHg）]；心功能不全；严重主动脉瓣狭窄；肥厚型梗阻性心肌病；静息状态下有严重心律失常；主动脉夹层。静息状态下 ECG 即有明显 ST 段改变的患者如完全性左束支或右束支传导阻滞，或心肌肥厚继发 ST 段压低等也不适合行 ECG 负荷试验。负荷试验终止的指标：ST-T 降低或抬高≥0.2MV、心绞痛发作、收缩压超过 29.3kPa（220mmHg）、血压较负荷前下降、室性心律失常（多源性、连续 3 个室早和持续性室速）。

运动负荷试验为最常用的方法，敏感性可达到约 70%，特异性 70%～90%。有典型心绞痛并且负荷 ECG 阳性者，诊断冠心病的准确率达 95% 以上。运动方式主要为分级踏板或蹬车，其运动强度可逐步分期升级，以前者较为常用。常用的负荷目标是达到按年龄预计的最大心率或 85%～90% 的最大心率，前者称为极量运动试验，后者称为次极量运动试验。运动中应持续监测 ECG 改变，运动前和运动中每当运动负荷量增加一级均应记录 ECG，运动终止后即刻和此后每 2min 均应重复 ECG 记录，直至心率恢复运动前水平。记录 ECG 时应同步测定血压。最常用的阳性标准为运动中或运动后 ST 段水平型或下斜型压低 0.1MV（J 点后 60～80ms），持续超过 2min。

（4）动态 ECG：连续记录 24h 或 24h 以上的 ECG，可从中发现 ST-T 改变和各种心律失常，可将出现 ECG 改变的时间与患者的活动和症状相对照。ECG 上显示缺血性 ST-T 改变而当时并无心绞痛症状者，称为无痛性心肌缺血。

2.超声心动图

超声心动图可以观察心室腔的大小、心室壁的厚度以及心肌舒缩状态；另外，还可以观察到陈旧性 MI 时梗死区域的运动消失及室壁瘤形成。稳定型心绞痛患者的静息超声心动图大部分无异常表现，与静息 ECG 一样。负荷超声心动图可以帮助识别心肌缺血的范围和程度，包括药物负荷（多巴酚丁胺常用）、运动负荷、心房调搏负荷以及冷加压负荷。

3.放射性核素检查

（1）静息和负荷心肌灌注显像：心肌灌注显像常用 ^{201}T1 或 ^{99m}Tc-MIBI 静脉注射使正常心肌显影而缺血区不显影的"冷点"显像法，结合运动或药物（双嘧达莫、腺苷或多巴酚丁胺）负荷试验，可查出静息时心肌无明显缺血的患者。

（2）放射性核素心腔造影：用 ^{113m}In ^{99m}Tc 标记红细胞或白蛋白行心室血池显影有助于了解室壁运动，可测定 LVEF 及显示室壁局部运动障碍。

4.磁共振成像

可同时获得心脏解剖、心肌灌注与代谢、心室功能及冠状动脉成像的信息。

5.心脏 X 线检查

可无异常发现或见主动脉增宽、心影增大、肺淤血等。

6.CT 检查

电子束 CT（EBCT）可用于检测冠状动脉的钙化、预测冠状动脉狭窄的存在。近年发展迅速的多排螺旋 CT 冠状动脉造影，能建立冠状动脉三维成像以显示其主要分支，并可用于显示管壁上的斑块。随硬件设备和软件的进步，诊断的准确性得到很大的提高，已被广泛地用于无创性地诊断冠状动脉病变（图 19-7A）。

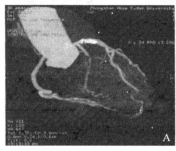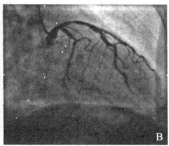

图 19-7　同一患者的 64 排螺旋 CT 冠状动脉造影（A）和经导管冠状动脉造影图像（B）

注：A 图显示 3 支主要冠状动脉，左前降支近端明显钙化，回旋支近段狭窄；B 图显示前降支和回旋支近段均可见狭窄痛变。

7.左心导管检查

主要包括冠状动脉造影术和左心室造影术，是有创性检查方法。选择性冠状动脉造影术目前仍是诊断冠状动脉病变并指导治疗方案选择尤其是血运重建术方案的最常用方法，常采用穿刺股动脉或桡动脉的方法，选择性地将导管送入左、右冠状动脉口，注射造影剂使冠状动脉主支及其分支显影，可以准确地反映冠状动脉狭窄的程度和部位（图 19-7B）。而左心室造影术是将导管送入左心室，用高压注射器将 30 ~ 40ml 造影剂以 12 ~ 15ml/s 的速度注入左心室，以评价左心室整体功能及局部室壁运动状况。

根据冠状动脉的灌注范围，将冠状动脉供血类型分为右冠状动脉优势型、左冠状动脉优势型和均衡型（"优势型"的命名是以供应左室间隔后半部分和左室后壁的冠状动脉为标准）。85%为右冠状动脉优势型；7%为右冠状动脉和左冠回旋支共同支配，即均衡型；8%为左冠状动脉优势型。85%的稳定型劳力性心绞痛患者至少有一支冠状动脉主要分支或左主干存在高度狭窄（＞70%）或闭塞。

8.其他的有创性检查技术

由于冠状动脉造影只是通过造影剂充填的管腔轮廓反映冠状动脉病变，因此在定性和定量判断管壁上的病变方面存在局限性。而 IVUS 成像是将微型超声探头送入冠状动脉,显示血管的横断面,可同时了解管腔的狭窄程度和管壁上的病变情况,根据病变的回声特性了解病变性质。OCT 的成像原理与 IVUS 相似,但分辨率更高,不过穿透力较低。血管镜在显示血栓性病变方面有独特的应用价值。血管内多普勒血流速度测定技术能测定冠状动脉血流速度及血流储备,评价微循环功能。冠状动脉内压力测定技术得到的血流储备分数可评价狭窄病变导致的机械性梗阻程度。上述有创的技术对冠状动脉病变的形态和冠状动脉循环的功能评价能提供更多有价值的信息。

(五)诊断和鉴别诊断

根据典型的发作特点和体征,休息或含用硝酸甘油后缓解,结合年龄和存在的冠心病危险因素,除外其他疾病所致的心绞痛,即可建立诊断。发作不典型者,诊断要依靠观察硝酸甘油的疗效和发作时 ECG 的变化。未记录到症状发作时 ECG 者,可行 ECG 负荷试验或动态 ECG 监测,如负荷试验出现 ECG 阳性变化或诱发心绞痛时亦有助于诊断。诊断困难者,可行放射性核素检查、冠状动脉 CTA 或选择性冠状动脉造影检查。考虑介入治疗或外科手术者,必须行选择性冠状动脉造影。

胸痛患者需考虑多种疾病,见表 19-2。稳定型心绞痛尤其需要与以下疾病进行鉴别。

表 19-2　需与稳定型心绞痛相鉴别的疾病

心源性胸痛	肺部疾患	消化道疾病	神经肌肉疾病	精神性疾病
主动脉夹层	胸膜炎	胃—食管反流	肋间神经痛	焦虑性疾病
心包炎	肺栓塞	食管痉挛	肋骨肋软骨病	情感性疾病(如抑郁症)
心肌病	肺炎	食管失弛缓综合征	带状疱疹	躯体性精神病
重度主动脉瓣狭窄	纵隔肿瘤	食管裂孔疝		思维型精神病
心脏神经症	气胸	消化性溃疡		
心肌梗塞		胰腺炎		
		胆囊炎		
		胆囊结石		

1.心脏神经症

本病患者常诉胸痛,但为短暂(几秒钟)的刺痛或持久(几小时)的隐痛,患者常喜欢不时地吸一大口气或作叹息性呼吸。胸痛部位多在左胸乳房下心尖部附近,或经常变动。症状多在疲劳之后出现,而不在疲劳的当时,作轻度体力活动反觉舒适,有时可耐受较重的体力活动而不发生胸痛或胸闷。含用硝酸甘油无效或在十几分钟后才"见效",常伴有心悸、疲乏及其他神经衰弱的症状。

2.不稳定型心绞痛和急性心肌梗死

与稳定型劳力性心绞痛不同,UA 包括初发型心绞痛、恶化型心绞痛及静息型心绞痛,仔细病史询问有助鉴别。AMI 临床表现更严重,有心肌坏死的证据。下一节将详细介绍。

3.其他疾病引起的心绞痛

包括主动脉瓣严重狭窄或关闭不全、冠状动脉炎引起的冠状动脉口狭窄或闭塞、肥厚型心肌病、X 综合征等疾病均可引起心绞痛,要根据其他临床表现来鉴别。其中 X 综合征多见于女性,ECG 负荷试验常阳性,但冠状动脉造影阴性且无冠状动脉痉挛,预后良好,与微血管功能不全有关。

4.肋间神经痛

疼痛常累及 1～2 个肋间,但并不一定局限在胸前,为刺痛或灼痛,多为持续性而非发作性,咳嗽、用力呼吸和身体转动可使疼痛加剧,沿神经行经处有压痛,手臂上举活动时局部有牵拉疼痛,故与心绞痛不同。

5.不典型疼痛

还需与包括胃—食管反流、食管动力障碍、食管裂孔疝等食管疾病以及消化性溃疡、颈椎病等鉴别。

(六)治　疗

有两个主要目的:①预防 MI 和猝死,改善预后,延长患者的生存期;②减少缺血发作和缓解症状,提高生活质量。

1.一般治疗

发作时立刻休息,一般在停止活动后症状即可消除;平时应尽量避免各种已知的诱发因素,如过度的体力活动、情绪激动、饱餐等,冬天注意保暖;调节饮食,一次进食不宜过饱,避免油腻饮食,戒烟限酒;调整日常生活与工作量;减轻精神负担;保持适当的体力活动,以不发生疼痛症状为度;治疗高血压、糖尿病、贫血、甲状腺功能亢进等相关疾病。

2.药物治疗

药物治疗首先考虑预防 MI 和死亡,其次是减少缺血、缓解症状及改善生活质量。

(1)抗心绞痛和抗缺血治疗。

①硝酸酯类药物:能降低心肌需氧,同时增加心肌供氧,从而缓解心绞痛。除扩张冠状动脉、降低阻力、增加冠状循环的血流量外,还通过对周围容量血管的扩张作用,减少静脉回流心脏的血量,降低心室容量、心腔内压和心室壁张力,降低心脏前负荷;对动脉系统有轻度扩张作用,减低心脏后负荷和心脏的需氧。

硝酸甘油:为即刻缓解心绞痛发作,可使用作用较快的硝酸甘油舌下含片,1～2 片(0.5～1.0mg),舌下含化,迅速为唾液所溶解而吸收,1～2min 即开始起作用,约半小时后作用消失。延迟见效或完全无效者,首先要考虑药物是否过期或未溶解,如属后者可嘱患者轻轻嚼碎后继续含化。服用戊四硝酯片剂,持续而缓慢释放,口服半小时后起作用,持续可达 4～8h,每次2.5mg。用 2%硝酸甘油油膏或橡皮膏贴片(含 5～10mg)涂或贴在胸前或上臂皮肤而缓慢吸收,适用于预防夜间心绞痛发作。

硝酸异山梨酯(消心痛),口服,3 次/d,每次 5～20mg,服后半小时起作用,持续 3～5h,缓释制剂药效可维持 12h,可用 20mg,2 次/d。本药舌下含化后 2～5min 见效,作用维持 2～3h,每次可用 5～10mg。

以上两种药物还有供喷雾吸入用的气雾制剂。

5-单硝酸异山梨酯:多为长效制剂,20～50mg/d,1～2 次/d。

硝酸酯药物长期应用的主要问题是耐药性,其机制尚未明确,可能与巯基利用度下降、RAAS激活等有关。防止发生耐药的最有效方法是每天保持足够长(8～10h)的无药期。硝酸酯药物的不良反应有头晕、头胀痛、头部跳动感、面红、心悸等,偶有血压下降。

②β受体阻滞剂:机制是阻断拟交感胺类对心率和心收缩力的刺激作用,减慢心率、降低血压、减低心肌收缩力和氧耗量,从而缓解心绞痛的发作。此外,还减少运动时血流动力的反应,使同一运动量水平上心肌氧耗量减少;使不缺血的心肌区小动脉(阻力血管)缩小,从而使更多的血液通过极度扩张的侧支循环(输送血管)流入缺血区。不良反应有心室射血时间延长和心脏容积增加,虽然可能使心肌缺血加重或引起心肌收缩力降低,但其使心肌耗氧量减少的作用远超过其不良反应。常用的制剂是美托洛尔 25～100mg,2～3 次/d,其缓释制剂每天仅需口

服 1 次;阿替洛尔 12.5 ~ 50mg,1 ~ 2 次/d;比索洛尔 5 ~ 10mg,1 次/d。

本药常与硝酸酯制剂联合应用,比单独应用效果好。但要注意:A.本药与硝酸酯制剂有协同作用,因而剂量应偏小,开始剂量尤其要注意减少,以免引起直立性低血压等不良反应;B.停用本药时应逐步减量,如突然停用有诱发 MI 的可能;C.支气管哮喘以及心动过缓、高度房室传导阻滞者不用为宜;D.我国多数患者对本药比较敏感,可能难以耐受大剂量。

③钙通道阻断剂(CCB):本类药物抑制钙离子进入心肌内,也抑制心肌细胞兴奋—收缩耦联中钙离子的作用。因而抑制心肌收缩,减少心肌氧耗;扩张冠状动脉,解除冠状动脉痉挛,改善心内膜下心肌的供血;扩张周围血管,降低动脉压,减轻心脏负荷;还降低血黏度,抗血小板聚集,改善心肌的微循环。

常用制剂包括:A.二氢吡啶类:硝苯地平 10 ~ 20mg,3 次/d,亦可舌下含用,其缓释制剂 20 ~ 40mg,1 ~ 2 次/d。非洛地平、氨氯地平为新一代具有血管选择性的二氢吡啶类。同类制剂有尼群地平、尼索地平、尼卡地平、尼鲁地平、伊拉地平等。B.维拉帕米:40 ~ 80mg,3 次/d,或缓释剂 120 ~ 480mg/d,同类制剂有噻帕米等。C.地尔硫卓:30 ~ 90mg,3 次/d,其缓释制剂 45 ~ 90mg,1 ~ 2 次/d。

对于需要长期用药的患者,目前推荐使用控释、缓释或长效剂型。低血压、心功能减退和心衰加重可以发生在长期使用该药期间。该药的不良反应包括周围性水肿和便秘,还有头痛、面色潮红、嗜睡、心动过缓或过速和房室传导阻滞等。

CCB 对于减轻心绞痛大体上与β受体阻滞剂效果相当。本类药可与硝酸酯联合使用,其中硝苯地平尚可与β受体阻滞剂同服,但维拉帕米和地尔硫卓与β受体阻滞剂合用时则有过度抑制心脏的危险。变异型心绞痛首选 CCB 治疗。

④代谢类药物:曲美他嗪通过抑制脂肪酸氧化、增加葡萄糖代谢而增加缺氧状态下高能磷酸键的合成,治疗心肌缺血,无血流动力学影响,可与其他药物合用。可作为传统治疗不能耐受或控制不佳时的补充或替代治疗。口服 40 ~ 60mg/d,每次 20mg,2 ~ 3 次/d。

⑤窦房结抑制剂伊伐布雷定:该药是日前唯一的高选择 If 离子通道抑制剂,通过阻断窦房结起搏电流 If 通道、降低心率,发挥抗心绞痛的作用,对房室传导功能无影响。该药适用于对β受体阻滞剂和 CCB 不能耐受、无效或禁忌又需要控制窦性心率的患者。

(2)预防心肌梗死和死亡的药物治疗。

①抗血小板治疗:稳定型心绞痛患者至少需要服用一种抗血小板药物。常用药物包括:A.阿司匹林:通过抑制血小板环氧化酶和 TXA_2,抑制血小板在动脉粥样硬化斑块上的聚集,防止血栓形成,同时也通过抑制 TXA_2 导致的血管痉挛。能使稳定型心绞痛的心血管事件的危险性平均降低 33%。在所有急性或慢性缺血性心脏病的患者,无论有否症状,只要没有禁忌证,就应每天常规应用阿司匹林 75 ~ 300mg。不良反应主要是胃肠道症状,并与剂量有关,使用肠溶剂或缓释剂、抗酸剂可以减少对胃的不良作用。禁忌证包括过敏、严重未经治疗的高血压、活动性消化性溃疡、局部出血和出血体质。B.氯吡格雷和噻氯匹定:通过二磷酸腺苷(ADP)受体抑制血小板内 Ca^{2+} 活性,并抑制血小板之间纤维蛋白原桥的形成。氯吡格雷的剂量为 75mg,1 次/d;噻氯匹定为 250mg,1 ~ 2 次/d,由于后者胃肠道不适和过敏发生率高,也可以引起白细胞、中性粒细胞(2.4%)和血小板减少,因此要定期作血常规检查,目前已较少使用。前者粒细胞减少的不良反应小并且起效更快,一般不能耐受阿司匹林者可口服氯吡格雷。C.其他的抗血小板制剂:西洛他唑是磷酸二酯酶抑制剂,50 ~ 100mg,2 次/d。

②降脂药物:降脂(或称调脂)药物在治疗冠状动脉粥样硬化中起重要作用,胆固醇的降低与冠心病死亡率和总死亡率降低有明显关系。他汀类药物可以进一步改善内皮细胞的功能,抑制炎症、稳定斑块,使部分动脉粥样硬化斑块消退,显著延缓病变进展。慢性稳定性心绞痛

患者即使只是出现轻到中度 LDL-C 升高,也建议采用他汀类治疗,建议目标是将 LDL-C 水平降到 < 1g/L。

③血管紧张素转换酶抑制剂(ACEI):ACEI 并非控制心绞痛的药物,但可降低缺血性事件的发生。ACEI 能逆转左室肥厚及血管增厚,延缓动脉粥样硬化进展,能减少斑块破裂和血栓形成,另外有利于心肌氧供/氧耗平衡和心脏血流动力学,并降低交感神经活性。可应用于已知冠心病患者的二级预防,尤其是合并有糖尿病者。对收缩压 < 12.0kPa(90mmHg)、肾衰竭、双侧肾动脉狭窄和过敏者禁用。不良反应主要包括干咳、低血压和罕见的血管性水肿。常用药物包括:培哚普利 4 ～ 8mg,1 次/d;福辛普利 10 ～ 20mg,1 次/d;贝那普利 10 ～ 20mg,1 次/d;雷米普利 5 ～ 10mg,1 次/d;赖诺普利 10 ～ 20mg,1 次/d;依那普利 5 ～ 10mg,2 次/d;卡托普利 12.5 ～ 25mg,3 次/d。

(3)中医中药治疗。

以"活血化瘀"法(常用丹参、红花、川芎、蒲黄、郁金、丹参滴丸或脑心通等)、"芳香温通"法(常用苏合香丸、苏冰滴丸、宽胸丸、保心丸、麝香保心丸等)和"祛痰通络"法(通心络等)最为常用。

3.经皮冠状动脉介入术(PCI)

PCI 已成为冠心病治疗的重要手段,介入治疗的手术数量已超过外科旁路手术(图 19-8)。与内科药物保守疗法相比,能使患者的生活质量明显提高(活动耐量增加),但是总体的 MI 发生和死亡率无显著差异。随着新技术的出现,尤其是新型支架及新型抗血小板药物的应用,PCI 不仅可以改善生活质量,而且对存在大面积心肌缺血的高危患者可明显降低其MI 的发生率和死亡率。PCI 的适应证也从早期的简单单支病变扩展为更复杂的病变,如多支血管病变、慢性完全闭塞病变及左主干病变等。

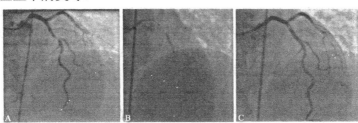

图 19-8　冠状动脉介入治疗

注:A 为左前降支近段狭窄术前,B 为球囊扩张中,C 为支架植入后。

4.冠状动脉旁路手术(CABG)

使用患者自身的大隐静脉或游离内乳动脉或桡动脉作为旁路移植材料,一端吻合在主动脉,另一端吻合在有病变的冠状动脉段的远端;引主动脉的血流以改善该病变冠状动脉所供心肌的血流供应。CABG 术在冠心病发病率高的国家已成为最普通的择期性心脏外科手术,对缓解心绞痛和改善

患者的生存有较好效果。最近的微创冠状动脉旁路手术,采用心脏不停跳的方式进行冠状动脉旁路手术,并发症少、患者恢复快。

本手术适应证:①冠状动脉多支血管病变,尤其是合并糖尿病的患者;②冠状动脉左主干病变;③不适合行介入治疗的患者;④MI 后合并室壁瘤,需要进行室壁瘤切除的患者;⑤闭塞段的远段管腔通畅,血管供应区有存活心肌。

5.运动锻炼疗法

谨慎安排进度适宜的运动锻炼,有助于促进侧支循环的发展,提高体力活动的耐受量而改善症状。

（七）预　　后

心绞痛患者大多数能生存很多年，但有发生 AMI 或猝死的危险，有室性心律失常或传导阻滞者预后较差，但决定预后的主要因素为冠状动脉病变范围和心功能。左冠状动脉主干病变最为严重，左主干狭窄患者第一年的生存率为 70%，三支血管病变及心功能减退（LVEF＜25%）患者的生存率与左主干狭窄相同，左前降支近段病变较其他两支的病变严重。患者应积极治疗和预防，二级预防的主要措施可总结为所谓的 ABCDE 方案：①阿司匹林和 ACEI；②β受体阻滞剂和控制血压；③控制胆固醇和吸烟；④控制饮食和糖尿病；⑤健康教育和运动。

二、隐匿型冠心病

隐匿型冠心病是无临床症状，但有心肌缺血客观证据（心电活动、心肌血流灌注及心肌代谢等异常）的冠心病，亦称无症状性冠心病。其心肌缺血的 ECG 表现可见于静息时，或在负荷状态下才出现，常为动态 ECG 记录所发现，又称为无症状性心肌缺血。这些患者经过冠状动脉造影或尸检，几乎均证实冠状动脉有明显狭窄病变。

（一）临床表现

本病有 3 种临床类型：①患者有因冠状动脉狭窄引起心肌缺血的客观证据，但从无心肌缺血的症状；②患者曾患 MI，现有心肌缺血但无心绞痛症状；③患者有心肌缺血发作，但有些有症状，有些则无症状，此类患者临床最多见。

心肌缺血而无症状的发生机制尚不清楚，可能与下列因素有关：①生理情况下，血浆或脑脊液中内源性阿片类物质（内啡肽）水平的变化，可能导致痛阈的改变；②心肌缺血较轻或有较好的侧支循环；③糖尿病性神经病变、冠状动脉旁路移植术后、MI 后感觉传入径路中断所引起的损伤以及患者的精神状态等，均可导致痛阈的改变。隐匿性冠心病患者可转为各种有症状的冠心病临床类型，包括心绞痛或 MI，亦可能逐渐演变为缺血性心肌病，个别患者发生猝死。及时发现这类患者，可为他们提供及早治疗的机会。

（二）诊断和鉴别诊断

诊断主要根据静息、动态或负荷试验的 ECG 检查、放射性核素心肌显像，发现患者有心肌缺血的改变，而无其他原因解释，又伴有动脉粥样硬化的危险因素。能确定冠状动脉存在病变的影像学检查（包括多排螺旋 CT 造影、有创性冠状动脉造影或再加 IVUS 检查），有重要诊断价值。

鉴别诊断要考虑能引起 ST 段和 T 波改变的其他疾病，如各种器质性心脏病，尤其是心肌炎、心肌病、心包病，电解质失调，内分泌病和药物作用等情况，都可引起 ECG 的 ST 段和 T 波改变，诊断时要注意摒除。但根据这些疾病和情况的临床特点，不难做出鉴别。心脏神经症患者可因肾上腺素能β受体兴奋性增高而在 ECG 上出现 ST 段和 T 波变化，应予鉴别。

（三）防　　治

采用防治动脉粥样硬化的各种措施，硝酸酯类、β受体阻滞剂和 CCB 可减少或消除无症状性心肌缺血的发作，联合用药效果更好。药物治疗后仍持续有心肌缺血发作者，应行冠状动脉造影以明确病变的严重程度，并考虑进行血运重建手术治疗。

（四）预　　后

与冠状动脉病变的范围、程度相关，而与有无症状无关。总缺血负荷，即有症状与无症状缺血之和，可作为预测冠心病患者预后的指标。

三、缺血性心肌病

缺血性心肌病为冠状动脉粥样硬化病变使心肌缺血、缺氧而导致心肌细胞减少、坏死、心肌纤维化、心肌瘢痕形成的疾病。其临床特点是心脏变得僵硬、逐渐扩大,发生心律失常和心力衰竭。因此也被称为心律失常和心衰型冠心病或心肌硬化型冠心病。

(一)病理解剖和病理生理

缺血性心肌病主要由冠状动脉粥样硬化性狭窄、闭塞、痉挛和毛细血管网的病变所引起。心肌细胞的减少和坏死可以是 MI 的直接后果,也可因长期慢性心肌缺血累积而造成。心肌细胞坏死,残存的心肌细胞肥大、纤维化或瘢痕形成以及心肌间质胶原沉积增加等均可发生,可导致室壁张力增加及室壁硬度异常、心脏扩大及心衰等。病变主要累及左心室肌和乳头肌,也累及起搏和传导系统。心室壁上既可以有块状的成片坏死区,也可以有非连续性多发的灶性心肌损害。

近年的研究认为心肌细胞凋亡是缺血性心肌病的重要细胞学基础。细胞凋亡与坏死共同形成了细胞生命过程中两种不同的死亡机制。心肌坏死是细胞受到严重和突然缺血后所发生的死亡,而心肌细胞凋亡是指程序式死亡,可以由严重的心肌缺血、再灌注损伤、MI 和心脏负荷增加等诱发。此外,内皮功能紊乱可以促进患者发生心肌缺血,从而影响左心室功能。

(二)临床表现

1.心脏增大

患者有心绞痛或心肌梗死的病史,常伴有高血压。心脏逐渐增大,以左心室增大为主,可先肥厚,以后扩大,后期则两侧心脏均扩大。部分患者可无明显的心绞痛或 MI 史,由隐匿性冠心病发展而来。

2.心力衰竭

心衰的表现多逐渐发生,大多先出现左心衰。在心肌肥厚阶段,心脏顺应性降低,引起舒张功能不全。随着病情的发展,收缩功能也衰竭。然后右心也发生衰竭,出现相应的症状和体征。

3.心律失常

可出现各种心律失常,这些心律失常一旦出现常持续存在,其中以期前收缩(室性或房性)、房颤、病态窦房结综合征、房室传导阻滞和束支传导阻滞为多见,阵发性心动过速亦时有发现。有些患者在心脏还未明显增大前已发生心律失常。

(三)诊断和鉴别诊断

诊断主要依靠冠状动脉粥样硬化的证据,并且除外可引起心脏扩大、心衰和心律失常的其他器质性心脏病。ECG 检查除可见心律失常外,还可见到冠状动脉供血不足的变化,包括 ST 段压低、T 波平坦或倒置、Q-T 间期延长、QRS 波电压低等;放射性核素检查见心肌缺血;超声心动图可显示室壁的异常运动。如以往有心绞痛或 MI 病史,有助于诊断。冠状动脉造影可确立诊断。

鉴别诊断要考虑与心肌病(特别是特发性扩张型心肌病、克山病等)、心肌炎、高血压性心脏病、内分泌病性心脏病等鉴别。

(四)防　　治

早期的内科防治甚为重要,有助于推迟充血性心衰的发生发展。积极控制冠心病危险因素,治疗各种形式的心肌缺血,对缺血区域有存活心肌者,血运重建术可显著改善心肌功能。治疗心衰以应用利尿剂和 ACEI(或 ARB)为主。β受体阻滞剂长期应用可改善心功能、降低病死率。能阻滞β₁受体、β₂受体和α₁受体的新一代β受体阻滞剂卡维地洛 12.5 ～ 100mg/d，效果较好。正性肌力药可作为辅助治疗，但强心苷宜选用作用和排泄快速的制剂，如毒毛花苷 K、毛花苷丙、地高辛等。曲美他嗪可改善缺血，解除残留的心绞痛症状并减少对其他辅助治疗的需要。对既往有血栓栓塞史、心脏明显扩大、房颤或超声心动图证实有附壁血栓者应给予抗凝治疗。心律失常中的病态窦房结综合征和房室传导阻滞出现阿—斯综合征发作者，宜及早安置永久性人工心脏起搏器；有房颤的患者，如考虑转复窦性心律，应警惕同时存在病态窦房结综合征的可能，避免转复窦性心律后心率极为缓慢，反而对患者不利。晚期患者常是心脏移植手术的主要对象。近年来，新的治疗技术如自体骨髓干细胞移植、血管内皮生长因子（VEGF）基因治疗已试用于临床，为缺血性心肌病治疗带来了新的希望。

（五）预　　后

本病预后不佳，5 年病死率 50%～ 84%。心脏显著扩大特别是进行性心脏增大、严重心律失常和射血分数明显降低，为预后不佳的预测因素。死亡原因主要是进行性充血性心衰、MI 和严重心律失常。

（张锦）

第三节　急性冠状动脉综合征

Section 3

急性冠状动脉综合征（ACS）指心病中急性发病的临床类型，包括 ST 段抬高型心肌梗死、非 ST 段抬高型心肌梗死和不稳定型心绞痛。近年又将前者称为 ST 段抬高型 ACS，约占 1/4（包括小部分变异型心绞痛），后两者合称为非 ST 段抬高型 ACS，约占 3/4。它们主要涵盖了以往分类中的 Q 波型急性心肌梗死（AMI）、非 Q 波型 AMI 和不稳定型心绞痛。

一、不稳定型心绞痛和非 ST 段抬高型心肌梗死
（非 ST 段抬高型急性冠状动脉综合征）

不稳定型心绞痛（UA）指介于稳定型心绞痛和急性心肌梗死之间的临床状态，包括了除稳定型劳力性心绞痛以外的初发型、恶化型劳力性心绞痛和各型自发性心绞痛。它是在粥样硬化病变的基础上，发生了冠状动脉内膜下出血、斑块破裂、破损处血小板与纤维蛋白凝集形成血栓、冠状动脉痉挛以及远端小血管栓塞引起的急性或亚急性心肌供氧减少所致。它是 ACS 中的常见类型。若 UA 伴有血清心肌坏死标志物明显升高，此时可确立非 ST 段抬高型心肌梗死（NSTEMI）的诊断。

（一）发病机制

ACS 有着共同的病理生理学基础，即在冠状动脉粥样硬化的基础上，粥样斑块松动、裂纹或破裂，使斑块内高度致血栓形成的物质暴露于血流中，引起血小板在受损表面黏附、活化、聚集，形成血栓，导致病变血管完全性或非完全性闭塞。冠脉病变的严重程度，主要取决于斑块的稳定性，与斑块的大小无直接关系。不稳定斑块具有如下特征：脂质核较大，纤维帽较薄，含大量的巨噬细胞和 T 淋巴细胞，血管平滑肌细胞含量较少。UA/NSTEMI 的特征是心肌供氧和需氧之间平衡失调，目前发现其最常见病因是心肌血流灌注减少，这是由于粥样硬化斑块破裂发生的非阻塞性血栓导致冠状动脉狭窄所致。血小板聚集和破裂斑块碎片导致的微血管栓塞，使得许多患者的心肌标志物释放。其他原因包括动力性阻塞（冠状动脉痉挛或收缩）、进行性机械性阻塞、炎症和（或）感染、继发性 UA 即心肌氧耗增加或氧输送障碍的情况（包括贫血、感

染、甲状腺功能亢进、心律失常、血液高黏滞状态或低血压等),实际上这 5 种病因相互关联。

近年来的研究发现,导致粥样斑块破裂的机制如下:

(1)斑块内 T 淋巴细胞通过合成细胞因子γ-干扰素(IFN-γ)能抑制平滑肌细胞分泌间质胶原使斑块纤维帽结构变薄弱。

(2)斑块内巨噬细胞、肥大细胞可分泌基质金属蛋白酶如胶原酶、凝胶酶、基质溶解酶等,加速纤维帽胶原的降解,使纤维帽变得更易受损。

(3)冠脉管腔内压力升高、冠脉血管张力增加或痉挛、心动过速时心室过度收缩和扩张所产生的剪切力以及斑块滋养血管破裂均可诱发与正常管壁交界处的斑块破裂。由于收缩压、心率、血液黏滞度、内源性组织纤溶酶原激活剂(tPA)活性、血浆肾上腺素和皮质激素水平的昼夜节律性变化一致,使每天晨起后 6 ~ 11 时最易诱发冠脉斑块破裂和血栓形成,由此产生了每天凌晨和上午 MI 高发的规律。

(二)病理解剖

冠状动脉病变或粥样硬化斑块的慢性进展,即使可导致冠状动脉严重狭窄甚至完全闭塞,由于侧支循环的逐渐形成,通常不一定产生 MI。若冠状动脉管腔未完全闭塞,仍有血供,临床上表现为 NSTEMI 即非 Q 波型 MI 或 UA,心电图仅出现 ST 段持续压低或 T 波倒置。如果冠脉闭塞时间短,累计心肌缺血< 20min,组织学上无心肌坏死,也无心肌酶或其他标志物的释出,心电图呈一过性心肌缺血改变,临床上就表现为 UA;如果冠脉严重阻塞时间较长,累计心肌缺血> 20min,组织学上有心肌坏死,血清心肌坏死标志物也会异常升高,心电图上呈持续性心肌缺血改变而无 ST 段抬高和病理性 Q 波出现,临床上即可诊断为 NSTEMI 或非 Q 波型 MI。NSTEMI 虽然心肌坏死面积不大,但心肌缺血范围往往不小,临床上依然很高危;这可以是冠状动脉血栓性闭塞已有早期再通,或痉挛性闭塞反复发作,或严重狭窄的基础上急性闭塞后已有充分的侧支循环建立的结果。NSTEMI 时的冠脉内附壁血栓多为白血栓,也有可能是斑块成分或血小板血栓向远端栓塞所致,偶有由破裂斑块疝出而堵塞冠脉管腔者被称为斑块灾难。

(三)临床表现

UA 的临床表现一般具有以下三个特征之一。

(1)静息时或夜间发生心绞痛常持续 20min 以上。

(2)新近发生的心绞痛(病程在 2 个月内)且程度严重。

(3)近期心绞痛逐渐加重(包括发作的频度、持续时间、严重程度和疼痛放射到新的部位)。发作时可有出汗、皮肤苍白湿冷、恶心、呕吐、心动过速、呼吸困难、出现第三或第四心音等表现。而原来可以缓解心绞痛的措施此时变得无效或不完全有效。UA 患者中约 20%发生 NSTEMI 需通过血肌钙蛋白和心肌酶检查来判定。UA 和 NSTEMI 中很少有严重的左心室功能不全所致的低血压(心源性休克)。

UA 或 NSTEMI 的 Braunwald 分级是根据 UA 发生的严重程度将之分为 Ⅰ、Ⅱ、Ⅲ级,而根据其发生的临床环境将之分为 A、B、C 级。

Ⅰ级:初发的、严重或加剧性心绞痛。发生在就诊前 2 个月内,无静息时疼痛。每日发作 3 次或 3 次以上,或稳定型心绞痛患者心绞痛发作更频繁或更严重,持续时间更长,或诱发体力活动的阈值降低。

Ⅱ级:静息型亚急性心绞痛。在就诊前 1 个月内发生过 1 次或多次静息性心绞痛,但近 48h 内无发作。

Ⅲ级:静息型急性心绞痛。在 48h 内有 1 次或多次静息性心绞痛发作。

A 级:继发性 UA。在冠状动脉狭窄的基础上,同时伴有冠状动脉血管床以外的疾病引起心肌氧供和氧需之间平衡的不稳定,加剧心肌缺血。这些因素包括:贫血、感染、发热、低血压、快速性心律失常、甲状腺功能亢进、继发于呼吸衰竭的低氧血症。

B级：原发性UA。无可引起或加重心绞痛发作的心脏以外的因素，且患者2周内未发生过MI，这是UA的常见类型。

C级：MI后UA。在确诊MI后2周内发生的UA，约占MI患者的20%。

（四）危险分层

由于不同的发病机制造成不同类型ACS的近、远期预后有较大的差别，因此正确识别ACS的高危人群并给予及时和有效的治疗可明显改善其预后，具有重要的临床意义。对于ACS的危险性评估遵循以下原则：首先是明确诊断，然后进行临床分类和危险分层，最终确定治疗方案。

1.高危非ST段抬高型ACS患者的评判标准

美国心脏病学会/美国心脏病协会（ACC/AHA）将具有以下临床或心电图情况中的1条作为高危非ST段抬高型ACS患者的评判标准。

（1）缺血症状在48h内恶化。

（2）长时间进行性静息性胸痛（>20min）。

（3）低血压，新出现杂音或杂音突然变化、心力衰竭，心动过缓或心动过速，年龄>75岁。

（4）心电图改变：静息性心绞痛伴一过性ST段改变（>0.05MV），新出现的束支传导阻滞，持续性室性心动过速。

（5）心肌标志物（TnI、TnT）明显增高（>0.1μg/L）。

2.中度危险性ACS患者的评判标准

中度危险为无高度危险特征但具备下列中的1条。

（1）既往MI、周围或脑血管疾病，或冠脉搭桥，既往使用阿司匹林。

（2）长时间（>20min）静息性胸痛已缓解，或过去2周内新发CCS分级Ⅲ级或Ⅳ级心绞痛，但无长时间（>20min）静息性胸痛，并有高度或中度冠状动脉疾病可能；夜间心绞痛。

（3）年龄>70岁。

（4）心电图改变：T波倒置>0.2MV，病理性Q波或多个导联静息ST段压低<0.1MV。

（5）TnI或TnT轻度升高（即<0.1μg/L，但>0.01μg/L）。

3.低度危险性ACS患者的评判标准

低度危险性为无上述高度、中度危险特征，但有下列特征。

（1）心绞痛的频率、程度和持续时间延长，诱发胸痛阈值降低，2周至2个月内新发心绞痛。

（2）胸痛期间心电图正常或无变化。

（3）心脏标志物正常。近年来，在结合上述指标的基础上，将更为敏感和特异的心肌生化标志物用于危险分层，其中最具代表性的是心肌特异性肌钙蛋白、C反应蛋白、高敏C反应蛋白（HsCRP）、脑钠肽（BNP）和纤维蛋白原。

（五）实验室检查和辅助检查

1.心电图检查

应在症状出现10min内进行。UA发作时心电图有一过性ST段偏移和（或）T波倒置；如心电图变化持续12h以上，则提示发生NSTEMI。NSTEMI时不出现病理性Q波，但有持续性ST段压低≥0.1MV（aVR导联有时还有V₁导联则ST段抬高），或伴对称性T波倒置，相应导联的R波电压进行性降低，ST段和T波的这种改变常持续存在（图19-9）。

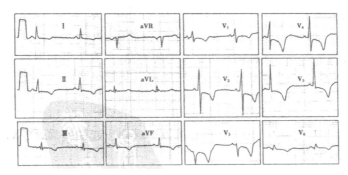

图 19-9　急性非 Q 波性心肌梗死的心电图

注：图示除 I、aVL、aVR 外各导联 ST 段压低伴 T 波倒置。

2.心脏标志物检查

UA 时，心脏标志物一般无异常增高；NSTEMI 时，血 CK-MB 或肌钙蛋白常有明显升高（详见后文"ST 段抬高型心肌梗死"）。肌钙蛋白 T 或 I 及 C 反应蛋白升高是协助诊断和提示预后较差的指标。

3.其　　他

需施行各种介入性治疗时，可先行选择性冠状动脉造影，必要时行血管内超声或血管镜检查，明确病变情况。

（六）诊　　断

对年龄＞30 岁的男性和＞40 岁的女性（糖尿病患者更年轻）主诉符合上述临床表现的心绞痛时应考虑 ACS，但须先与其他原因引起的疼痛相鉴别。随即进行一系列的心电图和心脏标志物的检测，以判别为 UA、NSTEMI 抑或是 STEMI。

（七）鉴别诊断

鉴别诊断要考虑下列疾病。

1.急性心包炎

尤其是急性非特异性心包炎，可有较剧烈而持久的心前区疼痛，心电图有 ST 段和 T 波变化。但心包炎患者在疼痛的同时或以前已有发热和血白细胞计数增高，疼痛常于深呼吸和咳嗽时加重，坐位前倾时减轻。体检可发现心包摩擦音，心电图除 aVR 外，各导联均有 ST 段弓背向下的抬高，无异常 Q 波出现。

2.急性肺动脉栓塞

肺动脉大块栓塞常可引起胸痛、咯血、气急和休克，但有右心负荷急剧增加的表现，如发绀、肺动脉瓣区第二心音亢进、三尖瓣区出现收缩期杂音、颈静脉充盈、肝大、下肢水肿等。发热和白细胞增多出现也较早，多在 24h 内。心电图示电轴右偏，I 导联出现 S 波或原有的 S 波加深，Ⅲ 导联出现 Q 波和 T 波倒置，aVR 导联出现高 R 波，胸导联过渡区向左移，右胸导联 T 波倒置等。血乳酸脱氢酶总值增高，但其同工酶和肌酸磷酸激酶不增高，D-二聚体可升高，其敏感性高但特异性差。肺部 X 线检查、放射性核素肺通气—灌注扫描、X 线 CT 和必要时选择性肺动脉造影有助于诊断。

3.急腹症

急性胰腺炎、消化性溃疡穿孔、急性胆囊炎、胆石症等，患者可有上腹部疼痛及休克，可能与 ACS 患者疼痛波及上腹部者混淆。但仔细询问病史和体格检查，不难做出鉴别。心电图检查和血清肌钙蛋白、心肌酶等测定有助于明确诊断。

4.主动脉夹层分离

以剧烈胸痛起病,颇似 ACS。但疼痛一开始即达高峰,常放射到背、肋、腹、腰和下肢,两上肢血压及脉搏可有明显差别,少数有主动脉瓣关闭不全,可有下肢暂时性瘫痪或偏瘫。X 线胸片示主动脉增宽,X 线 CT 或 MRI 主动脉断层显像以及超声心动图探测到主动脉壁夹层内的液体,可确立诊断。

5.其他疾病

急性胸膜炎、自发性气胸、带状疱疹等心脏以外疾病引起的胸痛,依据特异性体征、X 线胸片和心电图特征不难鉴别。

(八)预　　后

约 30% 的 UA 患者在发病 3 个月内发生 MI,猝死较少见,其近期死亡率低于 NSTEMI 或 STEMI。但 UA 或 NSTEMI 的远期死亡率和非致死性事件的发生率高于 STEMI,这可能与其冠状动脉病变更严重有关。

(九)治　　疗

ACS 是内科急症,治疗结局主要受是否迅速诊断和治疗的影响,因此应及早发现及早住院,并加强住院前的就地处理。UA 或 NSTEMI 的治疗目标是稳定斑块、治疗残余心肌缺血、进行长期的二级预防。溶栓治疗不宜用于 UA 或 NSTEMI。

1.一般治疗

UA 或 NSTEMI 患者应住入冠心病监护病室,卧床休息至少 12～24h,给予持续心电监护。病情稳定或血运重建后症状控制,应鼓励早期活动。下肢作被动运动可防止静脉血栓形成。活动量的增加应循序渐进。应尽量对患者进行必要的解释和鼓励,使其能积极配合治疗而又解除焦虑和紧张,可以应用小剂量的镇静剂和抗焦虑药物,使患者得到充分休息和减轻心脏负担。保持大便通畅,便时避免用力,如便秘可给予缓泻剂。有明确低氧血症(动脉血氧饱和度低于 92%)或存在左心室功能衰竭时才需补充氧气。在最初 2～3d 饮食应以流质为主,以后随着症状减轻而逐渐增加粥、面条等及其他容易消化的半流质,宜少量多餐,钠盐和液体的摄入量应根据汗量、尿量、呕吐量及有无心力衰竭而作适当调节。

2.抗栓治疗

抗栓治疗可预防冠状动脉内进一步血栓形成、促进内源性纤溶活性溶解血栓和减少冠状动脉狭窄程度,从而可减少事件进展的风险和预防冠状动脉完全阻塞的进程。

(1)抗血小板治疗,主要药物包括以下几种。

环氧化酶抑制剂:阿司匹林可降低 ACS 患者的短期和长期死亡率。若无禁忌证,ACS 患者入院时都应接受阿司匹林治疗,起始负荷剂量为 160～325mg(非肠溶制剂),首剂应嚼碎,加快其吸收,以便迅速抑制血小板激活状态,以后改用小剂量维持治疗。除非对阿司匹林过敏或有其他禁忌证外,主张长期服用小剂量 75～100mg/d 维持。

二磷酸腺苷(ADP)受体拮抗剂:氯吡格雷和噻氯匹定能拮抗血小板 ADP 受体,从而抑制血小板聚集,可用于对阿司匹林不能耐受患者的长期口服治疗。氯吡格雷起始负荷剂量为 300mg,以后 75mg/d 维持;噻氯匹定起效较慢,副反应较多,已少用。对于非 ST 段抬高型 ACS 患者不论是否行介入治疗,阿司匹林加氯吡格雷均为常规治疗,应联合应用 12 个月,对于放置药物支架的患者这种联合治疗时间应更长。

血小板膜糖蛋白 IIb/IIIa(GP IIb/IIIa)受体拮抗剂:激活的 GP IIb/IIIa 受体与纤维蛋白原结合,形成在激活血小板之间的桥梁,导致血小板血栓形成。阿昔单抗是直接抑制 GP IIb/IIIa 受体的单克隆抗体,在血小板激活起重要作用的情况下,特别是患者进行介入治疗时,该药多能有效地与血小板表面的 GP IIb/IIIa 受体结合,从而抑制血小板的聚集。一般使用方法是先静注冲击量 0.25mg/kg, 然后 10μg/(kg·h) 静滴 12～24h。合成的该类药物还包括替罗非班和依替巴肽。以上 3 种 GPⅡb/Ⅲa 受体拮抗剂静脉制剂均适用于 ACS 患者急诊 PCI(首选阿昔单抗, 因目前其安全性证据最多), 可明显降低急性和亚急性血栓形成的发生率, 如果在 PCI 前 6h 内开始应用该类药物, 疗效更好。若未行 PCI, GPⅡb/Ⅲa 受体拮抗剂可用于高危患者, 尤其是心脏标志物升高或尽管接受合适的药物治疗症状仍持续存在或两者兼而有之的患者。GPⅡb/Ⅲa 受体拮抗剂应持续应用 24～36h, 静脉滴注结束之前进行血管造影。不推荐常规联合应用 GPⅡb/Ⅲa 受体拮抗剂和溶栓药。近年来还合成了多种 GPⅡb/Ⅲa 受体拮抗剂的口服制剂, 如西拉非班、珍米洛非班、拉米非班等, 但其在剂量、生物利用度和安全性方面均需进一步研究。

环核苷酸磷酸二酯酶抑制剂: 近年来一些研究显示西洛他唑加阿司匹林与噻氯匹定加阿司匹林在介入治疗中预防急性和亚急性血栓形成方面有同等的疗效, 可作为噻氯匹定的替代药物。

(2) 抗凝治疗: 除非有禁忌证(如活动性出血或已应用链激酶或复合纤溶酶链激酶), 所有患者应在抗血小板治疗的基础上常规接受抗凝治疗, 抗凝治疗药物的选择应根据治疗策略以及缺血和出血事件的风险。常用有的抗凝药包括普通肝素、低分子肝素、磺达肝癸钠和比伐卢定。需紧急介入治疗者, 应立即开始使用普通肝素或低分子肝素或比伐卢定。对选择保守治疗且出血风险高的患者, 应优先选择磺达肝癸钠。

肝素和低分子肝素: 肝素的推荐剂量是先给予 80U/kg 静注, 然后以 18U/(kg·h) 的速度静脉滴注维持, 治疗过程中需注意开始用药或调整剂量后 6h 测定部分激活凝血酶时间(APTT), 根据 APTT 调整肝素用量, 使 APTT 控制在 45～70s。但是, 肝素对富含血小板的血栓作用较小, 且肝素的作用可由于肝素结合血浆蛋白而受影响。未口服阿司匹林的患者停用肝素后可能使胸痛加重, 与停用肝素后引起继发性凝血酶活性增高有关。因此, 肝素以逐渐停用为宜。低分子肝素与普通肝素相比, 具有更合理的抗 Xa 因子及 Ⅱa 因子活性的作用, 可以皮下应用, 不需要实验室监测, 临床观察表明, 低分子肝素较普通肝素有疗效肯定、使用方便的优点。使用低分子肝素的参考剂量: 依诺肝素 40mg、那曲肝素 0.4ml 或达肝素 5 000～7 500U, 皮下注射, 每 12h 一次, 通常在急性期用 5～6d。磺达肝癸钠是 Xa 因子抑制剂, 最近有研究表明在降低非 ST 段抬高型 ACS 的缺血事件方面效果和低分子肝素相当, 但出血并发症明显减少, 因此安全性较好, 但不能单独用于介入治疗中。

直接抗凝血酶的药物: 在接受介入治疗的非 ST 段抬高型 ACS 人群中, 用直接抗凝血酶药物比伐卢定较联合应用肝素/低分子肝素和 GPⅡb/Ⅲa 受体拮抗剂的出血并发症少, 安全性更好, 临床效益相当, 但其远期效果尚缺乏随机双盲的对照研究。

3. 抗心肌缺血治疗

(1) 硝酸酯类药物: 硝酸酯类药物可选择口服, 舌下含服, 经皮肤或经静脉给药。硝酸甘油为短效硝酸酯类, 对有持续性胸部不适、高血压、急性左心衰竭的患者, 在最初 24～48h 的治疗中, 静脉内应用有利于控制心肌缺血发作。先给予舌下含服 0.3～0.6mg, 继以静脉点滴, 开始 5～10μg/min, 每 5～10min 增加 5～10μg, 直至症状缓解或平均压降低 10% 但收缩压不低于 12.0kPa(90mmHg)。目前推荐静脉应用硝酸甘油的患者症状消失 24h 后, 就改用口服制剂或应用皮肤贴剂。药物耐受现象可能在持续静脉应用硝酸甘油 24～48h 内出现。由于在 NSTEMI 患者中未观察到硝酸酯类药物具有减少死亡率的临床益处, 因此在长期治疗中此类药物应逐渐减量至停用。

(2) 镇痛剂: 如硝酸酯类药物不能使疼痛迅速缓解, 应立即给予吗啡, 10mg 稀释成 10ml, 每次 2～3ml 静脉注射。哌替啶 50～100mg 肌内注射, 必要时 1～2h 后再注射 1 次, 以后每 4～6h 可重复应用, 注意呼吸功能的抑制。给予吗啡后如出现低血压, 可仰卧或静脉滴注生理盐水来维持血压，很少需要用升压药。如出现呼吸抑制，应给予纳洛酮 0.4～0.8mg。有使用吗啡禁忌证(低血压和既往过敏史)者，可选用哌替啶替代。疼痛较轻者可用罂粟碱，30～60mg 肌内注射或口服。

(3)β受体阻滞剂。β受体阻滞剂可用于所有无禁忌证(如心动过缓、心脏传导阻滞、低血压或哮喘)的 UA 和 NSTEMI 患者，可减少心肌缺血发作和心肌梗死的发展。使用β受体阻滞剂的方案如下：①首先排除有心力衰竭、低血压[收缩压低于 12.0kPa(90mmHg)]、心动过缓(心率低于 60 次/min)或有房室传导阻滞(PR 间期 > 0.24s)的患者；②给予美托洛尔，静脉推注每次 5mg，共 3 次；③每次推注后观察 2～5min，如果心率低于 60 次/min 或收缩压低于 13.3kPa(100mmHg)，则停止给药，静脉注射美托洛尔的总量为 15mg；④如血流动力学稳定，末次静脉注射后 15min，开始改为口服给药，每 6h 50mg，持续 2d，以后渐增为 100mg，2 次/d。作用极短的β受体阻滞剂艾司洛尔静脉注射 50～250μg/(kg·min)，安全而有效，甚至可用于左心功能减退的患者，药物作用在停药后 20min 内消失，用于有β受体阻滞剂相对禁忌证，而又希望减慢心率的患者。β受体阻滞剂的剂量应调整到患者安静时心率 50～60 次/min。

(4)钙拮抗剂：钙拮抗剂与β受体阻滞剂一样能有效地减轻症状。但所有的大规模临床试验表明，钙拮抗剂应用于 UA，不能预防 AMI 的发生或降低病死率，目前仅推荐用于全量硝酸酯和β受体阻滞剂之后仍有持续性心肌缺血的患者或对β受体阻滞剂有禁忌的患者，应选用心率减慢型的非二氢吡啶类钙拮抗剂。对心功能不全的患者，应用β受体阻滞剂后再加用钙拮抗剂应特别谨慎。

(5)血管紧张素转换酶抑制剂(ACEI)：近年来一些临床研究显示，对 UA 和 NSTEMI 患者，短期应用 ACEI 并不能获得更多的临床益处。但长期应用对预防再发缺血事件和死亡有益。因此除非有禁忌证(如低血压、肾功能衰竭、双侧肾动脉狭窄和已知的过敏)，所有 UA 和 NSTEMI 患者都可选用 ACEI。

(6)调脂治疗：所有 ACS 患者应在入院 24h 之内评估空腹血脂谱。近年的研究表明，他汀类药物可以稳定斑块，改善内皮细胞功能，因此如无禁忌证，无论血基线 LDL-C 水平和饮食控制情况如何，均建议早期应用他汀类药物，使 LDL-C 水平降至 < 800g/L。常用的他汀类药物有：辛伐他汀 20～40mg/d，普伐他汀 10～40mg/d，氟伐他汀 40～80mg/d，阿托伐他汀 10～80mg/d，瑞舒伐他汀 10～20mg/d。

4.血运重建治疗

(1)经皮冠状动脉介入术(PCI)。UA 和 NSTEMI 的高危患者，尤其是血流动力学不稳定、心脏标志物显著升高、顽固性或反复发作心绞痛伴有动态 ST 段改变、有心力衰竭或危及生命的心律失常者，应早期行血管造影术和 PCI(如可能，应在入院 72h 内)。PCI 能改善预后，尤其是同时应用 GPⅡb/Ⅲa 受体拮抗剂时。对中危患者以及有持续性心肌缺血证据的患者，也有早期行血管造影的指征，可以识别致病的病变、评估其他病变的范围和左心室功能。对中高危患者，PCI 或 CABG 具有明确的潜在益处。但对低危患者，不建议进行常规的介入性检查。

(2)冠状动脉旁路移植术(CABG)。对经积极药物治疗而症状控制不满意及高危患者(包括持续 ST 段压低、cTnT 升高等)，应尽早(72h 内)进行冠状动脉造影，根据下列情况选择治疗措施：①严重左冠状动脉主干病变(狭窄 > 50%)，最危及生命，应及时外科手术治疗；②有多支血管病变，且有左心室功能不全(LVEF < 50%)或伴有糖尿病者，应进行 CABG；③有二支血管病变合并左前降支近段严重狭窄和左心室功能不全(LVEF < 50%)或无创性检查显示心肌缺血的患者，建议施行 CABG；④对 PCI 效果不佳或强化药物治疗后仍有缺血的患者，建议施行 CABG；⑤弥漫性冠状动脉远端病变的患者，不适合行 PCI 或 CABG。

二、ST 段抬高型心肌梗死

心肌梗死(MI)是在冠状动脉病变的基础上,发生冠状动脉血供急剧减少或中断,使相应的心肌严重而持久地急性缺血所致的部分心肌急性坏死。临床表现为胸痛,急性循环功能障碍,反映心肌急性缺血、损伤和坏死一系列特征性心电图演变以及血清心肌酶和心肌结构蛋白的变化。MI 的原因常是在冠状动脉粥样硬化病变的基础上继发血栓形成所致,其中 NSTEMI 前已述及,本段阐述 ST 段抬高型心肌梗死(STEMI)。其他非动脉粥样硬化的原因如冠状动脉栓塞、主动脉夹层累及冠状动脉开口、冠状动脉炎、冠状动脉先天性畸形等所导致的MI在此不作介绍。

(一)发病情况

本病在欧美国家常见。WHO 报告 1986—1988 年 35 个国家每 10 万人口急性 MI 年死亡率以瑞典、爱尔兰、挪威、芬兰、英国最高,男性分别为 253.4、236.2、234.7、230.0、229.2,女性分别为 154.7、143.6、144.6、148.0、171.3。美国居中,男、女性分别为 118.3 和 90.7。我国和韩国居末两位,男性分别为 15.0 和 5.3,女性分别为 11.7 和 3.4。美国每年约有 110 万人发生心肌梗死,其中 45 万人为再梗死。本病在我国过去少见,近年逐渐增多,现患心肌梗死约 200 万人,每年新发 50 万人。其中城市多于农村,各地比较以华北地区尤其是北京、天津两市最多。北京地区 16 所大中型医院每年收住院的急性心肌梗死病例,1991 年(1 492 例)病例数为 1972 年(604 例)的 2.47 倍。上海 10 所大医院 1989 年(300 例)病例数为 1970 年(78 例)的 3.84 倍。

近年来,虽然本病的急性期住院病死率有所下降,但对少数患者而言,此病仍然致命。

本病男性多于女性,国内资料比例在 1.9 : 1 ～ 5 : 1。患病年龄在 40 岁以上者占 87%～96.5%。女性发病较男性晚 10 年,男性患病的高峰年龄为 51 ～ 60 岁,女性则为 61 ～ 70 岁,随年龄增长男女比例的差别逐渐缩小。60%～ 89% 的患者伴有或在发病前有高血压,近半数的患者以往有心绞痛。吸烟、肥胖、糖尿病和缺少体力活动者,较易患病。

(二)病理解剖

若冠状动脉管腔急性完全闭塞,血供完全停止,导致所供区域心室壁心肌透壁性坏死,临床上表现为典型的 STEMI,即传统的 Q 波型 MI。在冠状动脉闭塞后 20 ～ 30min,受其供血的心肌即有少数坏死,开始了 AMI 的病理过程。1 ～ 2h 后绝大部分心肌呈凝固性坏死,心肌间质则充血、水肿,伴多量炎性细胞浸润。以后,坏死的心肌纤维逐渐溶解,形成肌溶灶,随后渐有肉芽组织形成。坏死组织 1 ～ 2 周后开始吸收,并逐渐纤维化,在 6 ～ 8 周后进入慢性期形成瘢痕而愈合,称为陈旧性或愈合性 MI。瘢痕大者可逐渐向外凸出而形成室壁膨胀瘤。梗死附近心肌的血供随侧支循环的建立而逐渐恢复。病变可波及心包出现反应性心包炎,波及心内膜引起附壁血栓形成。在心腔内压力的作用下,坏死的心壁可破裂(心脏破裂),破裂可发生在心室游离壁、乳头肌或心室间隔处。

病理学上,MI 可分为透壁性和非透壁性(或心内膜下)。前者坏死累及心室壁全层,多由冠脉持续闭塞所致;后者坏死仅累及心内膜下或心室壁内,未达心外膜,多是冠脉短暂闭塞而持续开通的结果。不规则片状非透壁 MI 多见于 STEMI 在未形成透壁 MI 前早期再灌注(溶栓或 PCI 治疗)成功的患者。

尸解资料表明,AMI 患者 75% 以上有一支以上的冠状动脉严重狭窄;1/3 ～ 1/2 所有三支冠状动脉均存在有临床意义的狭窄。STEMI 发生后数小时所作的冠状动脉造影显示,90% 以上的 MI 相关动脉发生完全闭塞。少数 AMI 患者冠状动脉正常,可能为血管腔内血栓的自溶、血小板一过性聚集造成闭塞或严重的持续性冠状动脉痉挛的发作使冠状动脉血流减少所致。左冠状动脉前降支闭塞最多见，可引起左心室前壁、心尖部、下侧壁、前间隔和前内乳头肌梗死；左冠状动脉回旋支闭塞可引起左心室高侧壁、膈面及左心房梗死，并可累及房室结；右冠状动脉闭塞可引起左心室膈面、后间隔及右心室梗死，并可累及窦房结和房室结。右心室及左、右心房梗死较少见。左冠状动脉主干闭塞则引起左心室广泛梗死。

MI时冠脉内血栓既有白血栓（富含血小板），又有红血栓（富含纤维蛋白和红细胞）。STEMI的闭塞性血栓是白、红血栓的混合物，从堵塞处向近端延伸部分为红血栓。

（三）病理生理

ACS具有共同的病理生理基础（详见前文"不稳定型心绞痛和非ST段抬高型心肌梗死"段）。

STEMI的病理生理特征是由于心肌丧失收缩功能所产生的左心室收缩功能降低、血流动力学异常和左心室重构所致。

1.左心室功能

冠状动脉急性闭塞时相关心肌依次发生4种异常收缩形式：①运动同步失调，即相邻心肌节段收缩时相不一致；②收缩减弱，即心肌缩短幅度减小；③无收缩；④反常收缩，即矛盾运动，收缩期膨出。于梗死部位发生功能异常同时，正常心肌在早期出现收缩增强。由于非梗死节段发生收缩加强，使梗死区产生矛盾运动。然而，非梗死节段出现代偿性收缩运动增强，对维持左室整体收缩功能的稳定有重要意义。若非梗死区有心肌缺血，即"远处缺血"存在，则收缩功能也可降低，主要见于非梗死区域冠脉早已闭塞，供血主要依靠此次MI相关冠脉者。同样，若MI区心肌在此次冠脉闭塞以前就已有冠脉侧支循环形成，则对于MI区乃至左室整体收缩功能的保护也有重要意义。

2.心室重构

MI致左室节段和整体收缩、舒张功能降低的同时，机体启动了交感神经系统兴奋、肾素—血管紧张素—醛固酮系统激活和Frank-Starling等代偿机制，一方面通过增强非梗死节段的收缩功能、增快心率、代偿性增加已降低的心搏量（SV）和心排血量（CO），并通过左室壁伸展和肥厚增加左室舒张末容积（LVEDV）进一步恢复SV和CO，降低升高的左室舒张末期压（LVEDP）；但另一方面，也同时开启了左心室重构的过程。

MI发生后，左室腔大小、形态和厚度发生变化，总称为心室重构。重构过程反过来影响左室功能和患者的预后。重构是左室扩张和非梗死心肌肥厚等因素的综合结果，使心室变形（球形变）。除了梗死范围以外，另两个影响左室扩张的重要因素是左室负荷状态和梗死相关动脉的通畅程度。左室压力升高有导致室壁张力增加和梗死扩张的危险，而通畅的梗死区相关动脉可加快瘢痕形成，增加梗死区组织的修复，减少梗死的扩展和心室扩张的危险。

（1）梗死扩展：是指梗死心肌节段随后发生的面积扩大，而无梗死心肌量的增加。导致梗死扩展的原因有：①肌束之间的滑动，致使单位容积内心肌细胞减少；②正常心肌细胞碎裂；③坏死区内组织丧失。梗死扩展的特征为梗死区不成比例的变薄和扩张。心尖部是心室最薄的部位，也是最容易受到梗死扩展损伤的区域。梗死扩展后，心力衰竭和室壁瘤等致命性并发症发生率增高，严重者可发生心室破裂。

（2）心室扩大：心室心肌存活部分的扩大也与重构有重要关联。心室重构在梗死发生后立即开始，并持续数月甚至数年。在大面积梗死的情况下，为维持心搏量，有功能的心肌增加了额外负荷，可能会发生代偿性肥厚，这种适应性肥厚虽能代偿梗死所致的心功能障碍，但存活的心肌最终也受损，导致心室的进一步扩张，心脏整体功能障碍，最后发生心力衰竭。心室的扩张程度与梗死范围、梗死相关动脉的开放迟早和心室非梗死区的局部肾素—血管紧张素系统的激活程度有关。心室扩大以及不同部位的心肌电生理特性的不一致，使患者有患致命性心律失常的危险。

（四）临床表现

按临床过程和心电图的表现，本病可分为急性期、演变期和慢性期三期，但临床症状主要出现在急性期，部分患者还有一些先兆表现。

1.诱发因素

本病在春、冬季发病较多，与气候寒冷、气温变化大有关，常在安静或睡眠时发病，以清晨6时至午间12时发病最多。大约有1/2的患者能查明诱发因素，如剧烈运动、过重的体力劳动、创伤、情绪激动、精神紧张或饱餐、急性失血、出血性或感染性休克，主动脉瓣狭窄、发热、心动过速等引起的心肌耗氧增加、血供减少都可能是MI的诱因。在变异型心绞痛患者中，反复发作的冠状动脉痉挛也可发展为AMI。

2.先　兆

半数以上患者在发病前数日有乏力、胸部不适，活动时心悸、气急、烦躁、心绞痛等前驱症状，其中以新发生心绞痛（初发型心绞痛）或原有心绞痛加重（恶化型心绞痛）为最突出。心绞痛发作较以往频繁、性质较剧、持续较久、硝酸甘油疗效差、诱发因素不明显；疼痛时伴有恶心、呕吐、大汗和心动过速，或伴有心功能不全、严重心律失常、血压大幅度波动等；同时心电图示ST段一过性明显抬高（变异型心绞痛）或压低，T波倒置或增高（"假性正常化"），应警惕近期内发生MI的可能。发现先兆及时积极治疗，有可能使部分患者避免发生MI。

3.症　状

随梗死的大小、部位、发展速度和原来心脏的功能情况等而轻重不同。

（1）疼痛：是最先出现的症状，疼痛部位和性质与心绞痛相同，但常发生于安静或睡眠时，疼痛程度较重，范围较广，持续时间可长达数小时或数天，休息或含用硝酸甘油片多不能缓解，患者常烦躁不安、出汗、恐惧，有濒死之感。在我国，1/6～1/3的患者疼痛的性质及部位不典型，如位于上腹部，常被误认为胃溃疡穿孔或急性胰腺炎等急腹症；位于下颌或颈部，常被误认为牙病或骨关节病。部分患者无疼痛，多为糖尿病患者或老年人，一开始即表现为休克或急性心力衰竭；少数患者在整个病程中都无疼痛或其他症状，而事后才发现患过MI。

（2）全身症状：主要是发热，伴有心动过速、白细胞增高和血细胞沉降率增快等，由坏死物质吸收所引起。一般在疼痛发生后24～48h出现，程度与梗死范围常呈正相关，体温一般在38℃上下，很少超过39℃，持续1周左右。

（3）胃肠道症状：约1/3有疼痛的患者，在发病早期伴有恶心、呕吐和上腹胀痛，与迷走神经受坏死心肌刺激和心排血量降低组织灌注不足等有关；肠胀气也不少见；重症者可发生呃逆（以下壁心肌梗死多见）。

（4）心律失常：见于75%～95%的患者，多发生于起病后1～2周内，尤以24h内最多见。各种心律失常中以室性心律失常为最多，尤其是室性期前收缩；如室性期前收缩频发（每分钟5次以上），成对出现，心电图上表现为多源性或落在前一心搏的易损期时，常预示即将发生室性心动过速或心室颤动。冠状动脉再灌注后可能出现加速性室性自主心律与室性心动过速，多数历时短暂，自行消失。室上性心律失常则较少，阵发性心房颤动比心房扑动和室上性心动过速更多见，多发生在心力衰竭患者中。窦性心动过速的发生率为30%～40%，发病初期出现的窦性心动过速多为暂时性，持续性窦性心动过速是梗死面积大、心排血量降低或左心功能不全的反映。各种程度的房室传导阻滞和束支传导阻滞也较多，严重者发生完全性房室传导阻滞。发生完全性左束支传导阻滞时MI的心电图表现可被掩盖。前壁MI易发生室性心律失常。下壁（膈面）MI易发生房室传导阻滞，其阻滞部位多在房室束以上，预后较好。前壁MI而发生房室传导阻滞时，往往是多个束支同时发生传导阻滞的结果，其阻滞部位在房室束以下，且常伴有休克或心力衰竭，预后较差。

（5）低血压和休克：疼痛期血压下降常见，可持续数周后再上升，但常不能恢复以往的水平，未必是休克。如疼痛缓解而收缩压低于 10.7kPa（80mmHg），患者烦躁不安、面色苍白、皮肤湿冷、脉细而快、大汗淋漓、尿量减少（< 20ml/h）、神志迟钝甚至昏厥者，则为休克的表现。休克多在起病后数小时至 1 周内发生，见于 20% 的患者，主要是心源性，为心肌广泛（40% 以上）坏死、心排血量急剧下降所致，神经反射引起的周围血管扩张为次要的因素，有些患者还有血容量不足的因素参与。严重的休克可在数小时内致死，一般持续数小时至数天，可反复出现。

（6）心力衰竭：主要是急性左心衰竭，可在起病最初数日内发生或在疼痛、休克好转阶段出现，为梗死后心脏舒缩力显著减弱或不协调所致，发生率为 20%～48%。患者出现呼吸困难、咳嗽、发绀、烦躁等，严重者可发生肺水肿或进而发生右心衰竭的表现，出现颈静脉怒张、肝肿痛和水肿等。右心室 MI 者，一开始即可出现右心衰竭的表现。

发生于 AMI 时的心力衰竭称为泵衰竭，根据临床上有无心力衰竭及其程度，常按 Killip 分级法分级：第 I 级为左心衰竭代偿阶段，无心力衰竭征象，肺部无啰音，但肺楔压可升高；第 II 级为轻至中度左心衰竭，肺啰音的范围小于肺野的 50%，可出现第三心音奔马律、持续性窦性心动过速、有肺淤血的 X 线表现；第 III 级为重度心力衰竭，急性肺水肿，肺啰音的范围大于两肺野的 50%；第 IV 级为心源性休克，血压 12.0kPa（90mmHg），少尿，皮肤湿冷、发绀，呼吸加速，脉搏快。

AMI 时，重度左心室衰竭或肺水肿与心源性休克同样是左心室排血功能障碍所引起。在血流动力学上，肺水肿是以左心室舒张末期压及左房压与肺楔压的增高为主，而在休克则心排血量和动脉压的降低更为突出，心排血指数比左心室衰竭时更低。因此，心源性休克较左心室衰竭更严重。此两者可以不同程度合并存在，是泵衰竭的最严重阶段。

4.血流动力学分型

AMI 时心脏的泵血功能并不能通过一般的心电图、胸片等检查而完全反映出来及时进行血流动力学监测，能为早期诊断和及时治疗提供很重要依据。Forrester 等根据血流动力学指标肺楔压（PCWP）和心脏指数（CI）评估有无肺淤血和周围灌注不足的表现，从而将 AMI 分为 4 个血流动力学亚型。

I 型：既无肺淤血又无周围组织灌注不足，心功能处于代偿状态。CI > 2.2L/(min · m²)，PCWP≤2.4kPa（18mmHg），病死率约为 3%。

II 型：有肺淤血，无周围组织灌注不足，为常见临床类型。CI > 2.2L/(min · m²)，PCWP > 2.4kPa（18mmHg），病死率约为 9%。

III 型：有周围组织灌注不足，无肺淤血，多见于右心室梗死或血容量不足者。CI≤2.2L/(min · m²)，PCWP≤2.4kPa（18mmHg），病死率约为 23%。

IV 型：兼有周围组织灌注不足与肺淤血，为最严重类型。CI≤2.2L/(min · m²)，PCWP > 18mmHg（2.4kPa），病死率约为 51%。

由于 AMI 时影响心脏泵血功能的因素较多，因此 Forrester 分型基本反映了血流动力学变化的状况，不能包括所有泵功能改变的特点。AMI 血流动力学紊乱的临床表现主要包括低血压状态、肺淤血、急性左心衰竭、心源性休克等状况。

5.体　　征

AMI 时心脏体征可在正常范围内，体征异常者大多数无特征性：心脏可有轻至中度增大；心率增快或减慢；心尖区第一心音减弱，可出现第三或第四心音奔马律。前壁心肌梗死的早期，可能在心尖区和胸骨左缘之间扪及迟缓的收缩期膨出，是由心室壁反常运动所致，常在几天至几周内消失。10%～20% 的患者在发病后 2～3d 出现心包摩擦音，多在 1～2d 内消失，少数持续 1 周以上。发生二尖瓣乳头肌功能失调者，心尖区可出现粗糙的收缩期杂音；发生心室间隔穿孔者，胸骨左下缘出现响亮的收缩期杂音，常伴震颤。右室梗死较重者可出现颈静脉怒张，深吸气时更为明显。除发病极早期可出现一过性血压增高外，几乎所有患者在病程中都会有血压降低,起病前有高血压者,血压可降至正常;起病前无高血压者,血压可降至正常以下,且可能不再恢复到起病之前的水平。

(五)并发症

并发症可分为机械性、缺血性、栓塞性和炎症性。

1.机械性并发症

(1)心室游离壁破裂:3%的 MI 患者可发生心室游离壁破裂,是心脏破裂最常见的一种,占 MI 患者死亡的 10%。心室游离壁破裂常在发病 1 周内出现,早高峰在 MI 后 24h 内,晚高峰在 MI 后 3 ～ 5d。早期破裂与胶原沉积前的梗死扩展有关,晚期破裂与梗死相关室壁的扩展有关。心脏破裂多发生在第一次 MI、前壁梗死、老年和女性患者中。其他危险因素包括 MI 急性期的高血压、既往无心绞痛和心肌梗死、缺乏侧支循环、心电图上有 Q 波、应用糖皮质激素或非甾体抗炎药、MI 症状出现后 14h 以后的溶栓治疗。心室游离壁破裂的典型表现包括持续性心前区疼痛、心电图 ST-T 改变、迅速进展的血流动力学衰竭、急性心包压塞和电机械分离。心室游离壁破裂也可为亚急性,即心肌梗死区不完全或逐渐破裂,形成包裹性心包积液或假性室壁瘤,患者能存活数月。

(2)室间隔穿孔:比心室游离壁破裂少见,有 0.5%～ 2%的 MI 患者会发生室间隔穿孔,常发生于 AMI 后 3 ～ 7d。AMI 后,胸骨左缘突然出现粗糙的全收缩期杂音或可触及收缩期震颤,或伴有心源性休克和心力衰竭,应高度怀疑室间隔穿孔,此时应进一步作 Swan-Ganz 导管检查与超声心动图检查。

(3)乳头肌功能失调或断裂:乳头肌功能失调总发生率可高达 50%,二尖瓣乳头肌因缺血、坏死等使收缩功能发生障碍,造成不同程度的二尖瓣脱垂或关闭不全,心尖区出现收缩中晚期喀喇音和吹风样收缩期杂音,第一心音可不减弱,可引起心力衰竭。轻症者可以恢复,其杂音可以消失。乳头肌断裂极少见,多发生在二尖瓣后内乳头肌,故在下壁 MI 中较为常见。后内乳头肌大多是部分断裂,可导致严重二尖瓣反流伴有明显的心力衰竭;少数完全断裂者则发生急性二尖瓣大量反流,造成严重的急性肺水肿,约 1/3 的患者迅速死亡。

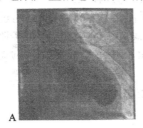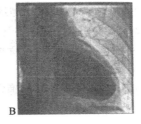

图 19-10　左心室室壁瘤的左心室造影(右前斜位)

注:A 图示心脏收缩期左心缘外突,腔内充满造影剂;B 图示心脏舒张期左心腔内充满造影剂,与收缩期比较,左心缘的变化不大。

(4)室壁膨胀瘤:或称室壁瘤。绝大多数并发于 STEMI,多累及左心室心尖部,发生率为 5%～ 20%。为在心室腔内压力影响下,梗死部位的心室壁向外膨出而形成。见于 MI 范围较大的患者,常于起病数周后才被发现。发生较小室壁瘤的患者可无症状与体征;但发生较大室壁瘤的患者,可出现顽固性充血性心力衰竭以及复发性、难治的致命性心律失常。体检可发现心浊音界扩大,心脏搏动范围较广泛或心尖抬举样搏动,可有收缩期杂音。心电图上除了有 MI 的异常 Q 波外,约 2/3 的患者同时伴有持续性 ST 段弓背向上抬高。X 线透视和摄片、超声心动图、放射性核素心脏血池显像、磁共振成像以及左心室选择性造影可见局部心缘突出,搏动减弱或有反常搏动(图 19-10)。室壁瘤按病程可分为急性和慢性室壁瘤。急性室壁瘤在 MI 后数日内形成,易发生心脏破裂和形成血栓。慢性室壁瘤多见于 MI 愈合期,由于其瘤壁为致密的纤维瘢痕所替代,所以一般不会引起破裂。

2.缺血性并发症

(1)梗死延展:指同一梗死相关冠状动脉供血部位的MI范围的扩大,可表现为心内膜下MI转变为透壁性MI或MI范围扩大到邻近心肌,多有梗死后心绞痛和缺血范围的扩大。梗死延展多发生在AMI后的2～3周内,多数原梗死区相应导联的心电图有新的梗死性改变且CK或肌钙蛋白升高时间延长。

(2)再梗死:指AMI4周后再次发生的MI,既可发生在原来梗死的部位,也可发生在任何其他心肌部位。如果再梗死发生在AMI后4周内,则其心肌坏死区一定受另一支有病变的冠状动脉所支配。通常再梗死发生在与原梗死区不同的部位,诊断多无困难;若再梗死发生在与原梗死区相同的部位,尤其是NSTEMI的再梗死、反复多次的灶性梗死,常无明显的或特征性的心电图改变,可使诊断发生困难,此时迅速上升且又迅速下降的酶学指标如CK-MB比肌钙蛋白更有价值。CK-MB恢复正常后又升高或超过原先水平的50%对再梗死具有重要的诊断价值。

3.栓塞性并发症

MI并发血栓栓塞主要是指心室附壁血栓或下肢静脉血栓破碎脱落所致的体循环栓塞或肺动脉栓塞。左心室附壁血栓形成在AMI患者中较多见,尤其在急性大面积前壁MI累及心尖部时,其发生率可高达60%左右,而体循环栓塞并不常见,国外一般发生率在10%左右,我国一般在2%以下。附壁血栓的形成和血栓栓塞多发生在梗死后的第1周内。最常见的体循环栓塞为脑卒中,也可产生肾、脾或四肢等动脉栓塞;如栓子来自下肢深部静脉,则可产生肺动脉栓塞。

4.炎症性并发症

(1)早期心包炎:发生于MI后1～4d内,发生率约为10%。早期心包炎常发生在透壁性MI患者中,系梗死区域心肌表面心包并发纤维素性炎症所致。临床上可出现一过性的心包摩擦音,伴有进行性加重的胸痛,疼痛随体位而改变。

(2)后期心包炎(心肌梗死后综合征或Dressier综合征):发病率为1%～3%,于MI后数周至数月内出现,并可反复发生。其发病机制迄今尚不明确,推测为自身免疫反应所致;而Dressier认为它是一种过敏反应,是机体对心肌坏死物质所形成的自身抗原的过敏反应。临床上可表现为突然起病,发热,胸膜性胸痛,白细胞计数升高和血沉增快,心包或胸膜摩擦音可持续2周以上,超声心动图常可发现心包积液,少数患者可伴有少量胸腔积液或肺部浸润。

(六)危险分层

STEMI的患者具有以下任何1项者可被确定为高危患者。

(1)年龄＞70岁。

(2)前壁MI。

(3)多部位MI(指2个部位以上)。

(4)伴有血流动力学不稳定如低血压、窦性心动过速、严重室性心律失常、快速心房颤动、肺水肿或心源性休克等。

(5)左、右束支传导阻滞源于AMI。

(6)既往有MI病史。

(7)合并糖尿病和未控制的高血压。

(七)实验室和辅助检查

1.心电图检查

虽然一些因素限制了心电图对MI的诊断和定位的能力,如心肌损伤的范围、梗死的时间及其位置、传导阻滞的存在、陈旧性MI的存在、急性心包炎、电解质浓度的变化及服用对心电有影响的药物等。然而,标准12导联心电图的系列观察(必要时18导联),仍然是临床上对

STEMI 检出和定位的有用方法。

（1）特征性改变。在面向透壁心肌坏死区的导联上出现以下特征性改变：①宽而深的 Q 波（病理性 Q 波）；②ST 段抬高呈弓背向上型；③T 波倒置，往往宽而深，两支对称；在背向梗死区的导联上则出现相反的改变，即 R 波增高，ST 段压低，T 波直立并增高。

（2）动态性改变：①起病数小时内，可尚无异常，或出现异常高大、两支不对称的 T 波。②数小时后，ST 段明显抬高，弓背向上，与直立的 T 波连接，形成单向曲线。数小时到 2d 内出现病理性 Q 波（又称 Q 波型 MI），同时 R 波减低，为急性期改变。Q 波在 3 ～ 4d 内稳定不变，以后 70%～ 80%永久存在。③如不进行治疗干预，ST 段抬高持续数日至 2 周左右，逐渐回到基线水平，T 波则变为平坦或倒置，是为亚急性期改变。④数周至数月以后，T 波呈 V 形倒置，两支对称，波谷尖锐，为慢性期改变，T 波倒置可永久存在，也可在数月到数年内逐渐恢复（图 19-11、图 19-12）。合并束支传导阻滞尤其左束支传导阻滞时、在原来部位再次发生 AMI 时，心电图表现多不典型，不一定能反映 AMI 表现。

微型的和多发局灶型 MI，心电图中既不出现 Q 波也始终无 ST 段抬高，但有心肌坏死的血清标志物升高，属 NSTEMI 范畴。

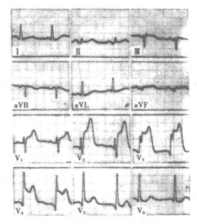

图 19-11　急性前壁心肌梗死的心电图

注：图示 V₃、V₄ 导联 QRS 波呈 qR 型，ST 段明显抬高，V₂ 导联呈 qRS 型，ST 段明显抬高，V₁ 导联 ST 段亦抬高。

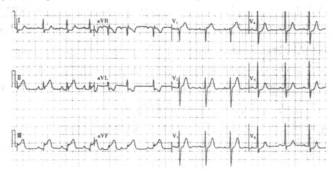

图 19-12　急性下壁心肌梗死的心电图

注：图示 II、III、aVF 导联 ST 段抬高，III 导联 QRS 波呈 qR 型，I、aVL 导联 ST 段压低。

（3）定位和定范围：STEMI 的定位和定范围可根据出现特征性改变的导联数来判断（表 19-3）。

表 19-3　ST 段抬高型心肌梗死的心电图定位诊断

导联	前间隔	局限前壁	前侧壁	广泛前壁下壁*	下间壁	下侧壁	高侧壁**	正后壁***
V_1	+			+	+			
V_2	+			+	+			
V_3	+	+		+	+			
V_4		+		+				
V_5		+	+				+	
V_6			+				+	
V_7							+	+
V_8								
aVR								
AVL		±	+	+	−	−	−	+
aVF		…	…	…				
Ⅰ		±	+	+				+
Ⅱ		…	…	…	+	+	+	−
Ⅲ	…	…		…	+	+	+	−

注：①＋：正面改变,表示典型 Q 波、ST 段抬高及 T 波倒置等变化;②一:反面改变,表示与"＋"相反的变化;③±:可能有正面改变;④…:可能有反面改变。*即膈面,右心室 MI 不易从心电图得到诊断,但此时 CR$_{4R}$(或 V$_{4R}$)导联的 ST 段抬高,可作为下壁 MI 扩展到右心室的参考指标。**在 V$_5$、V$_6$、V$_7$ 导联高 1～2 肋间处有正面改变。***V$_1$、V$_2$、V$_3$ 导联 R 波增高。

2.心脏标志物测定

（1）血清酶学检查。以往用于临床诊断 MI 的血清酶学指标包括：肌酸磷酸激酶（CK 或 CPK）及其同工酶 CK-MB、天门冬酸氨基转移酶(AST,曾称 GOT)、乳酸脱氢酶(LDH)及其同工酶,但因 AST 和 LDH 分布于全身许多器官,对 MI 的诊断特异性较差,目前临床已不推荐应用。AMI 发病后,血清酶活性随时相而变化。CK 在起病 6h 内增高,24h 内达高峰,3～4d 恢复正常。

CK 的同工酶 CK-MB 诊断 AMI 的敏感性和特异性均极高,分别达到 100%和 99%,在起病后 4h 内增高,16～24h 达高峰,3～4d 恢复正常。STEMI 静脉内溶栓治疗时,CK 及其同工酶 CK-MB 可作为阻塞的冠状动脉再通的指标之一。冠状动脉再通,心肌血流再灌注时,坏死心肌内积聚的酶被再灌注血流"冲刷",迅速进入血循环,从而使酶峰距 STEMI 发病时间提早出现,酶峰活性水平高于阻塞冠状动脉未再通者。用血清 CK-MB 活性水平增高和峰值前移来判断 STEMI 静脉溶栓治疗后冠状动脉再通,约有 95%的敏感性和 88%的特异性。

（2）心肌损伤标志物测定:在心肌坏死时,除了血清心肌酶活性的变化外,心肌内含有的一些蛋白质类物质也会从心肌组织内释放出来,并出现在外周循环血液中,因此可作为心肌损伤的判定指标。这些物质主要包括肌钙蛋白和肌红蛋白。

肌钙蛋白(Tn)是肌肉组织收缩的调节蛋白,心肌肌钙蛋白(cTn)与骨骼肌中的 Tn 在分子结构和免疫学上是不同的,因此它是心肌所独有,具有很高的特异性。cTn 共有 cTnT、cTnI、cTnC 3 个亚单位。

cTnT 在健康人血清中的浓度一般＜0.06ng/L。通常,在 AMI 后 3～4h 开始升高,2～5d 达到峰值,持续 10～14d;其动态变化过程与 MI 时间、梗死范围大小、溶栓治疗及再灌注情况有密切关系。由于血清 cTnT 的高度敏感性和良好重复性,它对早期和晚期 AMI 以及 UA 患者的灶性心肌坏死均具有很高的诊断价值。

cTnI 也是一种对心肌损伤和坏死确具高度特异性的血清学指标,其正常值上限为 3.1ng/L,在 AMI 后 4～6h 或更早即可升高,24h 后达到峰值,约 1 周后降至正常。

肌红蛋白在 AMI 发病后 2～3h 内即已升高,12h 内多达峰值,24～48h 内恢复正常,由于其出现时间均较 cTn 和 CK-MB 早,故它是目前能用来最早诊断 AMI 的生化指标。但是肌红蛋白广泛存在于心肌和骨骼肌中,二者在免疫学上也是相同的,而且又主要经肾脏代谢清除,因而与血清酶学指标相似,也存在特异性较差的问题,如慢性肾功能不全、骨骼肌损伤时,肌红蛋白水平均会增高,此时应予以仔细鉴别。

(3)其他检查:组织坏死和炎症反应的非特异性指标 AMI 发病 1 周内白细胞可增至(10×10^9～20×10^9 个/L),中性粒细胞多在 75%～90%,嗜酸性粒细胞减少或消失。血细胞沉降率增快,可持续 1～3 周,能较准确地反映坏死组织被吸收的过程。血清游离脂肪酸、C 反应蛋白在 AMI 后均增高。血清游离脂肪酸显著增高者易发生严重室性心律失常。此外,AMI 时,由于应激反应,血糖可升高,糖耐量可暂降低,2～3 周后恢复正常。STEMI 患者在发病 24～48h 内血胆固醇保持或接近基线水平,但以后会急剧下降。因此所有 STEMI 患者应在发病 24～48h 内测定血脂谱,超过 24～48h 者,要在 AMI 发病 8 周后才能获得更准确的血脂结果。

3.放射性核素心肌显影

利用坏死心肌细胞中的钙离子能结合放射性锝焦磷酸盐或坏死心肌细胞的肌凝蛋白可与其特异性抗体结合的特点,静脉注射 ^{99m}Tc-焦磷酸盐或 ^{111}In-抗肌凝蛋白单克隆抗体进行"热点"显像;利用坏死心肌血供断绝和瘢痕组织中无血管以至 ^{201}Tl 或 ^{99m}Tc-MIBI 不能进入细胞的特点,静脉注射这些放射性核素进行"冷点"显像;均可显示 MI 的部位和范围。前者主要用于急性期,后者用于慢性期。用门电路γ闪烁显像法进行放射性核素心腔造影(常用 ^{99m}Tc-标记的红细胞或白蛋白),可观察心室壁的运动和左心室的射血分数。有助于判断心室功能,判断梗死后造成的室壁运动失调和室壁瘤。目前多用单光子发射计算机断层显像(SPECT)来检查,新的方法正电子发射计算机断层扫描(PET)可观察心肌的代谢变化,判断心肌是否存活。如心脏标志物或心电图阳性,作诊断时不需要做心肌显像。出院前或出院后不久,症状提示 ACS 但心电图无诊断意义和心脏标志物正常的患者应接受负荷心肌显像检查(药物或运动负荷的放射性核素或超声心动图心肌显像)。显像异常的患者提示在以后的 3～6 个月内发生并发症的危险增加。

4.超声心动图

根据超声心动图上所见的室壁运动异常可对心肌缺血区域做出判断。在评价有胸痛而无特征性心电图变化时,超声心动图有助于除外主动脉夹层。对 MI 患者,床旁超声心动图对发现机械性并发症很有价值,如评估心脏整体和局部功能、乳头肌功能不全、室壁瘤(图 19-13)和室间隔穿孔等。多巴酚丁胺负荷超声心动图检查还可用于评价心肌存活性。

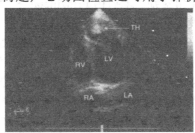

图 19-13 超声心动图心尖四腔心切面像

注:显示前壁心肌梗死后,心尖部室壁瘤形成,室壁瘤内有附壁血栓(箭头)。LA:左心房;LV:左心室;RA:右心房;RV:右心室;TH:血栓。

5.选择性冠状动脉造影

需施行各种介入性治疗时,可先行选择性冠状动脉造影,明确病变情况,制定治疗方案。

（八）诊断和鉴别诊断

WHO 的 AMI 诊断标准依据典型的临床表现、特征性的心电图改变、血清心肌坏死标志物水平动态改变，3 项中具备 2 项特别是后 2 项即可确诊，一般并不困难。无症状的患者，诊断较困难。凡年老患者突然发生休克、严重心律失常、心力衰竭、上腹胀痛或呕吐等表现而原因未明者，或原有高血压而血压突然降低且无原因可寻者，都应想到 AMI 的可能。此外有较重而持续较久的胸闷或胸痛者，即使心电图无特征性改变，也应考虑本病的可能，都宜先按 AMI 处理，并在短期内反复进行心电图观察和血清肌钙蛋白或心肌酶等测定，以确定诊断。当存在左束支传导阻滞图形时，MI 的心电图诊断较困难，因它与 STEMI 的心电图变化相类似，此时，与 QRS 波同向的 ST 段抬高和至少 2 个胸导联 ST 段抬高 > 5mm，强烈提示 MI。一般来说，有疑似症状并新出现的左束支传导阻滞应按 STEMI 来治疗。无病理性 Q 波的心内膜下 MI 和小的透壁性或非透壁性或微型 MI，鉴别诊断参见前文"不稳定型心绞痛和非 ST 段抬高型心肌梗死"段。血清肌钙蛋白和心肌酶测定的诊断价值更大。

2007 年欧洲和美国心脏病学会对 MI 制定了新的定义，将 MI 分为急性进展性和陈旧性两类，把血清心肌坏死标志物水平动态改变列为诊断急性进展性 MI 的首要和必备的条件。

1. **急性进展性 MI 的定义**

（1）心肌坏死生化标志物典型的升高和降低，至少伴有下述情况之一：①心肌缺血症状；②心电图病理性 Q 波形成；③心电图 ST 段改变提示心肌缺血；④做过冠状动脉介入治疗，如血管成形术。

（2）病理发现 AMI。

2. **陈旧性 MI 的定义**

（1）系列心电图检查提示新出现的病理性 Q 波，患者可有或可不记得有任何症状，心肌坏死生化标志物已降至正常。

（2）病理发现已经或正在愈合的 MI。

然后将 MI 再分为 5 种临床类型。Ⅰ 型：自发性 MI，与原发的冠状动脉事件如斑块糜烂、破裂、夹层形成等而引起的心肌缺血相关；Ⅱ 型：MI 继发于心肌的供氧和耗氧不平衡所导致的心肌缺血，如冠状动脉痉挛、冠状动脉栓塞、贫血、心律失常、高血压或低血压；Ⅲ型：心脏性猝死，有心肌缺血的症状和新出现的 ST 段抬高或新的左束支传导阻滞，造影或尸检证实冠状动脉内有新鲜血栓，但未及采集血样之前或血液中心肌坏死生化标志物升高之前患者就已死亡；Ⅳa 型：MI 与 PCI 相关；Ⅳb 型：MI 与支架内血栓有关，经造影或尸检证实；Ⅴ 型：MI 与 CABG 相关。

此外，还需与变异型心绞痛相鉴别。本病由 Prinzmetal 于 1959 年首先描述，心绞痛几乎都在静息时发生，常呈周期性，多发生在午夜至上午 8 时之间，常无明显诱因，历时数十秒至 30min。发作时心电图显示有关导联的 ST 段短时抬高、R 波增高，相对应导联的 ST 段压低，T 波可有高尖表现（图 19-14），常并发各种心律失常。本病是冠状动脉痉挛所引起，多发生在已有冠脉狭窄的基础上，但其临床表现与冠脉狭窄程度不成正比，少数患者冠脉造影可以正常。吸烟是本病的重要危险因素，麦角新碱或过度换气试验可诱发冠脉痉挛。药物治疗以钙拮抗剂和硝酸酯类最有效。病情稳定后根据冠脉造影结果再定是否需要血运重建治疗。

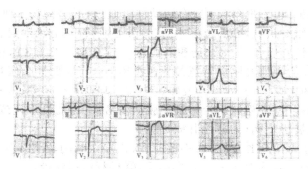

图 19-14　变异型心绞痛的心电图

注：上两行为心绞痛发作时，示 Ⅱ、Ⅲ、aVF ST 段抬高，aVL ST 段稍压低，V_2、V_3、V_5、V_6、T 波增高。下两行心绞痛发作过后上述变化消失。

（九）预　后

STEMI 的预后与梗死范围的大小、侧支循环产生的情况、有无其他疾病并存以及治疗是否及时有关。总死亡率约为 30%，住院死亡率约为 10%，发生严重心律失常、休克或心力衰竭者病死率尤高，其中休克患者病死率可高达 80%。死亡多在第 1 周内，尤其是在数小时内。出院前或出院 6 周内进行负荷心电图检查，运动耐量好不伴有心电图异常者预后良好，运动耐量差者预后不良。MI 长期预后的影响因素中主要为患者的心功能状况、梗死后心肌缺血及心律失常、梗死的次数和部位以及患者的年龄、是否合并高血压和糖尿病等。AMI 再灌注治疗后梗死相关冠状动脉再通与否是影响 MI 急性期良好预后和长期预后的重要独立因素。

（十）防　治

治疗原则是保护和维持心脏功能，挽救濒死的心肌，防止梗死面积扩大，缩小心肌缺血范围及时处理各种并发症，防止猝死，使患者不但能度过急性期，且康复后还能保持尽可能多的有功能的心肌。

1.一般治疗

参见前文"不稳定型心绞痛和非 ST 段抬高型心肌梗死"段。

2.再灌注治疗

及早再通闭塞的冠状动脉，使心肌得到再灌注，挽救濒死的心肌或缩小心肌梗死的范围，是一种关键的治疗措施。它还可极有效地解除疼痛。

（1）溶栓治疗：纤维蛋白溶解（纤溶）药物被证明能减少冠脉内血栓，早期静脉应用溶栓药物能提高 STEAMI 患者的生存率，其临床疗效已被公认，故明确诊断后应尽早用药，来院至开始用药时间应＜30min。而对于非 ST 段抬高型 ACS，溶栓治疗不仅无益反而有增加 AMI 的倾向，因此标准溶栓治疗目前仅用于 STEAMI 患者。

溶栓治疗的适应证：①持续性胸痛超过 30min，含服硝酸甘油片症状不能缓解。②相邻 2 个或更多导联 ST 段抬高＞0.2MV。③发病 6h 以内者。若发病 6～24h 内，患者仍有胸痛，并且 ST 段抬高导联有 R 波者，也可考虑溶栓治疗。发病至溶栓药物给予的时间是影响溶栓治疗效果的最主要因素，最近有研究认为如果在发病 3h 内给予溶栓药物，则溶栓治疗的效果和直接 PCI 治疗效果相当，但 3h 后进行溶栓其效果不如直接 PCI 术，且出血等并发症增加。④年龄在 70 岁以下者。对于年龄＞75 岁的 AMI 患者，溶栓治疗会增加脑出血的并发症，是否溶栓治疗需权衡利弊，如患者为广泛前壁 AMI，具有很高的心源性休克和死亡的发生率，在无条件行急诊介入治疗的情况下仍应进行溶栓治疗。反之，如患者为下壁 AMI，血流动力学稳定可不进行溶栓治疗。

溶栓治疗的禁忌证：①近期（14d 内）有活动性出血（胃肠道溃疡出血、咯血、痔疮出血等），作过外科手术或活体组织检查，心肺复苏术后（体外心脏按压、心内注射、气管插管），不能实施压迫的血管穿刺以及外伤史者；②高血压患者血压 > 24.0/14.7kPa（180/110mmHg），或不能排除主动脉夹层分离者；③有出血性脑血管意外史，或半年内有缺血性脑血管意外（包括 TIA）史者；④对扩容和升压药无反应的休克；⑤妊娠、感染性心内膜炎、二尖瓣病变合并心房颤动且高度怀疑左心房内有血栓者；⑥糖尿病合并视网膜病变者；⑦出血性疾病或有出血倾向者，严重的肝肾功能障碍及进展性疾病（如恶性肿瘤）者。

治疗步骤：①溶栓前检查血常规、血小板计数、出凝血时间、APTT 及血型，配血备用；②即刻口服阿司匹林 300mg，以后 100mg/d，长期服用；③进行溶栓治疗。

溶栓药物：①非特异性溶栓剂，对血栓部位或体循环中纤溶系统均有作用的尿激酶（UK 或 rUK）和链激酶（SK 或 rSK）；②选择性作用于血栓部位纤维蛋白的药物，有组织型纤维蛋白溶酶原激活剂（tPA），重组型组织纤维蛋白溶酶原激活剂（r-tPA）；③单链尿激酶型纤溶酶原激活剂（SCUPA）、甲氧苯基化纤溶酶原链激酶激活剂复合物（APSAC）；④新的溶栓剂还有 TNK-组织型纤溶酶原激活剂（TNK-tPA）、瑞替普酶（rPA）、拉诺普酶（nPA）、葡激酶（SAK）等。

给药方案：①UK：30min 内静脉滴注 100 万～150 万 U；或冠状动脉内注入 4 万 U，继以每分钟 0.6 万～2.4 万 U 的速度注入，血管再通后用量减半，继续注入 30～60min，总量 50 万 U 左右。②SK：150 万 U 静脉滴注，60min 内滴完；冠状动脉内给药先给 2 万 U，继以 0.2 万～0.4 万 U 注入，共 30min，总量 25 万～40 万 U。对链激酶过敏者，宜于治疗前半小时用异丙嗪（非那根）25mg 肌内注射，并与少量的地塞米松（2.5～5mg）同时滴注，可防止其引起的寒战、发热副作用。③r-tPA：100mg 在 90min 内静脉给予，先静注 15mg，继而 30min 内静脉滴注 50mg，其后 60min 内再给予 35mg（国内有报道，用上述剂量的一半也能奏效）。冠状动脉内用药剂量减半。用 r-tPA 前，先用肝素 5 000U，静脉推注；然后，700～1 000U/h，静脉滴注 48h；以后改为皮下注射 7 500U，每 12h 1 次，连用 3～5d，用药前注意出血倾向。④TNK-tPA：40mg 静脉一次性注入，无需静脉滴注。溶栓药应用期间密切注意出血倾向，并需监测 APTT 或 ACT。冠状动脉内注射药物需通过周围动脉置入导管达冠状动脉口处才能实现，因此比较费时，只宜用于介入性诊治过程中并发的冠脉内血栓栓塞；而静脉注射药物可以迅速实行，故目前多选静脉注射给药。

溶栓治疗期间的辅助抗凝治疗：UK 和 SK 为非选择性的溶栓剂，故在溶栓治疗后短时间内（6～12h 内）不存在再次血栓形成的可能，对于溶栓有效的 AMI 患者，可于溶栓治疗 6～12h 后开始给予低分子量肝素皮下注射。对于溶栓治疗失败者，辅助抗凝治疗则无明显临床益处。r-tPA 和葡激酶等为选择性的溶栓剂，故溶栓使血管再通后仍有再次血栓形成的可能，因此在溶栓治疗前后均应给予充分的肝素治疗。溶栓前先给予 5 000U 肝素冲击量，然后以 1 000U/h 的肝素持续静脉滴注 24～48h，以出血时间延长 2 倍为基准，调整肝素用量。亦可选择低分子量肝素替代普通肝素治疗，其临床疗效相同，如依诺肝素，首先静脉推注 30mg，然后以 1mg/k 的剂量皮下注射，每 12h 1 次，用 3～5d 为宜。

溶栓再通的判断指标如下：

直接指征：冠状动脉造影观察血管再通情况，冠状动脉造影所示血流情况通常采用 TIMI 分级。TIMI 0 级：梗死相关冠状动脉完全闭塞，远端无造影剂通过。TIMI 1 级：少量造影剂通过血管阻塞处，但远端冠状动脉不显影。TIMI 2 级：梗死相关冠状动脉完全显影但与正常血管相比血流较缓慢。TIMI 3 级：梗死相关冠状动脉完全显影且血流正常。根据 TIMI 分级达到 2、3 级者表明血管再通，但 2 级者通而不畅。

间接指征：①心电图抬高的 ST 段于 2h 内回降 > 50%；②胸痛于 2h 内基本消失；③2h 内出现再灌注性心律失常（短暂的加速性室性自主节律，房室或束支传导阻滞突然消失，或下后壁心肌梗死的患者出现一过性窦性心动过缓、窦房传导阻滞)或低血压状态;④血清CK-MB峰值提前出现在发病14h内。具备上述4项中2项或2项以上者,考虑再通;但第②和③两项组合不能被判定为再通。

(2)介入治疗:参见"心血管病的介入治疗"。

直接经皮冠状动脉介入术(PCI)是指AMI的患者未经溶栓治疗直接进行冠状动脉血管成形术,其中支架植入术的效果优于单纯球囊扩张术。近年试用冠脉内注射自体干细胞希望有助于心肌的修复。目前直接PCI已被公认为首选的最安全有效的恢复心肌再灌注的治疗手段,梗死相关血管的开通率高于药物溶栓治疗,尽早应用可恢复心肌再灌注,降低近期病死率,预防远期的心力衰竭发生,尤其对来院时发病时间已超过3h或对溶栓治疗有禁忌的患者。一般要求患者到达医院至球囊扩张时间<90min。在适宜于做PCI的患者中,PCI之前应给予抗血小板药和抗凝治疗。施行PCI的适应证还包括血流动力学不稳定、有溶栓禁忌证、恶性心律失常、需要安装经静脉临时起搏或需要反复电复律以及年龄>75岁。溶栓治疗失败者,即胸痛或ST段抬高在溶栓开始后持续≥60min或胸痛和ST段抬高复发,则应考虑做补救性PCI,但是只有在复发起病后90min内即能开始PCI者获益较大,否则应重复应用溶栓药,不过重复给予溶栓药物会增加严重出血并发症。直接PCI后,尤其是放置支架后,可应用GPⅡb/Ⅲa受体拮抗剂辅助治疗,持续用24～36h。直接PCI的开展需要有经验的介入心脏病医生、完善的心血管造影设备、抢救设施和人员配备。我国2001年制定的"急性心肌梗死诊断和治疗指南"提出具备施行AMI介入治疗条件的医院应:①能在患者来院90min内施行PTCA;②其心导管室每年施行PTCA>100例并有心外科待命的条件;③施术者每年独立施行PTCA>30例;④AMI直接PTCA成功率在90%以上;⑤在所有送到心导管室的患者中,能完成PTCA者达85%以上。无条件施行介入治疗的医院宜迅速将患者送到测算能在患者起病6h内施行介入治疗的医院治疗。如测算转送后患者无法在6h内接受PCI,则宜就地进行溶栓治疗或溶栓后转送。

发生STEAMI后再灌注策略的选择需要根据发病时间、施行直接PCI的能力(包括时间间隔)、患者的危险性(包括出血并发症)等综合考虑。优选溶栓的情况一般包括:①就诊早,发病≤3h内,且不能及时进行PCI;②介入治疗不可行,如导管室被占用,动脉穿刺困难或不能转运到达有经验的导管室;③介入治疗不能及时进行,如就诊至球囊扩张时间>90min。优选急诊介入治疗的情况包括:①就诊晚,发病>3h;②有经验丰富的导管室,就诊至球囊扩张时间<90min,就诊至球囊扩张时间较就诊至溶栓时间延长<60min;③高危患者,如心源性休克,Killip分级≥Ⅲ级;④有溶栓禁忌证,包括出血风险增加及颅内出血;⑤诊断有疑问。

(3)冠状动脉旁路移植术(CABG)。下列患者可考虑进行急诊CABG:①实行了溶栓治疗或PCI后仍有持续的或反复的胸痛;②冠状动脉造影显示高危冠状动脉病变(左冠状动脉主干病变);③有MI并发症如室间隔穿孔或乳头肌功能不全所引起的严重二尖瓣反流。

3.其他药物治疗

(1)抗血小板治疗:抗血小板治疗能减少STEMI患者的主要心血管事件(死亡、再发致死性或非致死性MI和卒中)的发生,因此除非有禁忌证,所有患者应给予本项治疗。其用法见前文"不稳定型心绞痛和非ST段抬高型心肌梗死"段。

(2)抗凝治疗:除非有禁忌证,所有STEMI患者无论是否采用溶栓治疗,都应在抗血小板治疗的基础上常规接受抗凝治疗。抗凝治疗能建立和维持梗死相关动脉的通畅,并能预防深静脉血栓形成、肺动脉栓塞以及心室内血栓形成。其用法见前文"不稳定型心绞痛和非ST段抬高型心肌梗死"段。

(3)硝酸酯类药物:对于有持续性胸部不适、高血压、大面积前壁MI、急性左心衰竭的患者,在最初24～48h的治疗中,静脉内应用硝酸甘油有利于控制心肌缺血发作,缩小梗死面积,降低短期甚至可能长期病死率。其用法见前文"不稳定型心绞痛和非 ST 段抬高型心肌梗死"段。有下壁 MI,可疑右室梗死或明显低血压的患者[收缩压低于 12.0kPa(90mmHg)],尤其合并明显心动过缓或心动过速时,硝酸酯类药物能降低心室充盈压,引起血压降低和反射性心动过速,应慎用或不用。无并发症的 MI 低危患者不必常规给予硝酸甘油。

(4)镇痛剂:选择用药和用法见前文"不稳定型心绞痛和非 ST 段抬高型心肌梗死"段。

(5)β受体阻滞剂:MI 发生后最初数小时内静脉注射β受体阻滞剂可通过缩小梗死面积、降低再梗死率、降低室颤的发生率和病死率而改善预后。无禁忌证的 STEMI 患者应在 MI 发病的 12h 内开始β受体阻滞剂治疗。其用法见前文"不稳定型心绞痛和非 ST 段抬高型心肌梗死"段。

(6)血管紧张素转换酶抑制剂(ACEI):近来大规模临床研究发现,ACEI 如卡托普利、雷米普利、群多普利等有助于改善恢复期心肌的重构,减少 AMI 的病死率,减少充血性心力衰竭的发生,特别是对前壁 MI、心力衰竭或心动过速的患者。因此,除非有禁忌证,所有 STEMI 患者都可选用 ACEI。给药时应从小剂量开始,逐渐增加至目标剂量。对于高危患者,ACEI 的最大益处在恢复期早期即可获得,故可在溶栓稳定后 24h 以上使用,由于 ACEI 具有持续的临床益处,可长期应用。对于不能耐受 ACEI 的患者(如咳嗽反应),血管紧张素 Ⅱ 受体拮抗剂可能也是一种有效的选择,但目前不是 MI 后的一线治疗。

(7)调脂治疗:见前文"不稳定型心绞痛和非 ST 段抬高型心肌梗死"段。

(8)钙拮抗剂:非二氢吡啶类钙拮抗剂维拉帕米或地尔硫卓用于急性期 STEMI,除了能控制室上性心律失常,对减少梗死范围或心血管事件并无益处。因此不建议对 STEMI 患者常规应用非二氢吡啶类钙拮抗剂。但非二氢吡啶类钙拮抗剂可用于硝酸酯和β受体阻滞剂之后仍有持续性心肌缺血或心房颤动伴心室率过快的患者。血流动力学表现在 KillipⅡ级以上的 MI 患者应避免应用非二氢吡啶类钙拮抗剂。

(9)葡萄糖—胰岛素—钾溶液(GIK):应用 GIK 能降低血浆游离脂肪酸浓度和改善心脏做功,GIK 还给缺血心肌提供必要的代谢支持,对大面积 MI 和心源性休克患者尤为重要。氯化钾 1.5g,普通胰岛素 8U 加入 10% 的葡萄糖液 500ml 中静脉滴注,1～2 次/d,1～2 周为一疗程。近年,还有建议在上述溶液中再加入硫酸镁 5g,但不主张常规补镁治疗。

4.抗心律失常治疗

(1)室性心律失常:应寻找和纠正导致室性心律失常可纠治的原因。血清钾低者推荐用氯化钾,通常可静脉滴注 10mmol/h 以保持在血钾在 4.0mmol/L 以上,但对于严重的低钾血症(K^+ < 2.5mmol/L),可通过中心静脉滴注 20～40mmol/h。在 MI 早期静脉注射β受体阻滞剂继以口服维持,可降低室性心律失常(包括心室颤动)的发生率和无心力衰竭或低血压患者的病死率。预防性应用其他药物(如利多卡因)会增加死亡危险,故不推荐应用。室性异位搏动在心肌梗死后较常见,不需做特殊处理。非持续性(< 30s)室性心动过速在最初 24～48h 内常不需要治疗。多形性室速、持续性(≥3s)单形室速或任何伴有血流动力学不稳定(如心力衰竭、低血压、胸痛)症状的室速都应给予同步心脏电复律。血流动力学稳定的室速可给予静脉注射利多卡因、普鲁卡因胺或胺碘酮等药物治疗。

利多卡因,50～100mg 静脉注射(如无效,5～10min 后可重复),控制后静脉滴注,1～3mg/min 维持(利多卡因 100mg 加入 5% 葡萄糖液 100ml 中滴注,1～3ml/min)。情况稳定后可考虑改用口服美西律 150～200mg,每 6～8h 一次维持。

胺碘酮,静脉注射首剂 75～150mg 稀释于 20ml 生理盐水中,于 10min 内注入;如有效继以 1.0mg/min 维持静脉滴注 6h 后改为 0.5mg/min,总量 < 1 200mg/d;静脉用药 2～3d 后改为口服,口服负荷量为 600～800mg/d,7d 后酌情改为维持量 100～400mg/d。

索他洛尔,静脉注射首剂用 1～1.5mg/kg,用 5% 葡萄糖液 20ml 稀释,于 15min 内注入,疗效不明显时可再注射一剂 1.5mg/kg，后可改为口服，160 ～ 640mg/d。

无论血清镁是否降低，也可用硫酸镁（5min 内静脉注射 2g）来治疗复杂性室性心律失常。发生心室颤动时，应立即进行非同步直流电除颤，用最合适的能量（一般 300 J），争取一次除颤成功。在无电除颤条件时可立即作胸外心脏挤压和口对口人工呼吸，心腔内注射利多卡因 100 ～ 200mg，并施行其他心脏复苏处理。急性期过后，仍有复杂性室性心律失常或非持续性室速尤其是伴有显著左心室收缩功能不全者，死亡危险增加，应考虑安装 ICD，以预防猝死。在 ICD 治疗前，应行冠状动脉造影和其他检查以了解有无复发性心肌缺血，若有则需要行 PCI 或 CABG。加速的心室自主心律一般无需处理，但如由于心房输送血液入心室的作用未能发挥而引起血流动力学失调，则可用阿托品以加快窦性心律而控制心脏搏动，仅在偶然情况下需要用人工心脏起搏或抑制异位心律的药物来治疗。

（2）缓慢的窦性心律失常：除非存在低血压或心率＜ 50 次/min，一般不需要治疗。对于伴有低血压的心动过缓（可能减少心肌灌注），可静脉注射硫酸阿托品 0.5 ～ 1mg，如疗效不明显，几分钟后可重复注射。最好是多次小剂量注射，因大剂量阿托品会诱发心动过速。虽然静脉滴注异丙肾上腺素也有效，但由于它会增加心肌的氧需量和心律失常的危险，因此不推荐使用。药物无效或发生明显副作用时也可考虑应用人工心脏起搏器。

（3）房室传导阻滞：二度Ⅰ型和Ⅱ型房室传导阻滞 QRS 波不宽者以及并发于下壁 MI 的三度房室传导阻滞心率＞ 50 次/min 且 QRS 波不宽者，无需处理，但应严密监护。下列情况是安置临时起搏器的指征：①二度Ⅱ型或三度房室传导阻滞 QRS 波增宽者；②二度或三度房室传导阻滞出现过心室停搏；③三度房室传导阻滞心率＜ 50 次/min，伴有明显低血压或心力衰竭，经药物治疗效果差；④二度或三度房室传导阻滞合并频发室性心律失常。AMI 后 2 ～ 3 周进展为三度房室传导阻滞或阻滞部位在希氏束以下者应安置永久起搏器。

（4）室上性快速心律失常：如窦性心动过速、频发房性期前收缩、阵发性室上性心动过速、心房扑动和心房颤动等，可选用β受体阻滞剂、洋地黄类、维拉帕米、胺碘酮等药物治疗。对后三者治疗无效时可考虑应用同步直流电复律器或人工心脏起搏器复律，尽量缩短快速心律失常持续的时间。

（5）心脏停搏：立即作胸外心脏按压和人工呼吸，注射肾上腺素、异丙肾上腺素、乳酸钠和阿托品等，并施行其他心脏复苏处理。

5.抗低血压和心源性休克治疗

根据休克纯属心源性，抑或尚有周围血管舒缩障碍，或血容量不足等因素存在，而分别处理。

（1）补充血容量：约 20%的患者由于呕吐、出汗、发热、使用利尿剂和不进饮食等原因而有血容量不足，需要补充血容量来治疗，但又要防止补充过多而引起心力衰竭。可根据血流动力学监测结果来决定输液量。如中心静脉压低，在 0.49 ～ 0.98kPa（5 ～ 10cm H_2O），肺楔压在 0.8 ～ 1.6kPa（6 ～ 12mmHg）以下，心排血量低，提示血容量不足，可静脉滴注低分子右旋糖酐或 5%～ 10%葡萄糖液，输液后如中心静脉压上升＞ 1.76kPa（18cm H_2O），肺楔压＞ 2.0 ～ 2.4kPa（15 ～ 18mmHg），则应停止。右心室梗死时，中心静脉压的升高则未必是补充血容量的禁忌。

（2）应用升压药：补充血容量，血压仍不升，而肺楔压和心排血量正常时，提示周围血管张力不足，可选用血管收缩药：①多巴胺：10 ～ 30mg 加入 5%葡萄糖液 100ml 中静脉滴注，也可和间羟胺同时滴注；②多巴酚丁胺：20 ～ 25mg 溶于 5%葡萄糖液 100ml 中，以 2.5 ～ 10μg/（kg·min）的剂量静脉滴注，作用与多巴胺相类似，但增加心排血量的作用较强，增快心率的作用较轻，无明显扩张肾血管的作用；③间羟胺（阿拉明）：10 ～ 30mg 加入 5%葡萄糖液 100ml 中静脉滴注，或 5 ～ 10mg 肌内注射，但对长期服用胍乙啶或利血平的患者疗效不佳；④去甲肾上腺素：作用与间羟胺相同，但较快、较强而较短，对长期服用胍乙啶或利血平的人仍有效。0.5 ～

1mg（1～2mg重酒石酸盐）加入5%葡萄糖液100ml中静脉滴注。渗出疯管外易引起局部损伤及坏死，如同时加入2.5～5mg酚妥拉明可减轻局部血管收缩的作用。

（3）应用血管扩张剂：经上述处理，血压仍不升，而肺楔压增高，心排血量低，或周围血管显著收缩，以至四肢厥冷，并有发绀时，可用血管扩张药以减低周围循环阻力和心脏的后负荷，降低左心室射血阻力，增强收缩功能，从而增加心排血量，改善休克状态。血管扩张药要在血流动力学严密监测下谨慎应用，可选用硝酸甘油（50～100μg/min静滴）或二硝酸异山梨酯（2.5～10mg/次，舌下含服或30～100μg/min静滴）、硝普钠（15～400μg/min静滴）、酚妥拉明（0.25～1mg/min静滴）等。

（4）治疗休克的其他措施：包括纠正酸中毒、纠正电解质紊乱、避免脑缺血、保护肾功能，必要时应用糖皮质激素和洋地黄制剂。

上述治疗无效时可用主动脉内球囊反搏术（IABP）以增高舒张期动脉压而不增加左心室收缩期负荷，并有助于增加冠状动脉灌流，使患者获得短期的循环支持。对持续性心肌缺血、顽固性室性心律失常、血流动力学不稳定或休克的患者如存在合适的冠状动脉解剖学病变，应尽早作选择性冠状动脉造影，随即施行PCI或CABG，可挽救一些患者的生命。

（5）中医中药治疗：祖国医学用于"回阳救逆"的四逆汤（熟附子、干姜、炙甘草）、独参汤或参附汤，对治疗本病伴血压降低或休克者有一定疗效。患者如兼有阴虚表现时可用生脉散（人参、五味子、麦冬）。这些方剂均已制成针剂，紧急使用也较方便。

6.心力衰竭治疗

主要是治疗左心室衰竭。

治疗取决于病情的严重性。病情较轻者，给予袢利尿剂（如静脉注射呋塞米20～40mg，1次/d或2次），它可降低左心室充盈压，一般即可见效。病情严重者，可应用血管扩张剂（如静脉注射硝酸甘油）以降低心脏前负荷和后负荷。治疗期间，常通过带球囊的右心导管（Swan-Ganz导管）监测肺动脉楔压。只要体动脉收缩压持续>13.3kPa（100mmHg），即可用ACEI。开始治疗最好给予小剂量的短效ACEI（如口服卡托普利3.125～6.25mg，每4～6h 1次；如能耐受，则逐渐增加剂量）。一旦达到最大剂量（卡托普利的最大剂量为50mg，3次/d），即用长效ACEI（如福辛普利、赖诺普利、雷米普利）取代作为长期应用。如心力衰竭持续在NYHA心功能分级Ⅱ级或Ⅱ级以上，应加用醛固酮拮抗剂（如依普利酮、螺内酯）。严重心力衰竭者给予动脉内球囊反搏可提供短期的血流动力学支持。若血管重建或外科手术修复不可行时，应考虑心脏移植。永久性左心室或双心室植入式辅助装置可用作心脏移植前的过渡；如不可能做心脏移植，左心室辅助装置有时可作为一种永久性治疗。这种装置偶可使患者康复并可3～6个月内去除。

7.并发症治疗

对于有附壁血栓形成者，抗凝治疗可减少栓塞的危险，如无禁忌证，治疗开始即静脉应用足量肝素，随后给予华法林3～6个月，使INR维持在2～3。当左心室扩张伴弥漫性收缩活动减弱、存在室壁膨胀瘤或慢性心房颤动时，应长期应用抗凝药和阿司匹林。室壁膨胀瘤形成伴左心室衰竭或心律失常时可行外科切除术。AMI时ACEI的应用可减轻左心室重构和降低室壁膨胀瘤的发生率。并发心室间隔穿孔、急性二尖瓣关闭不全都可导致严重的血流动力改变或心律失常，宜积极采用手术治疗，但手术应延迟至AMI后6周以上，因此时梗死心肌可得到最大程度的愈合。如血流动力学不稳定持续存在，尽管手术死亡危险很高，也宜早期进行。急性的心室游离壁破裂外科手术的成功率极低，几乎都是致命的。假性室壁瘤是左心室游离壁的不完全破裂，可通过外科手术修补。心肌梗死后综合征严重病例必须用其他非甾体类消炎药（NSAIDs）或皮质类固醇短程冲击治疗，但大剂量NSAIDs或皮质类固醇的应用不宜超过数天，因它们可能干扰AMI后心室肌的早期愈合。肩手综合征可用理疗或体疗。

8.右室心肌梗死的处理

治疗措施与左心室 MI 略有不同，右室 MI 时常表现为下壁 MI 伴休克或低血压而无左心衰竭的表现，其血流动力学检查常显示中心静脉压、右心房和右心室充盈压增高，而肺楔压、左心室充盈压正常甚至下降。治疗宜补充血容量，从而增高心排血量和动脉压。在血流动力学监测下，静脉滴注输液，直到低血压得到纠治，但肺楔压如达 2.0kPa(15mmHg)，即应停止。如此时低血压未能纠正，可用正性肌力药物。不能用硝酸酯类药和利尿剂，它们可降低前负荷（从而减少心排血量），引起严重的低血压。伴有房室传导阻滞时，可予以临时起搏。

9.康复和出院后治疗

出院后最初 3～6 周体力活动应逐渐增加。鼓励患者恢复中等量的体力活动（步行、体操、太极拳等）。如 AMI 后 6 周仍能保持较好的心功能，则绝大多数患者都能恢复其所有正常的活动。与生活方式、年龄和心脏状况相适应的有规律的运动计划可降低缺血事件发生的风险，增强总体健康状况。对患者的生活方式提出建议，进一步控制危险因素，可改善患者的预后。

（十一）出院前评估

1.出院前的危险分层

出院前应对 MI 患者进行危险分层以决定是否需要进行介入性检查。对早期未行介入性检查而考虑进行血运重建治疗的患者，应及早评估左心室射血分数和进行负荷试验，根据负荷试验的结果发现心肌缺血者应进行心导管检查和血运重建治疗。仅有轻微或无缺血发作的患者只需给予药物治疗。

2.左心室功能的评估

左心室功能状况是影响 ACS 预后最主要的因素之一，也是心血管事件最准确的预测因素之一。评估左心室功能包括患者症状（劳力性呼吸困难等）的评估、物理检查结果（如肺部啰音、颈静脉压升高、心脏扩大、第三心音奔马律等）以及心室造影、核素心室显像和超声心动图。MI 后左心室射血分数＜40% 是一项比较敏感的指标。无创性检查中以核素测值最为可靠，超声心动图的测值也可作为参考。

3.心肌存活的评估

MI 后左室功能异常部分是由于坏死和瘢痕形成所致，部分是由存活但功能异常的心肌细胞即冬眠或顿抑心肌所致，后者通过血管重建治疗可明显改善左室功能。因此鉴别纤维化但功能异常的心肌细胞所导致的心室功能异常具有重要的预后和治疗意义。评价心肌存活力常用的无创性检查包括核素成像和多巴酚丁胺超声心动图负荷试验等，这些检查能准确评估节段性室壁运动异常的恢复。近几年正逐渐广泛应用的正电子发射体层摄影以及造影剂增强 MRI 能更准确预测心肌局部功能的恢复。

（张锦）

第四节　急性心肌梗死

Section 4

一、概　述

急性心肌梗死是在冠状动脉病变的基础上，冠状动脉血供急剧减少或中断，使相应的心肌发生严重而持久的急性缺血，导致的心肌细胞坏死。临床表现为持久的胸骨后剧烈疼痛、发热、白细胞计数和血清心肌坏死标记物增高以及心电图进行性改变，可发生心律失常—休克、心力衰竭和猝死,属急性冠状动脉综合征的严重类型。

基本病因是冠状动脉粥样硬化,导致一支或多支冠状动脉管腔狭窄和心肌供血不足,而侧支循环尚未充分建立。在此基础上,在各种生理和病理因素的促发下,不稳定的粥样斑块破裂、出血,激活血小板和凝血系统,形成富含血小板的血栓或形成以纤维蛋白和红细胞为主的闭塞性血栓(红色血栓),从而造成冠状动脉血流明显减少或中断,使心肌发生严重而持久性的急性缺血达 30min 以上,即可发生心肌梗死。

二、药物治疗

治疗原则:改善心肌供血,挽救濒死心肌,防止心肌梗死面积扩大,缩小心肌缺血范围,维护心脏功能,及时处理严重心律失常、泵衰竭和各种并发症,防止猝死。

(一)院前急救

流行病学调查发现,约 50%的患者发病后 1h 内在院外猝死,死因主要是可救治的心律失常。因此,院前急救的基本任务是将急性心肌梗死患者安全、迅速地转送到医院,以便尽早开始再灌注治疗。重点是缩短患者就诊延误的时间和院前检查、处理、转运所用时间。

1.诊断评估

(1)测量生命体征。

(2)通过对疼痛部位、性质、持续时间、缓解方式、伴随症状的询问确定缺血性胸痛,查明心、肺、腹、血管等有无异常体征。

(3)描记 18 导联心电图。

(4)根据缺血性胸痛病史和心电图特点迅速进行简明的鉴别诊断、做出初步诊断。一旦确诊或可疑急性心肌梗死时应及时转送并给予紧急处理。

2.紧急处理及转运

(1)吸氧,嘱患者停止任何主动性活动和运动。

(2)迅速建立至少两条静脉通路。静脉点滴硝酸甘油或立即含服硝酸甘油 1 片,每 5min 可重复使用。

(3)镇静止痛:吗啡 5 ~ 10mg 皮下注射或哌替啶 50 ~ 100mg 肌内注射。

(4)口服水溶性阿司匹林或嚼服肠溶阿司匹林 300mg。

(5)持续监测心电、血压和血氧饱和度。除颤仪应随时处于备用状态。

(6)有频发、多源室性期前收缩或室性心动过速者,静脉注射利多卡因 50 ~ 100mg,5 ~ 10min 后可重复 1 次,必要时 10min 后可再重复 1 次,然后按 1 ~ 3mg/min 静脉滴注。有心动过缓者,如心率 < 50 次/min,可静脉注射阿托品 1mg,必要时每 3 ~ 5min 可重复使用,总量应 < 2.5mg。

(7)对心搏骤停者,立即就地心肺复苏,待心律、血压、呼吸稳定后再转送入院。

(8)对有低血压、心动过速、休克或肺水肿体征者,可直接送至有条件进行冠状动脉血管重建术的医院。

(9)有条件可在救护车内进行静脉溶栓治疗。

(10)对于转诊途中可能发生的意外情况应向家属交代,并签署转诊同意书。

(二)ST 段抬高或伴左束支传导阻滞的急性心肌梗死院内急诊处理

急诊医师应力争在 10min 内完成病史采集、临床检查、18 导联心电图描记,尽快明确诊断,对病情做出基本评价并确定即刻处理方案;送检血常规、血型、凝血系列、血清心肌坏死标记物、血糖、电解质等;建立静脉通路,保持给药途径畅通。对有适应证的患者在就诊后 90min 内进行急诊经皮冠状动脉介入治疗(PCI)或 30min 内在急诊科或 CCU 开始静脉溶栓治疗。

1. 监护和一般治疗

急性心肌梗死患者来院后应立即开始一般治疗,并与诊断同时进行,重点是监测和防治急性心肌梗死的不良事件或并发症。

(1)监测:持续心电、血压和血氧饱和度监测,及时发现和处理心律失常、血流动力学异常和低氧血症。必要时还可监测肺毛细血管楔压和静脉压。

(2)卧床休息:可降低心肌耗氧量,减少心肌损害。对血流动力学稳定且无并发症的患者一般卧床休息 1～3d,对病情不稳定及高危患者卧床时间应适当延长。

(3)镇痛:剧烈胸痛使患者交感神经过度兴奋,产生心动过速、血压升高和心肌收缩功能增强,从而增加心肌耗氧量,并易诱发快速室性心律失常,应迅速给予有效镇痛。可给吗啡 5～10mg 皮下注射或哌替啶 50～100mg 肌内注射,必要时 1～2h 后再注射 1 次,以后每 4～6h 可重复。不良反应有恶心、呕吐、低血压和呼吸抑制。一旦出现呼吸抑制,可每隔 3min 静脉注射纳洛酮 0.4mg(最多 3 次)以拮抗之。

(4)吸氧:持续鼻导管或面罩吸氧,有严重左侧心力衰竭、肺水肿和有机械并发症的患者,应加压给氧或气管插管行机械通气。

(5)硝酸甘油:以 10μg/min 开始静脉滴注,每 5～10min 增加 5～10μg,直至症状缓解,血压正常者动脉收缩压降低 1.3kPa(10mmHg)或高血压患者动脉收缩压降低 4.0kPa(30mmHg)为有效剂量,最高剂量以不超过 100μg/min 为宜。在静脉滴注过程中如心率明显加快或收缩压≤12.0kPa(90mmHg),应减慢滴速或暂停使用。该药的禁忌证为急性心肌梗死合并低血压[收缩压≤12.0kPa(90mmHg)]或心动过速(心率＞100 次/min),下壁梗死伴右心室梗死时即使无低血压也应慎用。急性心肌梗死早期通常给予硝酸甘油静脉滴注 24～48h。也可静脉滴注二硝基异山梨酯。静脉用药后可使用二硝基异山梨酯或 5-单硝山梨醇酯口服。

(6)抗血小板治疗:①阿司匹林,所有急性心肌梗死患者只要无禁忌证均应口服水溶性阿司匹林或嚼服肠溶阿司匹林 300mg,1 次/d,3d 后改为 75～150mg,1 次/d,长期服用;②二磷酸腺苷受体(ADP)拮抗药:常用的有氯吡格雷和噻氯匹定,由于噻氯匹定导致粒细胞减少症和血小板减少症的发生率高于氯吡格雷,在患者不能应用氯吡格雷时再选用噻氯匹定替代。对于阿司匹林过敏或不能耐受的患者,可使用氯吡格雷替代,或与阿司匹林联合用于置入支架的冠心病患者。初始剂量 300mg,口服,维持量 75mg/d。循证医学显示对 ST 段抬高的急性心肌梗死患者,阿司匹林与氯吡格雷联用的效果优于单用阿司匹林。

2. 再灌注治疗

再灌注治疗可使闭塞的冠状动脉再通,心肌得到再灌注,挽救濒死的心肌,缩小梗死范围,改善心功能,降低死亡率,是一种积极的治疗措施。

(1)经皮冠状动脉介入(PCI)治疗:经皮冠状动脉介入治疗与溶栓治疗相比,梗死相关血管再通率高,再闭塞率低,缺血复发少,且出血(尤其脑出血)的危险性低,目前已被公认为首选的安全有效的恢复心肌再灌注的治疗手段。包括直接 PCI、转运 PCI 和补救性 PCI。

直接 PCI:是指对所有发病 12h 以内的 ST 段抬高急性心肌梗死患者采用介入手段直接开通梗死相关动脉的方法。对于 ST 段抬高的急性心肌梗死患者直接 PCI 是最有效降低死亡率的治疗。直接 PCI 适应证:①所有 ST 段抬高心肌梗死患者,发病 12h 以内,就诊—球囊扩张时间 90min 以内;②适合再灌注治疗而有溶栓治疗禁忌证者;③发病时间＞3h 的患者更趋首选PCI;④心源性休克患者,年龄＜75 岁,心肌梗死发病＜36h,休克＜18h;⑤对年龄＞75 岁的心源性休克患者,如心肌梗死发病＜36h,休克＜18h,权衡利弊后可考虑 PCI;⑥发病 12～24h,仍有缺血证据,或有心功能障碍或血流动力学不稳定或严重心律失常者。应注意:①对发病 12h

以上无症状,血流动力学和心电稳定患者不推荐直接 PCI;②患者血流动力学稳定时,不推荐直接 PCI 干预非梗死相关动脉;③要由有经验者施术,以免延误时机。有心源性休克者宜先行主动脉内球囊反搏术,待血压稳定后再施行 PCI。

转运 PCI:转运 PCI 是直接 PCI 的一种,主要适用于患者所处医院无行直接 PCI 的条件,而患者有溶栓治疗的禁忌证,或虽无溶栓治疗的禁忌证但发病已 > 3h 且 < 12h,尤其为较大范围心肌梗死和(或)血流动力学不稳定的患者。

补救性 PCI:是指溶栓失败后梗死相关动脉仍处于闭塞状态,而针对梗死相关动脉所行的 PCI。溶栓剂输入后 45 ～ 60min 的患者,胸痛无缓解和心电图 ST 段无回落临床提示溶栓失败。补救性 PCI 适应证:①溶栓治疗 45 ～ 60min 后仍有持续心肌缺血症状或表现者;②合并心源性休克年龄 < 75 岁,心肌梗死发病 < 36h,休克 < 18h 者;③心肌梗死发病 < 12h,合并心力衰竭或肺水肿者;④年龄 > 75 岁的心源性休克患者,如心肌梗死发病 < 36h,休克 < 18h,权衡利弊后可考虑补救性 PCI;⑤血流动力学或心电不稳定的患者。

溶栓治疗再通者的 PCI:溶栓治疗成功的患者,如无缺血复发表现,可在 7 ～ 10d 后行冠状动脉造影,如残留的狭窄病变适宜 PCI 可行 PCI 治疗。

(2)溶栓治疗:

适应证:①两个或两个以上相邻导联 ST 段抬高,在肢体导联 ≥ 0.1MV、胸导 ≥ 0.2MV,或新出现的或可能新出现的左束支传导阻滞,发病时间 < 12h,年龄 < 75 岁;②ST 段显著抬高的心肌梗死患者,年龄 > 75 岁,经慎重权衡利弊仍可考虑溶栓治疗;③ST 段抬高,发病时间 12 ～ 24h,有进行性胸痛和 ST 段广泛抬高患者,仍可考虑溶栓治疗;④高危心肌梗死,就诊时收缩压 ≥ 24.0kPa(180mmHg)和(或)舒张压 ≥ 14.7kPa(110mmHg),经认真权衡溶栓治疗的益处与出血性卒中的危险性后,应首先镇痛、降低血压(如应用硝酸甘油静脉滴注、β 受体阻断药等),将血压降至 ≤ 20.0/12.0kPa(150/90mmHg)时再考虑溶栓治疗(若有条件应考虑直接 PCI)。

下列情况首选溶栓:①不具备 24h 急诊 PCI 治疗条件或不具备迅速转运条件或不能在 90min 内转运 PCI,符合溶栓的适应证及无禁忌证者;②具备 24h 急诊 PCI 治疗条件,患者就诊早(发病 ≤ 3h 而且不能及时进行心导管治疗);③具备 24h 急诊 PCI 治疗条件,但是就诊—球囊扩张与就诊—溶栓时间相差超过 60min、就诊—球囊扩张时间超过 90min;④对于再梗死的患者应该及时进行血管造影并根据情况进行血运重建治疗,包括 PCI 或冠状动脉旁路移植术(CABG)。如不能立即(症状发作后 60min 内)进行血管造影和 PCI,则给予溶栓治疗。

禁忌证:①有出血性脑卒中或 1 年内有缺血性脑卒中(包括 TIA);②颅内肿瘤;③近期(2 ～ 4 周)内有活动性出血(消化性溃疡、咯血、痔、月经来潮、出血倾向);④严重高血压,血压 > 24.0/14.7kPa(180/110mmHg),或不能除外主动脉夹层动脉瘤;⑤目前正在使用治疗剂量的抗凝药;⑥近期(< 2 周)曾穿刺过不易压迫止血的深部动脉;⑦近期(2 ～ 4 周)创伤史,包括头部外伤、创伤性心肺复苏或较长时间(> 10min)的心肺复苏;⑧近期(< 3 周)外科大手术。

溶栓药物的应用:以纤溶酶原激活药激活纤溶酶原,使转变为纤溶酶而溶解冠状动脉内的血栓。

溶栓药物主要有:①尿激酶:150 万 U(约 2.2 万 U/kg)溶于 100ml 0.9% 氯化钠液中,30min 内静脉滴入。溶栓结束 12h 皮下注射肝素 7 500U 或低分子肝素,2 次/d,共 3 ～ 5d;②链激酶或重组链激酶:150 万 U 溶于 100ml 0.9% 氯化钠液中,60min 内静脉滴入。溶栓结束 12h 皮下注射肝素 7 500U 或低分子肝素,2 次/d,共 3 ～ 5d;③阿替普酶:首先静脉注射 15mg,继而 30min 内静脉滴注 50mg,其后 60min 内再静脉滴注 35mg;④瑞替普酶:10MU 溶于 5 ～ 10ml 注射用水中静脉注射,时间 > 2min,30min 后重复上述剂量;⑤替奈普酶:一般为 30 ～ 50mg 溶于 10ml 生理盐水中静脉注射。根据体重调整剂量:如体重 > 60kg,剂量为 30mg;体重每增加 10kg,剂量增加 5mg,直至体重>90kg,最大剂量为 50mg。

用阿替普酶、瑞替普酶、替奈普酶前先用肝素 60U/kg(最大量 4 000U)静脉注射,用药后以每小时 12U/kg(最大量 1 000U/h)的速度持续静脉滴注肝素 48h,将 APTT 调整至 50～70s;以后改为 7 500U,2 次/d,皮下注射,连用 3～5d(也可用低分子肝素)。

溶栓再通临床指征:①心电图抬高的 ST 段于在 2h 内回降>50%;②胸痛在 2h 内基本消失;③2h 内出现再灌注性心律失常;④血清 CPK-MB 酶峰值提前出现(14h 内),肌钙蛋白峰值提前到 12h 内。

3.消除心律失常

首先应加强针对急性心肌梗死、心肌缺血的治疗。溶栓、急诊 PCI、β 受体阻断药、纠正电解质紊乱均可预防或减少心律失常发生。

(1)急性心肌梗死并发室上性快速心律失常的治疗。

房性期前收缩:与交感神经兴奋或心功能不全有关,本身无须特殊治疗。

心房颤动:常见且与预后有关。血流动力学不稳定的患者应迅速行同步电复律。血流动力学稳定的患者,以减慢心室率为目标。常选用美托洛尔、维拉帕米、地尔硫卓、洋地黄制剂或胺碘酮治疗。

(2)急性心肌梗死并发室性快速心律失常的治疗。

心室颤动、持续多形性室性心动过速:立即非同步电复律。

持续单形性室性心动过速:伴心绞痛、肺水肿、低血压,应予同步电复律;不伴上述情况,可首先给予药物治疗,如胺碘酮 150mg 于 10min 内静脉注射,必要时可重复,然后 1mg/min 静脉滴注 6h,再 0.5mg/min 维持静脉滴注;亦可应用利多卡因。

频发室性期前收缩、成对室性期前收缩、非持续性室性心动过速:可严密观察或利多卡因治疗(使用不超 24h)。

偶发室性期前收缩、加速性室性自主心律:严密观察,不予特殊处理。

(3)缓慢心律失常的治疗。

无症状窦性心动过缓:可暂作观察,不予特殊处理。

症状性窦性心动过缓、二度 I 型房室传导阻滞、三度房室传导阻滞伴窄 QRS 波逸搏心律,患者常有低血压、头晕、心功能障碍、心动过缓<50 次/min 等,可先静脉注射阿托品 0.5mg,3～5min 重复 1 次,至心率达 60 次/min 左右。最大可用至 2mg。

二度 II 型房室传导阻滞;三度房室传导阻滞伴宽 QRS 波群逸搏心律、心室停搏;症状性窦性心动过缓、二度 I 型房室传导阻滞、三度房室传导阻滞伴窄 QRS 波群逸搏心律经阿托品治疗无效及双侧束支传导阻滞患者需行临时起搏治疗。

4.其他治疗

(1)β 受体阻断药:通过减慢心率,降低体循环血压和减弱心肌收缩力使心肌耗氧量减少,对改善缺血区的氧供需失衡,缩小心肌梗死面积,降低急性期病死率有肯定的疗效。在无禁忌证的情况下应及早常规使用。用药过程中需严密观察,使用剂量必须个体化。常用美托洛尔 25～50mg,口服,2～3 次/d;或阿替洛尔 6.25～25mg,口服,2 次/d。前壁急性心肌梗死伴剧烈胸痛或高血压者,可静脉注射美托洛尔 5mg,间隔 5min 后可再给予 1～2 次,继之口服维持。

(2)血管紧张素转换酶抑制药(ACEI):近年研究认为心肌梗死时应用血管紧张素转换酶抑制药有助于改善恢复期心肌的重构,降低心力衰竭的发生率,从而降低死亡率。前壁心肌梗死伴有心功能不全的患者获益最大。在无禁忌证的情况下,溶栓治疗后血压稳定即可开始使用,但剂量和时限应视患者情况而定。通常应从小剂量开始,逐渐增加剂量。如卡托普利 6.25mg,口服,作为试验剂量,一天之内可加至 12.5mg 或 25mg,次日加至 12.5～25mg,2～3 次/d。有心力衰竭的患者宜长期服用。

（3）羟甲基戊二酸单酰辅酶A还原酶抑制药：近年的研究表明，本类调脂药可以稳定斑块，改善内皮细胞的功能，建议早期使用，如辛伐他汀20～40mg/d，普伐他汀10～40mg/d，氟伐他汀20～40mg/d，阿托伐他汀10～80mg/d。

（4）葡萄糖—胰岛素—氯化钾（GIK）溶液：研究结果提示，在急性心肌梗死的早期使用GIK静脉滴注及进行代谢调整是可行的。目前不主张常规补镁治疗。

5.右室心肌梗死的院内急诊处理

治疗措施与左心室梗死略有不同。右心室心肌梗死引起右侧心力衰竭伴低血压，而无左侧心力衰竭的表现时，宜扩张血容量。在血流动力学监测下静脉滴注输液，直到低血压得到纠正或肺毛细血管压达2.0～2.4kPa（15～18mmHg）。如输液1～2L低血压未能纠正可用正性肌力药，以多巴酚丁胺为优。不宜用利尿药。伴有房室传导阻滞者可予临时起搏。

6.非ST段抬高的急性心肌梗死院内急诊处理

（1）危险性分层：对非ST段抬高的急性心肌梗死进行危险性分层的主要目的是为迅速做出治疗决策提供依据。临床上主要根据症状、体征、心电图以及血流动力学指标对其进行危险性分层。

1）低危患者：无合并证、血流动力学稳定、不伴有反复缺血发作的患者。

2）中、高危患者（符合以下一项或多项）：①心肌坏死标识物升高；②心电图有ST段压低（＜2mm）；③强化抗缺血治疗24h内反复发作胸痛；④有心肌梗死病史；⑤造影显示冠状动脉狭窄病史；⑥PCI或CABG后；⑦左心室射血分数＜40%；⑧糖尿病；⑨肾功能不全（肾小球滤过率＜60ml/min）。

3）极高危患者（符合以下一项或多项）：①严重胸痛持续时间长、无明显间歇或＞30min，濒临心肌梗死表现；②心肌坏死物标识物显著升高和（或）心电图ST段显著压低（≥2mm）持续不恢复或范围扩大；③有明显血流动力学变化，严重低血压、心力衰竭或心源性休克表现；④严重恶性心律失常：室性心动过速、心室颤动。

非ST段抬高的急性心肌梗死多是非Q波性，此类患者不宜溶栓治疗。低危患者以阿司匹林和肝素尤其是低分子肝素治疗为主。对中、高危患者行早期PCI（72h内）。对极高危患者行紧急PCI（2h内）。其他治疗与ST段抬高的患者相同。

（张锦）

第二十章
Chapter 20

病毒性心肌炎

心肌炎是由各种各样的病毒、立克次体、细菌、原虫以及原生动物感染期间或感染后引发心肌细胞、心内膜、血管以及心外膜的炎症反应。感染因素引起心肌损伤的主要机制为：①致病菌直接侵入心肌；②产生一种心肌毒性物质；③免疫介导的心肌损伤。尤其是在病毒感染引起的心肌炎的发病过程中，细胞介导的对新的细胞表面改变或一种新的病毒相关抗原的免疫反应远远大于病毒复制对细胞造成的损伤作用。另外，在心肌炎尸解组织中，主要组织相容性抗原复合物（MHC）的表达明显提高是免疫介导机制的又一佐证。病毒与心肌蛋白的交叉反应抗体在免疫介导的心肌损伤中也起重要作用。心肌炎患者发病期间，细胞内黏附分子1的持续表达在心肌炎症的发展过程中也起很重要的作用。除此之外，过敏反应、药物因素或者在血管炎等系统性疾病发病过程中也可诱发心肌炎。

心肌炎分急性期和慢性期。在北美地区，病毒尤其肠道病毒是引起心肌炎最常见的病原菌，而在南美地区由克氏锥虫引起的锥体病又名查加斯病最为多见。由于病变发生的时期、心肌损伤机制以及病因不同，心肌炎的组织病理学改变可以是局限性也可以是弥散性病变，因此心肌炎的心血管临床症状与体征不具特异性，其病原学证据常常依赖于心外的发现，只有尸解组织中病原学的检测最为特异。

病毒性心肌炎（viral myocarditis，VMC）是临床较为常见的心血管疾病之一，系由病毒感染（尤其是柯萨奇B组病毒）所致的局限性或弥散性心肌炎性病变。病毒性心肌炎的发病率有逐年增高的趋势。20世纪90年代上海市心脏病病种统计资料中，病毒性心肌炎已由50年代占住院心脏病例的第10位上升到90年代的第4位。还可能在人群中暴发流行，尤其是在新生儿和婴幼儿中可引起高病死率流行。20世纪80年代，中国湖北、云南等地心肌炎暴发流行期间，其发病率为26.8%～50%，病死率高达23.6%。大多数病毒性心肌炎患者可以自愈，部分可迁延而遗留有各种心律失常（如期前收缩、房室传导阻滞等），更为严重的是有可能发生高度或Ⅲ度房室传导阻滞，患者则需安装永久心脏人工起搏器。有少数病毒性心肌炎可急性暴发以致心力衰竭或猝死，也可有急性期后的持续心腔扩大和（或）心力衰竭，类似扩张型心肌病（dilated cardiomyopathy，DCM）。

一、病原学

绝大部分心肌炎是由病毒感染所致。估计在病毒感染的人群中，心脏受累者为2%～5%。目前已知，几乎所有的人类病毒感染均可累及心脏，引起病毒性心肌炎，其中肠道病毒最常见，而肠道病毒中又以柯萨奇B组病毒占大部分；人类腺病毒也被认为可能是重要病毒之一；巨细胞病毒、疱疹病毒、EB 病毒、流感和副流感病毒、微小病毒及腮腺炎病毒也占少量比例。

新近,日本学者连续报道丙型肝炎病毒感染在心肌疾病中也起重要作用,我国是丙肝高发的地方,但其与病毒性心肌炎发病的相关性尚无明确报道,有待进一步研究。此外 HIV 的感染与心肌疾病的发生也有关联。

二、流行病学

病毒性心肌炎可发生于婴幼儿到老年人的各个年龄段,但从临床发病情况来看,以儿童和 40 岁以下的成年人居多,35% 的患者在 10～30 岁。其发病的性别无明显差异,一般认为男性略高于女性。但复旦大学附属中山医院对 1997—1999 年全国心肌炎协作中心的 1 200 多例急性病毒性心肌炎患者进行临床总结,其中男性与女性患者的比例为 0.93∶1,无明显差异。

病毒性心肌炎发病一般以夏季最高,冬季最少。我国报道的几次病毒性心肌炎暴发流行多发生在夏季,这可能与病毒性心肌炎中柯萨奇病毒感染占多数,而柯萨奇病毒的流行多见于夏季和初秋有关。但在居住条件比较拥挤的国家和地区,病毒性心肌炎的季节性不明显。大多数为散发,少数地区有小范围的暴发流行,流行地区一般卫生条件较差,气候温湿,同时有肠道病毒感染的流行。近年来,病毒性心肌炎的发病有逐年上升的趋势。

三、发病机制

VMC 的发病机制目前仍不十分清楚,大多数研究认为急性期嗜心肌病毒的直接损伤及随后发生的免疫损伤是 VMC 发生和发展的主要机制。

(一)病毒的直接作用

近期有关病毒的直接损伤机制主要认为是肠道病毒(EVs)受体作用的机制,即 EVs 通过与心肌细胞膜上的特异性受体结合是病毒感染损伤的关键一步。有研究发现,在心肌细胞膜表面上的 EVs 受体复合体为柯萨奇—腺病毒受体(coxsackie-adenoviral receptor,CAR)与衰变加速因子(decay accelerating factor,DAF)复合体。CAR 属免疫球蛋白超家族成员,是腺病毒的 2 型和 5 型纤维蛋白易化受体,具有类似黏附分子的功能,为各型柯萨奇 B 组病毒(CVB)及肠道病毒属中其他许多病毒的内在化多功能受体。而 DAF 是一种 77 kDa 的补体调节蛋白,为 CVB 受体复合体,可显著增强 CVB 与 CAR 受体的结合能力。肠道病毒颗粒与心肌细胞膜表面的 CAR-DAF 复合体结合,在受体介导下发生构象改变,病毒 RNA 释放到胞质中,利用宿主细胞的蛋白质合成系统,以自身基因组作为 mRNA 指导合成病毒蛋白。最近的研究显示,肠道病毒感染心肌细胞后,也可通过其蛋白激酶直接损伤心肌细胞。其中蛋白激酶 2A(protease 2A,Pro2A)具有切割心肌细胞骨架蛋白 dystrophin 的作用,可引起心肌细胞主要骨架蛋白复合体崩解,从而导致心肌细胞损伤;Pro2A 还可直接切割真核启动因子 4G,阻碍 mRNA 5′端帽区的翻译,而其切割产物又可刺激 mRNA 非帽区的翻译;Pro2A、Pro3C 可切割 TATA 结合蛋白,而且 Pro3C 还具有关闭宿主细胞 RNA 聚酶Ⅰ、Ⅱ、Ⅲ的转录及切割转录因子 TFⅢC、CREB 和 Ocr-1 的作用,从而抑制宿主蛋白质合成。CVB$_3$ 的 Pro2B 蛋白激酶还可改变内质网和浆膜的通透性,导致胞质游离钙浓度增加和膜的损伤。此外,病毒 RNA 持续感染已由原位杂交和 PCR 方法在实验动物模型和临床心肌标本中得到反复证实。持续存在的病毒 RNA 也可损伤心肌细胞,但其机制不清,可能与干扰细胞代谢、激活特殊的细胞信号传导通路、诱导细胞凋亡、心肌间质纤维化及机体免疫功能异常等有关。而 VMC 患者心律失常的发生有研究发现可能与心肌细胞的离子通道电位及表达异常有关。另有研究报道,病毒感染心肌组织除炎症性坏死外,心肌细胞凋亡也参与病毒性心肌炎的发生、发展过程,并认为与演变为 DCM 有关。已知多种病毒可诱导细胞凋亡,但不同的病毒可能启动相异的细胞凋亡通路,如 Fas/Fas 配体、肿瘤坏死因子/受体、Bcl-2 家族、Caspase 家族等。肠道病毒感染导致宿主细胞死亡与 Caspase 激活有关。最近已有人研究 CVB_3 病毒性心肌炎发生凋亡的分子机制,发现病毒感染后可发生心肌胞质 Bag-1 基因表达下调,CVB_3 包壳蛋白 VP3 可与致凋亡蛋白 Siva 蛋白特异性作用,并通过 CD27/CD70 转导凋亡通路,引起心肌细胞凋亡。

(二)病毒介导的免疫损伤作用

病毒感染可激活 T 细胞(CTL)、NK 细胞和巨噬细胞等介导的细胞损伤。CTL 包括识别病毒特异性抗原的病毒特异性 CTL 和识别新抗原或自身抗原的自身反应性 CTL。前者杀伤病毒感染心肌细胞,后者则溶解非病毒感染心肌细胞,它们在识别心肌细胞时均受心肌细胞表达的 MHC-I 分子限制和在协同刺激分子如 B_7 参与下才能够被激活,主要通过穿孔素、颗粒酶、Fas/Fasl 和细胞因子等介导的心肌细胞受损。NK 细胞则可能通过识别病毒感染引起的心肌细胞膜的变化或特异抗原后,由穿孔素/颗粒酶介导病毒感染心肌细胞损伤;NK 细胞和巨噬细胞均可能通过抗体主要为自身抗体依赖性细胞介导的细胞毒作用(ADCC)致心肌细胞溶解。在病毒性心肌炎发病过程中,细胞介导的细胞毒作用既可通过杀伤清除病毒感染心肌细胞以抑制病毒在心肌中的复制,阻止其对心肌的损伤;又可直接介导非感染心肌细胞溶解造成心肌组织持续严重的损伤。其最终效果取决于这两种作用的平衡,而宿主的遗传背景等是影响这一平衡的重要因素。

病毒感染后促发自身免疫的抗原本质和诱导机制是 VMC 发病的关键环节。心肌特异性自身抗体和自身抗原相关 T 细胞均参与心肌炎的发病。病毒感染后期心肌炎的自身免疫机制分为诱导阶段与效应阶段。在免疫诱导阶段,嗜心肌病毒通过直接溶细胞作用或免疫损伤使细胞死亡,释放自身抗原(如肌浆球蛋白、线粒体腺苷酸转位酶、α受体、M_2 胆碱能受体等),作用于专职 APCs(活化巨噬细胞、树状细胞)激活 CD_4^+ TH;或者嗜心肌病毒具有与心肌细胞自身抗原相拟态的抗原决定簇,可交叉反应激活 B 细胞或 CD_4^+ TH。在免疫效应阶段,体液与细胞免疫均有参与,其中细胞免疫在心肌损害中占有至关重要的地位。总之,自身抗体的免疫沉积、TNF-α 的直接毒性作用、IL-1 的 NO 诱导作用、细胞毒性 T 细胞与 NK 细胞的细胞毒效应等均参与病毒感染后的心肌自身免疫损伤。

在病毒性心肌炎发病过程中,自身免疫主要通过分子或抗原模拟和隐蔽抗原暴露或释放刺激机体免疫系统而发生。分子模拟和(或)隐蔽抗原暴露或释放,一方面可激活自身反应性 T 细胞通过穿孔素、颗粒酶和(或)Fas/FasL 介导细胞毒作用损伤心肌细胞。Huber 等在体内、体外均已证实 CVB_3 感染激活的自身反应性 T 细胞可致非病毒感染心肌细胞损伤。Seko 等也发现慢性病毒性心肌炎心肌中的能识别特异性自身抗原的 T 细胞可表达穿孔素,提示其可通过穿孔素介导心肌损伤;还可激活 B 细胞分泌抗心脏自身抗体,后者可在补体的协助下直接损伤心肌细胞,也可能通过干扰心肌细胞能量代谢、抑制核酸转运、增加心肌细胞跨膜钙内流或直接对心肌细胞产生毒性作用等途径损伤心肌细胞。事实上,相当多的心肌炎患者心肌组织中有补体和免疫球蛋白的沉积,提示自身抗体在心肌炎患者发病中具有致心肌损伤作用。然而,至今不但尚未明确 B 细胞是否浸润慢性心肌炎患者的心肌组织或心肌炎性病灶区,且在 CVB_3 诱导的慢性心肌炎小鼠心肌中也尚未发现 B 细胞的浸润。因此,未来的研究应该进一步探明 B 细胞尤其是致敏性 B 细胞能否浸润病毒性心肌炎患者的心肌。如果 B 细胞确实能浸润心肌则需要进一步探讨其能否在心肌炎中产生自身抗体,抗体的靶位点及其抗原能否迅速结合附近的心肌细胞并诱导心肌疾病等。

心肌肌凝蛋白是一种位于心肌细胞内的结构和功能蛋白。正常情况下，心肌细胞表面无肌凝蛋白表达或其表达水平极低，因而正常人或动物体内无抗心肌肌凝蛋白抗体或滴度极低。然而，许多研究显示病毒性心肌炎患者和动物外周血内有抗心肌肌凝蛋白抗体，且多数为抗肌凝蛋白重链抗体，提示肌凝蛋白与病毒感染诱导的自身免疫性心肌炎有关。心肌肌凝蛋白诱导的自身免疫反应的发生机制可能与病毒损害心肌，使心肌细胞内的肌凝蛋白释放有关。肌凝蛋白从坏死的心肌细胞内释放后，可被已存在于心肌中的抗原呈递细胞如树突状细胞、巨噬细胞等摄取，加工、处理后，再与呈递细胞表面的MHC-Ⅱ分子结合成肌凝蛋白-MHC-Ⅱ分子复合体，该复合体被呈递给 CD_4^+ T 细胞，与其受体 TCR/CD_3 结合。CD_4^+ T 辅助/诱导细胞被激活后便可释放 IL-2、IFN-γ、IL-4、IL-10 等细胞因子，辅助激活自身反应性 CD_8^+ CTL 或产生抗肌凝蛋白抗体的 B 细胞。

ADP/ATP 载体即腺苷转运体（ANT）是一种位于线粒体内膜，由两个 32kDa 的亚基组成的蛋白，其亚基上含有单个核苷酸结合位点，而每个位点又有两种构象即面向线粒体基质侧的 M 构象和面向胞质侧的 C 构象。不少研究已经证实，病毒性心肌炎患者体内存在抗 ANT 自身抗体。阳性率为 6% 左右。我们也曾用 ANT 合成肽检测临床诊断为心肌炎的患者的心内膜活检标本，发现其心肌中有抗 ANT 抗体沉积。此外，心肌炎小鼠血清中也存在抗 ANT 抗体。现已基本明确抗 ANT 抗体可通过干扰或阻断心肌细胞线粒体内膜上 ANT 转运 ADP 和 ATP，影响心肌细胞能量代谢，最终导致心功能受损，这是病毒感染诱导自身免疫反应性心肌炎的主要发病机制之一。

病毒性心肌炎发病的免疫学机制归纳如下：在病毒感染急性期首先激活 B 细胞产生中和抗体，中和抗体可清除外周血中的病毒形成抗病毒的第一道防线；当病毒侵入心脏后，可诱导大量的巨噬细胞、NK 细胞和 T 细胞等先后浸润心肌。巨噬细胞和 NK 细胞可迅速直接杀伤病毒感染细胞，并通过释放 NO、IFN-γ 等细胞因子直接抑制病毒复制形成第二道防线；随后病毒特异性抗原在巨噬细胞、NK 细胞释放细胞因子的协同下，可激活 T 细胞介导的毒性作用，通过穿孔素、颗粒酶、Fas/Fasl 及 TNF-α 等细胞因子特异性的清除病毒感染细胞，形成最有力的抗病毒第三道防线。尽管这些抗病毒免疫在清除病毒感染心肌细胞时，本身也损伤了心肌细胞，但毕竟清除了病毒，终止了病毒对心肌的损害，从而使绝大部分心肌组织得以保存。因此，大部分急性病毒性心肌炎具有自限性。然而，当病毒与心肌组织存在共同的抗原如 CVB_3 病毒蛋白与 ANT 分子或免疫介导的心肌细胞损害，使一些自身抗原如心肌肌凝蛋白暴露或释放时，可激活机体自身免疫反应，通过激活自身反应 T 细胞和诱导抗心肌自身抗体产生，致心肌组织慢性持续损伤形成慢性心肌炎，甚至演变成 DCM。

四、临床表现

病毒性心肌炎的发病老幼皆可，但以年轻人多见，男女比例没有明显的差异。临床表现不尽一致，轻者几无症状，重者可致猝死。主要取决于病变的广泛程度与部位、机体反应及既往心脏的功能状态和感染病毒的类型等。

（一）病毒感染史

国内外报道 59%～88% 的病毒性心肌炎患者有过发热、头痛、咳嗽、咽痛、乏力等所谓"感冒"样全身症状或恶心、呕吐、腹泻等消化道症状，提示病毒感染；也有部分患者症状较轻未引起注意，须仔细追问病史。但无上述症状者并不能除外有先驱病毒感染史。在出现病毒感染前驱症状 1～3 周后心脏受累的症状逐渐出现。

（二）症状与体征

90%的患者以心律失常为主诉或首见症状就诊。可有心悸、胸闷、发热、乏力、气急、心前区隐痛、肌痛、关节痛、少尿、尿闭、昏厥甚至阿—斯综合征等。心悸、胸闷出现率可高达50%～60%以上。胸痛明显者常提示有胸膜及心包累及。也有以充血性心力衰竭为主要表现而认为是急性原发性扩张型心肌病，亦有表现为少尿、尿闭被诊断为急性肾功能衰竭而入院的。也可出现急性心肌梗死的症状，这是由于心肌炎"引起"的心肌梗死还是由于冠状动脉炎或血小板聚集使冠状动脉流量减少导致真正的心肌梗死尚不了解。

大多数患者由于炎症为局灶性而呈亚临床或呈隐匿型，仅有心电图改变而疑诊；或因车祸死亡或死于其他疾病时尸解发现有病毒性心肌炎的心肌病理改变。也可因心肌病变弥漫而呈暴发性发作，发生急性心力衰竭、大面积急性心肌坏死、心源性休克或猝死。

病毒感染也可累及肾脏、胰腺或大脑等重要脏器，从而出现糖尿病，肝、肾功能损害或神经系统等症状，提示病情较严重，多为重症心肌炎表现。

临床体格检查可有心脏扩大、心率增快或缓慢。心率增快如与体温不相称，常为心肌炎存在的可疑征象，如心率过缓需考虑是否有房室传导阻滞的可能性，常合并有其他心律失常。第一心音降低，时有舒张期奔马律和第三、第四心音，心尖区可有轻度收缩期杂音，舒张期杂音少见，如有出现，常为相对性二尖瓣狭窄所致，或要考虑急性风湿性心内膜炎，虽然亦有二尖瓣狭窄的患者二尖瓣上用免疫荧光法检测到有柯萨奇B病毒抗原存在的报道。可出现各种心律失常，以期前收缩尤其是室性期前收缩，房室传导阻滞多见。心律失常是首先引起注意的临床表现。重症弥漫性心肌炎患者可出现急性心力衰竭，为心肌泵血功能衰竭，表现为颈静脉怒张、肺部啰音、肝肿大、双下肢可凹性水肿等左、右心衰竭的体征，易合并心源性休克。

五、辅助检查

（一）病毒学检测

1.病毒分离

将抗生素处理的标本接种于敏感细胞（如人胚肾细胞、Hep-2细胞、人二倍体纤维母细胞）、鸡胚或动物，根据患者的临床表现、细胞病变特点、宿主类型、血凝性质及血细胞吸附现象等做出初步分类，然后与已知病毒的标准血清作补体结合试验、血凝抑制试验或中和试验作最后鉴定。由于患者带毒时间通常比较短，出现临床症状时多数不在感染早期，这样临床难以适时取到标本，故病毒分离阳性率低，加之操作耗时费力，一般不作为常规病毒检查方法。

自心肌中分离出病毒作为病因学诊断极为困难，心内膜及心肌活检的组织学诊断标准差异性大，同一切片可因诊断标准和认识不同，在观察时可有明显差别，并可有取样误差，影响诊断。

2.病毒基因检测

随着分子生物学的进展，近年来应用PCR或原位杂交方法检测心内膜心肌活检组织中的病毒基因逐渐应用于临床，检出率可达68%。国内报道应用PCR技术检测心肌炎患者外周血白细胞中肠道病毒RNA，在临床拟诊病毒性心肌炎患者中阳性率达60%以上。需要指出的是：外周血中肠道病毒基因检测阳性，只能说明近期有过病毒感染，但不、能以此确诊病毒性心肌炎，仅仅作为临床诊断的参考指标。新近，肠道病毒衣壳蛋白VP1在心肌组织中的成功检测，为病毒性心肌炎的特异性诊断提供了新的手段，今后将可能逐渐广泛应用于临床诊断。

（二）免疫学测定

1.病毒中和抗体测定

以不同稀释度的患者血清分别与定量已知的病毒混合接种在微量板上，以能保持50%细胞不发生病变的滴度为终点。一般将早期及恢复期血清 CVB 中和抗体效价≥4 倍上升或一次≥1：640 作为阳性标准。病毒中和抗体特异性强,可持续升高多年,血清免疫学试验中以中和抗体最为可靠,走目前常用的心肌炎病原学检测方法,急性病毒性心肌炎患者阳性率为 40% 左右,但是中和抗体需要大量的组织培养工作,通常要求检测双份血清,不利于及时诊断。

2.特异性 IgM 抗体测定

用酶联免疫吸附试验(ELISA)在血清中检测到病毒 IgM 抗体通常表明患者存在急性或持续病毒感染。此法检测病毒 IgM 抗体具有较好的敏感性和特异性,且可在一日内完成,临床检测特异性 IgM 不仅有早期病原学诊断意义,并能观察重复感染及迁延不愈的状态。但由于其易受其他因素如类风湿因子、抗核抗体阳性等影响,存在一定的假阳性,特异性较病毒中和抗体低。

3.细胞免疫测定

病毒性心肌炎患者外周血中总 T 细胞(CD_3)、T 辅助细胞(CD_4)及抑制 T 细胞(CD_8)低于正常,而 CD_4/CD_8 比值不变。但亦有报道病毒性心肌炎急性期 T 细胞亚群表现为 CD_3 及 CD_8 下降,CD_4 正常,CD_3/CD_8 升高,恢复期正常。

在病毒感染早期,由心肌细胞或心肌成纤维细胞、内皮细胞等表达的细胞因子包括 TNF-α、TNF-β、IL-1α、IF-1β、IL-6 等,即使在 CVB_3 感染的培养心肌细胞也有表达;大量炎症细胞浸润心肌后,包括 IL-2、IL-3、IL-4、IL-10、GM-CSF、IL-2R 和部分 TNF-α、TNF-β、IL-1α、IL-1β等细胞因子也可由浸润细胞表达。此外,尚发现 TH1 细胞相关的细胞因子如 IL-2、IFN-γ、TNE-β 的表达水平明显高于 TH2 相关细胞因子如 IL-4、IL-10。

4.心肌自身抗体测定

迄今已明确 40%～100% 的心肌炎患者的血清中存在十余种抗心肌自身抗体,它们可识别心脏组织中多种自身抗原。已证实的有心肌肌凝蛋白、肌动蛋白、肌膜蛋白、层黏素、乳酸脱氢酶支链、ADP/ATP 载体、钙通道、β肾上腺素受体、抗毒蕈碱型乙酰胆碱受体 M_2 抗体和原纤维蛋白和胶原 I、III、IV 型等。检测这些抗体大多需要相应的纯化蛋白质,这是一项繁重的制备工作,且产品不易保存,不利于临床应用。检测抗$β_1$ 受体抗体及抗毒蕈碱型乙酰胆碱受体 M_2 抗体主要是应用放射性配体结合抑制试验,方法亦较复杂。位用合成肽则可以克服上述困难,能方便地检测出相应的自身抗体。

5.心肌酶谱及肌钙蛋白的测定

临床上以往主要以心肌酶谱的检测结果作为判断心肌损伤的辅助指标。心肌特异性肌钙蛋白(cTn)是近年发展起来的一种反映心肌损伤敏感而特异的血清学标记物。肌钙蛋白是由 T、C、I 三种蛋白质组成一个复合体,呈钙依赖性地调节肌球蛋白与肌动蛋白之间的收缩过程,用化学发光法测定肌钙蛋白 I、T 的高特异性和高敏感性使之成为心肌炎心肌细胞损伤的有用参考指标,越来越受到临床的重视。目前临床主要使用钓是 cTnI/cTnT,其灵敏度、特异性均高于 CK 及 CK-MB,由于其不受年龄、性别、心肌损伤部位以及肝功能异常的影响,cTnI 在个体发育过程中并不在骨骼肌中表达,出生后仅在心肌中表达,因此 cTnI 可作为心肌损伤更特异而敏感的指标。近年来,国内外研究认为血清肌钙蛋白(cTnT、cThI)是诊断心肌损伤的高敏感性、高特异性心肌损伤指标,一般在发病后 2～4h 开始升高,维持 2～3 周降至正常,少数可持续 2～3 个月。国内上海、南京、武汉等地报道 cTnI 对 VMC 心肌损伤诊断及与病程关系的研究结果,发现半数以上的病例确实有心肌细胞损伤存在,并在 cTnI 升高与降至正常的两组间的临床症状缓解率、心律失常好转率、中和抗体转阴率上有明显差异,提示 cTnI 持续升高的 VMC 患者临床好转缓慢、病程迁延,其中少数患者发生自身免疫紊乱、损伤心肌 M 受体,开始由 VMC 向 DCM 演变。因此认为,在严格质控下应用定量法检测血清 cTnT、cTnI 是诊断 VMC 心肌损伤的重要依据。此后，国内发表有关 VMC 的论文基本上都以此作为心肌损伤的指标，这是一种诊断方法的改进。

(三)心 电 图

由于病毒性心肌炎患者通常有心肌实质细胞变性、坏死，间质炎症细胞浸润，心肌纤维化等病理改变，因此可出现心电活动的一系列异常，出现相应的心电图改变，可表现在以下几方面。

1.心律失常

主要由异位自律性增高和(或)传导阻滞引起。可表现为任何一种类型的心律失常，如期前收缩(过早搏动)、心动过速、扑动、颤动；室内传导阻滞、窦房结功能障碍、房室传导阻滞等。我们曾对近年来伴有心律失常的 358 例住院病毒性心肌炎患者的分析，发现在所有的心律失常中，仍以室性期前收缩最常见，约占 58.29%，多为单源性，部分可呈并行心律，反映局灶性心肌病变；其次是房性期前收缩，约占 27.46%，心房颤动、心房扑动等也并非少见。严重的心肌炎患者(如暴发性心肌炎 fulminant myocarditis)，可出现Ⅲ度房室传导阻滞甚至持续性室速、心室扑动、心室颤动等严重心律失常，从而引发猝死。

有人认为出现房室传导阻滞并不一定表明有心肌的弥漫性受损，可能与病毒侵犯局部传导组织有关，但如果心电图出现完全性左束支传导阻滞图形，常常提、示心肌受损弥漫而严重，且多伴有左心室收缩功能障碍，预后不佳。

2.心肌损害的表现

主要为 ST-T 变化，在心肌炎患者中非常常见，且可因为无临床症状而不被注意。表现为 S-T 段压低，T 波低平、双相、倒置，范围可波及所有导联。当累及心外膜下心肌或心包时，可有 S-T 段抬高。ST-T 的改变可随病情的加重或减轻而演变，一般随着病情的好转逐渐恢复正常。

3.其　　　他

如 Q-T 间期延长、QRS 波低电压等，随着病情的痊愈可好转。

病毒性心肌炎患者的心电图变化是非特异性的，它往往是心肌炎症改变的一个佐证，既可以是炎症活动的表现，也可能是炎症修复后遗症的结果。

(四)X 线检查

局灶性心肌炎患者，其 X 线表现多无明显异常，少数重症病毒性心肌炎患者可有心脏扩大的 X 线征象，表现为心影增大，心胸比例 > 50%，多数见左心室增大，有时也可波及右心房、右心室。如合并心包炎可出现心包积液，伴有心力衰竭则可有相应的肺淤血、水肿等改变，上述改变在病情好转时可消失。

(五)MRI

大部分研究报道，心肌炎在 MRI T_2 加权图上主要表现为局灶性信号增高，提示心肌组织内炎症病灶和水肿，而 T_1 加权图上可无明显改变。造影剂 Gd-DTPA 和心电门控技术相结合可显著提高 T_1 加权成像对心肌损伤诊断的敏感性及可靠性。心肌炎心肌 Gd-DTPA 增强后的 T_2 加权也表现为局灶性高信号。且较 T_2 加权敏感，这与造影剂缩短损伤心肌区的 T_1 松弛时间，提高损伤心肌区的信号强度有关。采用 Gd-DTPA 增强后的 T_1 加权图有利于心肌炎的诊断。

MRI 应用于病毒性心肌炎的诊断具有敏感性高、无创及可重复性等特点，且该检查的空间分辨率优于放射性核素心肌显像，对组织特征的诊断有一定意义，可作为临床诊断心肌炎的重要辅助手段之一。然而特异性不高，仅能显示心肌水肿病灶。另外，为获取较好的图像，检查要求在患者心室率较齐的情况下进行，可能因此遗漏部分急性期病变的诊断。MRI 结果阴性尚不能完全排除病毒性心肌炎的存在，且检查费用高，从而限制了其临床应用。

(六)超声心动图

近年来,超声心动图在心肌炎的临床应用上有了较大进展,虽然它对本病的确诊无直接的帮助,但作为一项已被广泛开展的无创性检查,超声诊断对于病变的识别以及预后判断仍然有其独特的价值。

1.常规体表超声检查

有研究报道,64%的急性心肌炎患者可出现局部室壁收缩活动减弱、消失或不协调,其部位多位于室间隔与心尖部,甚至可并发室壁瘤。部分心肌炎患者出现这些异常时与心肌梗死较难鉴别,尤其当伴有胸痛、缺血型ST-T、异常Q波或心肌酶谱升高时,但心肌炎患者随着病情的好转,该现象逐渐消失。Pinamonti等报道,心肌炎的二维超声显像表现为室壁弥漫性增厚或局限性乳头肌、室间隔肥厚,超声对室壁肥厚的检出率为15%,可于数月后消失。此外,心肌炎患者早期舒张功能的异常可能占20%左右,表现为舒张早期的急速充盈及随后的充盈骤停,其中部分患者伴有左心房肥大,并呈现与心室收缩功能不一致的充血性心力衰竭。急性重症心肌炎患者可能出现一过性左心室扩大,左心室收缩活动减弱,左心室射血分数明显下降,但随着病情的改善,心功能逐渐恢复正常。

2.负荷超声试验

运动负荷超声试验对潜在心功能受损的评估更具参考价值。Kurozumi等曾对21例有过心肌炎、心力衰竭史,疑诊为扩张型心肌病的患者进行血管紧张素Ⅱ负荷超声试验,发现其中9例正常,12例心功能特点与扩张型心肌病类似。虽然两组患者的短轴缩短分数、左心室舒张末期内径无显著性差异,但后者左心室流入道脉冲多普勒A/E值较大,负荷状态时短轴缩短分数较小,运动耐量较差。心肌活检证实其病理改变为心肌细胞变性、肥大及间质纤维化,类似于扩张型心肌病。由此认为该组患者具有演变为扩张型心肌病的潜在危险。

3.超声组织特征分析

组织密度、弹性与声学阻抗决定组织对超声的传导与反射,进而影响衰减与后散射等声学参数。动物实验证实急性心肌炎早期主要表现为心肌细胞坏死、间质与血管旁灶性单核细胞浸润,而23%的急性心肌炎在室间隔或乳头肌处显示高回声。复旦大学附属中山医院采用超声组织定征技术(ultrosonic tissue characterization,UTC)定量急性病毒性心肌炎患者的心肌组织特征。研究发现55例急性病毒性心肌炎患者各节段的灰阶均值均高于正常人($P < 0.05$),提示急性病毒性心肌炎病变心肌的超声阻滞特征之一是灰阶的强度升高。此外,病例组各阶段的灰阶离散度亦明显高于对照组($P < 0.05$),说明急性病毒性心肌炎的局部灰阶变异度增高,心肌密度的空间分布离散趋势增大。研究还发现病例组的最小灰阶值并不升高,但最大灰阶值升高($P < 0.01$),因此灰阶范围扩大而与正常人有重叠,说明病变区域内可能存在类似正常心肌组织的超声界面。病毒性心肌炎病灶多呈灶性分布的特点似能为这一推论提供理论依据。

(七)放射性核素心肌显像

采用[111]In或[99m]Tc标记抗肌凝蛋白重链抗体,与受损心肌细胞内的肌凝蛋白重链特异性结合,形成"热区"显像,显示坏死或损伤的心肌。动物试验发现,C3H/He小鼠、Balb/c小鼠分别在感染病毒后第10d、第14d发生最严重的心肌细胞坏死,同时心脏的抗肌凝蛋白单克隆抗体(MAA)显像阳性最强,心/肺比值(H/L)最高;第28d炎症细胞浸润减少,心肌组织出现明显纤维化,MAA显像显示对放射性核素的摄取率降低,但仍高于正常对照组;CD1小鼠感染病毒后[125]I-MAA显像阳性可持续至第90d。此外还证实心肌炎小鼠MAA显像阳性的严重度与心肌坏死的病理分级相关。

临床研究表明MAA显像有良好的可重复性,与按临床标准诊断心肌炎的符合率较心内膜心肌活检高,具有很高的敏感性,而且起病后第4周仍可呈阳性,以该检查来筛选急性心肌炎的可靠性较强。

(八)心内膜心肌活检

心内膜心肌活检(endomyocardial biopsy，EMB)的组织病理学或分子生物学证据被不少学者认为是确诊心肌炎的"金标准"。EMB 是可用以提供心肌组织病理检查的有创性检查方法。心肌组织标本可用来提供组织病理学依据、免疫组化及特异性病毒 RNA 的检测等。心肌炎的主要组织病理学特征是心肌炎症细胞浸润，并伴有心肌细胞损害(非缺血性损伤)的证据，炎症细胞包括多形核细胞、淋巴细胞、巨噬细胞、浆细胞、嗜酸细胞和(或)巨核细胞等。心肌炎最终的痊愈表现为炎症消失或纤维化形成。

但是，应用 EMB 检查诊断心肌炎尚存在不少缺点。除患者不易接受外，炎性组织在心肌中一般呈灶性分布，EMB 的标本非常小，不一定能取到病灶组织，尤其对病灶可能较局限的心肌炎患者，由于取样时间大多较晚，加之取样误差的限制，使活检诊断敏感性低，特异性也不高，诊断的可靠性因此受到明显限制。但在亚急性或慢性心肌炎，甚至扩张型心肌病充血期或原因不明的近期心力衰竭以及原因不明严重室性心律失常等患者中，心肌炎的诊断与鉴别诊断需要心内膜心肌活检结合临床来确定。该项检查是否对心肌炎患者有普遍适应证，值得慎重考虑。

六、诊　　断

关于 VMC 的诊断，目前我国在临床上对成人急性 VMC 的诊断标准虽经 1987 年、1995 年以及 1999 年 3 次大的讨论及修订，但仍不能尽如人意。通常，在上呼吸道感染、腹泻等病毒感染后 1～3 周内出现心脏表现且不能用一般原因解释的感染后严重乏力、胸闷、心悸、头昏(心排血量降低所致)、心尖部第一心音明显减弱、舒张期奔马律、心包摩擦音、心脏扩大、充血性心力衰竭或阿—斯综合征。有临床症状并同时伴有新出现的房室传导阻滞、期前收缩、房性或交接性心动过速、房颤或 ST-T 改变者；血清肌钙蛋白 I 或 T、CK-MB 明显升高，超声心动图示心腔扩大或室壁活动异常和(或)放射性核素心功能检查证实左心室收缩或舒张功能减退。在急性期从心内膜、心肌、心包或心包穿刺液中检测出病毒、病毒基因片段或病毒蛋白抗原；病毒中和抗体、补体结合试验或血细胞凝集抑制反应滴度有明显升高，符合上述情况应高度怀疑急性病毒性心肌炎。

以往对 VMC 的诊断一般偏松，仅以有过病毒感染史、心电图发现期前收缩或仅有胸闷、心悸等非特异性症状以及某些外周血病毒病原学证据来确诊 VMC，往往给患者造成一定的精神和经济负担。因此，强调在病原学诊断、心肌损伤指标的诊断方面建立快速、准确、面向基层的诊断方法供临床应用极其重要。其中心肌损伤的实验室诊断指标对成人急性 VMC 的诊断应与体征、心电图表现同等重要，病程中血清肌钙蛋白 T(cTnT)或 I(cTnI)、CK-MB 明显增高、超声心动图显示心腔扩大或室壁活动异常和(或)放射性核素心功能检查证实左心室收缩或舒张功能减弱是重要诊断依据。近年来，国内外研究认为血清肌钙蛋白(cTnT、cTnI)是诊断心肌损伤的高敏感性、高特异性心肌损伤指标，一般在发病后 2～4h 内开始升高，维持 2～3 周降至正常，少数可持续 2～3 个月。国内上海、南京、武汉等地报道 cTnI 对 VMC 心肌损伤诊断及病程关系的研究结果，发现半数以上的病例确实有心肌细胞损伤存在，并在 cTnI 升高与降至正常的两组间的临床症状缓解率、心律失常好转率、中和抗体转阴率上有明显差异，提示 cTnI 持续升高的 VMC 患者临床好转缓慢、病程迁延，其中少数患者发生自身免疫紊乱、损伤心肌 M受体，开始由 VMC 向 DCM 演变。因此认为，在严格质控下应用定量法检测血清 cTnT、cTnI 是诊断 VMC 心肌损伤的重要依据。关于 VMC 的病原学诊断，国内对外周血及心肌中 EVs-RNA

的测定已广泛应用,并建立了用原位 PCR 及定量 PCR、逆转录和巢式 PCR 循环测序法检测心肌中 EVs-RNA 及检测心肌中的病毒蛋白 EVs-VP1 等分子生物学方法。另外,应用合成多肽代替病毒检测血清 CVB-IgM 抗体,既避免了活病毒的感染,也可早期、特异地做出病原学判断,这也是对病原学诊断的完善和补充。

七、鉴别诊断

在拟诊病毒性心肌炎时,应首先排除β受体功能亢进症、甲状腺功能亢进症、二尖瓣脱垂综合征及影响心肌的其他疾病如风湿性心肌炎、中毒性心肌炎、冠心病、结缔组织病、代谢性疾病及克山病(克山地区)等。

(一)与风湿性心肌炎的鉴别

两者都可有抗溶血性链球菌"O"增高及红细胞沉降率增快,但风湿性心肌炎时一般常伴有大关节游走性的炎症,可伴有皮下小结、环形红斑或舞蹈症等特征,心电图改变以房室传导阻滞为多见,心瓣膜受损性杂音亦较明显。如患者发病时心脏增大而无杂音,则考虑病毒性心肌炎可能性大。

(二)与二尖瓣脱垂综合征的鉴别

本综合征多见于年轻女性,多数患者在心前区有收缩中、晚期喀喇音或伴有收缩晚期或全收缩期杂音。二尖瓣脱垂综合征和病毒性心肌炎在心电图止都可出现 S-T 段改变及各种心律失常。超声心动图检查对诊断有一定帮助,M 型超声心动图检查二尖瓣脱垂综合征时,收缩期二尖瓣叶对合位置后移,二尖瓣叶可在收缩期向上运动,超越二尖瓣环水平,或二尖瓣环对邻近心肌在收缩期做卷曲运动;多普勒超声心动图检查,在二尖瓣脱垂伴关闭不全时可见到二尖瓣反流现象。

但要注意的是,有时在急性心肌炎中可有轻度二尖瓣脱垂表现,随着病情的恢复,此表现可消失。

(三)与受体功能亢进综合征的鉴别

本综合征多见于年轻患者。主诉常多变,带有一般精神因素的诱因,心电图常示 ST-T 改变及窦性心动过速,进行普萘洛尔试验有助于鉴别。给患者口服普萘洛尔 20mg,0.5h、1h 和 2h 后分别记录心电图,本综合征大多数患者的 ST-T 改变消失,心率减慢。病毒性心肌炎所致 ST-T 改变系心肌损害所致,一般不能在用药片刻内使之恢复正常。

(四)与冠心病的鉴别

与病毒性心肌炎一样,冠心病的缺血性变化也主要累及心肌,但后者多见有 ST-T 改变。鉴别时应该考虑是否存在冠心病易患因素,如年龄在 50 岁以上以及高血压、高血脂、糖尿病、肥胖和抽烟等。但也需注意两病有时也可同时存在,因心肌缺血在适当情况下可促使心肌炎发病。如患者为心肌梗死,短期内出现心律失常且演变迅速,如Ⅰ度房室传导阻滞在 1～2d 内很快演变为Ⅱ至Ⅲ度房室传导阻滞,则心肌炎的可能性大。

冠状动脉造影可资鉴别,但一般不常用。如病毒性心肌炎心电图出现类似急性心肌梗死的 Q 波图形时,需与冠心病急性心肌梗死或冠状动脉畸形部位痉挛出现急性心肌梗死时的 Q 波相鉴别。急性病毒性心肌炎 Q 波的出现,系重症病例有透壁心肌坏死所致,多见于以往体健的患者,发病前有明显发热及病毒感染史,幸存者一般恢复均较快,冠状动脉造影绝大多数均无病损,[67]Ga 放射性核素显像心肌病损明显,如有双份血清病毒抗体升高≥4 倍,外周血或心肌中检测到病毒 DNA 或 RNA,则对诊断帮助更大。如患者高龄,有高血压、高血脂、糖尿病、肥胖和吸烟等易患因素及以往冠心病史,冠状动脉造影示冠状动脉病变则有利于冠心病心肌梗死诊断。由于冠状动脉畸形引起类似急性心肌梗死的 Q 波者,可见于年轻患者,冠状动脉造影有助诊断。亦有认为如证实有冠心病,具不典型心绞痛,年龄＜ 50 岁,运动后持续心动过速或心包积液而无左心室肥大,可疑及同时有心肌炎存在。当然,如外周血或心肌中检测到病毒 DNA 或 RNA,则更有助于诊断。

(五)与左心室腱索变异、调节束、肌肉条纹、假性腱索、左心室条束等鉴别

左心室腱索变异基本上是超声心动图检查的诊断。至少在两个切面上能发现与左心室游离壁、乳头肌或室间隔相连接的呈线条状强回声,条束之间彼此长短不一,位置不同,厚薄不一,且与其他心脏异常无关,条束中含有浦肯野传导纤维,当心脏机械性伸展时,增加了浦肯野细胞的自律性,产生触发性室性期前收缩,多为单源性偶可为多源性,其特点为运动后随心率增快,左心室容量相对减少,减轻了左心室条束牵张力而使期前收缩消失。期前收缩多为良性,呈心率依赖性。病毒性心肌炎出现室性期前收缩时一般在运动后增加,左心室假腱索检出率文献报道高低不一,占心脏超声患者的 0.5%～ 46%,此差别可能与各种超声仪显像的灵敏度、操作技术等有关。由于左心室假腱索可同时存在于病毒性心肌炎患者中,尚需结合病毒性心肌炎的其他表现而加以鉴别。

(六)与甲状腺功能亢进的鉴别

本病可出现窦性心动过速、多种期前收缩、阵发性室上性心动过速、阵发性或持续性心房颤动和扑动及房室传导阻滞等心律失常,需与病毒性心肌炎相鉴别。但前者一般在静息及睡眠时心率增快,并与代谢呈正相关,多有怕热、多汗、易激动、纳亢、消瘦、特殊眼征、甲状腺功能试验如甲状腺摄 ^{131}I 率或基础代谢增高,且 T_3 抑制实验不被抑制,血浆蛋白结合碘 (PB2) 或血总甲状腺素(总 T_4)及 T_3 值增高,都有助于甲亢诊断,并可与病毒性心肌炎做出鉴别。

(七)与心肌淀粉样变性的鉴别

此病是一种较少见的代谢性疾病,淀粉样物质可局限性或广泛性沉着于心肌,此时心腔不减小,但由于心肌僵硬,致使心肌收缩、传导受影响,可出现心脏增大、心律不齐、传导阻滞、心力衰竭等症状,如早期未被注意而在出现心脏症状时才就医,需与病毒性心肌炎相鉴别。一般少见于 35 岁以下,主要表现为限制型心肌病,其次是由于收缩功能不全表现为充血性心力衰竭。超声心动图示左心室壁增厚伴低血压有利于鉴别心肌淀粉样变性与心包疾病或左心室肥厚。这样明显的血压/体积比率是心肌被淀粉样物质浸润的特征性改变,主要是以蛋白质为主体的微纤维素,此类蛋白质已知含有浆细胞所分泌的免疫球蛋白(Ig-轻链),常伴随多发性骨髓瘤或巨球蛋白血症。继发性淀粉样变性是由于产生非免疫球蛋白 AA。尿凝溶(本周)蛋白检查常阳性,心内膜及心肌活检经刚果红染色阳性等可资鉴别。

(八)与狼疮性心肌炎的鉴别

全身性红斑狼疮表现为心肌炎改变时称狼疮性心肌炎或心肌病。一般都伴有心包炎,以纤维素心包炎多见,也可有积液。心肌炎时可出现心悸、气短、心前区痛、心动过速、心律不齐、心音减弱、奔马律,以至心脏扩大、心力衰竭等表现,心电图可出现房室或束支传导阻滞、各型心律失常、ST-T 改变等需与病毒性心肌炎相鉴别。前者常有不规则的长期低热,特征性皮损如脸面部蝶形红斑或盘状损害,肾脏受累常见,表现为蛋白尿、血清蛋白降低等,血中找到狼疮细胞则更有助于诊断。

(九)与原发型扩张型心肌病的鉴别

急性病毒性心肌炎时可出现心脏扩大、充血性心力衰竭而表现为扩张型心肌病样改变,在慢性期随访中也有演变为扩张型心肌病的心脏表现,并在扩张型心肌病患者心肌中用分子杂交或多聚酶联反应可检测到肠道病毒核酸或巨细胞病毒脱氧核糖核酸(DNA),提示某些原发性扩张型心肌病由病毒性心肌炎演变而来。详细询问病史对两者的鉴别有所帮助,但并不可

靠。用放射性核素 ⁶⁷Ga 扫描对扩张型心肌病是否合并心肌炎有一定意义,心肌炎患者常示阳性扫描,而扩张型心肌病常呈阴性。放射性核素 ¹¹¹In 单克隆抗肌凝蛋白抗体显影阳性者,可提示有心肌坏死而有助于心肌炎的诊断。

(十)与中毒性心肌炎的鉴别

化学毒物如砷、酒精、汞、铅、一氧化碳、氟化物或药物如吐根素、锑剂、多柔比星(阿霉素)等都可引起心肌炎。出现心悸、胸闷、乏力、恶心、呕吐、头痛、晕厥等症状,心电图可出现各型心律失常、ST-T 异常改变等。

1.砷中毒

出现中毒性心肌炎者一般为急性中毒,多见于口服砒霜的中毒事故,均先有胃肠道症状,以后出现中毒性肝炎及中毒性心肌炎等症状。

2.酒精中毒性心肌炎

均有长期大量饮酒史,一般从开始饮酒起至出现临床心肌炎表现时经过 10 年左右时间,同时常伴有脂肪肝或肝硬化等。

3.汞中毒

出现心脏表现者主要为急性中毒。无机汞中毒一般均有误服升汞史,有机汞中毒如氯化乙基汞中毒等均有接触汞的职业史及农田杀虫时中毒史(现已少用)。

4.铅中毒性心肌炎

急性中毒多数有口服含铅制剂的病史,慢性中毒有长期含铅物质接触史,中、重型患者常出现贫血、腹部绞痛、周围神经炎、腕或距小腿关节下垂,实验室检查尿卟啉阳性,外周血中点彩红细胞计数常 > 300/100 万红细胞,网织红细胞计数 > 1%。

5.一氧化碳中毒性心肌炎

常见于煤气中毒情况。

6.氟中毒

出现心肌炎症状者多有过量或频繁使用含氟气雾剂史。

7.吐根素中毒性心肌炎

有吐根素治疗阿米巴史。

8.锑剂所致心肌炎

多有用锑剂治疗日本血吸虫病史。

9.多柔比星心肌炎

有用多柔比星治疗肿瘤等病史,可资鉴别。

八、治　疗

Liu 等 2001 年在 *Circulation* 发表的文章中将病毒性心肌炎分为 3 个时期,第一期为病毒复制期,主要由病毒感染所致发热、胸痛,心电图可出现房性或室性心律失常、宽大 QRS 波、左束支传导阻滞、ST-T 波改变等,超声心动图可示心室收缩功能降低、室壁活动减弱等,这一期如肯定有病毒感染认为可抗病毒治疗,如免疫球蛋白、干扰素等。第二期为免疫反应期,事实上很多患者早已进入第三期,此期病毒感染症状已缓解,而细胞内黏附分子 1、可溶性 Fas 配体及 T 细胞激活的标志物等均高于正常人群,且心脏特异性自身抗体,如抗α肌凝蛋白等常见,病毒血清学常阳性,如肯定在此时期,则可用较成熟的免疫抑制剂。第三期为 DCM 期,此期治疗基本同特异性心肌病,并需监测病毒感染的复燃及自身免疫标志情况。事实上,对病毒性心肌炎的治疗总体上仍然缺乏有效而特异的手段,以往对本病的治疗多为对症性。国外由于在早期扩张型心肌病的心内膜心肌活检中发现很多病例来自病毒性心肌炎,因而在治疗上也主要着重于这类患者,药物治疗以针对心力衰竭为主。国内仍以中西医综合治疗为主,包括抗病毒治疗、免疫调节及对症处理等。急性病毒性心肌炎后导致慢性心肌炎/扩张型心肌病统称为病毒性心脏病。近年开展的自体骨髓干细胞移植,也许为该类疾病的治疗提供另一种选择。总之,病毒性心肌炎的治疗应因不同时期、不同临床表现、不同个体而异。

(一)一般治疗

病毒性心肌炎至今尚无特效治疗方法,一般均采用对症支持治疗,注意休息和营养。休息是减轻心脏负荷的最好方法,也是病毒性心肌炎急性期重要的治疗措施。鼓励患者进食易消化及富含维生素和蛋白质的食物是病毒性心肌炎非药物治疗的另一重要环节。

(二)抗病毒治疗

病毒性心肌炎的发病虽与免疫反应有密切关系,但引起本病的直接原因却是病毒感染。因此,抗病毒治疗是本病治疗中的重要组成部分。抗病毒治疗主要用于疾病早期,一般抗病毒药物不能进入细胞内。

多数研究发现病毒性心肌炎患者存在免疫失控,故通过免疫调节剂纠正其免疫失控是有益的。干扰素是一类具有高活性、多功能的诱生蛋白,其抗病毒及调节细胞免疫功能已被肯定。许多研究均提示其对病毒感染早期的心肌细胞有明显抗病毒及保护心肌细胞免受病毒损坏的作用。α干扰素具有广谱抗病毒能力,可抑制病毒的繁殖。机体抗病毒能力与干扰素的产生和自然杀伤(NK)细胞活性密切相关,有报道用IFN-α治疗心肌炎,对急性期和慢性期实验性小鼠心肌炎均产生抑制作用,尤其是经鼻腔内给药,明显改善小鼠心肌炎的预后,其机制是通过抑制病毒复制。最近将IFN-α用于经活检证实为心肌炎的患者,结果与常规治疗组比较,患者左心室射血分数及活动耐受力明显改善。另有报道,IFN-β与IFN-γ联合应用于$CoxB_3$持续感染的人心肌细胞,给予IFN-β加IFN-γ治疗3周可完全阻断其病毒复制,而单一应用IFN-β或IFN-γ则剂量需加大,提示联合应用有协同作用,并可减少单一IFN应用的剂量,达到减少不良反应的目的。

(三)心律失常的治疗

大多数病毒性心肌炎患者以各种心律失常就诊,其中以期前收缩(早搏)尤其是快速心律失常最为多见,绝大部分患者预后良好。通常,如果期前收缩无明显临床不适症状,不一定马上给予抗心律失常治疗,可以随访观察,并做好患者的解释工作,使其了解该病的预后情况,解除其恐惧心理。相当一部分患者临床症状与体征不太符合,可能与心理上的紧张与医务人员不正确的解释(医源性症状)有关。如期前收缩频发或多源性且伴有明确期前收缩引起的临床症状,影响患者的生活质量或工作能力及(或)存在潜在直接致命危险的心律失常时才是应用抗心律失常药物治疗的适应证。

新近,地尔硫卓注射液(合贝爽)逐渐应用于临床快速心律失常(如快速房颤)等的治疗。合贝爽属于钙离子拮抗剂,可减慢窦房结和房室结等慢反应细胞0相除极和4相缓慢除极的钙离子内流,延长房室结前传和逆传的有效不应期和相对不应期,降低窦房结自律性,降低房颤时的心室反应,从而减慢心率。同时,地尔硫卓通过抑制钙离子向冠状动脉血管及周围血管平滑肌细胞的内流而达到扩冠,扩张肺血管,从而降低肺动脉压力,增加缺血部分心肌的血流,在减轻心脏后负荷,降低心率和不减少心排血量的同时,降低心肌耗氧量,降低肺循环阻力,使回心血量减少,改善急性重症心肌炎时的肺淤血及肺水肿。

(四)改善心肌代谢及抗氧化治疗

大量研究证明,氧自由基升高与病毒性心肌炎的发病密切相关,用抗氧化剂治疗病毒性心肌炎有肯定疗效。具有抗氧化作用的药物很多,包括维生素 C、辅酶 $Q_{10}(CoQ_{10})$、辅酶 A、维生素 E 等。大剂量维生素 C 的疗效最为肯定,其不仅能清除氧自由基,而且其酸度不影响心肌细胞代谢,也无明显毒副作用。

1,6-二磷酸果糖(FDP)是一种有效的心肌代谢活性剂,又具有明显保护心肌细胞的作用,尽管其本身不能进入细胞内,但能启动心肌细胞膜的 Na^+-K^+-ATP 泵,增加心肌细胞内磷酸肌酸及 ATP 含量,减轻心肌损伤。诸多研究证实,FDP 能供给心肌能量,可用于病毒性心肌炎的治疗,尤其是对合并心功能不全者有确切的疗效。

(五)免疫治疗

Mason 等在一项多中心随机对照试验研究中表明,应用糖皮质激素和硫唑嘌呤后,心肌炎症浸润减轻,全部患者的左心室射血分数较治疗前提高;Wojinicz等的研究结果也与之相似;但在美国进行的另一项心肌炎临床试验中,采用随机对照的方法观察激素和环孢素的疗效时并未得到肯定有效的结果。Garg 等荟萃分析了 1980—1997 年应用免疫抑制剂治疗心肌炎的资料,以病死率和左心室功能为评价指标,发现 374 个临床试验中只有 6 个符合随机与安慰剂对照的原则,其中结果也显示泼尼松对左心室功能和病死率并无影响。而环孢素在实验性心肌炎小鼠中的应用也显示出不利的后果。环磷酰胺、FK506 等免疫抑制剂在临床上也未见有成功的报道。免疫调节剂包括白细胞介素 2(IL-2)及抗 IL-2 单克隆抗体、肿瘤坏死因子、特异性免疫球蛋白以及抗淋巴血清和针对辅助性、溶细胞性或抑制性 T 细胞的单克隆抗体以及左旋咪唑等,在实验性心肌炎模型中应用均可不同程度地减轻心肌的炎症反应或减少淋巴细胞的浸润,显示有一定的应用前景,但在临床上的应用效果还有待于进一步验证。总之,现今应用免疫疗法治疗心肌炎无论是在动物实验或在患者中并未获得从心肌炎的免疫发病机制中所期望的肯定疗效。但从心肌炎的免疫性发病机制和病毒性损伤作用来看,采用抗病毒联合免疫调节的疗法可能是将来的发展方向,但尚有待于大规模的临床验证。

(六)醛固酮受体拮抗剂

早在 20 世纪 70 年代,临床上就开始使用醛固酮拮抗剂螺内酯治疗心力衰竭,近年的研究发现,醛固酮除可引起水钠潴留外,还可作用于心血管系统,引起血管和心肌间质纤维化,影响心脏泵血功能而加重心力衰竭。病毒性心肌炎慢性期主要表现为心肌纤维化,最近我们用螺内酯对慢性病毒性心肌炎小鼠进行干预研究发现,与心肌纤维化密切相关的部分基因的表达明显下降,从而使 I、III 型胶原生成减少,并预防和逆转了心肌间质纤维化及外周血管的重构,由此可见,醛固酮受体拮抗剂也许对今后病毒性心肌炎尤其是慢性心肌炎或扩张型心肌病的治疗提供又一手段。

九、预 后

大多数病毒性心肌炎患者经过适当的治疗后均能痊愈,但部分患者心律失常尤其是各型期前收缩通常持续时间较长,并易在感冒、劳累后期前收缩数量增多,症状加重,房室传导阻滞及各型期前收缩也可以持续 1 年以上,如无不适不必用抗心律失常药物干预。少数患者经过数周至数月治疗后病情可趋于稳定,但可能留有一定程度的心脏扩大、心功能减退、伴或不伴有心律失常或心电图异常,经久不愈,形成慢性心肌炎,事实上临床很难与扩张型心肌病鉴别。

(张锦)

第二十一章
Chapter 21

心 肌 病

以往心肌病（cardiomvopathies）的定义是"原因不明的心肌疾病"，以便与特异性心肌病相区别。近 10 年来，随着病因和发病学研究的深入，心肌病与特异性心肌病已经变得难以区分。1995 年世界卫生组织及国际心脏病学会（WHO/ISFC）工作组以病理生理或病因学/发病学为基础，更新了心肌病的定义和分类。心肌病是指合并有心脏功能障碍的心肌疾病，其类型包括扩张型心肌病、肥厚型心肌病、限制型心肌病、致心律失常性右室心肌病、未分类的心肌病。

第一节　扩张型心肌病
Section 1

扩张型心肌病（dilated cardionlyopathy,DCM）以左心室或双心室扩张和收缩功能受损为特征。其病因可以是特发性、家族/遗传性、病毒和/一或免疫性、酒精/中毒性，或者是已知心血管疾病的心肌功能损害程度不能以负荷状态或缺血损害程度来解释即特异性心肌病。近 10 年来，扩张型心肌病的发病呈增长趋势。

扩张型心肌病的病因以病毒感染/自身免疫反应多见。业已发现病毒性心肌炎可以演变为扩张型心肌病，扩张型心肌病患者血清可检测出抗 ADP/ATP 载体抗体、抗β_1肾上腺能受体抗体、抗 M_2 胆碱能受体抗体和抗肌球蛋白重链抗体，也可以检测出肠病毒基因。本节重点介绍扩张型心肌病的病毒—自身免疫发病机制。

一、病因及发病机制

（一）病毒持续感染与自身免疫反应的证据

根据分子模仿理论，Schwimnmbeck 等通过氨基酸序列分析，发现 ADP/ATP 载体蛋白与柯萨奇 B_3 病毒外壳蛋白有同源性，同源性最强的部位是 ADP/ATP 载体分子的第 27～36 位氨基酸与柯萨奇 B_3 病毒外壳蛋白的第 1218～1228 位氨基酸序列；通过酶联免疫吸附试验证实抗 ADP/ATP 载体 27～36 位的多肽抗体可以与来源于柯萨奇 B_3 病毒 1218～1228 位的多肽发生免疫反应，反之亦然；免疫转印试验证实抗 ADP/ATP 载体 27～36 肽抗体和抗柯萨奇 B_3 病毒 1218～1228 肽抗体均可以与天然-ADP/ATP 载体蛋白牢固结合。鼠肝炎病毒、人类巨细胞病毒与β_1-肾上腺素能受体之间具有相同的抗原决定簇。Gauntt 等发现抗柯萨奇病毒 B_3 和 B_4 的单克隆抗体与心肌肌球蛋白发生交叉反应，用柯萨奇病毒 B_3 免疫 CD-1 小鼠 7 只，其中 6 只产生抗肌球蛋白抗体；在抗柯萨奇病毒 B_3 的 22 种单克隆抗体中，有 6 种抗体能够识别兔骨骼肌肌球蛋白，4 种抗体能够识别人的心肌肌球蛋白β-链。Kuhl 等发现抗 ADP/ATP 载体抗体至少可以与钙通道蛋白的一个亚单位结合。

通过肠病毒RNA探针进行原位杂交,在55%受检的扩张型心肌病和病毒性心肌炎患者心肌中检测出肠病毒RNA,在接受心脏移植患者的心肌标本中的阳性率为29%,肠病毒感染可以持续到疾病的终末期。在扩张型心肌病和病毒性心肌炎患者血清中已发现抗心肌自身抗体,如抗ADP/ATP载体抗体、抗β_1受体抗体、抗肌球蛋白重链抗体、抗M_2-胆碱能受体抗体。刘颖等报道病毒性心肌炎和扩张型心肌病患者血清中肠病毒RNA检出率分别为56.8%和42.3%,抗ADP/ATP载体抗体检出率分别是66.7%和45.8%,肠病毒感染与抗ADP/ATP载体抗体检出率具有相关性($r = 0.442$)。

(二)抗体介导心肌免疫损伤的机制

1.抗ADP/ATP载体抗体介导心肌细胞损伤

采用全细胞膜片钳技术发现,抗ADP/ATP载体抗体激活心肌细胞膜钙通道,增加钙内流和延长钙通道开放时间,导致细胞内钙超负荷和细胞毒性损害,该效应可以被异搏定抑制。应用Fura-2AM荧光探针技术发现扩张型心肌病患者抗ADP/ATP载体抗体显著增加单层培养心肌细胞胞浆游离钙浓度,具有抗体浓度依赖性。电子显微镜观察抗体结合位点在肌纤维膜和肌浆网,抗体结合位点除了钙通道外,Ca^{2+}-ATP酶也是可能的。抗体作用于ATP酶可以引起肌浆网钙回收率降低;用ADP/ATP载体免疫豚鼠后增加细胞钙积蓄,可能是通过抗体干扰Ca^{2+}转运系统而产生。

2.抗ADP/ATP载体抗体干扰心肌细胞能量代谢

用ADP/ATP载体蛋白免疫豚鼠产生抗ADP/ATP载体抗体,免疫组化检测显示,该抗体沉积在心肌细胞浆和线粒体膜结构上。与对照组相比,实验组细胞浆ATP浓度降低(13.2mmol/L→11.3mmol/L),线粒体ATP浓度增加(8.1mmol/L→18.3mmol/L),而ADP浓度则相反;胞浆—线粒体ATP磷酸化电位降低(4.6→0.7kJ/mol ATP),提示抗体干扰了线粒体ADP/ATP载体的转运功能。测量被免疫豚鼠的心脏血流动力学参数,平均动脉压、心搏量和心脏指数均明显降低,心肌氧耗量减少2.5倍,乳酸生成增加2倍。由此可见,抗ADP/ATP载体抗体引起心肌细胞能量代谢平衡失调,损害心肌功能。

3.抗β_1受体抗体介导心肌细胞损伤

业已证明心肌炎和扩张型心肌病患者血清抗β_1-肾上腺素受体抗体具有β激动剂样活性,扩张型心肌病患者抗β_1受体抗体对鼠心肌细胞产生正性变时效应。应用Fura-2/AM荧光探针研究扩张型心肌病患者抗β_1受体抗体对心肌细胞内游离钙的影响,发现抗体介导细胞浆游离钙浓度显著增加;加用Metoprolol后与抗体反应,则可以阻止胞浆游离钙浓度增加;细胞毒试验发现扩张型心肌病患者抗β_1受体抗体引起心肌细胞毒性反应,具有细胞外钙依赖性。由于抗β_1受体抗体具有β受体激动剂样活性,故抗β_1受体抗体也可能通过受体门控途径,引起细胞内钙超负荷,导致心肌细胞损害。Magnusson等研究发现β_1-肾上腺能受体的细胞外第二带是DCM患者自身抗体结合的特异性靶位,来自DCM患者亲和纯化的抗β_1受体抗体对分离的鼠心肌细胞产生正性变时效应;该抗体能够引起慢性交感刺激的持续存在,这一现象可以解释在儿茶酚胺缺乏时β_1受体功能的异常;具有延长刺激β_1受体的自身抗体所介导的正性变时效应可能是部分患者的重要病理生理变化。

4.抗体依赖补体介导心肌损伤

DCM患者血清存在抗心肌抗体,心肌具有免疫复合物沉积。培养的单层心肌细胞加入DCM患者抗血清和补体,可以产生细胞毒性损害。靶细胞表面的抗原抗体(IgG、IgM)复合物通过经典途径激活补体($C_1 \sim C_9$),形成管状攻膜复合物($C_5 \sim C_9$),直径大约11nm,插入靶细胞膜,引起细胞破裂溶解。

（三）免疫细胞及其细胞因子的作用

1.免疫细胞

细胞免疫反应参与扩张型心肌病的发病过程，其细胞免疫功能研究结果尚不一致。有一些报道扩张型心肌病患者外周血细胞毒性 T 细胞减少，抑制性/诱导性 T 细胞增加；离体试验发现扩张型心肌病患者抑制性 T 细胞功能降低。另一些报道扩张型心肌病患者外周血 HLA-DR 表达和活化的 T 淋巴细胞水平增加，抑制性 T 细胞比例增加。国内学者报道扩张型心肌病患者外周血总 T 细胞（CD$_3$）、抑制性细胞毒性 T 细胞（CD$_8$）明显降低，辅助性/诱导性 T 细胞（CD$_4$）无变化；来自心肌活检心内膜心肌组织的单个核细胞表型分析发现，扩张型心肌病患者心肌组织中 CD$_8$ 淋巴细胞增加，CD$_4$ 淋巴细胞正常，与外周血结果相反。CD$_8$ 淋巴细胞异常、CD$_4$/CD$_8$ 比值升高是许多自身免疫性疾病发病的关键因素之一。

Holzinger 等从心脏移植的扩张型心肌病患者心肌中分离出单个核细胞和外周血 T 淋巴细胞，研究心肌组织浸润的白细胞在扩张型心肌病发病机制中的作用，通过特异性单克隆抗体—免疫酶标技术进行淋巴细胞表型和细胞活性分析，发现扩张型心肌病患者心肌组织 T 细胞数量明显增加，尤其是表达细胞活性标记物的 T 细胞频率很高。在扩张型心肌病患者心肌中几乎所有的 CD$_4^+$（96 ± 7.2%）细胞和大多数 CD$_8^+$细胞（76.1 ± 6.1%）表达记忆性 T 细胞（CD$_{45}$Ro）标记物，少数 CD$_4^+$（27.5 ± 4.3%）和 CDR$^+$（28.2 ± 4.7%）细胞表达幼稚 T 细胞（CD$_{45}$RA）标记物。与此相反，外周血 CD$_4^+$（71 ± 5.3%）和 CD$_8^+$（94.5 ± 6.7%）T 细胞主要表达（CD$_{45}$RA$^+$标记物，仅有少数 CD$_4^+$（27.8 ± 2.2%）和 CD$_8^+$（33.2 ± 4.7%）T 细胞表达 CD$_{45}$RO$^+$。Leu-8（lymphnode-homing receptor）表达的分布：CD$_4^+$组织 T 细胞为 11.1 ± 3.7%，CD$_8^+$组织 T 细胞为 12.4 ± 1.2%，CD$_4^+$外周血 T 细胞为 93.3 ± 7.8%，CD$_8^+$外周血 T 细胞为 78.6 ± 6.6%。

在正常心肌组织 CD$_3^+$T 细胞表达白细胞介素-2 受体（IL-2R）和白细胞介素-7 受体（IL-7R）很低（3.2% 和 4.7%），扩张型心肌病患者心肌组织 CD$_3^+$ T 细胞表达 IL-2R 和 IL-7R 较高（18.4% 和 8.6%）。由此可见，扩张型心肌病患者心肌组织 T 细胞主要是 Leu8$^-$/CD$_{45}$RA$^-$/CD$_{45}$RO$^+$原始记忆性 T 细胞亚组，外周血 T 淋巴细胞主要表达 Leu8$^+$/CD$_{45}$RA$^+$细胞，仅有少许 CD$_{45}$RO$^+$细胞。与正常心肌组织 T 细胞相比，扩张型心肌病患者心肌组织 T 细胞主要以 CD$_{45}$RO$^+$数量增加，尤其是活化的 IL-2R$^+$细胞，这些结果提示浸润心肌的细胞是记忆性 T 细胞，支持扩张型心肌病患者心肌发生过免疫应答，通过细胞免疫或体液免疫介导心肌细胞变性或结构破坏。

2.细胞因子

在扩张型心肌病发病机制中，细胞介导心肌损伤可能主要是通过各种细胞因子的作用而产生。已经发现肿瘤坏死因子（TNF）、IL-1、IL-6、IL-2 及 sIL-2R 等在扩张型心肌病发病中起重要作用。

Matsumori 等检测外周血清 TNF-α 水平，发现 23 例扩张型心肌病患者 TNF-α 水平明显高于肥厚型心肌病、原发性高血压和正常人的 TNF-α 水平，说明扩张型心肌病患者 TNF 功能异常，TNF 参与扩张型心肌病发病的可能机制是：①TNF 能诱导各种细胞 HLA-Ⅱ类抗原的表达，从而为扩张型心肌病的自身免疫发生奠定了基础；②TNF 能够刺激成纤维细胞增殖，促进心肌细胞纤维化的形成；③TNF 具有抑制心肌收缩力、降低心肌膜电位、降低血压等多种效应；④TNF 是复杂的免疫调节网络中重要的细胞因子之一，高浓度 TNF 可能在扩张型心肌病自身免疫的形成中起作用。

扩张型心肌病和心肌炎患者血清 IL-1 活性增加，动物试验证明 IL-1 能促进柯萨奇 B 病毒性心肌炎的形成，IL-1 在心肌炎后扩张型心肌病的自身免疫反应中起作用。IL-1 参与扩张型心肌病发生的可能机制是：①IL-1 促进 T、B 细胞增殖，促进 T 细胞 IL-2 和 γ-干扰素产生、IL-2R 和 HLA-Ⅱ类抗原表达，促进 B 细胞产生抗体；②IL-1 刺激成纤维细胞增殖，促进心肌细胞纤维化形成；③IL-1 可抑制心肌收缩力。

扩张型心肌病患者血清 IL-2 活性和可溶性白细胞介素-2 受体(sIL-2R)浓度明显高于缺血性心脏病和正常人，T 细胞表面 IL-2R 水平明显减少。IL-2 参与扩张型心肌病发生的可能机制是：①IL-2 是 T 细胞的自分泌或旁分泌生长因子，促使 T 细胞活化；②IL-2 对人类 B 细胞可直接促进 B 细胞增殖、分化和产生抗体；③IL-2 对 T 细胞的慢性刺激，可导致 IL-2R 脱落，sIL-2R 与 IL-2 结合而干扰 IL-2 于细胞相互作用。Linlas 等发现 slL-2R 阳性组患者具有年龄高、女性多和病情严重等特点，sIL-2R 浓度增高的患者射血分数明显降低、左室充盈压明显升高、心输出量明显降低。因此，IL-2 和 sIL-2R 增加在扩张型心肌病发病中起重要作用。

扩张型心肌病患者血浆 IL-6 浓度(16.23 ± 1.52fmol/ml)升高，与冠心病(10.8 ± 2.33fmol/ml)和正常人(10.38 ± 2.08fmol/ml)比较，具有极显著性差异。IL-6 参与扩张型心肌病发生的可能机制是：①IL-6 促使分化成熟的 B 细胞分泌抗体，促进活化的 CD_4^+ 和 CD_8^+ T 细胞增殖生长，介导自身免疫反应；②IL-6 本身作为纤维细胞生长抑制因子，抑制心肌细胞纤维化进程，阻遏扩张型心肌病的进程。

扩张型心肌病自身免疫反应中体液免疫反应或细胞免疫反应均可能参与发病过程。Th 又可以分为 Th0、Th1 和 Th2 三个亚群，Th0 是 Th1 和 Th2 的前体细胞；Th1 细胞主要辅助细胞毒 T 细胞发挥杀伤功能或参与迟发型超敏反应；Th2 细胞主要辅助 B 细胞产生高滴度抗体。最新报道发现扩张型心肌病患者 Th2 细胞明显高于对照组，提示体液免疫反应在扩张型心肌病发病机制中占主导地位。

(四)扩张型心肌病与 HLA 关联

与疾病关联的特定人类白细胞抗原(HLA)型别作为遗传易感性标志，可反映特定个体对疾病的易感状态，扩张型心肌病抗心肌抗体的产生与 HLA-Ⅱ 类抗原或基因型别关联。20 世纪 80 年代开始，采用血清学和细胞学方法进行 HLA 抗原分型，发现 HLA 抗原与扩张型心肌病关联。Arlderson 等检测 37 例扩张型心肌病患者 HLA-Ⅰ 抗原、HLA-Ⅱ 抗原，发现 HLA-B 27 抗原检出率高于正常人群(DCM 组 14.5%，对照组 3.3%，$P < 0.01$)，HLA-DR₄ 抗原也高于正常人群(DCM 组 54%，对照组 30%，$P < 0.02$)。相继有一些报道均表明 HLA-DR₄ 抗原与扩张型心肌病关联。Carlquist 等除发现 41 例扩张型心肌病患者 HLA-DR₄ 抗原检出率明显高于对照组外(49%vs 21%，$P < 0.005$)，还发现 HLA-DQRw₄ 抗原检出率明显增高(DCM 组 27%，对照组 6%，$P < 0.05$)，5 例(12%)患者具有 HLA-DR₄-DQw₄ 单倍型，而 54 例正常人未发现此单倍型($P < 0.009$)。Limas 等研究扩张型心肌病抗β受体抗体与 HLA-DR₄ 抗原的关系，DR₄ 抗原检出率 DCM 组 40%阳性，正常人组 24%阳性，($P < 0.001$)；抗β受体抗体检测，在 18 例 DR₄(＋)患者中 13 例阳性(72%)，在 33 例 DR₄(－)患者中 7 例阳性(22%)，故认为抗受体抗体与 HLA-DR₄ 表型有关联，很可能是扩张型心肌病的病因。

近 10 年来随着分子生物学技术的发展，已开始采用基因分型技术进行 HLA-Ⅱ 类基因分型，其方法学上的主要特点是能直接从基因水平对 HLA 基因多态性进行分析，方法准确、灵敏，且能检出血清学和细胞学方法无法检出的基因型别。Carlquist 等报道扩张型心肌病 DRB1*0401 和 DRB1*0404 等位基因检出率为 44%，DQA1*0501 等位基因 (111%vs28%，$P < 0.05$)和 DQB1*0201 等位基因(13%vs25%，$P < 0.05$)，DQA1*0301(35%vs23%，$P = 0.08$)。这些结果提示扩张型心肌病复杂的免疫相关病因不能仅仅通过单个 HLA-Ⅱ 类等位基因的存在或缺乏来解释。Limas 等分析 HLA-DQA1/DQB1 单倍型基因的分布，发现扩张型心肌病患者 HLA-DQA1*0102-DQB1*0604 (18.2%vs2.3%，$P < 0.05$)和 HLA-DQA1*0102-DQB1*0501 (18.2%vs2.3%，$P < 0.05$)单倍型频率比对照组高。位于 HLA-DQ B1 基因 30 位点的组氨酸与疾病关联(62%vs36%对照组)，而位于 26 位点的亮氨酸频率比对照组更高(18%vs36%对照组)，抗β受

体抗体与 HLA-DQ A1-DQB1 单倍型基因之间没有相关性。最近我们借助聚合酶链反应/序列特异性引物技术,对 42 例扩张型心肌病患者和 168 例正常对照者进行 HLA-DRB1 基因型分析,结果发现扩张型心肌病组 HLA-DRB1*11 基因频率与对照组比较明显增高(26.19%对 13.1%,$P < 0.05$),提示 DRB1*11 基因可能与扩张型心肌病有关联。这些研究结果提示 HLS-DQB1 基因涉及人类扩张型心肌病发病机制。随着 HLA 基因分型技术发展和完善,对具有高度多态性的 HLA 系统的研究将会更加快速、全面而深入,并寻找扩张型心肌病的易感基因,阐明本病的分子免疫学基础,对本病进行基因诊断、预测高危人群,以便对本病早期防治。

器官特异性自身免疫疾病的靶细胞可异常表达 HLA-Ⅱ类抗原,这种表达异常可能是人类器官特异性自身免疫疾病发生的重要机制之一。正常人心肌细胞膜不表达 HLA-Ⅱ类抗原。国内外的研究已经发现部分扩张型心肌病和心肌炎患者心内膜细胞和间质细胞有 HLA-DR、HLA-DP、HLA-DQ 抗原的异常表达。心肌组织 HLA-Ⅱ类抗原的异常表达是心脏自身免疫应答的重要机制,因为 HLA-Ⅱ类分子可以把自身抗原提呈给免疫系统,从而启动自身免疫应答,导致心肌慢性免疫损伤。

二、病理及病理生理

扩张型心肌病的心脏扩大,均有一定程度的心肌肥厚。心脏扩张为普遍性,左右心室腔增大,左室为甚,心脏苍白色,可伴有钙化、心内膜增厚及纤维化,附壁血栓多发生在心尖部。光镜下,心肌纤维增粗、变性、坏死及纤维化,少量炎性细胞浸润。电镜下,线粒体数目增多,线粒体脊部分或全部消失,肌浆网状结构扩张和糖原增多。总之,病理检查对扩张型心肌病诊断缺乏特异性。

由于心肌纤维化使心肌收缩力减弱,射血分数降低,收缩期末容积增大,引起心室腔内淤血。由于左右心室扩大,舒张期末压增高,引起静脉系统淤血。由于瓣环扩张,产生二尖瓣关闭不全。晚期由于肺部动脉反复栓塞,继发肺动脉高压。心肌纤维化病变累及传导系统,加上心衰时神经体液机制紊乱,常合并各种类型心律失常。

三、临床表现

本病起病缓慢,可在任何年龄发病,但以 30 ~ 50 岁为多见。Brandenburg 将扩张型心肌病的病程分为三个阶段:①无症状期:体检可以正常,X 线检查心脏可以轻度增大,心电图有非特异性改变,超声心动图测量左室舒张末期内径为 5 ~ 6.5cm,射血分数在 40%~ 50%,此阶段做出正确诊断比较困难。②有症状期:主要有极度疲劳、乏力、气促、心悸等症状,舒张早期奔马律,超声心动图测量左室舒张末期内径为 6.5 ~ 7.5cm,射血分数在 20%~ 40%。③病情晚期:肝脏肿大、水肿、腹水等充血性心力衰竭的表现,其病程长短不一,有的可相对稳定,反复心衰达数年至十余年,有的心衰进行性加重短期内死亡。多数患者合并有各种心律失常,部分患者发生血栓栓塞(18%)或猝死(30%)。主要体征为心脏扩大,奔马律,肺循环和体循环淤血征。

四、实验室检查

(一)超声心动图

扩张型心肌病超声心动图的特征包括左心室扩张,室壁正常或变薄,室壁运动弥漫性减弱;

附壁血栓多发生在左室心尖部,多合并有二尖瓣和三尖瓣返流,舒张期末容积 > 80ml/m² 通常提示心室扩张;收缩期末室壁厚度与预后有关,室壁越薄预后越差;测定射血分数和左室内径缩短率可反映心室收缩功能。

(二)放射性核素显像

门控心血池扫描测定心室腔大小,心室收缩功能,射血分数和局部射血分数(ECT 显像)。5%~10% 患者仅有轻微的心室扩张,核素心肌扫描可发现室壁运动弥漫性减弱。

(三)X 线检查

心影扩大,心胸比 > 0.5,肺淤血征。

(四)心 电 图

QRS 低电压,少数病例有病理性 Q 波、ST 段降低及 T 波倒置。心律失常以室性心律失常、房颤、房室传导阻滞及束支传导阻滞多见。

(五)心导管检查

左心导管检测左室舒张末压和射血分数,心室和冠脉造影有助于与冠心病鉴别。

(六)心内膜心肌活检

病理检查对扩张型心肌病诊断无特异性,但有助于与特异性心肌疾病和急性心肌炎鉴别诊断。用心内膜活检标本进行多聚酶链式反应(PCR)或原位杂交,有助于感染病因诊断;或进行特异性细胞异常的基因分析。

(七)免疫学检查

以分离的心肌天然蛋白或者合成肽作抗原,用 EUSA 法检测抗心肌自身抗体对扩张型心肌病的诊断具有较高的特异性和敏感性。检测 T 淋巴细胞亚群和细胞因子,如 IL-1、IL-2、IL-6、INF-γ、TNF,了解患者免疫调节功能。Th/Ts 比值上升,提示易患自身免疫病。检测淋巴细胞 HLA 表型,了解患者的免疫基因及遗传易感性。

五、诊 断

根据 WHO/ISFC 关于心肌病的定义,对于左心室或双心室扩大和心室收缩功能受损为特征的患者可以诊断为扩张型心肌病。通过病史及辅助检查,若能够明确病因,可注明病因诊断,如家族性/遗传性、病毒和/或免疫性、酒精/中毒性、已知的心脏病;如果病因不明,则诊断为特发性扩张型心肌病。

最近笔者参照 NYHA 心功能分级和扩张型心肌病患者的临床表现、胸片及超声心动图检测结果,将扩张型心肌病分为 3 期:①无心衰期(早期):心功能 I 级,无心力衰竭临床表现,超声心动图测量左室舒张期末内径(LVEDd)为 50~60mm,左室射血分数(LVEF)40%~60%;②心衰期(中期):心功能 II~III 级,表现为极度疲劳、劳力性呼吸困难和心慌等症状,LVEDd > 60~70mm,LVEF 20%~40%;③心衰晚期(晚期),心功能 IV 级,表现为呼吸困难、水肿、肝脏肿大、腹水等症状,LVEDd > 70mm,LVEF < 30%。

六、治 疗

治疗目标:有效地控制心力衰竭和心律失常,缓解免疫介导的心肌损害,提高扩张型心肌病患者的生活质量和生存率。

（一）充血性心力衰竭治疗要点

1.洋地黄

剂量宜偏小，地高辛基本剂量为 0.125mg/d。

2.非洋地黄类正性肌力药

多巴酚丁胺或米力农，在病情危重期间短期应用，能有效地改善症状，渡过危重期。

3.血管紧张素转换酶抑制剂（ACEI）

作用机制：①小剂量卡托普利、依那普利或苯那普利可以改善心衰时血流动力学变化，还能改善心衰时神经激素功能紊乱，从而保护心肌。据报道，ACEI 能提高扩张型心肌病患者生存率。②卡托普利增强抑制性 T 淋巴细胞活性，使 Th/Ts 比值降低，有抑制特异性细胞免疫应答作用。剂量：卡托普利 12.5 ～ 25mg/d，依那普利 2.5 ～ 5mg/d，培哚普利 2 ～ 4mg/d，苯那普利 5 ～ 10mg/d。

4.利尿剂

应用速尿间断利尿，同时补充钾镁和适当的钠盐饮食。

（二）心肌保护措施

主要通过干预免疫介导心肌损伤，保护心肌。

1.β受体阻滞剂

Metoprolol 治疗 DCM 试验（MDC）的目的是评价 Metoprolol 对 DCM 死亡率的影响，采用随机、双盲、安慰剂对照，在欧洲和北美 33 个中心进行，入选患者 383 例，安慰剂组 189 例，Metoprolol 组 194 例，16 ～ 75 岁，患者入选后 6 ～ 7 周内，Metoprolol 从 10mg/d 增加到 100 ～ 150mg/d，80%患者同时接受心衰基础治疗：Digitalis、Diuretics、ACEI；疗程 12 ～ 18 个月。MDC 试验结果：达到原始终点（死亡或需要进行心脏移植），安慰剂组 38 例（20.1%），Metoprolol 组 25 例（12.9%），危险性降低 34%。心功能明显改善，安慰剂组射血分数从 22%增加到 28%，Metoprolol 组射血分数从 22%增加到 34%。Metoprolol 治疗比安慰剂组生活质量（$P = 0.01$）和运动耐量（$P = 0.046$）均明显改善。MDC 试验证实 Metoprolol 治疗 DCM 可以预防患者病情恶化、改善症状和心功能，患者能够耐受。由于 DCM 患者血清中存在抗β1 受体抗体，该抗体介导心肌细胞游离高浓度增加和细胞损害，对于早期 DCM 患者进行 Metotrolol 治疗，将会得到更好的疗效。剂量：美托洛尔从 6.25mg、2 次/d 开始，逐渐增加到 12.5 ～ 50mg、2 次/d，适用于心率快、室性心律失常，抗β一受体抗体阳性患者。

2.钙拮抗剂

DiDi 试验（Diltiazenl in Dilated Cardiomyopathy TriaI）：186 例 DCM 患者从 11 个中心入选，地尔硫卓组 92 例，安慰剂组 94 例，年龄 18 ～ 70 岁，在心衰治疗基础上加用地尔硫卓 60 ～ 90mg，3 次/d。经过 24 个月随访，33 例退出试验（安慰剂组 13 例，地尔硫卓组 20 例），27 例患者死亡或进行心脏移植（地尔硫卓组 11 例，安慰剂组 16 例），存活率相似（地尔硫卓组 83.3%，安慰剂组 80.6%），地尔硫卓治疗明显增加患者的心脏指数（$P = 0.01$）和运动耐量（$P = 0.002$），DiDi 试验显示加用地尔硫卓治疗可以改善 DCM 患者的心功能和运动耐量。

ISDDC（International Study of Diltiazem in Dilated Cardiomvopathy）试验：评价地尔硫卓对 DCM 心功能和预后的影响，随机、安慰剂对照试验。中国 16 个中心人选 221 例，安慰剂组 107 例，地尔硫卓组 114 例，平均年龄 46 ± 12 岁。在心力衰竭治疗的基础上（洋地黄、ACEI、利尿剂）加用地尔硫卓 60mg/d 或维生素 B1 60mg/d 治疗，随访 6 ～ 12 月。ISDDC 试验结果：地尔硫卓组患者心功能明显改善，心胸比（HTR）由 0.59 ± 0.07 减少到 0.56 ± 0.07，LVEDd 由 65.4 ± 8.6mm 减少到 61.12 ± 9.86mm，EF 由 35.75 ± 10.78%增加到 42.52 ± 111.41%（$P < 0.01$）；安慰剂组心功能无明显改善。亚组心功能分析发现，地尔硫卓治疗主要改善 LVEDd < 70tnHl 亚组

($n = 86$)心功能,其降低 LVEDd 和提高 EF($P < 0.01$),而 LVEDd > 70mm 亚组($n = 28$)无显著性意义。预后分析显示,因心衰加重需要住院治疗者减少(安慰剂组是 41.1%,地尔硫卓组为10.5%,$P < 0.01$),死亡率降低(安慰剂组是 11.2%,地尔硫卓组是 3.5%,$P < 0.05$)。ISDDC 试验证明,地尔硫卓治疗 DCM 安全有效,适合于 DCM 的早期治疗,其主要药理机制是干预抗体介导心肌损害和保护心肌。剂量:地尔硫卓 30mg,2 ~ 3 次/d。

(三)抗病毒疗法

中药黄芪有抗病毒、调节免疫和增加心肌收缩力等作用。黄芪的药理作用:①抗病毒作用:在培养的大鼠心肌细胞感染柯萨奇 B 病毒后,心肌酶谱增高,心肌细胞变性或坏死,细胞浆见病毒颗粒。斑点杂交技术检测 CVH RNA。在感染病毒后 1 ~ 9h 加黄芪,对心肌细胞有明显保护作用和抑制病毒复制;在感染 12 ~ 18h 后加黄芪,则无保护作用。在实验小鼠病毒性心肌炎模型中,不论用光镜或电镜观察,均发现黄芪明显减轻心肌的炎性细胞浸润和坏死面积、心肌纤维及线粒体等病变,降低病毒滴度,原位杂交示病毒 RNA 明显减少。对于黄芪抗病毒的药理机制尚未明了。②调节免疫:应用黄芪后柯萨奇病毒性心肌炎患者免疫功能得到恢复,自然杀伤细胞活性显著增高,α-干扰素效价明显增高,α-干扰素具有抗病毒及保护心肌的作用。黄芪能改善小鼠 CVB_3 病毒性心肌炎外周血、脾脏和心肌中总 T 细胞、辅助 T 细胞及细胞毒性T 细胞的异常分布,通过调节 T 细胞免疫而起到治疗病毒性心肌炎的作用。③增加心肌收缩力:黄芪通过抑制心肌细胞膜 $Na^+ - K^+ - ATP$ 酶活性,达到增加病毒性心肌炎患者心肌收缩力的目的。鉴于肠病毒 RNA 在 DCM 患者心肌持续感染,抗病毒治疗有助于减轻患者的心肌损伤,临床上常规应用黄芪治疗 DCM 是必要的。用法:黄芪注射液 20g 加入 250ml 液体中静脉滴注,1 次/d,疗程 14d,然后改用口服黄芪 30g/d。根据血清病毒检测结果决定其使用时间。

(四)改善心肌代谢

辅酶 Q_{10} 大量存在于线粒体,特别是心肌细胞,是细胞呼吸链的重要组成之一,参与氧化磷酸化及能量的生成过程,并有抗氧自由基及膜稳定作用。用法:辅酶片(能气朗片)10mg,3 次/d。

(五)栓塞、猝死的防治

1.阿司匹林

75 ~ 100mg/d,防止附壁血栓形成,降低栓塞发生率。肝素钙 5 000U/d 皮下注射,疗程 7 ~10d,具有抗凝作用,增强血管内皮抗血栓形成特性,抑制血小板反应。

2.猝死的发病机制

多数由于室性心律失常,少数是传导阻滞。预防猝死主要是控制诱发室性心律失常的可逆性因素:①纠正心衰,降低室壁张力;②纠正低钾低镁;③改善神经激素功能紊乱,选用 ACEI和美多心安;④避免药物因素如洋地黄、利尿剂、非洋地黄类正性肌力药的毒副作用;⑤有资料表明,小剂量胺碘酮(200mg/d)能有效地控制心律失常,对预防猝死有一定作用。

(六)生长激素

晚近的研究表明,替代剂量的人生长激素能使心肌收缩力增强,外周血管阻力降低,并可降低总胆固醇、低密度脂蛋白、胆固醇、纤维蛋白原和血浆纤溶酶原激活抑制物的水平。1996年,Fasio 等报道 7 例中重度扩张型心肌病在心衰基础治疗同时,给予重组人生长激素 14IU/周,治疗 3 个月后,使患者血清胰岛素样生长因子浓度增加一倍,心肌重量增加,心室内径减小,血流动力学参数改善,心肌能量代谢和临床状态改善。1998 年,Osterziel 等报道 50 例扩张型心肌病患者应用重组人生长激素,2IU/d 皮下注射,随机分组治疗 3 个月,证实生长激素能够显著增加左心室心肌重量,其长期疗效以及对扩张型心肌病预后的影响有待进一步的临床试验。

(七)外科治疗

扩张型心肌病晚期表现为难治性心力衰竭,药物治疗效果不佳,外科治疗开始受到关注。

目前外科治疗的主要方式有左心室减积成形术（Batista 手术）、心脏和心肺移植术。

左心室减积成形术包括切除增大的左心室游离壁大部，有时包括切除部分乳头肌以及二尖瓣替换或成形。目的在于减小左心室腔，重建左心室容积与左心室心肌量间的匹配关系，减轻或消除二尖瓣返流，改善患者心功能和生存质量。Batista 等对 400 例晚期扩张型心肌病进行该项手术，手术死亡率 10%～15%，2 年生存率达 60%。最近欧美一些中心也报道了令人鼓舞的初步经验。

同种原位心脏移植是治疗终末期扩张型心肌病最确切的外科方法，环孢菌素 A 等免疫抑制剂的应用明显降低了免疫排斥反应所导致的死亡，提高了心脏移植的疗效。心脏移植患者 1 年存活率达 90% 以上，5 年存活率达 60%～70%。美国 Texas 心脏研究所接受心脏移植 380 例患者结果表明，该组 43% 为扩张型心肌病患者，缺血性心肌病心脏移植后的死亡率高于扩张型心肌病。

七、预后与康复

扩张型心肌病患者一旦发生心衰，则预后不良，据报道 5 年随访的病死率为 35%，10 年随访的病死率为 70%。发现该病患者中，3/4 患者病情进展很快，其中 2/3 患者 2 年内死亡；另 1/4 患者正常存活，症状改善，心脏缩小。

随着对扩张型心肌病的病因及发病机制研究的深入，建立该病早期诊断的方法，积极开展对病毒性心肌炎的治疗和预防（一级预防），在扩张型心肌病无心衰型患者进行有效的干预治疗（二级预防），使患者心功能改善、心脏大小逐渐恢复到正常，延长患者生命，提高生活质量，有可能使该病患者康复。

（洪长江）

第二节　肥厚型心肌病

Section 2

肥厚型心肌病（hypertrophic cardiomyopathy，HCM）以左心室和/或右心室肥厚为特征，通常表现为室间隔非对称性肥厚、左心室容量正常或减低、左室流出道收缩期压力差。根据流行病学资料，有家族史者占 50%，男女比例 2∶1，平均发病年龄 38 ± 15 岁，预后相对良好，年心源性死亡率 2%～4%。遗传方式以异常染色体显性遗传最常见，家族性肥厚型心肌病的发病机制主要是肌节收缩蛋白基因突变，例如β-肌球蛋白重链、肌钙蛋白 T、α-原肌球蛋白、肌球蛋白结合蛋白-C、编码肌小节蛋白的三个基因位点。猝死在肥厚型心肌病中常见，对肥厚型心肌病先证者的家系进行心电图普查，出现 T 波倒置者应当进行超声心动图检查，有助于早期诊断。肥厚型心肌病伴发左心室扩张和心力衰竭（肥厚型心肌病扩张期）应当引起重视，可能原因包括心肌缺血、酒精损害、病毒持续感染。

一、病　　因

病因不明。近几年来分子生物学技术的进步，使 HCM 的病因学和发病学的研究取得了飞跃性进展。大约 50% 肥厚型心肌病患者有家族史，被认为是常染色体显性遗传病。

（一）家族性肥厚型心肌病基因

已证实有 7 个基因、70 余种突变与肥厚型心肌病相关：β-肌球蛋白重链（MHC）基因，位于染色体 14ql；心肌肌钙蛋白-T(cTnT)基因，位于 1q3；α-原肌球蛋白(tropomyosin)基因，位于染色体 15q2；第四个位点在染色体 11q11，肌球蛋白结合蛋白-C(myosin binding protein-C)；7q3 位点致病基因的表达产物尚未确定。编码肌小节蛋白的基因确认了三个基因位点：染色体 3p 的肌球蛋白轻链(vMLC)-1、12q 的 vMLC-2、19p13.2 的及钙蛋白 I(cTnI)。1989 年，Jarcho 等人运用分子生物学技术首次将家族性肥厚型心肌病基因定位于 14 号染色体长臂的 q1 带上。1990年，Tamigawa 等人报道β-肌球蛋白重链的基因突变与家族性 HCM 有关。1992 年，Epstein 等人报道家族性肥厚型心肌病的 14 号染色体长臂带上的β-MHC 基因突变（即 408Arg ～ Gln 和908Leu→Val），基本确定了β-MHC基因突变是家族性肥厚型心肌病的致病基因。1995 年，Watkine等人在肌钙蛋白-T 基因中发现 5 个新的突变位点。

不同基因突变具有不同的预后，有的基因突变发生猝死和未成年死亡的风险较高，称为恶性突变。有的基因突变无临床症状，可以长期存活，称为良性突变。发生于β-MHC 基因的 3 种突变：Arg403Gln、Arg719Trp 和 Arg453Cys 与猝死的高发生率有关，临床症状出现早，心肌肥厚程度重，可能与突变基因表达率高有关。家系调查发现 Arg403Gln 突变者，约 50%发生在未成年即死亡，近半数为猝死。

（二）心肌肥厚促进因素

已发现肥厚型心肌病患者儿茶酚胺活性增强和环磷酸腺苷的贮存减少。实验性小剂量去甲。肾上腺素静脉滴注可诱发狗心室肌肥厚，并且与肥厚心肌的环磷酸腺苷耗竭有关。因而推测心肌纤维排列紊乱可能是由于基因所引起的儿茶酚胺功能亢进。临床上高血钙和肥厚型心肌病同时存在，实验性钙负荷过重可引起心室舒张功能损害；美国国家心肺血液中心的研究发现，肥厚型心肌病患者中，33%心室间隔及心房肌的钙拮抗剂受体增加，但β肾上腺素能受体并无增加，这一结果为钙拮抗剂改善心室舒张功能提供了依据，用钙拮抗剂治疗肥厚型心肌病患者可使其临床症状改善；因此，胞浆内钙调节机制的异常，可能参与肥厚型心肌病的发病过程。

（三）原癌基因表达异常

将去甲肾上腺素加入心肌细胞培养液中，发现心肌细胞内 myc 癌基因转录水平增加 5 ～10 倍，并促进心肌肥厚，这一反应可被α受体阻滞剂阻遏，也可被蛋白激酶 C 活化剂所增强，提示去甲肾上腺素通过α受体激活磷酸肌醇脂/蛋白激酶 C 系统而使 myc 癌基因表达增加，原癌基因可能是肥厚性心肌病的始动因素之一。

二、病理及病理生理

主要病理变化为左室心肌肥厚，室腔变窄，常伴有二尖瓣叶增厚。显微镜下可见心肌纤维粗大，呈交错排列，室间隔内交感神经纤维及去甲肾上腺素颗粒增多。由于室壁肥厚的范围和程度不同，将本病分为三型：①非对称性室间隔肥厚，占 90%；②对称性左心室肥厚，占5%；③特殊部位肥厚：心尖肥厚占 3%，室间隔后部及侧部肥厚占 1%，心室中部肥厚占 1%。

由于室间隔明显增厚和心肌细胞内高钙，使心肌对儿茶酚胺反应性增强，引起心室肌高动力性收缩，左室流出道血流加速。因该处产生负压(Venturi)效应，吸引二尖瓣前叶明显前移，靠近室间隔，造成左室流出道进一步狭窄和二尖瓣关闭不全，形成左室流出道收缩期压力阶差。压力阶差可引起反复性室壁张力增高和心肌需氧量增加，导致心肌缺血坏死和纤维化，从而形成恶性循环，引起心力衰竭。

由于主动脉舒张压降低，左室舒张末压增高，冠脉充盈随之降低，使心室壁内血液减少。收缩期负荷增加，使舒张充盈时间推迟，室腔变窄使左室充盈负荷降低，心肌纤维蛋白异常增生，使心肌去收缩性能降低，心肌间质纤维增多和肌纤维排列紊乱使室壁僵硬度增加，从而降低心室舒张速度,影响心室舒张功能。

三、临床表现

半数以上患者无明显症状。主要症状出现频率(非梗阻性与梗阻性比较):心悸(53%与61%),胸痛(21%与26%),运动性呼吸困难(27%与47%),猝死(18%与22%),室性心律失常发生率为50%,无症状性室性心动过速发生率为19%~36%。33%患者出现频发的一过性晕厥,可以是患者的唯一主诉。严重心律失常是肥厚型心肌病患者猝死的主要原因。长期左室过度压力负荷,引起心力衰竭。

梗阻性肥厚型心肌病患者心尖区内侧或胸骨左缘中下段闻及喷射性收缩期杂音。约50%患者心尖区可闻及吹风样收缩期杂音(反映二尖瓣关闭不全)。非梗阻性HCM的体征不明显。心脏杂音的特点:增加心肌收缩力因素(如运动、Valsava动作、静脉滴注异丙肾上腺素2μg/min)使杂音增强,减弱心肌收缩力因素(如下蹲、Mueller动作、口服心得安)使杂音减弱。

四、辅助检查

(一)超声心动图检查

典型的超声心动图(B型和M型)改变多见于梗阻型患者:①室间隔明显肥厚,室间隔厚度/左室游离壁厚度之比>1.3~1.5;②二尖瓣前叶收缩期前移贴近室间隔;③左室流出道狭窄,一般<2mm;④主动脉瓣于收缩中期呈部分性关闭(主动脉切迹)。彩色多普勒血流显像可评价左室流出道压力阶差、二尖瓣返流,其结果与左心导管检查密切相关。

根据左室流出道有无压力阶差将非对称性室间隔肥厚分为三个亚型:①静息梗阻型:休息时压力阶差持续存在(>50mmHg);②隐匿梗阻型:休息时压力阶差0~30mmHg,激发时(静滴异丙肾上腺素2μg/min)压力阶差>50mmHg;③非梗阻型:休息与激发时均无压力阶差(<30mmHg)。

(二)心电图检查

30%~50%患者在Ⅱ、Ⅲ、aVF及$V_{4~6}$导联上出现深而窄的Q波(<0.03~0.04s),相应导联T波直立,有助于与心肌梗死鉴别。Sv1+Rv5呈有意义的增大,提示左室前壁肥厚,Sv1+Rv5值逐渐减少与心肌退行性变化有关。胸前导联QRS电压增高伴倒置T波逐渐加深,反映心尖部室壁厚度变化。

(三)Holter检查

动态心电图检查有助于发现室性早搏、阵发性室性心动过速、阵发性室上性心动过速和心房颤动等心律失常。约50%患者检查出室性心律失常,19%~36%检出无症状性阵发性室性心动过速(<30s)。

(四)X线检查

可显示左心缘明显突出,肺淤血征。

(五)心导管检查

可检测左室腔与流出道间压差,>20mmHg有诊断价值。除非作手术治疗,一般不需作此项检查。

(六)磁共振

心肌显像可以直观反映心室壁肥厚和室腔变窄,对于特殊部位心肌壁肥厚和对称性肥厚更具有诊断价值。

五、诊 断

(一)临床分型与诊断

1.梗阻性肥厚型心肌病

根据患者的心脏杂音特点,劳力性胸痛和呼吸困难、晕厥等症状,结合典型的超声心动图改变和彩色多普勒测定左室流出道压力阶差,可以确诊梗阻性肥厚型心肌病。

2.非梗阻性肥厚型心肌病

约半数患者有心悸,不明原因的室性心律失常或晕厥,少数患者可有劳力性胸痛和呼吸困难,体检无明显心脏杂音。多数患者通过超声心动图检查可发现左室壁肥厚。对于高度怀疑肥厚型心肌病而超声心动图不能诊断的病例,磁共振心肌显像更有诊断价值。左室对称性肥厚型心肌病需要与高血压性心脏病、冠心病鉴别。

3.心尖肥厚型心肌病

具有特征性的心电图改变:①左室高电压伴左胸导联($V_{4\sim6}$)ST段压低;②以V_3、V_4导联为轴心的胸前导联T波倒置;③80%患者室间隔除极波消失,半数患者可呈二尖瓣型P波。二维超声心动图特征性改变是左室长轴切面可见心尖室间隔和左室后下壁明显肥厚,最厚处可达20~30mm,心尖部心室腔狭小。心室造影显示左室腔呈香蕉状、舌状或纺锤状,可以确诊。

由于50%以上肥厚型心肌病患者有家族史,对患者的血缘直系亲属进行超声心动图检查,有助于肥厚型心肌病的早期发现。

(二)基因诊断

基因诊断不仅可以早期明确肥厚型心肌病的诊断,并且可以发现致病基因携带者,对患者及其家系成员进行风险预测和预后估计。Epstein对家族性肥厚型心肌病的两种基因突变与临床资料进行分析发现,一个家族195位成员中有42位发生β-MHC的908Leu→Val基因突变,对年龄≥17岁的31位作超声心动图检查,19例左室壁厚度≥13mm(检出率61%),24例有心电图异常(检出率77%);该家族153位无基因突变的左室壁厚度均≤12mm。基因检查比超声心动图检查更容易发现隐匿性肥厚型心肌病患者。另一个家族11位成员均发生β-MHC的403Arg→Gln基因突变,心电图和超声心动图均发现异常。Watkins建议,对肥厚型心肌病患者的家族成员进行基因检查,对基因突变者进行随访和预防性治疗,可以降低猝死的发生率。由于家族性肥厚型心肌病致病基因及突变类型复杂多变,影响了基因检查在临床的广泛应用。

六、治 疗

治疗目标:减轻左室流出道梗阻,缓解症状,尽可能逆转心肌肥厚,改善左心室舒张功能,预防猝死,提高HCM患者的长期生存率。

(一)β受体阻滞剂

β受体阻滞剂能改善HCM患者的胸痛和劳力性呼吸困难症状,其机制是抑制心脏交感神经兴奋性,减慢心率,降低左心室收缩力和室壁张力,降低心肌需氧量,从而减轻流出道梗阻。β受体阻滞剂对心肌舒张功能无直接作用。主要用于梗阻性肥厚型心肌病改善症状。心得安应用历史最长,剂量30~120mg/d。最近发现美多心安有逆转心肌肥厚作用,可望改善肥厚型心肌病预后,美多心安,剂量25~100mg/d。

（二）钙拮抗剂药理作用

钙拮抗剂选择性地抑制细胞膜钙内流，降低细胞内 Ca^{2+} 利用度和细胞膜 Ca^{2+} 结合力，减少心肌细胞内 ATP 的消耗，干扰兴奋收缩耦联过程，从而降低左室收缩力和左室流出道梗阻，改善左室顺应性。肥厚型心肌病患者长期口服异搏定，心电图和超声心动图检查显示左室肥厚减轻或消退，提示异搏定可以抑制心肌肥厚的发生。据报道，长期应用异搏定治疗肥厚型心肌病的累积生存率较心得安明显提高。钙拮抗剂适用于梗阻性和非梗阻性肥厚型心肌病，但是对于梗阻性肥厚型心肌病应从小剂量开始，逐渐增到治疗剂量。长期应用地尔硫卓、心痛定治疗肥厚型心肌病也有良好疗效，适合于心率偏慢的患者。剂量：异搏定 $80 \sim 240mg/d$，地尔硫卓 $90 \sim 270mg/d$。

（三）胺碘酮

近年来发现胺碘酮对防治肥厚型心肌病合并室性心律失常极其有效，还能减轻症状和改善运动耐量，其机制是胺碘酮有钙通道阻滞作用，改善左室舒张功能。剂量：第一周 $600mg/d$，以后用维持量 $200 \sim 400mg/d$，每周用 5d 或 6d。但长期应用有多种不良反应，宜慎重。

（四）猝死的防治

猝死的主要机制为心律失常，其次为急剧的血流动力学障碍。严重心律失常常见于下列患者：①心肌肥厚广泛；②左室流出道梗阻；③左室舒张末期压力大于 20mmHg；④室间隔厚度超过 20mm；⑤心电图示左室肥厚伴劳损；⑥有晕厥史。据报道，21 例伴室性心动过速的肥厚型心肌病患者口服胺碘酮 $200 \sim 400mg/d$，平均 4 周，Holter 监测室性心动过速均消失，随访 3 年无一例死亡，生存率提高。反复晕厥、室性心动过速的 HCM 患者长期口服钙拮抗剂和β受体阻滞剂，随访 $1 \sim 7$ 年均无晕厥发生。由于严重心律失常由多种因素引起，预防猝死应强调综合治疗。

（五）手术治疗

手术治疗目的是改善症状和提高生存率。最普遍的手术方法是室间隔部分心肌切除术和室间隔心肌剥离扩大术。据报道，异搏定治疗与手术治疗的患者，十年存活率无明显差别，室间隔心肌剥离术以及术后长期用异搏定治疗的患者预后最佳。由于手术具有一定的危险性，故手术治疗仅限于左室流出道压力阶差≥50mmHg，并且伴有明显症状，经内科治疗无效的患者。

（洪长江）

第三节　限制型心肌病

Section 3

限制型心肌病（restrictive cardiomyopathy）以一侧或双侧心室充盈受限和舒张期容量降低为特征，收缩功能和室壁厚度正常或接近正常，可见间质纤维化。其病因可以是特发性的，也可以是与其相关的疾病，如心肌淀粉样变性、心内膜病变伴或不伴嗜酸性细胞增多症。无论西方国家或我国，限制型心肌病都是最少见的。根据流行病学资料，本病呈世界性分布，在热带地区（如赤道非洲，中、南美洲）呈地方性发病，在温带地区（如亚洲、欧洲及北美洲）有散在发生，赤道非洲因限制型心肌病导致死亡可达 15%～20%。男性多发，男女之比为 3∶1，大多数年龄在 $15 \sim 50$ 岁。

一、病　　因

限制型心肌病的病因目前仍未阐明，可能与非化脓性感染、体液免疫反应异常、过敏反应和营养代谢不良等有关。在疾病初期，伴有嗜酸性细胞增多症，从而引起 Loffler 心内膜炎、心内膜心肌纤维化和其他伴有嗜酸性细胞增多的心脏损害，心肌纤维化、浸润或心内膜疤痕常常导致心脏舒张功能异常。心肌淀粉样变性是继发性限制型心肌病的常见原因。最近报道本病可以呈家族性发病，可伴有骨骼肌疾病和房室传导阻滞。

二、病理和病理生理

在疾病早期阶段，心肌活检可见心内膜增厚，内膜下心肌细胞排列紊乱、间质纤维化。随着病情的进展，患者的心内膜明显增厚，外观呈珍珠样白色，质地较硬，致使心室壁轻度增厚。这种损害首先累及心尖部，继而向心室流出道蔓延，可伴有心室内附壁血栓形成。患者心脏的心室腔可无增大，心房增大与心室顺应性有关。冠状动脉很少受累。在病变发展到严重阶段，心内膜增厚和间质纤维化极为显著，但组织学变化仍为非特异性。

与嗜酸性细胞增多症有关的限制型心肌病在病理上可分为 4 个阶段：①呈现心内膜心肌组织大量嗜酸性细胞、淋巴细胞和浆细胞浸润，伴有斑片状坏死；②在心内膜上形成血栓层，不断增厚，继续有嗜酸性细胞浸润；③呈现心肌纤维化和心肌细胞之间纤维分隔；④表现为增厚的心内膜中有明显的透明纤维组织和心肌重新显示纤维分隔，伴有血栓形成。

限制型心肌病的病理生理变化主要是心室舒张功能障碍和心室充盈受限。心室的全部充盈在舒张早期就近乎完成，舒张压在所有心腔大致相等。通过心导管所测得的心室压力曲线上表现为舒张早期下降和中晚期高原波型，呈"平方根"形态等特征性表现。在本病早期阶段，心肌收缩功能不受影响，但心排出量较正常时减低，主要由于有效的心室前负荷减低所致。在本病严重阶段，可发生心肌收缩功能损害，引起心室射血分数下降，心排血量降低，并伴有动—静脉氧差增加。由于左心室受累常见，左室功能紊乱的血流动力学损害占主导地位。由于左房压和肺静脉压增高，可有显著的肺动脉高压。

三、临床表现

临床表现可分为左心室型、右心室型和混合型，以左心室型最常见。在早期阶段，患者可无症状，随着病情进展可出现运动耐量降低、倦怠、乏力、劳力性呼吸困难和胸痛等症状，这主要是由于限制型心肌病患者心输出量不能随着心率加快而增加。左心室型早期可出现左心功能不全表现，如易疲劳、呼吸困难、咳嗽及肺部湿性啰音等。右心室型及混合型则以右心功能不全为主，如颈静脉怒张、吸气时颈静脉压增高（Kussmaul 征）、肝大、腹水、下肢或全身浮肿。心脏可闻及第三心音奔马律。当二尖瓣或三尖瓣受累时，可出现相应部位的收缩期返流性杂音，心房压力增高和心房扩大可导致心房颤动。发生栓塞者并非少见。此外，血压常偏低，脉压小。除有心力衰竭和栓塞表现外，可发生心脏性猝死。

四、实验室检查

（一）心 电 图

常见为 ST 段及 T 波的非特异性改变。部分患者可见 QRS 波群低电压、病理性 Q 波，以及束支传导阻滞、心房颤动和病窦综合征等心律失常。

（二）X 线胸片

心影正常或轻中度增大,可有肺淤血表现,偶尔可见心内膜钙化影。

（三）超声心动图

心室壁增厚和质量增加,心室腔大致正常,心房扩大。约 1/3 的病例有少量心包积液。较严重的病例可有附壁血栓形成。反应左心室收缩功能的指标（如射血分数）正常。Doppler 心动图的典型表现是舒张期快速充盈随之突然终止。

（四）心导管检查

心房压力曲线出现右房压升高和快速的 Y 下陷;左心充盈压高于右心充盈压;心室压力曲线上表现为舒张早期下降和中晚期高原波;肺动脉高压。

（五）心内膜心肌活检

右心室活检可证实嗜酸性细胞增多症患者的心内膜心肌损害,对心内膜弹力纤维增生症和原发性限制型心肌病的组织学诊断具有重要价值。

五、诊断与鉴别诊断

限制型心肌病临床诊断比较困难。对于出现倦怠、乏力、劳力性呼吸困难、胸痛、腹水、浮肿等症状,心室没有明显扩大而心房扩大的患者,应考虑本病。心内膜心肌活检有助于确定限制型心肌病属原发性和继发性。在我国,嗜酸性细胞增多性心内膜疾病罕见。而心肌淀粉样变性并非罕见,当患者出现心力衰竭,主要表现为心房扩大时,应当注意患者舌头征象,通过舌肌或心内膜活检和组织化学染色,可以发现淀粉样变性。其鉴别诊断主要是缩窄性心包炎。

六、治　　疗

限制型心肌病缺乏特异性治疗方法,其治疗原则包括缓解临床症状、改善心脏舒张功能、纠正心力衰竭以及针对原发病的治疗。

（一）对症治疗

1.改善心室舒张功能

钙拮抗剂可以防止心肌细胞钙超负荷引起的细胞僵直,改善心室舒张期顺应性,降低心室舒张末压,从而改善心室舒张功能。可试用地尔硫卓 30mg,3 次/d;或氨氯地平 5mg,1 次/d;或尼群地平 10mg,2 次/d。

β受体阻滞剂能减慢心率,延长心室充盈时间,减少心肌耗氧量,降低室壁张力,从而有利于改善心室舒张功能。美托洛尔从小剂量开始(6.25mg,2 次/d),酌情逐渐增加剂量。

ACEI 可以常规应用,如卡托普利 12.5mg,2 次/d;培哚普利 4mg,1 次/d;或苯那普利 5～10mg,1 次/d。

利尿剂能有效地降低心脏前负荷,减轻肺循环和体循环淤血,降低心室充盈压,改善患者气急和易疲乏等症状。

2.洋地黄类药物

对于伴有快速性房颤或心力衰竭患者,可选用洋地黄制剂,使用时必须小剂量和谨慎观察。

3.抗心律失常治疗

发生房颤者较常见,可选用胺碘酮转复和维持心律。对于严重的缓慢性心律失常患者,可植入永久性心脏起搏器。

4.抗凝治疗

为防止血栓形成,应给予阿司匹林或抵克力得抗血小板药物治疗。心腔内附壁血栓形成者,应尽早给予华发令或肝素治疗。

(二)特殊治疗

对嗜酸性细胞增多症及其引起的心内膜心肌病变,皮质激素(强的松)和羟基脲(hydroxyurea)或其他细胞毒性药物,能有效地减少嗜酸性粒细胞,阻止内膜心肌纤维化进展。最近报道:联合应用左旋苯丙氨酸氮芥(melphalan)、强的松和秋水仙碱对淀粉样变性有一定疗效,心、肾功能损害较小。

(三)手术治疗

对严重的内膜心肌纤维化可行心内膜剥脱术,切除纤维性心内膜。伴有瓣膜返流者,可行人工瓣膜置换术。对于附壁血栓者,行血栓切除术。有报道认为,手术后难治性心力衰竭可显著好转,术后随访 2 ～ 7 年未见纤维化病变复发。

(洪长江)

第四节　右室心肌病

Section 4

致心律失常性右室心肌病(arrhythmogenic right ventricular cardiomyopathy),也称为右室心肌病(right ventricular cardiomyopathy)。本病以右室心肌被纤维、脂肪组织进行性替代为特征,家族性发病颇为常见,多为常染色体显性遗传,心律失常和猝死多见,尤其是年轻患者。临床表现为右心室进行性扩大、难治性右心衰和/或室性心动过速。本病于 1905 年由 Osler 首次描述。

一、病因和病理

家族性发病颇为常见,多为常染色体显性遗传。曾认为本病属先天性右室发育异常,但本病并不发生在新生儿和婴儿,部分尸检中发现心肌由单核细胞浸润,故本病的病因未明。主要病理特点是右室局部或全部心肌为纤维或脂肪组织替代,肌小梁变平,偶有少量单核细胞或炎性细胞浸润,心内膜可贴近心外膜,病变区心室壁变薄可伴瘤样扩张,部分病例亦可累及心房和左心室。

二、临床表现

本病多见于青中年,男性多见,可有家族史。临床表现与右心室病变范围有关,可分为下列三型。

(一)右心衰竭型

多见于右室病变广泛者。临床表现为颈静脉怒张,肝颈静脉回流征阳性,淤血性肝肿大,下垂性浮肿和浆膜腔积液等体循环淤血征象。

(二)心律失常型

以右心室折返性室性心动过速多见,反复晕厥或猝死为首发征象。因心律失常患者可诉心悸、胸闷、头晕。少数病例有窦结功能障碍、房室传导阻滞和室内传导阻滞等心律失常。

（三）无症状型

少数患者在常规 X 线检查时发现右心室扩大。

本病主要体征为右心室增大，部分病例出现肺动脉瓣听诊区 S2 固定性分裂、相对性三尖瓣关闭不全收缩期杂音、右室性 S3。

三、实验室检查

（一）心　电　图

大多数病例呈左束支传导阻滞型室速或频发室早，部分病例表现为多形性室速、房性心律失常、病窦、房室传导阻滞。

（二）心脏影像学检查

X 线、超声心动图、磁共振和核素检查，均可发现右心室扩大、收缩活动减弱和局限性反常运动、室壁变薄、室壁瘤样膨出，可有附壁血栓形成。

（三）电生理检查

通过心内膜标测技术发现激动通过右心室传导缓慢，通过病灶部位更慢，由于传导速度不均可形成折返环，因而本病反复发生室性心动过速。电生理检查不仅可以确定室速部位，也为药物选择或消融室速病灶提供参数。

（四）心导管及心内膜活检

右心房、右心室压正常，右心衰时可增高。造影显示右心室腔扩大、肌小梁消失、右心室收缩减弱和局限性运动障碍。必要时作心内膜心肌活检，可发现右室局部或全部心肌缺如或减少，被纤维或脂肪组织替代，偶有心肌细胞变形、少量单核细胞或炎性细胞浸润。

四、诊断与鉴别诊断

典型病例根据右心室扩大、发作性室速呈左束支阻滞图形、胸前导联（$V_{1\sim4}$）T 波倒置，ST 段见小棘波，结合 X 线、超声心动图、心电生理检查可以确诊。对于不典型的病例有时需要心内膜活检才能确诊。

五、治　　疗

由于病因不明，尚无有效治疗方法。目前主要是针对右心衰进行治疗，发生心律失常可根据心律失常类型选择抗心律失常药物，如室速选用胺碘酮、慢心律、心律平等。对反复发生室速患者，可行射频消融室速病灶、植入埋藏型心律转复除颤器、手术治疗或心脏移植。抗凝治疗有助于预防附壁血栓形成或发生栓塞。

（洪长江）

第二十二章
Chapter 22

肺源性心脏病

第一节　急性肺源性心脏病
Section 1

一、概　　述

　　急性肺源性心脏病是由于内源性或外源性栓子堵塞肺动脉或其分支使肺循环阻力增加，心排血量降低，引起右心室急剧扩张和急性右心功能衰竭的临床病理生理综合征。大块肺动脉栓塞尚可引起猝死。肺栓塞在西方发达国家年发病率约为 0.05%，未经治疗患者病死率约30%。我国尚无这方面的流行病学资料，曾被认为是我国的少见病，以致长期以来国内临床界在很大程度上忽视了对该病的识别与诊断，使临床肺栓塞的识别与检出率低下。实际上，肺栓塞在我国也绝非少见，近年来由于对肺栓塞诊断的重视，临床病例有增加趋势。

　　引起急性肺源性心脏病的肺动脉栓塞（pulmonary embolism，PE）主要由右心或周围静脉内血栓脱落所形成。栓子可来自：①右心房（如有心力衰竭和（或）心房颤动时）、右心室（如心肌梗死波及右心室心内膜下引起附壁血栓时）、肺动脉瓣或三尖瓣（如发生心内膜炎时）；②周围静脉，绝大多数见于下肢和盆腔深静脉。常见的诱因包括：久病或手术后长期卧床、静脉曲张、右心衰竭、静脉内插管、红细胞增多症、血小板增多症、抗凝血酶的缺乏、口服避孕药等引起的高凝状态所致血流淤滞、创伤、外科手术、静脉炎后等致静脉管壁损伤均易致血栓形成。其他栓子可造成肺动脉栓塞者包括：长骨骨折所致脂肪栓，手术或腹腔镜、心血管造影等检查后的气栓，细菌性心内膜炎、动脉内膜炎、化脓性静脉炎后的菌栓，恶性肿瘤的瘤栓，羊水栓及寄生虫卵等。在我国，血栓性静脉炎和静脉曲张是下肢深静脉血栓形成的最主要原因。

　　当静脉血栓从其形成的位点脱落，可通过静脉系统到达肺循环，如果栓子为大块型且非常大，可以停留在肺动脉分叉处，形成鞍形栓子或分别阻塞左、右肺动脉。分叉处有时栓子向右心室延伸至阻塞部分肺动脉瓣。右心室扩大，其心肌及左心室心肌，尤其是心内膜下心肌，可能因休克或冠状动脉反射性痉挛引起严重缺氧而常有灶性坏死。非大块型小的栓子位于肺动脉分支可致肺梗死，多发生在下叶，尤其在肋膈角附近，常呈楔形，其底部在肺表面略高于周围的正常肺组织，呈红色。存活者梗死处组织最后形成瘢痕。

　　肺血管阻塞的程度和潜在的心肺疾病，很可能是决定最终是否发生右心功能不全的最重要的因素。阻塞越重，肺动脉压力越高。缩血管物质的释放（例如 5-羟色胺）反射性引起肺动脉收缩，加之低氧血症，可进一步增加肺血管阻力而导致肺动脉高压。

　　肺动脉压力突然升高，使右心室后负荷急剧增加，有心室扩张，右室壁张力增加，继而功能不全。右心室扩张,室间隔向左心室移动,由于因心包的限制而出现的心腔充盈不足,加上有心室收缩功能不全,可使右心室排血量减少,从而进一步降低左心室的前负荷。一旦右心室扩张,冠状静脉压增高,同时左心室舒张期扩张亦减少。左心室前负荷的降低亦可使室间隔移向左心室,左心室充盈不足排血量减少,体循环血流量和压力均降低,冠状血管灌注受到潜在危机而引起心肌缺血。这种循环的不断持续可引起循环衰竭甚至死亡。总之,肺栓塞后可导致下述病理生理改变。

二、药物治疗

合并休克者,可用多巴胺 20 ～ 40mg、多巴酚丁胺 5 ～ 15μg/(kg · min)加入至 5%葡萄糖溶液 250 ～ 500ml 中静脉滴注,并迅速纠正引起低血压的心律失常,如心房扑动、心房颤动等。胸痛重者可用罂粟碱 30 ～ 60mg 皮下注射或哌替啶 50mg 或吗啡 5mg 皮下注射以止痛及解痉。心力衰竭时按常规处理。

溶栓主要用于 2 周内的新鲜血栓栓塞,愈早愈好,2 周以上也可能有效。指征包括:①大块肺栓塞(超过 2 个肺叶血管);②肺栓塞伴休克;③原有心肺疾病的次大块肺栓塞引起循环衰竭患者。具体用药方案:链激酶负荷量 30min 25 000U,继而 100 000U/h,维持 24h 静脉滴注;尿激酶负荷量 10min 4 400U/kg 静脉滴注,继而 2 200U/(kg · h)维持 24h 静脉滴注;重组组织型纤溶酶原激活剂(rt-PA)2h 100mg,静脉滴注。国内常用尿激酶 2 ～ 4h 20 000U/kg 静脉滴注;rt-PA 2h 50 ～ 100mg,静脉滴注。溶栓数小时后病情明显好转。溶栓治疗结束后继以肝素或华法林抗凝治疗。

(王晓阳)

第二节 慢性肺源性心脏病
Section 2

一、概 述

慢性肺源性心脏病简称肺心病,是指由肺组织、胸廓或肺动脉系统病变引起的肺动脉高压,伴或不伴有右心衰竭的一类疾病。

肺心病在我国是常见病、多发病,平均患病率为 0.48%,病死率在 15%左右。本病占住院心脏病的构成比为 38.5%～ 46%。我国北部及中部地区 15 岁以上人口患病率为 3%,估计全国有 2 500 万人罹患此病,约有 30%为非吸烟人群,与国外有明显差别,而且以农村女性多见,个体易感因素、遗传、气道高反应性、环境因素、职业粉尘和化学物质、空气污染等与本病的发病密切相关。

本病由慢性广泛性肺、胸部疾病发展而来,呼吸和循环系统的症状常混杂出现,故早期诊断比较困难。一般认为凡有慢性广泛性肺、胸部疾病患者,一旦发现有肺动脉高压、右心室增大而同时排除了引起右心增大的其他心脏疾病可能时,即可诊断为本病。肺动脉高压和右心室增大是肺心病早期诊断的关键。肺心病常可并发酸碱平衡失调和电解质紊乱。其他尚有上消化道出血和休克,其次为肝、肾功能损害及肺性脑病,少见的有自发性气胸、弥散性血管内凝血等,后者病死率高。

二、治　疗

肺心病是原发于重症胸、肺、肺血管基础疾病的晚期并发症,防治很困难,其中81.8%的患者由慢性支气管炎、支气管哮喘并发肺气肿发展而来,因此积极防治这些疾病是避免肺心病发生的根本措施。应讲究卫生、戒烟和增强体质,提高全身抵抗力,减少感冒和各种呼吸道疾病的发生。对已发生肺心病的患者,应针对缓解期和急性期分别加以处理。呼吸道感染是发生呼吸衰竭的常见诱因,故需要积极予以控制。

（一）缓解期治疗

是防止肺心病发展的关键。可采用:

(1)冷水擦身和膈式呼吸及缩唇呼气以改善肺脏通气等耐寒及康复锻炼。

(2)镇咳、祛痰、平喘和抗感染等对症治疗。

(3)提高机体免疫力药物如核酸酪素注射液(麻疹减毒疫苗的培养液)皮下或肌内注射,或核酸酪素口服液10ml/支,3次/d,36个月为一疗程。气管炎菌苗皮下注射、卡介苗素注射液肌内注射等。

(4)临床试验表明,长期氧疗可以明显改善有缺氧状态的慢性肺心病患者的生存率。

(5)中医中药治疗,宜扶正固本、活血化淤,以提高机体抵抗力,改善肺循环情况。对缓解期患者进行康复治疗及开展家庭病床工作能明显降低急性期的发作。

（二）急性期治疗

1.控制呼吸道感染

呼吸道感染是发生呼吸衰竭和心力衰竭的常见诱因,故需积极应用药物予以控制。目前主张联合用药。宜根据痰培养和致病菌对药物敏感的测定选用,但不要受痰菌药物试验的约束。可考虑经验性抗菌药物治疗。加拿大胸科学会2000年推荐的COPD急性期抗菌治疗方案,曾经被广泛引用。急性发作的COPD分为单纯型、复杂型和慢性化脓型3型,其中单纯型推荐的经验性治疗抗菌药物是阿莫西林、多西环素、复方磺胺甲噁唑;复杂型推荐的是喹诺酮类、β_2内酰胺酶抑制剂复方制剂、第2代或第3代头孢菌素、新大环内酯类;慢性化脓型推荐的是环丙沙星、其他静脉用抗假单胞菌抗生素(哌拉西林钠、头孢他啶、头孢吡肟、碳青霉烯类、氨基苷类)。除全身用药外,尚可局部雾化吸入或气管内滴注药物。长期应用抗生素要防止真菌感染。一旦真菌已成为肺部感染的主要病原菌,应调整或停用抗生素,给予抗真菌治疗。

2.改善呼吸功能,抢救呼吸衰竭

采取综合措施,包括缓解支气管痉挛、清除痰液、畅通呼吸道,可用沐舒坦15mg,2次/d,雾化吸入;或60mg,口服,2次/d,静脉滴注。持续低浓度给氧,应用呼吸兴奋剂,BiPAP正压通气等,必要时施行气管切开、气管插管和机械呼吸器治疗等。

3.控制心力衰竭

轻度心力衰竭给予吸氧,改善呼吸功能,控制呼吸道感染后,症状即可减轻或消失。较重者加用利尿剂亦能较快予以控制。

(1)利尿剂:一般以间歇、小量呋塞米及螺内酯(安体舒通)交替使用为妥,目的为降低心脏前、后负荷,增加心排血量,降低心腔充填压,减轻呼吸困难。使用时应注意到可引起血液浓缩,使痰液黏稠,加重气道阻塞;电解质紊乱尤其是低钾、低氯、低镁和碱中毒,诱致难治性水肿和心律失常。若需长时间使用利尿剂,可合用有保钾作用血管紧张素转换酶抑制剂,如卡托普利、培哚普利、福辛普利等,以避免肾素分泌增加、血管痉挛,增强利尿作用。中草药如复方五加皮汤、车前子、金钱草等均有一定利尿作用。

（2）洋地黄类：在呼吸功能未改善前，洋地黄类药物疗效差，且慢性肺心病患者肝、肾功能差，因此用量宜小，否则极易发生毒性反应，出现心律失常。急性加重期以静脉注射毛花苷丙（西地兰）或毒毛花苷K为宜，见效快，可避免在体内蓄积，若心力衰竭已纠正，可改用地高辛维持。

（3）血管扩张剂：除减轻心脏的前、后负荷，还可扩张肺血管，降低肺动脉压。全身性血管扩张药大多对肺血管也有扩张作用，如直接扩张血管平滑肌药物肼屈嗪、钙离子拮抗药硝苯地平、α受体阻断药酚妥拉明、ACEI卡托普利以及β受体激动药、茶碱类、依前列醇等，均可不同程度地降低肺动脉压力。但应注意这些药物对心排血量及动脉血压的影响，应从小剂量开始。慢性肺心病是以右心病变为主的全心病变，可发生右心衰竭、急性肺水肿或全心衰竭。并且心力衰竭往往与呼吸衰竭并存，因此，治疗心力衰竭前应先治疗呼吸衰竭，一般随着呼吸功能的改善，急性增高的肺动脉压可随之下降，右心室负担减轻，轻症心力衰竭患者可得到纠正。

4.控制心律失常

除常规处理外，需注意治疗病因，包括控制感染、纠正缺氧、纠正酸碱和电解质平衡失调等。病因消除后心律失常往往会自行消失。此外，应用抗心律失常药物时还要注意避免应用普萘洛尔等β受体阻滞剂，以免引起气管痉挛。

5.应用肾上腺皮质激素

在有效控制感染的情况下，短期大剂量应用肾上腺皮质激素，对抢救早期呼吸衰竭和心力衰竭有一定作用。通常用氢化可的松 $100 \sim 300mg$ 或地塞米松 $10 \sim 20mg$ 加于 5%葡萄糖溶液 500ml 中静脉滴注，1 次/d，后者亦可静脉推注，病情好转后 $2 \sim 3d$ 停用。如胃肠道出血，肾上腺皮质激素的使用应十分慎重。

6.并发症的处理

并发症如酸碱平衡失调和电解质紊乱、消化道出血、休克、弥散性血管内凝血等应积极治疗。

7.中医治疗

肺心病急性发作期表现为本虚证实，病情多变，治疗应按急则治标、标本兼治的原则。中西医结合治疗是一种很好的治疗途径。

（王晓阳）

第二十三章

心律失常

第一节　概　述

　　心律失常是指各种生理或病理原因导致心脏激动形成的起源部位、频率、节律、激动顺序及传导速度异常的一组临床综合征。

一、心律失常的发生机制

（一）激动形成异常

（1）心肌细胞的自律性改变或出现异常自律性：正常窦房结、房室结、希氏束及普肯耶系统等处的心肌细胞均具有自律性。自主神经系统兴奋性改变或其内在病变均可使其自律性受到影响而增强或减低，引起相应的心律失常；而原来无自律性的细胞如心房肌和心室肌细胞，由于缺血、缺氧、电解质紊乱、药物影响、感染、儿茶酚胺增加等因素的影响，也可产生自律性，从而导致异常自律性形成。

（2）触发激动：是指有些心律失常的发生与动作电位后的除极活动即后除极有关。后除极又可分为早期后除极和延迟后除极，前者发生于动作电位复极的过程中，后者发生于动作电位即将完成或已经完成时。若后除极的振幅增高达阈值，便可引起新的动作电位。因此，触发活动的重要特征是心律失常发生之前至少有一个动作电位。与自律性增加不同，触发活动可导致持续性快速性心律失常。

（二）激动传导异常

（1）激动传导速度异常，包括加速、减慢或阻滞。

（2）传导途径的异常。

（3）折返。折返实属一种特殊的传导异常。它是所有快速性心律失常中最常见的一种机制。导致折返的基本条件是：首先要形成一个供激动传导的闭合环路，且环路中有两个或多个部位的传导性及不应期不同，即形成环路的两个通道中有一通道传导较缓慢，当激动传经该通道时使前方原来已兴奋过的区域（另一通道）有足够的时间恢复兴奋性，使其再激动，完成折返循环。折返循环周而复始，从而导致快速性心律失常。如若折返环路恒定，由此引起的快速性心律失常常表现为单形性。

二、心律失常的诊断要点

(一)病 史

详细的病史询问对心律失常的诊断很有帮助,包括心律失常的诱发因素(如饮酒、茶、咖啡,运动及持续或过分地情绪激动等)、心律失常的发作方式(突发或间歇性发作)、心律失常的出现频率及持续时间、心律失常的伴随症状。心律失常所产生的症状可概括为三个方面:①患者对自身异常心跳所感觉到的不适,如心悸等;②血流动力学障碍如心衰、低血压等;③器官灌注不足所致的症状如心绞痛、疲倦乏力、头晕、黑矇甚至晕厥等。

(二)体格检查

听诊心音、心律、心率及搭脉等对诊断心律失常也很有帮助,如三度房室传导阻滞时,第一心音强度发生变化;束支传导阻滞时可有第二心音分裂;心房颤动时心率快、慢与心音强、弱不等,心率与脉率不等。

刺激咽喉致恶心呕吐、压迫眼球和按摩颈动脉窦等提高迷走神经张力可终止部分阵发性室上性心动过速的发作,但对室性心动过速无效,而心房颤空动和扑动的反应仅为心室率减慢,不能终止其发疾作。

(三)辅助检查

1.常规心电图(ECG)

常规12导联心电图是诊断心律失常最基本、最常用、最重要的手段,可对大多数心律失常做出正确的诊断和鉴别诊断。通过分析P波及QRS综合波的形态及两者间关系、P-R间期以及P和QRS波的频率及节律,可做出相应的诊断。尤其是12导联同步记录效果更好。但对于间歇出现的心律失常,常规ECG有时难以发现。

2.动态心电图

与常规心电图比较,其优点是明显增加了信息量,可捕捉到间歇发作的心律失常,并可认识心律失常的动态变化过程。它可连续记录24h或更长时间的心电图。长时间的心电图监测可发现常规心电图难以监测到的心律失常;便于了解有关症状是否与心律失常有关;明确心律失常与日常活动间的关系;有助于评价抗心律失常药物的疗效及起搏器或心脏复律除颤器的功能等。其缺点是:①记录的导联数少,对复杂心律失常鉴别诊断有一定的难度;②对室上性心律失常的诊断误差较大;③分析人员的水平和仪器的性能对结果的影响很大。

3.实时心电图记录

对于发作间歇较长且不频繁的心律失常,动态心电图有时也难以发现。应用实时心电图记录器,在心律失常发作时由患者自行启动记录装置,可监测到这种心律失常。

另有一种置于患者身上的事件记录器装置,配有记忆电路,能记录发生心律失常前约30s的心电图,通过直接回放或经电话传至医院。

4.运动试验

怀疑心律失常与运动有关时,可作运动试验以明确诊断,如:①诱发心肌缺血而为冠心病的诊断提供诊断依据;②诱发由心肌缺血和交感神经兴奋性增高所致的心律失常。但在无症状人群中,经运动诱发出室性期前收缩对冠心病是否存在无预测价值;在冠心病患者中,运动诱发出心绞痛和室性心律失常提示存在多支血管病变,能诱发出复杂心律失常的冠心病患者的生存率降低。此外,对于少见的儿茶酚胺敏感性特发性室速或非典型长QT间期综合征,运动试验诱发室速的比率很高,有特殊的诊断价值。

5.心室晚电位检测

心室晚电位出现于 QRS 波群终末部和 ST 段上的振幅为 5 ～ 25μV 的碎裂电活动,其产生机制与心室内传导延缓及断续有关。心室晚电位阳性反映心肌组织结构的不均一性所导致电活动异常,晚电位的临床意义在于它与持续性室速和猝死率关系密切,尤其是在有冠心病,特别是有陈旧性心肌梗死患者中。这在心肌梗死后的患者及动物模型的心外膜或心内膜面直接标测已充分得到证实,但从体表记录所得的结果,其敏感性及特异性与直接心表标测者差别甚远。信号平均技术最常应用于检测这种电位,但体表 12 导联心电图空则无法识别。临床各家报告心肌梗死后心室晚电位阳性率在 7.7%～ 42.4%,其中假阴性率和假阳性率均占有较大比例。因此,对心肌梗死患者心室晚电位阳性者应加强随访,但不能单独作为采取某种治疗措施的根据;对心室晚电位阴性者也不能认为是"安全"的。特发性室速的患者心室晚电位大多为阴性。如心室晚电位阳性往往提示有心肌病变的基础,应进行进一步检查。心肌梗死后室性心动过速和致心律失常性右室发育不全的患者晚电位的阳性率较高。

6.心率变异性分析

心率变异性分析作为定量检测自主神经功能的指标,已公认为是预测心源性猝死的一个独立的因素。按医学会推荐的现行的有关建议所规定的方法和要求,在临床上以同等的仪器条件,患者自身对比随访对于观察及评价某些药物对自主神经的影响,有一定的参考价值。对特殊人群如心肌梗死后及糖尿病患者,心率变异降低预测猝死危险性增高的价值是肯定的。

7.QT 离散度

原始的 QT 离散度的理论基础是心肌存在组织学上的区域性结构异常,造成不同部位心肌复极不均一,反映在体表心电图不同的导联上则表现为 QT 离散度增大,这种不均一性达到一定程度即可导致恶性心律失常。临床上长 QT 间期综合征、二尖瓣脱垂、心肌梗死等易致猝死的患者,其 QT 离散度确实较正常人为大,但国内外对这一检测技术的立论依据争议甚大。新近的文献报告趋向于认为,QT 离散度增大只是反映心肌整体复极异常的一个十分粗略的指标。心肌复极异常在心律失常发生中的地位是肯定的,但心电图各导联的 QT 长短并不能代表相应局部的心肌复极状态。同时,迄今没有标准化的 QT 离散度测量方法和公认的正常值,故不能作为临床应用指标。

目前正在研究的,以高质量数字化心电图为基础,计算 T 波下面积的离散、T 波形态的离散以及 RT 总余弦函数等有可能取代 QT 离散度成为判断心肌复极异常更科学的量化指标。

8.食管心电图及经食管心脏起搏

左心房后部紧靠食管,若电极导管置于食管的心房水平时,可记录到具有以显著心房电位(高尖双相 P 波)为特点的心电图,并通过该导管可行心房起搏或程序电刺激进行心脏电生理检查。

与心内电生理检查比较,该检查可部分代替心内电生理检查,且具有无创、简单易行、易于推广和普及的优点,其主要用途归纳为以下几点:

(1)通过测定窦房结恢复时间和窦房传导时间评价窦房结功能。

(2)通过测定房室传导的文氏阻滞点,以评价房室结的传导功能。

(3)可诱发和记录室上性心动过速,从而进行室上速的诊断和鉴别诊断。

(4)因能清楚地记录到 P 波,有利于房性期前收缩未下传的诊断和宽 QRS 波心动过速的鉴别诊断。

(5)评价室上性心律失常的治疗效果。

(6)发挥治疗作用,如终止各种室上性折返性心动过速,通过进行临时起搏,抢救部分严重缓慢性心律失常等患者。

9.心内电生理检查

经静脉插入电生理导管分别至心房、心室、希氏束或冠状静脉窦等部位，通过这些电极导管不仅可记录到局部心肌、特殊传导系统和房室异常旁路电位，也可以行起搏或程序电刺激进行心律失常的诊断与治疗。一般来说，心腔内电生理检查对于各种心律失常的诊断都最为可靠，通过该检查可准确确定各种心律失常及其类型。

心内电生理检查的主要目的有三个：①心律失常的诊断与鉴别诊断；②对心律的治疗；③对心律失常治疗的疗效判断。其主要用途归纳为以下几点：

(1)检查和评价窦房结功能、诊断病窦综合征。

(2)测定心脏各部位的不应期和传导功能。

(3)房室传;导阻滞的定位诊断。

(4)揭示房室结双径路、裂隙现象、隐匿性传导等电生理现象。

(5)快速性心律失常的诱发、诊断及鉴别诊断、机制探讨、标测和定位。

(6)探讨原因未明的晕厥与心律失常的关系。

(7)预测心律失常的风险及预后：例如在预激综合征伴房室旁路前向传导时，测定旁路的前向不应期，如＜270ms，其发生心房颤动时，兴奋可经旁路前传导致心室颤动。右心室尖或右室流出道的程序电刺激诱发室性心动过速或心室颤动时，可确定患者有发生心源性猝死的危险。

(8)为抗心动过速起搏器或植入性心脏自动转复除颤器测定、选择程控参数。

(9)心律失常的治疗：电极导管标测可确定心动过速的心肌起源部位或房室旁路部位，通过该导管释放直流电或射频能等可终止心动过速，达到根治目的；观察抗心律失常药物对心脏传导组织电生理参数的影响，筛选抗心律失常药物。

(10)评价心律失常各种治疗措施的治疗效果。

三、心律失常的临床分类

根据分类的依据不同心律失常可有不同的分类，如根据心律失常发作时的心率和表现形式可分为缓慢性心律失常、快速性心律失常和传导障碍三类。而临床上大多数是根据心律失常的起源部位和发生机制的不同将心律失常进行如下分类。

(一)激动形成异常引起的心律失常

1.窦性心律失常

(1)窦性心动过速。

(2)窦性心动过缓。

(3)窦性心律不齐。

(4)窦性停搏。

(5)窦房结游走性心律。

2.异位心律

(1)被动性异位心律包括：①房性、房室交界性及室性逸搏；②房性、房室交界性及室性逸搏心律。

(2)主动性异位心律包括：①房性、房室交界性及室性期前收缩；②房性、房室交界性及室性心动过速；③心房扑动、心房颤动；④心室扑动、心室颤动。

(二)激动传导异常引起的心律失常

1.生理性

生理性干扰及房室分离。

2.病理性

(1)窦房传导阻滞。

(2)房内传导阻滞。

(3)房室传导阻滞。

(4)室内传导阻滞：包括右束支传导阻滞、左束支传导阻滞、左前分支传导阻滞和左后分支传导阻滞等。另外，有人提出还有间隔支传导阻滞。室内传导阻滞根据其阻滞的程度和范围可以单支、双支、三支阻滞的形式存在。

3.房室间传导途径异常（异常传导旁路）

(1)显性或隐匿性或间歇性房室旁路(Kent束)引起的预激综合征。

(2)Mahaim纤维引起的预激综合征。

(3)Janles束引起的L-G-L综合征(其是否存在尚有争议)。

（三）激动形成和传导异常并存所表现出的心律失常

发生在房性、房室交界性、室性等不同部位的并行心律就属此类情况。

四、心律失常的处理原则

心律失常可见于器质性心脏病和心脏外疾病，但也有相当部分的"正常"人或"健康"者出现心律失常，即临床上尚有许多一时难以找到病因的心律失常。不同的心律失常，或同一种心律失常发生于不同患者，其临床意义和预后相差悬殊。因此，在拟对其进行处理之前，临床医生尚需进行病因判断、全身基本状况评估和预后评价。要考虑到的主要病因包括：①各种病因所致的器质性心脏病；②传导组织的解剖或功能异常（如预激综合征、房室结双径路）、退行性病变；③内分泌代谢疾病（如甲状腺功能亢进、嗜铬细胞瘤）；④内环境异常（包括高温、低温、缺氧、中毒、酸碱失衡、电解质紊乱）；⑤外科手术、麻醉和心脏、大血管的诊断性操作；⑥药物的毒性作用；⑦急性感染；⑧急性颅内病变等。

对患者的全身状况进行评估主要包括两个方面：①患者是否存在对心律失常耐受性减低的因素，即患者是否存在器质性心脏病及患者的心功能状态，是否有高血压或低血压状态及血压调节功能异常，是否有中枢神经系统病变，特别是已存在脑供血不足的表现者，肺功能状态如何，特别是对合并有低氧血症者等；②患者是否存在可能影响药代动力学的情况，其中最主要的是肝肾功能和胃肠道功能。此外，尚需注意患者的其他情况，如血红蛋白、血浆蛋白、水电解质及酸碱平衡等。

评价心律失常对患者的影响主要从以下两方面进行：①确定心律失常与患者症状的关系；②确定心律失常与患者预后的关系。

关于心律失常的处理主要应掌握以下几项原则：①治疗原发病、去除诱因；②正确评判治疗的受益/风险比率，严格掌握药物的治疗指征；③根据病情确定治疗目的（缓解症状、防止复发、预防猝死、根治）；④在目的明确的基础上，因人而异制定合理的治疗方案；⑤动态观察、评价治疗效果和副作用。

（张锦）

第二节　窦性心律失常

Section 2

一、窦性心动过速

（一）概　　述

正常窦性心律冲动起源于窦房结,随年龄、性别和体力活动等不同窦性心律频率有所不同。成人 60～100 次/min,6 岁以下的小孩可＞100 次/min,初生婴儿则可达 100～150 次/min。窦性心律频率超过正常的上限,即称为窦性心动过速。窦性心动过速十分常见,通常都是自律性的增加,正常人在情绪激动、焦虑、饮酒、体力活动、运动、吸烟、喝茶或咖啡时可发生,病理状态如发热、甲状腺功能亢进、心力衰竭、贫血和休克以及应用肾上腺素、异丙肾上腺素和阿托品等药物也可引起窦性心动过速。另有部分为窦房结折返性心动过速和不适当窦性心动过速。前者较少见,患者窦房结内存在与房室结双径路相似的纵向分离,窦房结及其结周组织构成折返回路,可由异位搏动引发心动过速。患者多存在基础心脏病,常见于冠状动脉粥样硬化性心脏病、风湿性心脏病和心肌病,可发生于任何年龄,尤其是伴窦房结病变的老年人。后者为发生于正常人群的非阵发性窦性心动过速,无明显的生理、病理诱因,静息时窦性心律增快,特征为持续心律增快且对最低耐量呈心率过度反应,其可能机制为窦房结自律性增加或窦房结自主神经调节异常,交感神经张力过度增高而迷走神经张力减弱。

（二）临床表现

1.临床特点

患者常主诉心悸,心率在 100～180 次/min,有时也可达到 200 次/min。自律性增加者为心率逐渐增快。窦房结折返性心动过速临床症状轻微或缺失,易情绪激动。体力负荷增加等为诱因,可有自主神经失调的表现。发作呈突发突止特点,多由异位搏动引发,而不是生理因素导致。心悸时可伴有恐惧及多尿。开始发作较少,之后逐渐增加。不适当窦性心动过速患者表现为持久的心悸,静息状态下心率达到或超过 100 次/min,症状严重者近似晕厥,发作和终止均有移行过程。

2.心电图特点

频率在 100～180 次/min,P 波形态、激动顺序与窦性 P 波相同或相似。窦房结折返性心动过速发作之初可有心律不齐,终止时可见 P-P 间期逐渐延长(窦房折返环中的文氏现象),终止后间歇等于或略长于窦性周期。刺激迷走神经可使频率减慢,停止后又恢复原来水平。

（三）诊断要点

(1)具有上述临床表现及心电图特点。

(2)诊断不适当窦性心动过速需确定症状与静息状态下或极易诱发的窦性心动过速有关,排除房性心动过速以及其他自律性增高的窦性心动过速。Holter 监测白天心率在 100 次/min以上,夜间心率可正常。

（四）治疗方案及原则

(1)窦性心动过速一般不必进行抗心律失常治疗。治疗应针对原发病本身,同时去除诱因。

(2)症状明显者可选用腺苷、维拉帕米或地尔硫卓,持续心动过速可选用β受体阻滞剂减慢心率。

(3)对症状较重的窦房结折返性心动过速和不适当窦性心动过速可选择射频消融治疗。

二、窦性心动过缓

（一）概　　述

当窦性心律频率低于 60 次/min 时，称为窦性心动过缓。窦性心动过缓常伴有窦性心律不齐。常见于健康成人，尤其是老年人、运动员和睡眠时。心率在 40 次/min 以上者，主要由于迷走神经张力增高所致。药物如β受体阻滞剂、钙离子通道阻滞剂、洋地黄、胺碘酮以及镇静剂、拟胆碱能药物等也可引起心动过缓，其他原因包括自主神经功能紊乱、颅内疾患、严重缺氧、低温、高血钾和甲状腺机能减退等病理状态。窦房结病变如病态窦房结综合征、下壁心肌梗死亦常发生窦性心动过缓。

（二）临床表现

1.临床特点

窦性心动过缓心率不低于 50 次/min 时，患者通常无症状。心率过低可因心搏出量减少而导致血压降低，有头晕、乏力眼花甚至晕厥症状，严重者可诱发心绞痛或心力衰竭。

2.心电图表现

窦性心律，P 波形态与正常窦性 P 波一致，心率 < 60 次/min，常伴有窦性心律不齐，严重者可有逸搏。

（三）诊断要点

（1）伴或不伴心动过缓症状。

（2）心电图或 Holter 平均心率 < 60 次/min。

（四）治疗方案及原则

（1）如果患者无症状，可以不必治疗。

（2）因心动过缓出现心排血量不足症状时，可应用阿托品、异丙肾上腺素以及麻黄碱等药物，同时积极治疗原发病，去除引起窦性心动过缓的原因。但长期药物治疗往往效果不确切，易发生副作用。

（3）药物治疗无效或者需应用负性变时作用药物时，应行永久起搏器置入。

三、窦性停搏

（一）概　　述

窦房结在一个或多个心动周期中不能产生冲动，以致未能激动心房或整个心脏时，称为窦性停搏或窦性静止。迷走神经张力增高（如压迫颈动脉窦、刺激咽部、气管插管等）或颈动脉窦过敏时均可发生窦性停搏，急性心肌梗死、脑血管意外、麻醉、缺氧和窦房结自身病变等亦可导致窦性停搏，也有由奎尼丁、乙酰胆碱、钾盐和洋地黄类药物导致者。

（二）临床表现

1.临床特点

长时间窦性停搏无逸搏发生时，患者会出现头晕、黑朦、抽搐或短暂意识障碍，严重者可发生 Adams-Stokes 综合征乃至死亡。

2.心电图特点

心电图表现为较正常的 P-P 间期显著长的间期内无 P 波产生，或 P 波与 QRS 波均无，长的 P-P 间期与基本窦性 P-P 间期无倍数关系。长间歇后可出现交界性或室性逸搏。

（三）诊断要点

(1)窦性停搏的相关症状。

(2)心电图长时间无 P 波产生。

（四）治疗方案及原则

参考窦性心动过缓。

四、窦房传导阻滞

（一）概　　述

窦房结发出的冲动传导至心房时发生延缓或阻滞，部分或全部不能到达心房，引起心房和心室停搏，称为窦房传导阻滞（窦房阻滞）。迷走神经张力增高和颈动脉窦过敏、急性下壁心肌梗死、心肌病、洋地黄或奎尼丁中毒、高血钾时可发生窦房阻滞。

（二）临床表现

1.临床特点

同窦性停搏。

2.心电图特点

窦房阻滞按其程度可分为一度、二度和三度。由于体表心电图不能显示窦房结电活动，因而诊断一度窦房阻滞，三度窦房阻滞与窦性停搏鉴别困难，只有二度窦房阻滞可以从心电图上表现出来。二度窦房阻滞分为莫氏Ⅰ型（文氏）阻滞和莫氏Ⅱ型阻滞。文氏阻滞表现为 P-P 间期逐渐缩短，直至脱落出现一次长 P-P 间期，此长 P-P 间期短于基本 P-P 间期的两倍，应与窦性心律不齐鉴别。莫氏Ⅱ型阻滞表现为 P 波之间出现长间歇，是基本 P-P 间期的倍数，由此可区别于窦性停搏。窦房阻滞后可出现交界性或室性逸搏心律。

（三）诊断要点

(1)临床症状。

(2)二度窦房阻滞主要由心电图诊断。

（四）治疗方案及原则

参考下文病态窦房结综合征。

五、病态窦房结综合征

（一）概　　述

病态窦房结综合征（SSS），简称病窦综合征，是由于窦房结或其周围组织病变导致功能减退，使窦房结冲动形成或向心房传导障碍，产生多种心律失常和多种症状的临床综合征。包括窦性心动过缓、窦性停搏、窦房阻滞和慢快综合征。病窦综合征常同时合并心房自律性异常和房室传导阻滞。冠心病、胶原病、心包炎淀粉样变性、纤维化和脂肪浸润、退行性病变、心脏手术等均可损害窦房结，使窦房结与心房的连接中断。迷走神经张力增高、蛛网膜下腔出血、药物毒性（洋地黄、奎尼丁、β受体阻滞剂等）以及高血钾均可引起病窦综合征。

（二）临床表现

1.临床特点

本病发病年龄不限、病程不一，患者表现为与心动过缓、心动过速有关的症状。

(1)心动过缓所致症状：以脑、心、肾等脏器供血不足尤其是脑血供不足症状为主。轻者乏力、反复发作的头昏、眼花、失眠、胸痛、心悸、胸闷、记忆力差、反应迟钝或易激动等，易被误诊为神经症,老年人还易被误诊为脑血管意外或衰老综合征。严重者可引起短暂黑矇、近乎晕厥、晕厥、抽搐或 Adams-Stokes 综合征发作。心排出量过低严重影响肾脏等脏器灌注,还可致尿少、消化不良。

(2)心动过速所致症状:部分患者合并短阵室上性快速心律失常发作,即慢快综合征。快速心律失常发作时,心率可突然加速达 100 次/min 以上,持续时间长短不一,患者可有心悸、心绞痛等症状,心动过速突然中止后可有心脏暂停伴或不伴晕厥发作。

(3)原有心脏病症状加重,引起心力衰竭,可因冠状动脉供血不足表现为心悸、胸闷、气促、心绞痛甚至心肌梗死。

2.心电图特点

心电图可表现为非药物引起的严重而持久的窦性心动过缓、窦性停搏或窦房阻滞、交界性或室性逸搏心律、房室传导阻滞、慢快综合征(缓慢性心律失常与快速心律失常交替出现,后者多为心房扑动或心房颤动以及房性心动过速),快速心律失常自动停止后,窦性心律常于长达2s 以上的间歇后出现。双结病变患者心电图表现为房室交界区逸搏延迟出现(逸搏周期＞1.5s)、房室交界区逸搏心律过缓(交界区心率＜ 40 次/min)、房室传导阻滞,偶见合并束支传导阻滞。Holter 检查可有与症状相关的显著心动过缓。

(三)诊断要点

(1)临床症状即心电图典型表现可确定诊断。

(2)Holter 记录到与晕厥等症状相关的显著心动过缓,可提供有力证据。

(3)固有心率测定低于正常值。

(4)阿托品试验或运动试验不能使心率明显增加,存在窦房结变时功能不良。

(5)食管调搏或心内电生理检查测定窦房结恢复时间或窦房传导时间异常,但敏感性和特异性较差,临床意义不大。

(6)除外生理性如老年、睡眠或运动员心动过缓,排除药物和甲状腺功能减退、黄疸等其他病理状态。

(四)治疗方案及原则

(1)患者无明显心动过缓相关症状可不必治疗,需定期随访观察。

(2)有症状的病态窦房结综合征者应接受起搏治疗,如不伴房室传导异常,可选用心房单腔起搏,否则应选用双腔起搏以维持正常的房室激动顺序。部分单独窦房结病变患者会逐渐进展至双结病变。窦房结变时功能不良患者应置入频率适应性起搏器。

(3)慢快综合征患者,使用抗心律失常药物以及洋地黄等药物会加重心动过缓或房室传导阻滞,可在起搏治疗后应用抗心律失常药物或行射频消融治疗心动过速。

(张锦)

第三节　房性心律失常

Section 3

房性心律失常分房性快速心律失常和房性非快速心律失常。前者包括房性心动过速、心房扑动和心房颤动,其他均为房性非快速心律失常。

一、房性期前收缩

房性期前收缩,起源于窦房结以外心房的任何部位。正常人进行 24h 动态监测,约 60% 的人有房性期前收缩,各种器质性心脏病患者均可以发生房性期前收缩。

(一)临床表现及诊断要点

房性期前收缩的患者可有心悸或心脏停搏感,听诊可发现正常节律中有短-长不规则节律,如有器质性心脏病可发现有相应的体征。心电图检查可发现提前出现一个变异的 P'波,QRS波一般正常,P'R > 0.12s,代偿间期常不完全,部分期前收缩 P'波之后无 QRS 波,且与前面的 T波相融合而不易辨认,称为房性期前收缩未下传。P'R 可以较正常的 PR 间期延长,P'波后的 QRS 波有时会增宽变形,多似右束支传导阻滞,称为房性期前收缩伴室内差异传导。

(二)鉴别诊断

房性期前收缩应与窦性心律不齐鉴别,前者 P'波形态与正常 P 波形态不同;房性期前收缩未下传应与窦性停搏和窦房阻滞等鉴别;房性期前收缩还应与交界性期前收缩鉴别,前者P'R > 0.12s,后者 P'R < 0.11s;房性期前收缩伴室内差异传导,应与室性期前收缩相鉴别,前者其宽大畸形的 QRS 波前有 P'波。

(三)治　　疗

心脏结构正常,无症状者可以不治疗;有器质性心脏病者治疗原发病和其他诱发因素;吸烟、饮酒与咖啡均可诱发房性期前收缩,应劝导患者戒除或减量;当有明显症状或因房性期前收缩触发室上性心动过速、心房扑动和心房颤动时则需要治疗。治疗药物包括镇静剂和β受体阻滞剂等,亦可选用洋地黄,Ⅰ、Ⅳ类抗心律失常药物治疗。伴有缺血或心衰的房性期前收缩,随着原发因素的控制往往能够好转,而不主张长期用抗心律失常药物治疗。

二、房性心动过速

房性心动过速简称为房速,是快速心律失常的常见类型,也曾归于室上性心动过速的范畴。其界定的范围尚未完全统一。房速和心房扑动、心房颤动常合称为房性快速心律失常。房速起源于除房室结以外心房的任一部位或与心房相连的解剖结构(如肺静脉、冠状静脉窦等)。房速的频率多在 120 ~ 220 次/min,表现为短阵自限性、阵发持续性和持续无休止性心动过速。特发性房速少见,多发生于儿童和青少年,大多患者有器质性心脏病基础。

(一)房性心动过速的分类

房速的分类方法有多种。

(1)按起源部位多少分为单源性和多源性房性心动过速。

(2)根据临床发病特点可分为短阵性房速、阵发持续性房速、无休止性房速和慢性房速。

(3)按发生机制分为:①由自律性增高引起的称自律性房速,该型几乎都有器质性心脏病基础,常呈持续性发作,也可呈阵发性;②由房内折返引起的折返性房性心动过速,折返性房性心动过速常呈阵发性,可有或无器质性心脏病基础,窦结折返性心动过速被认为是折返性房速的亚型;③由触发活动引起的房速,这类房速在临床上很难与折返性房速相鉴别。

综合临床和心电生理特征可分为不适当窦性心动过速、窦房折返性心动过速、房内折返性心动过速、异位房性心动过速、多源性房性心动过速。

上述几种分类方法从不同的角度考虑了房速的发病机制,心电图特点和对临床药物治疗的指导作用,但均难以全面包括临床上所有类型的房速,而且在临床上房速的机制常常是复杂而难以确定的,即便是通过电生理检查有时也颇为困难。1996 年,Lesh 等又将其分为如下 4大类。

(1)局灶性房性心动过速:界嵴部位房性心动过速、肺静脉口部房性心动过速、间隔部位房性心动过速、其他部位房性心动过速。

（2）不适当窦性心动过速。

（3）大折返性房性心动过速：典型心房扑动（包括逆钟向型和顺钟向型）、不典型心房扑动、手术切口折返性房性心动过速。

（4）心房颤动：局灶性心房颤动、右心房心房颤动、左心房心房颤动、其他。

这个分类方法包含了起源于心房的所有快速心律失常，考虑到了心动过速的起源病灶大小、部位、电生理机制等，对指导房速的基础研究和临床治疗均有重要参考意义。

2001年7月，欧洲心脏病学会（ESC）和北美心脏起搏和电生理学会（NASPE）联合专家组，对房扑和规则的房速提出了一个更为新的分类法——房性心动过速的分类（ESC/NASPE，2001）。现介绍如下。

房速是规则的心房节律，有恒定的≥100次/min的频率，起源自窦房结区域之外，其发生机制是局灶性或大折返性。心电图上，扑动传统地适用于一种规则的心动过速，频率≥240次/min（周长≤250ms），波与波之间无等电位线。但频率和无等电位线对任何心动过速机制都不是特异的。

1.局灶性房性心动过速

冲动起源自心房很小区域（局灶，focus），然后冲动离心地扩布。最常发生局灶性冲动的部位是界嵴和肺静脉。可由于自律性增强、触发活动或微折返激动（即折返环十分小）。

2.不适当的窦性心动过速

这种心动过速起源自界嵴上方（在"窦房结区域"内），频率超逾生理范围，但与代谢性或生理性需求无关，被认为是房速的一种。严格说来，这种心动过速不应归于房性（应属窦性）心动过速。

3.大折返性房性心动过速

由固定的和（或）功能性屏障形成的大折返环引起的一种房速。在心房起搏时这些折返环可被拖带，特征明确的大折返性房速有：典型心房扑动、反向的典型心房扑动、损害引起的大折返性心动过速（损害包括坏死性瘢痕、手术瘢痕、补片等）、较低环路房扑、双重波折返激动、左心房大折返性心动过速。

4.非典型心房扑动

仅是对房速的一个叙述性专业名词，心电图特征是波动起伏的心房波，与典型或反向典型房扑的不同在于频率≥240次/min，其发生机制不明。

5.未能被分类的

一些文献上出现过的专业名词（例如，Ⅱ型房扑、折返性窦性心动过速等），由于对其机制不甚了解，目前不能被分类。

总之，房速分类的方法较多，缺乏一种简单而涵盖全面的分类方法，临床应用中应就具体患者综合考虑。Lesh分类对房速的基础研究和临床治疗有重要指导意义，其中局灶性房速是其主要类型，起源于不同部位其机制和基础不同，界嵴部房速和间隔部房速多数对腺苷（ATP）和维拉帕米有良好反应。不适当窦性心动过速和手术切口折返性房速是较少见而特殊的类型。

（二）不同类型房性心动过速的发生机制和特点

1.局灶性房性心动过速

局灶性房速较常见，阵发性持续发作是重要的临床类型，约占阵发性室上性心动过速的5%～10%。部分患者（尤其是儿童）可表现为无休止性发作，甚至引起心脏扩大和心功能不全。局灶性房速的发生机制复杂，包括折返机制、触发活动和自律性异常。折返机制其电生理检查中常有明确的诱发和终止心动过速的"临界性"刺激周期和期前刺激的配对间期，不同部位的心房刺激可拖带房速，静脉注射腺苷和维拉帕米可使部分患者心动过速终止。触发活动作为房速机制与折返有类似的电生理表现,但诱发心动过速具有刺激周期依赖现象,心动过速不能被心房刺激拖带,静脉注射腺苷和维拉帕米均能终止部分心动过速。自律性异常所引起的房速大多不能被腺苷和维拉帕米终止,心房程序刺激难以重复诱发房速,超速刺激仅能短时期抑制而不能真正终止心动过速。虽然 3 种机制引起的房速各有心电生理特点,但由于目前的电生理研究存在的局限性,仅能根据程序刺激能否诱发和终止心动过速而将房速分为自律性和非自律性两种机制。局灶性房速可起源于心房游离壁,但多数患者起源于界嵴、肺静脉口和房间隔,这些部位的房速有其特殊的心电生理表现。

2. 界嵴部位房速

界嵴是右心房房速的好发部位,可能与界嵴的特殊组织学结构有关。界嵴的心肌细胞之间的横向耦联差,使得该区域出现心肌细胞间各向异性传导和易形成微折返。此外,具有自律性的细胞沿界嵴的长轴排列,细胞间的横向偶联差可产生一定的保护作用,当形成自律性异常的病灶时,不易被位于界嵴上方的正常窦性冲动所抑制。界嵴房速的发生机制多与局灶性微折返和自律性异常有关。已有的资料表明界嵴房速对腺苷敏感。局灶性房速多能被静脉注射腺苷终止,其中界嵴房速同时也易被静脉注射维拉帕米终止。窦房折返性心动过速在习惯上为独立的一类心动过速,占阵发性室上性心动过速的 3%～5%,多发于老年人和有器质性心脏病的患者。由于这一心动过速的折返环涉及了窦房结周围的心房组织,Lesh 等将其归类于界嵴部房速。

3. 起源于肺静脉的房速

已有的资料表明,左心房房速的发生率小于右心房,而左心房房速中起源于肺静脉口部占大多数。肺静脉口部房速的发生基础可能与肺静脉的"心肌袖"有关,这种胚胎发育中残存的袖套状心房肌可分布在肺静脉口部甚至延伸到肺门处的肺静脉段。目前认为"心肌袖"中的心房肌可以产生异常的电活动(自律性异常或触发活动)并传递至心房而引起房速。起源于肺静脉的房速可表现为阵发持续性发作,但为数不少的患者呈现短阵连续发作,仅少数患者的心动过速为无休止性。双侧肺上静脉是房速的好发部位,从射频消融治疗房速的资料中分析,左上肺静脉口部的房速明显多于右上肺静脉。值得注意的是,起源于右上肺静脉的房速在体表心电图上 P 波形态右心房界嵴部房速,易误诊为右心房房速。

4. 起源于房间隔的房速

房间隔也是右心房房速的好发部位,起源于房间隔的房速仅次于界嵴部。比较间隔部和游离壁房速的电生理特点发现:①二者的心动过速周期差别不明显 [(367 ± 46)ms 对(366 ± 58)ms];②较多的间隔部房速需静脉滴注异丙肾上腺素才能被诱发(44.9%对 31.5%);③对腺苷的反应比游离壁房速更敏感(84.4%对 67.8%)。间隔部房速的发生可能与局部心肌的折返激动有关,折返环可能涉及了房室交界区的特殊心肌组织。间隔部房速的诱发具有临界性刺激间期和期前刺激的配对间期,而且临界性期前配对间期与期前刺激后间期成反比关系,这一特点说明心动过速系折返激动所致,对腺苷反应敏感提示折返环涉及房室交界区组织。间隔部房速的心电生理表现十分类同不典型的房室结折返性心动过速,其鉴别要点为:①心房刺激诱发心动过速与 AH 间期跃增无关;②心动过速可以与房室结水平的阻滞共存;③心动过速时心室刺激可见室房分离且心动过速周期不受影响。

5. 不适当窦性心动过速(IST)

IST 是一种少见的慢性持续性窦性心动过速。1979 年 Bauemdeind 等根据 7 例患者的临床特点,首次将其命名。Lesh 等将其归类为房速。绝大多数 IST 患者为女性,起病年龄多在 30～50 岁,临床上少见并器质性心脏病。持续存在的窦性心动过速或稍加活动引起窦性心率明显增加而产生不适症状,动态心电图监测可见平均心率＞90 次/min,清醒状态下心率常超过

100 次/min。运动心电图常见心率上升异常,运动初 90s,心率可达 130 次/min 以上。现有的研究结果提示 IST 的发病机制较为复杂,多认为原发性窦房结病变引起的自律性异常(固有心率异常增高)、心脏迷走神经反射功能减低和对 β 肾上腺素类物质异常高敏是主要发病机制。部分患者 IST 的发生与心脏自主神经功能失平衡有关,交感神经张力增高或迷走神经张力下降而导致窦房结自律性异常,引起持续性窦性心动过速。截至目前尚不完全明确 IST 的发生究竟是自主神经病变为主,还是窦房结本身的病变为主,抑或是两者共同作用的结果。

6.手术切口折返性房性心动过速(IRAT)

心脏手术后并发的房速是一种特殊类型,与心房手术造成的瘢痕有关,也称为心房瘢痕折返性心动过速。IRAT 可发生于各种心脏手术后,其中先天性心脏病手术修补后最易并发 IRAT。心动过速的发生与手术瘢痕、补片或其他人工材料有关,围绕瘢痕或补片形成的大折返是 IRAT 的发生机制。临床上 IRAT 的标测远不像上述理论上推测的那么简单,即使是非常详细标测也难以标测整个折返环,进行拖带标测有助于确定峡部亦即 IRAT 的关键部位。多数 IRAT 的折返过程十分复杂,如 Fontan 手术后,常伴有右心房的明显扩张和广泛的瘢痕,标测中可发生多个复杂的折返环。

(三)诊断要点

房性心动过速的诊断主要根据临床表现和心电图特征。房性心动过速常发生于各种器质性心脏病,如心肌梗死、心脏瓣膜性病变、急慢性心功能不全、严重肺部疾患、急性感染、饮酒过度、低血钾、低氧血症及洋地黄中毒等。主要症状是心悸不适和相应的心脏病症状。可呈阵发性或持续性,甚至无休止发作,并可引起心动过速性心肌病,此时很难与心功能不全相鉴别。体表心电图:心房率为 100 ~ 240 次/min,房率≥室率,房室阻滞和束支阻滞不影响心动过速。P'波电轴和形态与窦性 P 波明显不同,P'R > 0.12s,且随心率增加而延长,呈窄 QRS 形态,一般 P'R < RP'。房性心动过速时在同一心电图导联上 P,波形态一致被认为是单源性的,≥3 种以上形态则认为是多源性的。多源性房速常发生于慢性阻塞性肺部疾病和充血性心力衰竭的老年患者,亦可见于洋地黄中毒和低钾血症的患者。

1.自律性增高性房性心动过速

(1)持续发作,频率不稳,100 ~ 180 次/min,开始有温醒现象(频率渐增)。

(2)P'波电轴及形态和心房激动顺序与窦性不同。

(3)自发或由异丙肾上腺素诱发,但不能被心房程序电刺激诱发或终止。

(4)排除房室折返和房室结折返性心动过速。

2.折返性房速

(1)无药物干预时,100 ~ 240 次/min,节律匀齐。

(2)P'波电轴及形态和心房激动顺序与窦性不同。

(3)房速能被心房程序电刺激诱发和终止或于整拖带。

(4)排除房室折返和房室结折返性心动过速。

3.窦房结折返性心动过速

(1)P'波电轴及形态和心房激动顺序与窦性 P 波完全相同。

(2)能被心房程序电刺激诱发和终止或重整拖带。

(3)窦性频率在心动过速发作时突然变快,心动过速终止时突然变慢。

(4)排除房室折返和房室结折返性心动过速。

(四)房性心动过速的标测和定位诊断

如上所述,房速的诊断主要依据体表心电图特点、心动过速对某些药物(腺苷、维拉帕米)或刺激迷走神经的反应及心内电生理检查的发现。少数患者需与不典型的房室交界区折返性心动过速和旁路参与的房室折返性心动过速鉴别。从房速的治疗（尤其是消融治疗）角度考虑，房速的定位诊断和标测确定心动过速的关键部位，是近年来房速研究的重点，对指导治疗具有重要意义。

1.局灶性房性心动过速的P波形态与心动过速起源

根据QRS波的形态对房室旁路和室性心动过速的定位已有较多的经验，并且也证实这一简单的定位对于旁路消融和室性心动过速消融的疗效评价和手术途径选择具有一定的指导意义。而根据P波形态确定房速起源则是近几年来研究的热点，也是房速非药物治疗的需要。从理论上讲不同起源部位的房速有其特异的心房激动顺序，体表心电图P波理应具有相应的形态特征。但是，房速发作时P波形态分析对确定起源部位也有一定的可信限。有人通过62道体表心电图标测观察右心房不同部位起搏的P波形态变化，证实根据P波形态特征可将心房起搏的部位确定在 $0.79 \sim 10.75$（3.5 ± 2.9）cm 内。Tang 等 1995 年以房速的有效消融靶点作为起源部位，回顾分析 P 波特点认为：①aVL 和 V_1 导联 P 波形态有助于鉴别起源于左、右心房的房速。V_1 导联 P 波正向判定左心房起源的敏感性和特异性分别为 92.9% 和 88.25%，阳性和阴性预测价值分别为 86.7% 和 88.2%；aVL 导联 P 波正向判定右心房起源的敏感性和特异性分别为 88.2% 和 78.6%，阳性和阴性预测价值分别为 83.3% 和 84.6%；②Ⅱ、Ⅲ、aVF 导联的 P 波形态有助于识别心房上部（左、右心耳、右心房高侧壁、左上肺静脉口部）和心房下部（冠状静脉窦口、右心房后间隔、左心房下侧壁）的房速。这些导联 P 波正向提示房速源于心房上部，P 波负向则房速可能源于心房下部。起源于右心房的房速根据 P 波形态还可进一步定位。

2.激动顺序标测

激动顺序标测是通过心脏多电极、多部位记录局部电活动，相互比较以确定心脏各部位的激动时间顺序，最早激动部位往往代表其激动的起源点。各种房速无论其机制如何，最早心房激动点即为心动过速的起源点或心动过速的传出点，因此激动顺序标测是确定房速起源最重要也是最传统的方法。激动顺序标测应在完成详细的电生理检查和特殊的药物试验之后进行。除常规放置高位右心房（HRA）、希氏束（HB）、冠状静脉窦（CS）和右心室心尖部（RVA）电极导管外，应根据需要沿界嵴长轴放置 10 ～ 20 极的界嵴导管（CT 导管）用于记录界嵴部位的心房激动顺序，或沿右心房上、中、后下放置 20 极 Hallo 导管以记录右心房游离壁和后间隔的激动顺序，或经房间隔穿刺放置静脉多极导管或环状电极导管以记录这些部位的电活动。根据上述心房不同部位和不同电极导管记录的心房局部电活动可确定房速起源的大致部位，即感兴趣区，然后在感兴趣区域逐一移动标测以确定最早心房激动点。标测过程中多以 P 波起点或某一部位心房波（通常是同步记录的心房波中最主早激动部位）作为参照点，反复标测确定的最大 A-P 间期（标测导管局部心房波至 P 波间期），或相对参照点最早心房激动的部位，即是房速的起源点。晚近国内外学者开始重视局部单极电图心房波形态对判断有效消融靶点的作用。同步记录消融/标测电极导管顶端 1、2 极双极电图和 1 极单极电图，当标测中双极电图显示最早心房激动，而单极电图显示"QS"形房波，常提示该点为房速起源或有效消融靶点。必须强调，在激动顺序标测中所谓"最早激动点"或"最大 A-P 间期"，只是多部位标测比较后得出的阶段性结果，可能为真正的最早激动部位，也可能是多个标测点中相对最早的激动点，所以每一例患者最早心房激动部位的 A-P 间期并不一致。

心房激动顺序标测确定的最早心房激动点可作为消融治疗的靶点，这一方法也是局灶性房速消融中最主要的标测方法。不适当窦性心动过速的消融中，激动顺序标测结合 X 线和心腔内超声可确定窦房结的头端，此处消融不仅可以达到改良窦房结的起搏功能以控制心率，而且能保留良好的窦房结变时性，术后少有患者出现窦性停搏。手术切口折返性心动过速的发生机制复杂，激动顺序标测对确定房速出口有一定意义，但作为消融靶点的价值不大，难以有效指导消融治疗。

3.起搏标测

与心室起搏标测一样,不同心房部位起搏所产生的心房激动顺序各异,其体表心电图P波形态不同,与房速起源相同的部位起搏,其心房激动顺序应同于房速,心电图上P波形态也应相同。因此,在心房激动顺序标测获得的最早激动部位进行起搏标测,如果起搏引起的心房激动顺序和心房各部位的激动时间与房速一致,体表心电图P波形态完全相同,表明起搏导管电极位于房速起源点。房速的起搏标测是激动顺序标测的一种补充,可用于局灶性房速的靶点标测。实际应用中,受到P波振幅矮小,且常与T波融合等因素影响,在体表心电图上有时难以完全显示各导联P波形态,单凭心房起搏标测定位房速起源其精确性有一定限度。

4.拖带标测

对于折返激动机制产生的房速,当折返环足够大时,在邻近折返环部位进行心房起搏,刺激引起的心房冲动可进入折返环并循折返环路逆向和顺向传导,逆向传导与折返顺向波阵面碰撞而阻滞(消失),顺向传导却又重建心动过速,从而使心动过速的频率跟上起搏频率。起搏停止后,心动过速的形态和频率恢复到起搏前状态,这一过程即为房速的拖带。心动过速被拖带即说明其机制为折返激动,同时分析拖带过程中的电生理表现可确定折返环的关键部位,亦即慢传导区或峡部。拖带标测主要用于手术切口折返性房速的峡部定位,指导手术切口折返环性房速的消融治疗。其他机制引起的房速拖带标测的价值有限。

5.其他标测方法

晚近不少文献报道了应用三维电磁标测系统(Carto标测系统)标测房速的冲动起源并重建心房立体结构和模拟房速激动波阵面在心房的扩布过程,由此判断房速的折返部位和折返环的峡部区域。Carto标测的原理是利用磁场发生器确定导管的空间位置,标测导管根据位置稳定性和局部激动时间(LAT)稳定性记录该点心内电图和采样,在心内膜获取几十个甚至几百个点之后实时重建心腔的三维结构。标测所得的电解剖图可分为激动图、传导图、电势图或电压图和网络图等。

网篮状电极阵标测技术是近年来应用于临床的另一标测技术。网篮电极阵由64对电极组成,放置于右心房后适当调整使之与右心房结构相容。这个电极网具有记录和起搏功能。放置到右心房后88%±4%的电极可记录到稳定的局部电图,64%±5%的电极对能进行稳定的心房起搏。根据同步记录的局部电活动能迅速判断最早激动部位,以确定房速起源。有人根据标测结果对16例患者进行射频消融治疗,15例患者获得成功。目前网篮状电极阵标测主要用于右心房标测,结合计算机对标测结果进行重构也能模拟出心房激动的立体图,可直观地指导房速机制研究和消融治疗。

总之,房速的标测和定位不仅是诊断和鉴别诊断的需要,而且对房速机制研究和指导治疗更具重要意义。心电图上房速的P波形态是定位诊断的重要依据,V_1和aVL导联P波直立对判断左、右心房房速有较高的特异性和敏感性;Ⅱ、Ⅲ、aVF导联P波直立或负向可将房速定位于心房的上部或下部。激动顺序标测是局灶性房速定位和确定消融靶点的主要方法,标测获得的最早激动部位即是房速的起源部位,不论房速机制如何,均可作为消融靶点的判断指标。起搏标测由于受到P波形态的影响,尚难以可靠地用于房速定位。拖带标测是研究房速机制的重要方法,对于大折返机制引起的手术切口折返性房速拖带标测可确定折返环的慢传导部位(峡部),是指导峡部线性消融的可靠方法。三维电磁标测系统和网篮状电极标测系统可结合计算机重构技术,直观重建房速激动的扩布过程,有助于判断房速起源和确定折返的关键部位,是复杂性房速消融治疗的重要标测手段。

（五）治　疗

房速的治疗分为药物治疗和非药物治疗。

1.房速的药物治疗

目前,抗心律失常药物仍是房速的主要治疗措施之一。房速特发性者少见,药物疗效也差;大多患者有器质性心脏病基础。房速的药物治疗取决于心动过速的发作类型、持续时间和对血流动力学的影响。偶尔短阵发作的房速患者多无明显的临床症状,不必给予药物治疗;短阵房速发作频繁也主要选择副作用相对较小的抗心律失常药物,如β受体阻断剂或钙通道阻滞剂,一般应让患者了解这是一种良性心律失常,病因治疗和诱因纠正可减轻患者症状,如慢性阻塞性肺病抗感染改善通气等常能取得较好效果;频繁发作伴心悸等症状者,主要以口服药物治疗为主,β受体阻滞剂、钙通道阻滞剂和洋地黄类药物对短阵发作的房速疗效尚不肯定,部分自律性异常(儿茶酚胺敏感)或以触发活动为机制的房速可能对β受体阻滞剂和钙通道阻滞剂有效,但总的有效率较低。但也有人明确提出,患者若需治疗且无禁忌证者,应首选β受体阻滞剂。地高辛治疗无效,但可减慢房速时的心室率。钙通道阻滞剂可能对触发活动引起的房速有效。Ⅰa、Ⅰc和Ⅲ类抗心律失常药可明显减少短阵房速的发作次数,减轻或消除患者的症状。但这些药物长期服用有一定的心脏或心脏外毒副作用,尤其要注意这些药物的致心律失常作用。临床应用中应权衡药物治疗的利弊。对症状较重者,可酌情选用Ⅰ类和Ⅲ类抗心律失常药物治疗。国内常用胺碘酮和普罗帕酮治疗。多源性房速是一种不多见的紊乱性房性心律,常见于肺源性心脏病,治疗原发性疾病,改善通气,纠正低氧和水电解质失衡对控制房速有一定作用,必要时可选用钙通道阻滞剂和镁制剂控制心动过速。

阵发持续性房速需急诊治疗。其治疗原则类同阵发性室上性心动过速,宜选用静脉制剂以有效控制心室率和转复窦性心律,常用维拉帕米、普罗帕酮。腺苷或快速静脉注射对部分房速患者有效,尤其对起源于界嵴和间隔部的局灶性房速,可短时间成功终止其发作,转复为窦性心律。少数患者需静脉注射胺碘酮以转复窦性心律。

心动过速无休止性发作是房速的特殊表现,各种机制的房速均可无休止性发作,无休止性房速常难通过药物转复窦性心律,Ⅰ类和Ⅲ类抗心律失常药物仅对部分患者有效,β受体阻滞剂、洋地黄类和Ⅰa类药物虽均有一定的临床效果,但长期口服抗心律失常药物预防阵发性房速的复发仍是心律失常治疗中有待解决的问题。多数患者需选择房室阻滞剂以有效控制心室率,对发生心动过速心肌病者应积极采用非药物治疗。近年来经射频消融证实的无休止性房速中以局灶性为多,而且右心房房速更常见。无休止房速是心动过速依赖性心肌病的常见原因。药物治疗效果不明显,包括地高辛、β受体阻滞剂和Ⅰa、Ⅰc及Ⅲ类抗心律失常药物。自律性增高引起的房速比折返性和触发活动引起的房性心动过速更难控制,常难以转复并维持窦律。因此,可说无休止性房速的药物治疗是一尚未解决的难题。但药物治疗可控制心室率,控制心室率能迅速改善左心室功能,纠正心功能不全。药物治疗宜首选抑制房室结传导的药物,如β受体阻滞剂或钙通道阻滞剂,以减慢心室率。Ⅰ类和Ⅲ类药物对部分患者有效。自律性增加引起的房性心动过速常可自行恢复。由洋地黄中毒引起的房速,需要立即停药,可用钾盐、苯妥英钠或利多卡因治疗,有条件可用地高辛特异性抗体治疗。

总之,关于房速药物治疗应注意掌握如下几条原则:

(1)治疗基础疾病,去除诱因。

(2)发作时治疗的目的在于终止心动过速或控制心室率。可选用毛花苷C、β受体阻滞剂、胺碘酮、普罗帕酮、维拉帕米、地尔硫卓静脉注射。对血流动力学不稳定者可采用直流电复律。刺激迷走神经的方法通常无效。

(3)对反复发作的房速,长期药物治疗的目的是减少发作或使发作时心室率不致过快,以减轻症状。可选用不良反应少的β受体阻滞剂、维拉帕米或地尔硫。洋地黄可与β受体阻滞剂或钙拮抗剂合用。如果心功能正常，且无心肌缺血，也可选用Ⅰc类或Ⅰa类药物。对冠心病患者，选用β受体阻滞剂、胺碘酮或索他洛尔。对心衰患者，考虑首选胺碘酮。

（4）对合并病态窦房结综合征或房室传导功能障碍者，若必须长期用药，需安置心脏起搏器。

（5）对发生心动过速心肌病者应积极采用非药物治疗；对特发性房速，应首选射频消融治疗。无效才可用胺碘酮口服。

2.非药物方法治疗

长期口服难以控制病情，主张积极采用非药物方法治疗，以彻底逆转扩大的左心室和改善心功能。无休止性房性心动过速非药物治疗方法包括食管调搏、射频导管消融和外科手术治疗等。房速引起明显血液动力学障碍者可行电转复。

（1）射频消融治疗。房速非药物治疗中，射频消融已成为最主要的方式，逐渐取代外科手术治疗。持续性单源性房速，药物治疗难以预防发作或不适合长期口服药物治疗者，射频消融治疗已成为首选治疗方式。局灶性房速消融治疗的经验最多，普遍采用心动过速节律下激动顺序标测，结合局部双极电图的提前程度和单极电图的形态特征判断消融靶点，部分患者需放置特殊标测导管如 Hallo 导管、界嵴导管或特殊肺静脉标测导管，以确定靶点标测的感兴趣区域。局灶性房速消融的成功率在 60%～100%。

不适当窦性心动过速为少见的良性心动过速，症状明显、药物治疗疗效欠佳者可选择射频消融治疗。这一消融方式能有效减慢心率，控制症状，但部分患者术后易出现窦性停搏而需植入心脏起搏器。目前提倡改良性窦房结消融，即在 X 线或心腔内超声指导下，结合最早激动点标测，选择性消融窦房结头端。消融后心率明显下降，与术前相同剂量的异丙肾上腺素静脉滴注后心率仍降低 25%以上，且心房最早激动点明显下移（仍为窦性 P 波形态）为消融终点。这一消融方法不仅能有效控制心率，且能保留良好的窦房结变时性功能，术后少有患者发生窦性停搏。截至目前，不适当窦性心动过速消融治疗的病例数有限，国内仅有散在的个案报道，其消融治疗的安全性和远期效果尚待进一步观察。

手术切口折返性房速与心脏手术的类型、心房切口和补片直接相关。射频消融治疗需进行详细的电生理检查，常规放置 20 极 Hdlo 导管，1～2 根 8 极导管放置于手术瘢痕或补片相邻的心房处，诱发房速后标测心房最早激动点，寻找心房双电位区和心房电静止区，以确定手术瘢痕或补片的边界，多部位起搏，拖带标测折返环的峡部。选择峡部为消融起始点，向峡部另一侧的解剖传导屏障（如三尖瓣环或上、下腔静脉）作连续线性消融。放电过程中房速终止，且完成消融线后房速不再被诱发为消融终点。手术切口折返性房速有时可形成复杂的折返环路或存在多个峡部，对某一峡部线性消融后，折返过程可发生变化而转变为另一型房速，必须重新标测确定另外的峡部并行消融后，才能终止心动过速。虽然消融治疗手术切口折返性房速可成功终止和预防心动过速复发，但目前的经验还不多，消融方法也有待进一步改进。线性消融峡部是成功治疗手术切口折返性房速的先决条件，其成功率达 80%。

总之，射频消融是房性心动过速的主要非药物治疗方式，可用于临床症状明显、药物治疗效果欠佳的持续性和无休止性房速。局灶性房速多采用激动顺序标测确定消融靶点，消融疗效与心动过速的发生机制无关，主要取决于房速起源部位，右心房房速消融途径简单、临床疗效安全可靠，左心房房速消融治疗的成功率约为 60%，标测和消融方法尚有待改进。不适当窦性心动过速较为少见，消融治疗能有效控制心率，主张选择性消融窦房结的头端，以心率下降25%、心房最早激动点明显下移为消融终点。手术切口折返性心动过速有确切的解剖基础，消融的靶区为折返环的慢传导区（峡部），需综合激动顺序标测、拖带标测和电解剖标测确定慢传导区，线性消融峡部使心动过速终止，且完成消融线路后不再诱发心动过速为终点。手术切口折返性心动过速的机制较为复杂,国内消融治疗的经验不多,需加强对这类房速的研究。

与房室结折返性及房室折返性室上性心动过速不同,房性心动过速射频导管消融要获得很高的成功率受许多因素的影响,如膈神经刺激,广泛性心房病变,加之心房壁较薄增加了人们对房性心动过速导管消融时心房穿孔的担心。

(2)其他非药物治疗方法。包括食管调搏、电复律、外科手术治疗。

在上述方法均无效,或同时有其他心脏外科手术指征者可考虑手术治疗。

3.房性心动过速儿童患者的治疗

房速在儿童(包括新生儿和婴幼儿)比较少见。与房速成人患者一样,在对房速儿童患者的治疗中,首先应针对病因治疗,例如对心肌炎、心包炎、洋地黄中毒等的治疗,并注意纠正诱发因素,如电解质紊乱、严重肺部疾患引起的低氧血症等。药物治疗房速对新生儿及婴幼儿也是安全有效的。因此,对房速儿童患者,药物治疗是首选治疗,首选Ⅰc类药普罗帕酮,如效果不好,Ⅲ类药胺碘酮、索他洛尔或Ibutilide也可选用。如果多种药物治疗失败,可考虑导管射频消融。由于儿童患者身材小、心脏小、心壁薄,对射频消融术的技术要求高,要在设备、急救措施较完善的医院由有经验的电生理学专业医师进行操作。对消融困难的病例,可考虑用Carto系统进行更精确的标测和靶点定位,以提高成功率。

三、心房扑动

心房扑动(AFL),简称房扑。传统上所说的房扑是指快速而规则的心房节律,心电图上表现为P波消失,代之以快速而规则的扑动波,扑动波的频率250～350次/min,其间常无等电位线。扑动波通常等比例下传,表现为规则的R-R间期,有时扑动波可不等比例下传,R-R间期呈不规则状。长期以来,房扑和房速的区分主要是根据心房波的频率,多数文献认为,心房频率在240次/min以上者称房扑,在240次/min以下者称房速。但随着房扑电生理机制的破译和折返环路的确认,房扑和房速在频率上有很大的重叠。在新近的一些消融研究中,典型房扑的周长可达300ms,甚至可长达350ms,因此仅根据频率并不能严格区分房速和房扑。实际上,房扑和房速均为规则的快速房性心律失常,从电生理机制的角度出发,房扑是心房内大折返性心动过速,为一种特殊类型的房速。

(一)房扑的分类

关于房扑的分类,由于受当时认识的限制,曾出现多种不同的分类。1911年,Jouy和Ritchie首先描述了房扑。随后房扑被分成两个亚组,即典型房扑和非典型房扑。典型房扑表现为Ⅱ、Ⅲ、aVF导联的负向扑动波,非典型房扑表现为上述导联的正向扑动波。在以后的文献中,对此两亚组又有不同的名称,前者称为常见型房扑,后者为非常见型或少见型房扑。随着对房扑折返环路的认识,上述两种房扑又分为逆钟向折返房扑和顺钟向折返房扑。以上几种分类尽管称谓不同,但内容和本质是相同的,即典型房扑=常见型房扑=逆钟向房扑,而非典型房扑=少见型房扑=顺钟向房扑。电生理学者根据电生理机制的不同将房扑又另行分类。

Wells等根据房扑是否可以被快速心房起搏终止而分为Ⅰ型和Ⅱ型。Ⅰ型房扑可被快速心房起搏终止,包括前述的典型房扑和非典型房扑以及手术切口或补片周围折返性快速房性心动过速(房速)。Ⅱ型房扑不被快速心房起搏终止,其频率较快且不稳定,通常为340～433次/min,在持续较短时间后或转变为Ⅰ型房扑或进展成心房颤动(房颤)。Lesh等在1996年对房性快速心律失常的分类中将房扑分为典型房扑(包括顺钟向和逆钟向房扑)、不典型房扑、手术切口或补片周围折返性房扑3种。由于Lesh分类的主要依据是房扑的电生理机制,包括房扑的折返环路和消融靶点定位,对房扑的治疗有指导意义,因此被临床医师广为采用。在Lesh分类中，典型房扑常表现出电生理上Ⅰ型房扑的特征，而非典型房扑既可以表现Ⅰ型房扑的特征，也可表现为Ⅱ型房扑的特征，因此，不能把典型房扑等同于Ⅰ型房扑，非典型房扑等同于Ⅱ型房扑，这是两类不同的概念。

上述种种分类，无论是根据心电图形态、电生理机制，还是心房频率，均有其局限性，因此有必要对房扑包括房性快速心律失常本身进行合理和规范的分类。中华心电生理和起搏学会房性快速心律失常专家组参照Lesh和Cosio等的分类，建议将房性快速心律失常作如下分类。

1.窦房折返性心动过速

P波形态和心房激动顺序与窦性节律时相同，心动过速周长在350～550ms，可被程序电刺激诱发和终止。

2.房　　颤

QRS波绝对不规则，每个QRS波前均无规则的心房波，代之以振幅、形态、间距绝对不规则的"f"波，频率在350～600次/min。

3.房　　速

快速而规则的心房波，但其形态介于窦性P波和房颤波之间，包括局灶性房速、折返性房速和房扑。

2001年7月，欧洲心脏病学会（ESC）和NASPE联合专家组认为，原来主要根据心电图表现进行的房性快速心律失常的分类（传统的分类）已沿用很长时间，因存在一些重要的缺陷，应予以废弃。从而，对房扑和规则的房速又提出了一个新分类法。

总之，房扑的分类和命名长期以来较为混乱，有的以心电图特征为主，有的以电生理特性为主，因此，有必要进行统一，且为临床医师和电生理医师共同接受。根据临床特征、心电图特点及电生理研究结果，中华心电生理和起搏学会房性快速心律失常专家组建议将房扑分为典型和非典型两大类。典型房扑包括顺钟向和逆钟向折返性房扑两类，其频率常在240～350次/min。顺钟向房扑表现为Ⅱ、Ⅲ、aVF导联的负向扑动波和V₁导联的正向扑动波；逆钟向房扑表现为Ⅱ、Ⅲ、aVF导联的正向扑动波和V₁导联的负向扑动波。非典型房扑的扑动波形与典型者有差异，频率常在340～433次/min。与手术切口或补片有关的房扑归房速范畴。Ⅰ型和Ⅱ型房扑仅根据房扑是否被快速心房刺激终止而命名，对其电生理机制及临床特征分类并无指导意义，建议不再使用。若要明确房扑的产生机制，则应进行详细的电生理检查。

（二）房扑的病因与机制

1.病　　因

阵发性房扑可发生于无器质性心脏病者。持续性房扑则常见于器质性心脏病患者，病因包括心脏瓣膜病变、冠心病、高血压性心脏病、心肌病、慢性心功能不全等。引起房扑的其他病因，包括肺栓塞、甲状腺功能亢进症、酒精中毒和心包炎等。

2.房扑的电生理机制

房扑的电生理机制是明确的，即房扑是心房内大折返性心动过速，典型房扑的折返环是介于界嵴和三尖瓣环之间的闭合环路，其峡部位于下腔静脉口与三尖瓣环之间。非典型型房扑的折返环路因人而异，其扑动频率较快，常在340～433次/min。

（三）房扑的临床表现

房扑大多伴有器质性心脏病，因此其症状一方面取决于基础心脏病，另一方面取决于房扑本身。房扑往往有不稳定的趋向，可恢复窦性心律或发展为心房颤动。因此，心房发生扑动后，其危害有三：①失去心房辅助泵的功能；②快速的心室反应（心室率快）；③可能蜕变为房颤。由于房扑时心房失去辅助泵的功能，同时也由于快速的心室反应，患者症状与房扑时的心室率快慢有关，心室率不快者可全然不觉察。在有器质性心脏病的患者可使心功能不全症状加重，可出现心力衰竭的所有症状和体征。在合并缺血性心脏病的患者，还可出现心绞痛。即使在无器质性心脏病患者，过快的心室率持续较长时间，也可使患者出现心脏扩大和心力衰竭。心室率过快时还可出现心悸、头晕、气短、乏力甚至晕厥等症状。体格检查时可见快速的颈静脉扑动。房室传导比率发生变化时，第一心音强度随之发生变化，部分患者可蜕变成房颤，引起与房颤有关的症状和并发症。另外，房扑患者可出现肺循环栓塞和体循环栓塞，多数是因为房扑蜕变为房颤的结果。另有研究表明，房扑本身也可以形成心房内血栓，产生体循环栓塞，包括脑卒中等。

体表心电图表现：心房活动呈规律的锯齿型扑动波，扑动波之间的等电位线消失。根据心房扑动频率和扑动波的方向分为两型。Ⅰ型较为常见，约占 95%，发作时心电图Ⅱ、Ⅲ和 aVF 扑动波为负向，房率为 240～340 次/min，未用药物治疗时，常呈 2:1 传导，心室率 150 次/min 左右；Ⅱ型扑动波方向与Ⅰ型相反，房率为 340～430 次/min，此型不常见，且不稳定。房扑使用奎尼丁等药物时，心房率减慢到 200 次/min 以下时，常可引起 1:1 的房室传导，心室率明显加快。预激综合征、甲状腺功能亢进症等并发房扑时，房室传导可达 1:1，产生极快的心室率，有发生心室颤动的危险。不规则的心室率系由房室传导比例不等引起。QRS 形态一般正常，如有预激综合征、室内差异传导或原先有束支传导阻滞，QRS 波形可增宽，形态异常。

（四）房扑的诊断与鉴别诊断

1. 房扑的诊断

主要靠心电图表现，根据心电图上的房扑波常可明确诊断房扑，扑动波常常在下壁导联和 V_1 导联比较明显。房扑时的房室传导多为 2:1 或 4:1，但也可以不规则下传，极少数情况下 1:1 下传。房扑伴房室 1:1 下传常见于合并预激综合征，但在短 PR 的患者也可出现 1:1 传导，另外在运动或由于其他临床情况而用拟交感类药物时也可出现 1:1 房室传导。房扑患者在使用Ⅰc 类抗心律失常药物时心房波的频率可降至 180～200 次/min，此时容易出现 1:1 房室传导，其血流动力学效果反而比用药前差。

在常规心电图高度怀疑房扑但又不能确认时，可采用一些增加迷走神经张力的措施如颈动脉窦按压和 Vlsalva 动作等，这可产生短暂的房室阻滞而显示心房扑动波。如果上述方法失败，可继续采用下列措施：①放置心腔内或食管电极导管，记录心房波；②使用腺苷、艾司洛尔、维拉帕米等药物，促使产生房室阻滞，显示心房波。但在房扑合并宽 QRS 心动过速时，使用上述药物有时可恶化心律失常，需特别慎重。

2. 鉴别诊断

应与其他室上性心动过速进行鉴别，主要是心动过速的频率及心房活动之间有无等电位线。QRS 增宽时应与室性心动过速相鉴别，既往病史和无心动过速发作时的心电图有助于鉴别诊断，鉴别特别困难时可行心内电生理检查。

（五）房扑的治疗

非典型房扑临床上常不稳定，或蜕变成房颤，或转变成典型房扑，因此重点是对典型房扑的处理。其处理目的包括控制房扑时的心室率、终止房扑和终止房扑后的窦律维持。对于大多数临床房扑，首要的治疗是控制其心室率，复律与否是次要的，除非伴血流动力学障碍。洋地黄类药物是控制心室率的首选药物，但单独使用常难以达到满意的效果，联合使用 β 受体阻滞剂或钙拮抗剂可使心室率达到满意控制。关于房扑的终止，一般来说，典型房扑必须终止。终止方法有抗心律失常药物、快速心房起搏和直流电转复三种。

1. 抗心律失常药物复律

药物复律，适用于阵发性房扑无明显血流动力学障碍者。

随着新的抗心律失常药物的问世，药物转复在临床上越来越受到重视。多年来心房扑动标准治疗方法是静脉给洋地黄制剂,常用毛花苷 C,目的是控制房扑时的心室率或转复为窦性心律,然而这种方法虽可以接受,但不是首选,因为很少有静脉用药能将房扑转复成窦性心律的;钙通道阻滞剂和 β 受体阻滞剂可以很容易达到控制心室率的目的。尽管用药物难以直接转复为窦性心律,但除非房扑伴血流动力学不稳定时,选择直流电电复律或快速心房起搏方法终止,否则首先应使用抗心律失常药物,主要是基于下述考虑:①减慢心室率:多用 β 受体阻滞剂、钙通道阻滞剂或地高辛;②提高快速心房起搏转复的疗效:主要用奎尼丁、普鲁卡因酰胺、丙吡胺;③提高直流电转复后维持窦性心律的可能性。

普鲁卡因胺、氟卡尼、普罗帕酮等转复房扑也有一定的成功率。使用Ⅰ类药物时,房扑的频率可减慢,有时出现房室 1∶1 传导,使心室率加快,因此使用这类药物时剂量要足够,使其对房室传导有足够的抑制作用,避免 1∶1 房室传导的发生。在直流电转复和快速心房起搏前也可静脉给予抗心律失常药物,以提高转复的成功率和转复后维持窦性心脏律。因此,临床上可用以下药物。

(1)心律平 70～140mg 稀释 1 倍后静脉注射(不少于 10min),可每 5～10min 重复 35mg,无副作用者可于 1h 内达到 210mg。也可首次静脉注射 2mg/kg,继之以每分钟 7μg/kg 静脉滴注。

(2)胺碘酮,适用于心律平复律无效者,并可作为预激综合并房扑药物复律的首选药物。可用 5mg/kg 稀释后静脉注射,15min 后可重复半量,30min 内不超过去时 10mg/kg。

2.食管快速心房调搏

食管起搏需要较高的起搏阈值,患者常有疼痛不适的感觉,食管起搏一定注意起搏部位,是近心房而不是心室,否则快速的心室刺激可引起心室颤动危险。快速性心房起搏既可以使房扑直接转复为窦性心律,也可以诱发心房颤动,心房颤动持续数秒或数分钟可以转复为窦性心律,很少发生持续性心房颤动,即使发生持续性心房颤动也可用药物很好地控制心室率。

3.心内快速心房起搏终止房扑

心内快速心房起搏能有效终止房扑(Ⅰ型),但一般只在电生理检查过程中采用,起搏部位选择高位右心房,起搏频率从快于心房频率 10～20 次/min 开始,并逐渐增加至 400 次/min,当起搏至心房夺获后突然终止起搏,或突然降低心房起搏频率,常可有效转复为窦性心律。刺激时持续监护肢体Ⅱ导联,终止房扑成功的标志是Ⅱ导联房扑波由负向转为正向,此时停止起搏可终止房扑。当初始频率不能终止房扑时,在原起搏频率基础上再增加 5～10 次/min,重复上述步骤。终止房扑最有效的起搏频率是房扑频率的 120%～130%,利用心房起搏终止房扑时最好直接启用最适宜频率,持续 15～30s。若在高位右心房起搏不能终止房扑,则可更换起搏部位。

在应用快速心房起搏时,还需注意下列问题:①首先以较慢的频率起搏,确定无心室夺获;②心房起搏频率快于 400 次/min 时有可能导致房颤;③必须注意最佳起搏频率和最佳持续时间(平均 11s);④起搏强度从 10mA 开始,逐渐递增可达 20mA。起搏强度大,心房夺获的机会多,终止房扑的成功率高。经食管心房起搏时,强度至少在 20mA,但一般不超过 30mA,脉冲宽度至少 9～10ms。

在通过食管或心内快速心房起搏终止房扑过程中,有发生房颤的可能性,房颤发生后或自行转成窦性心律,或又转变成房扑,或房颤呈持续倾向。发生房颤后,由于隐匿性传导的增加,心室率较房扑时慢。另外,房颤时的心室率较易用药物控制。因此,在药物治疗不能终止房扑,快速心房起搏复律失败时,促使房扑转为房颤心律不失为一良策。

4.直流电转复

直流电转复房扑具有很高的成功率。经胸直流电转复房扑与转复房颤相比,具有能量低、成功率高、速度快的特点,一般推荐能量是 50J。无效时可加大电击能量至 100～200J。如将两根电极导管分别置于高位右心房和冠状静脉窦能够成功进行心内转复,所需能量低,一般为2～3J,这一技术嗣后成功用于植入型心房复律除颤器、直流电转复取 R 波同步触发,以避开心室易损期,避免转复过程中诱发室颤。

直流电转复房扑主要适用于房扑时心室率很快,伴有血流动力学紊乱或伴胸痛、心功能不全等严重症状时。因直流电转复需要在麻醉下进行,对于饱餐后或有慢性阻塞性肺病的患者不能采用。此时最好使用快速心房起搏或用药物控制心室率。对于心脏手术中发生的房扑最好的选择是利用心外膜心房临时起搏导线行快速心房起搏。

5.关于慢性房扑的治疗

慢性房扑的治疗主要包括药物治疗和射频导管消融治疗。Ⅰa 类药物如奎尼丁可用于防止房扑复发。Ⅰc 类药物也同样有效且较奎尼丁耐受性好,副作用少。但对于缺血性心脏病引起的房扑应持慎重态度,防止发生抗心律失常药物的致心律失常作用。Ⅲ类抗心律失常药物如胺碘酮和索他洛尔治疗有效,但可引起 QT 延长及其他副作用,应权衡利弊。慢性房扑是否需要抗凝治疗尚无定论。

腔内电生理发现Ⅰ型房扑的产生机制是折返激动,下腔静脉口与三尖瓣环之间是折返环的关键部位,在此处进行解剖性线性消融成功率高,可达 70%～90%,但复发率较高。进一步研究发现房扑的复发可能与射频消融未产生透壁性的损伤有关。现在采用下腔静脉与三尖瓣环之间是否形成双向传导阻滞作为消融的终点,可望降低房扑的复发率。房扑合并预激综合征时,可引起 1:1 的房室传导,此系高危患者,有引起心室颤动的可能,首先需要消融阻断房室旁路,有很多报道阻断旁路后,房扑也不再发作。

另外,关于抗心动过速起搏治疗,由于心房刺激可引起心房颤动,且抗心动过速起搏器价格昂贵,加之射频导管消融的迅速发展,这种治疗方法已很少应用;还有报道在上述线性消融的部位外科手术切断或用冷冻的方法可治愈房扑,由于射频消融技术的发展与成熟,现也已很少使用,除非同时需要心脏外科手术。

总之,房扑若伴血流动力学不稳定,首选电复律。体外直流电转复房扑具有所需能量低、成功率高、速度快的特点,一般推荐能量是 50 J。Ⅰa、Ⅰc 或Ⅲ类药物尽管可转复房扑,但转复能力有限。临床上对房扑首先需要处理的是控制快速的心室率,常用药物为洋地黄类,但单独使用效果较差,需和β受体阻滞剂和钙拮抗剂合用。就心室率的控制而言,房扑时常较房颤时难,药物剂量难以掌握。经食管或心内快速心房刺激终止房扑也是临床上常用的方法,刺激时需注意最适当频率和最适当刺激时间,最适当频率常为房扑频率的 120%～130%,最适当刺激时间为 10～15s。心房快速刺激过程中房扑可能蜕变为房颤,嗣后房颤或自动转复为窦性心律,或转回房扑,或呈持续倾向。对于持续房扑合并心房增大或心功能不全的患者,应予以华法林抗凝治疗,而对其他持续性房扑者,应作食管超声检查,如有心房内血栓,也应使用华法林抗凝治疗。

四、心房颤动

心房颤动简称房颤,是临床上最常见的持续性室上性的心律失常,大多发生于器质性心脏病患者,少数患者无可发现的心脏病,且其发生率随年龄增高。房颤是缺血性脑卒中的主要原因之一,尤其老年人。房颤时听诊心音强弱不等,心律极不规则,且有脉搏短绌。体表心电图:P 波消失代之以 f 波,f 波大小不一,形态不规则,间距不等,频率范围 350～600 次/min,QRS 波正常,R-R 间期绝对不等,心室率一般为 100～160 次/min,也可以＞180 次/min。房颤合并有房室旁路前传、束支阻滞、差异传导或室性早搏时,QRS 波增宽,应与室性心动过速鉴别。主要危害有：心悸不适、引起或加重心功能不全、血栓栓塞。房颤治疗的目的是恢复窦性心律，恢复心房初级泵功能并防止三大主要危害。如不能恢复窦性心律，则主要是控制心室率，改善和防止心功能恶化，抗凝治疗防止血栓形成和血栓栓塞并发症。

（一）病因与机制

1. 病 因

70%左右的房颤发生在器质性心脏病患者，包括瓣膜性心脏病（尤其二尖瓣病变）、原发性高血压病（尤其发生了左心室肥厚）、冠心病、肥厚型或扩张型心肌病、先天性心脏病等。房颤也可见于限制型心肌病、心脏肿瘤、缩窄性心包炎、二尖瓣脱垂、慢性肺源性心脏病、二尖瓣环钙化、特发性右心房扩张以及充血性心力衰竭。如果这些原因消失或被治愈，房颤可能不再发作。房颤也是心脏外科手术或胸腔手术常见的并发症。持续性房颤则更多见于器质性心脏病患者，常见的病因同持续性心房扑动。部分患者则是心动过缓—心动过速综合征（病窦综合征）的心动过速期表现。房颤可能与一些急性原因有关，例如急性心肌梗死、急性心包炎、急性心肌炎、肺动脉栓塞、急性肺疾病以及甲状腺功能亢进等。心脏与肺部疾病患者发生急性心肌缺氧、高碳酸血症、代谢或血流动力学紊乱时亦可出现房颤。正常人在情绪激动、手术后、运动或过量饮酒时也可发生阵发性房颤。迄今为止，大约30%的房颤无任何发现的病因，包括器质性心脏病、甲状腺功能亢进、慢性阻塞性肺疾病、显性窦房结功能异常、嗜铬细胞瘤和心室预激综合征等，称为孤立性房颤或特发性房颤。

2. 病理生理和电生理机制

房颤发生于3种不同的临床情况。

（1）无可识别的器质性心脏病者，房颤是原发性心律失常。

（2）虽无可识别的器质性心脏病，但有促使房颤发生倾向的非心脏性疾病（例如甲状腺功能亢进），房颤是继发性心律失常。

（3）器质性心脏病患者，房颤是继发性心律失常。

目前尚不清楚在这3种情况下房颤发生以后维持房颤的有关病理生理因素是否一样，但房颤的起始或诱发因素很可能是不同的。

继发于心脏病的房颤与其他情况下的房颤其病理学改变明显不同。伴有器质性心脏病的房颤，常见心房扩张和不均匀分布的纤维化。纤维化的程度不等，自散在的灶性纤维化至弥漫性纤维化，包括窦房结结构的破坏。纤维化可能是对炎症或退行性变过程的反应。心房肌纤维肥大也是房颤患者主要的组织学改变，有时是唯一的组织学改变。此外，还可以有坏死、脂肪变性、淀粉样变性和炎症性改变。与之相反，继发于全身性疾病，例如甲状腺功能亢进或电解质紊乱的房颤，通常不伴有病理学异常，或至多有非特异的散在纤维化。根据有限的资料看来，发生于健康人的阵发性房颤（孤立性房颤），心脏一般无病理改变，房颤的发生或是由于心房肌细胞离子通道的功能异常，心房肌的功能性异常，或是由于未识别的非病理性结构性异常。在某些病例，房颤是病态窦房结综合征的最早的表现，往往是一种全心房病变。有学者最近报道，孤立性房颤患者的活体组织检查发现，66%有心肌炎的组织学改变。

在有器质性心脏病的患者，当心脏病发展到临床显著程度时，开始发生房颤，起初往往是阵发性的。阵发性房颤随着时间有进展为慢性的倾向，而不是保持阵发性不变。反之，全身性情况伴发的房颤，在这个全身性异常持续存在时，房颤也持续存在，而于这个全身性异常得到有效治疗后，房颤自行转复为窦性心律，或在药物或电转复后，能够维持窦性心律。在无心脏病和非心脏性病变存在的情况下发生的孤立性房颤，通常是阵发性或反复发作的，仅偶尔是持续性的。

关于房颤的发生机制，几十年来许多学者进行了大量实验研究和临床观察，提出了种种假说来说明房颤是如何发生（或称起始、发动）的，房颤的发生必须具备的条件，房颤发生后又是怎样维持（或持续）的，等等。涉及的两个主要问题是：①发生房颤的基质；②诱发房颤的因素，或称触发因素。目前较广泛接受的学说是多个子波折返激动假设和异位局灶自律性增强假设。但是，尽管近年来有些进展，房颤发生机制的许多问题尚未充分阐明。产生折返激动的前提是：①缓慢传导；②单向阻滞（结构性的或功能性的）；③折返波阵面前方的心肌组织已恢复其兴奋性。有关研究显示，房颤患者心房肌的不应性离散和传导速度离散增加，这些改变是与房颤的发生和持续有关的重要因素。传导延缓也与房颤的发生有关，尤其在有病的心脏。心房组织的结构性和（或）功能性改变可能是房颤患者心房不应性离散和传导延缓的重要基础原因。心房肌的不应性离散导致心房的某些部位发生传导阻滞，传导延缓使激动波阵面前方的心房组织有足够时间恢复其兴奋性，这样，便满足了产生折返激动的前提条件。有器质性心脏病的患者，心房组织的结构性原因（例如纤维化）和功能性原因（不应性离散和不均一的复极化），导致心房内有多条折返径路存在，在多条（5～6条）大小不等、方向互异的心房内折返径路上产生折返激动，便可能形成房颤，这是可能发生房颤的心房电生理基质。与房颤的发生和维持有关的其他因素还有房性期前收缩、与自主神经系统的相互作用、心房牵张、各向异性传导和老化过程等。

房颤能够发生和持续，另一个重要的概念是，必须有足够大小的心房组织块，Cox倡导的迷宫手术能够成功地治疗房颤，支持这一概念。迷宫手术通过多条线性切割（消融）损伤心房肌，隔离肺静脉与左心房肌，并使接连的心房组织块减小，打断房颤维持所必需的多个子波折返，从而房颤不再持续和复发。

近几年来，随着采用导管射频消融异位局灶和（或）其冲动引起的房性期前收缩来治疗阵发性房颤取得成功，便重新引起学者们对当年Scheft的异位局灶学说的极大关注，形成了局灶起源的房颤的概念。现已清楚，在许多阵发性房颤和一部分慢性房颤患者中，可以发现1个或2个以上快速冲动发放的局灶组织，而绝大多数（90%以上）局灶在肺静脉内，尤其左、右上肺静脉。心房的其他部位也发现有这种可以诱发房颤的局灶存在，包括：界嵴，上、下腔静脉，冠状静脉窦，房室交界区，房间隔，Marshall韧带和心房游离壁。肺静脉、腔静脉和冠状静脉窦在胚胎发育过程中，有肌袖伸展至其开口处及不同的长度，有的长达20～40mm。Marshall韧带在胚胎时期是1条静脉，对人的心脏的病理学检查发现，Marshall韧带内含有交感神经纤维、小血管和多条肌束，并为纤维脂肪组织所包裹，1条或多条肌束伸展至左心房游离壁和冠状静脉窦。Marshall韧带在局灶性房颤的发生上是否有重要作用，尚需更多的研究。

异位局灶快速冲动发放引起单个或成对、成串弱房性期前收缩，后者诱发房颤。看来，异位局灶性房性期前收缩是房颤最常见的一个触发因素，房性期前收缩引起心房内多个子波折返而发生房颤。假若没有形成多条折返径路的心房基质，即使有触发因素，也不能发生房颤；另一方面，有形成多个子波折返激动的异常基质存在，若没有触发因素，房颤较少发生或复发。迷宫手术或导管线性射频消融（仿迷宫术）能够治愈房颤，是由于治疗措施使异常基质发生了改变，而点状射频消融局灶性房性期前收缩或环状消融肺静脉开口处周围，使局灶性冲动与左心房隔离，亦能达到治愈房颤的目的，这是由于消除了触发因素。除房性期前收缩外，房颤的其他触发因素还有房性心动过速、心房扑动、房室折返性心动过速、房室交界区折返性心动过速、交感神经或迷走神经张力的变化、急性心房扩张等。

房颤有自我保持的趋势。短于24h的房颤，药物和电转复的成功率较高，持续较长时间的房颤，转复和维持窦性心律的能力受到损害。Wijfells等的山羊模型实验研究发现：①人工电刺激引起的房颤可自行终止，但经反复诱发房颤，房颤发作的持续时间进行性延长（房颤导致房颤）；②房颤的头24h内心房不应性显著缩短，房颤发作持续长时间的倾向与有效不应期进行性缩短有关,这个现象称为电生理重构;③房颤时,心房不应期的生理性频率适应性缺如,或反而于较慢的频率起搏时有效不应期缩短,这些发现与先前的临床观察吻合。在阵发性房颤患者心房有效不应期短并且心房有效不应期缺乏生理性频率适应,这至少部分地解释了曾有持续性房颤的患者较难保持窦性心律。

波长:传导速度与有效不应期的乘积是房颤维持的决定因素。使心房冲动的波长增大的影响有助于预防或终止房颤,反之,那些倾向于缩短波长的影响有利于发生和维持折返激动,从而促成房颤的起始和维持。抗心律失常药物使波长增大,而迷走神经张力增高、快速心房起搏或心房内传导障碍,使波长减短。

自主神经系统的作用对房颤的发生有重要作用。迷走神经张力增高可引起房颤(迷走性活动引起的房颤),发生在夜间或餐后,尤其在无器质性心脏病的男性患者。反之,有些患者由于运动、情绪激动和异丙肾上腺素静脉滴注而发生房颤(儿茶酚胺引起的房颤)。在某些患者,上述两个因素中的一个是主导的。同一患者在不同时间,其房颤发生的方式也可以不同。房性早搏在大多数患者的房颤发生上起重要的触发作用。

总之,较好地了解房颤发生机制对采用适当治疗措施是十分重要的。房颤时心房不应期短,这个发现促使采用延长心房不应期的抗心律失常药物。为了延长心房不应期,可选用钠通道阻滞剂和钾通道阻滞剂、延长动作电位时限的药物如胺碘酮或索他洛尔,是适当的抗心律失常药物。Ibutilide 防止外向慢钠电流,也可选用。房颤发生后 24h 内,心房的电生理发生改变,解剖学结构也有可能发生改变,导致电重构。为了防止或逆转这些改变,应对房颤进行尽早的心律转复,其结果是恢复窦性心律以及防止房颤复发的成功率较高。

(二)房颤的分类

最新国际上比较统一的房颤分类法是采用欧洲心血管病学会(ESC)和北美起搏和电生理学会(NASPE)的心律失常联合组组织的研究小组所建议的临床分类方法,即将房颤分为:初发房颤(首次发现的房颤,不论其有无症状和能否自行转复)、阵发房颤(持续时间 < 7d 的房颤,一般 < 48h,多为自限性)、持续性房颤(持续时间 > 7d 的房颤,可以是心律失常的首发表现,也可以由阵发性房颤反复发作发展为持续性房颤。持续性房颤一般不能自行转复,药物转复的成功率较低,需电复律)、永久性房颤(为转复失败的或转复后 24h 内又复发的房颤。可以是房颤的首发表现或有反复发作的房颤发展而来。对于持续时间较长、不适合转复或患者不愿意转复的房颤也归于此类)。另外,临床上常根据心室率的快慢将心室率 > 100 次/min 的房颤称为快速性房颤, < 100 次/min 的房颤称为非快速性房颤。

(三)临床表现

房颤的症状取决于几个因素包括心室率、心功能、伴随的疾病以及患者感知症状的敏感性。房颤时特别是初始几次发作时,患者可表现为极度恐慌,由于极不规则的心室率,心悸症状明显,心室率极快时可出现心绞痛和心功能不全的表现。慢性持续性房颤主要取决于心室率的快慢及有无器质性心脏病和血栓栓塞的并发症。60 岁以上的特发性房颤患者,发生缺血性脑卒中的危险增加。

大多数患者有心悸症状,但头晕、疲乏、气短和晕厥前症状(黑蒙)也不少见。少数房颤患者无任何症状,而在偶然的机会被发现。房颤时心脏听诊的典型体征常被描述为"三个绝对不等",即心律快慢绝对不等(不齐)、心音强弱绝对不等、心率与脉率绝对不等。

有些患者有左心室功能不全的症状,可能继发于房颤时持续的快速心室率,下述的是 3 种较少见但较特异的临床表现。

1.心动过速引起的房颤

举例来说,心房扑动和某些房性心动过速往往蜕变为房颤。非房性快速心律失常,例如房室折返性或房室交界区折返性心动过速,也可引起房颤。甚至室性心动过速,伴有或不伴有室房传导,也能诱发房颤。非房性心律失常引起房颤的机制不清楚,可能是多因素的,可能与心动过速的频率、房室旁路的电生理特性、内在的心房易损性以及收缩—兴奋反馈等有关。急性心房扩张可引起房颤发生。不论心动过速引起的心动过速的确切机制是什么,重要的是要想到这种可能性。在房颤发生前有规则心跳的患者,房室或房室交界区折返激动有可能是房颤的原因。消除这些原发性心律失常能够防止以后的房颤发作。

2.预激综合征患者的房颤

房室折返激动能够诱发房颤,如果房颤冲动经由房室旁路前传心室,引起十分快速预激的心室反应,将产生十分严重的后果。快速的心室率能引起晕厥,更有甚者,房颤可能引起心室颤动和心源性猝死。对这类患者应当积极治疗,最常用的方法是射频消融房室旁路,或进行积极的抗心律失常药物治疗以防止经由房室旁路的传导。

3.神经源性阵发性房颤

Coume 描述了迷走神经源性和肾上腺素源性房颤。

(1)迷走神经源性房颤的临床特征是:①男性患者多于女性(约为 4∶1);②在 40 ～ 50 岁时发病;③大多数是孤立性房颤,很少转为慢性房颤;④在夜间、静息时、进食后或饮酒后发生;⑤房颤发生前有进行性心动过缓。β受体阻滞剂和洋地黄类药物可增加房颤发作。

(2)肾上腺素源性房颤的临床特征是:①比迷走神经源性房颤少;②几乎总在白昼发生;③常为运动或情绪激动诱发;④多尿常见;⑤往往在特定的窦性频率时(接近 90 次/min)发作。与迷走神经源性房颤相反,β受体阻滞剂是可选用的治疗药物。

(四)诊　　断

根据临床和体表心电图表现诊断房颤并不困难,但要注意房颤的病因判断。

①对房颤患者应详细询问病史,以了解有无症状及症状的性质、房颤在什么情况下发作、房颤的类型(例如阵发性、持续性、慢性或新近发作的);有症状房颤的发作频度和持续时间、第一次发作的日期、当前发作或最后一次发作的持续时间;以往的药物治疗,包括剂量和应用的时间长短、药物的效果以及症状复发的频度等。②如果患者主诉心绞痛,则应仔细地辨别心绞痛是否仅在房颤发作时发生,或与此心律失常无关,后者强烈提示冠心病的存在。③对新近发现的房颤,至少应描记 12 导联心电图,测定血清 T_3、T_4 和电解质水平。通过体格检查等,确定有无基础心脏病,并行超声心动图检查评定左心室功能、左心房大小以及有无心腔内血栓。④对有些病例需要做 24h 动态心电图或运动试验来确定有无房颤。这些试验也有助于评定房颤起始时自主神经系统的作用。

(五)治　　疗

除了对基础心脏病和其他病因的治疗外,房颤的治疗有三个主要策略:①控制心室率;②转复和维持窦性心律;③预防栓塞性事件。每项治疗措施的裨益和风险,必须具体患者具体考虑。另外,较好地了解房颤发生机制对采用适当治疗措施也十分重要。例如,房颤时心房不应期短,采用延长心房不应期的抗心律失常药物可收到良好效果。为了延长心房不应期,可选用钠通道阻滞剂和钾通道阻滞剂。延长动作电位时限的药物如胺碘酮或索他洛尔,是适当的抗心律失常药物。Ibutilide 防止外向慢钠电流,也可选用。

房颤发生后 24h,心房的电生理发生改变,解剖学结构也有可能发生改变,导致电重构。为了防止或逆转这些改变,应对房颤进行尽早的心律转复,早期复律可使复律后防止房颤复发的成功率较高。

1.控制心室率

若无房室传导障碍也未用影响房室传导的药物,房颤时的心室反应(心室率)是快速而不规则的。房颤时最常见的症状,几乎都是由于快速和不规则的心室率所引起。一般认为,控制心室率肯定会减轻或消除症状。与心律转复相比,控制心室率又较容易达到,且很少或不会引起致室性心律失常作用。故在下列情况下,控制心室率可作为房颤患者的一线治疗:①无特殊理由必须转复为窦性心律的无症状患者;②有证据表明房颤已持续几年的患者,即使转复为窦性心律后,也很难维持窦性心律,尽管应用了抗心律失常药物治疗;③用抗心律失常药物转复心律的风险大于房颤症状本身风险的患者。例如,由房颤引起的症状轻微但伴有充血性心力衰竭,而心力衰竭使得抗心律失常药物易于发生致室性心律失常作用,并且限制了抗心律失常药物的选择。

但仍应清楚:①虽减慢了心室率,心室率仍不规则,因此在不少患者仍有症状;②快速心室率被控制(减慢)后,血流动力学状态肯定得到改善,但不规则心室律的血流动力学状态肯定不如正常窦律时心室律的好;③少数患者为维持适当心室率所需用的药物,可能引起很慢的心室率,而需永久性起搏器植入;④因房颤持续存在,有脑卒中高危的患者仍需华法林抗凝治疗。

关于房颤时心室率的控制标准,目前尚未有统一明确的标准。一般是根据患者的临床症状和心电图来考虑。房颤患者静息时"控制的心室率",并非患者运动时也适当的心室率。在一些房颤患者,即便其静息时的心室率是得到控制的,而在轻微活动时也可有快速的心室率。心室率控制的标准也随年龄而异。一般静息时心室率在 60 ~ 80 次/min,而运动时在 90 ~ 115 次/min,可大致认为是心室率已得到较好的控制。根据 24h 动态心电图监测记录的频率趋势图来评定心室率控制是一个有用的方法,也可采用运动试验来分析极量和次极量运动时的心室率,并评定患者最好的运动耐量。

房颤时快速心室率对心功能有不良作用,可致心动过速引起的心肌病,心室率得到控制后,可以逆转。因此,控制房颤时的心室率既可减轻症状和改善血流动力学,也可预防心动过速引起的心肌病。所有快速房颤患者都需要适当的心室率控制。由于快速心室率限制了运动能力和影响心功能,有必要控制静息时和运动时的心室率。

洋地黄类药物的优点是减慢心室率的同时,有正性变力性作用,因此用于心功能不全的房颤患者安全。但洋地黄类药物的主要局限性是其疗效往往不满意。洋地黄类药物减慢心室率的机制是通过兴奋迷走神经,间接作用于房室结,延长房室结的不应期,增加其隐匿性传导。因此洋地黄可能满意控制睡眠与静息时房颤的心室率,急重病症时静脉推注毛花苷 C,非急重症时口服地高辛;而在活动时交感神经占优势或在危重急症,如肺心病、哮喘、心力衰竭、围手术期等情况下,交感神经高度兴奋时,洋地黄疗效有限。

β受体阻滞剂通过拮抗交感神经,非双氢吡啶类钙拮抗剂维拉帕米和地尔硫卓通过阻断钙通道减少房室传导,减慢心室率,不但在睡眠或静息状态,而且在运动时,均可有效控制心室率。这两类药物的主要缺点是负性变力性作用,应用不当,可能恶化加重心力衰竭。对于无明显器质性心脏病或心功能良好的患者应首选β受体阻滞剂或钙拮抗剂治疗。对于心功能不全的房颤患者应首先使用洋地黄类药物,同时合理使用利尿剂、血管紧张素转换酶抑制剂和醛固酮拮抗剂(螺内酯),控制心力衰竭。在心力衰竭控制后,心室率仍不能满意控制,或因心室率未满意控制成为心力衰竭难以控制的主要因素时,应联合使用β受体阻滞剂。

地尔硫卓静脉注射剂控制房颤的心室率疗效好,并且起作用快,在无明显心力衰竭的房颤患者用药安全,尤其适用于危急重症时,如高度二尖瓣狭窄,因房颤的快心室率,舒张期缩短的急性肺水肿患者,围手术期毛花苷 C 难以控制的房颤的快心室率时,静脉注射地尔硫卓可有效迅速地控制心室率,即使在有明显心力衰竭的患者,如已充分使用抗心力衰竭的措施,毛花苷 C 无效,病情危重,仍可试用静脉滴注地尔硫卓,起始剂量可减半,调整剂量可缓慢渐进。病情稳定后应改用口服β受体阻滞剂,因为β受体阻滞剂不仅减慢患者的心室率,而且显著改善患者的预后。无临床试验证据显示长期口服地尔硫卓对心力衰竭患者的预后有利。

有些患者可能需要地高辛、钙通道拮抗剂和β受体阻滞剂联合治疗。对伴有房室旁路前传的患者，上述各种能抑制房室结传导功能的药物（例如钙通道拮抗剂、洋地黄和β受体阻滞剂）都是禁忌的，尤其是洋地黄类。对有房室旁路前传并伴有血流动力学恶化的患者，直流电转复心律是首选治疗，对血流动力学异常不明显的患者，也可考虑静脉注射普罗帕酮、普鲁卡因胺或胺碘酮等。

2.血栓栓塞并发症的预防

房颤的预防栓塞性事件措施主要是抗凝治疗，目前被公认和常用的药物是华法林和阿司匹林已证明慢性房颤患者坚持使用华法林治疗，可明显降低血栓栓塞的并发症，如可显著降低缺血性脑卒中的发生率，但增高出血性事件的危险。因此，用药前，应当对每例患者进行评估风险—效益比。有短暂性脑缺血（TIA）或栓塞性事件的患者有较高的复发危险，应当给予抗凝治疗。慢性房颤患者，若心律转复失败或不宜进行，尤其有脑卒中的促发因素存在，应该进行抗凝治疗。发现左心腔内有血栓或左心房内有自发的超声密度增加（"云雾"），是抗凝治疗的另一个适应证。阵发性房颤进行抗凝治疗的适应证，也应当基于有无基础心脏病及其类型以及有无其他促发因素存在，并应当用个体化考虑的原则。

安全有效使用华法林应监测国际标准化比值（INR）。现有关于房颤患者抗凝治疗的多个前瞻性随机对照试验都是在欧美国家进行的，绝大部分参加试验的患者是欧洲国家和美国人，属于高加索人种。提出对非风湿性房颤的靶点 INR 应是 2.0～3.0。对有脑梗死高危的患者，诸如有风湿性瓣膜病或人工瓣膜，可能需要较高的 INR（3.0～4.0），此结果是否适用于我国患者，尚待研究。我国尚未开展房颤患者抗凝治疗预防血栓栓塞性事件的大系列前瞻性随机对照试验。因此，中国房颤患者华法林抗凝治疗的目标 INR 尚无统一。中国和日本人属于蒙古人种。人种的不同很可能凝血机制也有所差异。目前，日本学者所做的试验结果 INR 维持在 1.5～2.1 的范围，似值得借鉴。但也有人指出，国人也应保持 INR 2.0～3.0，目标值为 2.5。国内大多数医院即使用华法林，剂量也过于保守，甚至外科机械办置换术后，将 INR 保持在 1.5～2.0，显然不能有效减少血栓栓塞并发症。换办术后未能系统监测 INR 可能是影响患者远期预后的一个重要因素。

阿司匹林的应用：我国广泛应用较小剂量阿司匹林作为房颤患者血栓栓塞并发症的预防用药，这远远不够。近年来欧美国家多个临床试验结果表明，在非瓣膜性器质性心脏病合并慢性房颤的患者，单用阿司匹林不能充分有效预防血栓栓塞并发症，而应使用华法林。我国的部分医师认为心脏瓣膜病的房颤不必用华法林，这一认识错误而危险。欧美国家近年的临床试验针对非瓣膜性心脏病，是因为心脏瓣膜病合并房颤需用华法林抗凝已成定论。用阿司匹林的试验结果与剂量明显有关，325mg/d 有明显的抗凝作用。因此，推荐阿司匹林可作为房颤抗凝的药物，可用于：①对华法林有禁忌证；②脑卒中的危险性低的房颤患者，例如小于 60 岁又无器质性心脏病证据的房颤患者。

有器质性心脏病或脑卒中或一过性缺血发作病史、糖尿病的慢性房颤者应使用华法林抗凝。有高血压的患者，应将血压控制在 < 18.7～12.0kPa（140/90mmHg）后开始使用华法林。

其他的抗凝药或抗血小板制剂尚未在大系列患者中进行细致的评价。

3.转复房颤为窦性心律

房颤心律转复有药物复律和电复律两种方法。电复律见效快、成功率高。电复律后需用药物维持窦律者在复律前要进行药物准备，用胺碘酮者最好能在用完负荷量后行电复律，也可使用奎尼丁准备。拟用胺碘酮转复者，用完负荷量而未复律时也可试用电复律。

（1）抗心律失常药物转复心律：依房颤发作病程时间长短不同，口服或静脉使用Ⅰc类抗心律失常药物,其复律成功率达 60%～80%。药物治疗仍然是持续性房颤的主要治疗措施,在过去的几年中,药物在恢复窦性心律和房颤电复律后维持窦性心律方面取得了很大进展。药物转复常用Ⅰa、Ⅰc及Ⅲ类抗心律失常药,包括胺碘酮、普罗帕酮、莫雷西嗪、普鲁卡因胺、奎尼丁、丙比胺、索他洛尔等,一般用分次口服的方法。静脉给普罗帕酮、依密布利特、多非利特、胺碘酮终止房颤也有效。对新近发生的房颤采用药物转复心律,需要仔细考虑具体患者的临床情况,对拟用的抗心律失常药物的药理性质要有充分了解。无器质性心脏病的房颤患者可首选Ⅰ类药,静脉应用或口服普罗帕酮是有效和安全的,而对有缺血性心脏病、左心室 EF 降低、心功能不全的患者首选胺碘酮,心力衰竭伴严重传导障碍的患者,应该避免用Ⅰc类药物来转复心律。胺碘酮、索他洛尔和新的Ⅲ类药物如依布利特和多非利特,转复房颤是有效的,但有少数患者(1%～4%)可能并发尖端扭转性室性心动过速,因此在住院期间进行心律转复较为妥当。胺碘酮并发尖端扭转性室性心动过速的机会极小。对房颤持续时间＞48h 或持续时间不明的患者,在心律转复之前和之后都应当按照常规用华法林作抗凝治疗。近年有报道,用普罗帕酮450～600mg 顿服终止房颤发作成功率较高,但首次应用最好在住院或有心电监护的条件下进行。

(2)直流电转复心律:体外直流电击技术对房颤转复为窦性心律十分有效和简便,只要操作适当也是安全的。进行导管介入性诊断或治疗过程中,都必须准备好随时可用。对伴有经房室旁路前传并有血流动力学恶化的房颤患者,体外直流电复律常作为一线治疗措施。低能量心内直流电击技术,不但对心脏介入性诊断或治疗过程中发生的房颤可立即成功地转复为窦性心律,也可为植入型心房除颤器治疗作预试验。持续时间＞48h 或持续时间不明的患者,必须有抗凝治疗的准备,并于恢复窦性心律后继续抗凝治疗 4 周。

阵发性房颤发作时,往往心室率过快,还可能引起血压降低甚至晕厥(如合并预激综合征经旁路快速前传及肥厚梗阻型心肌病),应该紧急处理。对于预激综合征经旁路前传的房颤或任何引起血压下降的房颤,立即施行电复律。无电复律条件者可静脉应用胺碘酮。无预激综合征的患者也可以静脉注射毛花苷 C,效果不佳者可以静脉使用地尔硫卓。

对持续性(不能自行转复的)阵发性房颤和经选择的慢性房颤患者,转复为窦性心律是所希望的终点。如果没有暂时性禁忌证存在,诸如洋地黄毒性反应、低钾血症、急性感染性或炎性疾病以及失代偿的心力衰竭等,体外电转复是首选的治疗措施。体外电转复对左心室功能严重损害的患者要十分谨慎,因为有发生肺水肿的可能。房颤持续时间＞48h 或持续时间不明的患者,在转复心律之前 3 个星期和转复后至少 4 个星期应继续抗凝治疗。体外电转复需要全身麻醉,对全身麻醉有禁忌证的患者不宜进行。经食管超声心动图(TEE)检查心房(尤其左心房)有无血栓是有用的。若 TEE 未发现心房血栓,静脉注射肝素后进行心律转复,转复后继续用肝素和华法林抗凝,是另一种可行的方法。对血栓栓塞形成有特别高危的患者,例如有脑血管意外病史、左心室功能异常或瓣膜性心脏病者,也应作 TEE 检查。经体外电转复失败的房颤患者,TEE 和肝素结合的方法,对采用心内电转复方法很有帮助。择期电转复心律之前,应作实验室检查包括甲状腺功能、血清肌酐和血清钾等。抗凝治疗时,要注意监测 INR。

4.维持房颤转复后的窦性心律

房颤经转复心律后,设法维持窦性心律、防止房颤复发,对保护心功能、减少并发症和改善生活质量有重要意义。此时可继续使用各有效药物的维持量。成功转复后维持治疗常用Ⅰ类抗心律失常药物,特别是奎尼丁,但应充分认识到这些药物的致心律失常作用。索他洛尔是一种Ⅲ类抗心律失常药物并兼有β受体阻滞剂的作用,与奎尼丁同样有效,而且耐受性好。

偶发的房颤不需维持用药。较频繁的阵发性房颤可以在发作时开始治疗,也可以在发作间歇期开始用药。判断疗效要看是否有效地预防了房颤的发作。如果患者有基础心脏病存在,心功能受损较明显,房颤发作时有血流动力学恶化的倾向,或虽在药物预防性治疗下房颤复发次数较多且每次发作持续时间较长,可以考虑采用非药物方法来防止房颤复发。另一途径是等待新药问世,尤其新的Ⅲ类抗心律失常药物。采用抗心律失常药物预防房颤复发过程中,要密切注意和妥善处理其致心律失常作用。对用胺碘酮治疗的患者,则需注意和尽可能防止其对脏器的毒性作用。

5.房颤的其他非药物治疗

(1)植入型心房除颤器。植入型心房除颤器(IAD)对反复发作、药物治疗无效而症状明显的房颤患者,是一种有效和安全的治疗措施,初步的临床应用说明了这点。我国大陆尚不大提倡使用这种方法,主要原因是房颤并非一种直接危及生命的心律失常,房颤时快速的心室率可以通过上述药物和非药物方法加以适当控制,从而不至于发生严重血流动力学恶化,也不至于因房颤引起十分快速的心室率而转变为室性心动过速和(或)心室颤动。我国的医疗保险制度正在进行改革和不断完善,有限的医疗费用和IAD价格昂贵也是限制其临床使用的一个因素。

(2)外科手术治疗。外科手术治疗是预防房颤复发的有效治疗手段,其中以Cox迷宫术的疗效好,安全,围术期及随访期内的并发症和病死率较低,较长的随访期内仍保持窦性心律的百分率较高以及术后左、右心房收缩功能恢复,左心室功能有较明显改善。发生房室传导障碍而需心脏起搏器植入者很少,尽管病例数目尚不够多,能开展这种手术的医院尚为数较少,而Cox迷宫术预防房颤复发的效果是肯定的。通过外科手术切割使互相电活动连续的心房组织块减小,从而减少发生多个子波折返激动的可能性,理论上针对较广泛接受的多个子波学说,实践效果比较好。但是创伤性较大是限制外科手术作为预防房颤复发的常规或首选治疗方法,而对药物治疗失败的房颤,尤其器质性心脏病患者进行心脏外科手术治疗的同时进行迷宫术是适宜的,特别是那些需要人工心脏瓣膜置换术的患者。

(3)心脏起搏预防房颤。右心房双部位起搏和双心房起搏预防房颤复发的效果是比较肯定的;而单心房起搏,不论左或右心房起搏以及双腔(如DDD)起搏,预防房颤发作的效果不好,不论是在窦房结病变的患者、心脏直视手术后或冠状动脉旁路移植术后的患者。有房间阻滞表现的[体表心动图上P波宽大和(或)P波有切迹]和有较多房性早搏的患者是适宜双心房或右心房双部位起搏的患者,可以达到消除或减少房颤发作或复发的目的。在有条件的医院和财力可以承受心房起搏的患者,不妨多进行这方面的实践,或组织前瞻性多中心随机试验,以期明确这个问题,使患者获益。传统的双腔起搏,预防房颤的作用小。

(4)房颤的导管消融治疗。房颤非药物治疗的目的有:①改变可能产生房颤的心房肌异常的电生理基质;②消除触发因素;③既改变基质又消除触发因素。Cox迷宫术和根据迷宫术原则而设计的导管射频线性消融术针对的是前者,而局灶性消融术是针对触发因素。

局灶性消融术和线性消融术是很有希望的非药物治疗方法,国际上不少知名学者对此抱有信心,我国学者也是如此,已经和并正在努力进行临床实践和实验性研究。但是必须认识到,射频消融术的方法学、标测系统和消融器材进一步改进和完善,对房颤的电生理机制更深入准确的了解,对有效治疗是必需的。远期疗效更有待观察,有无其他更好的消融能源也需探索。消融术中和术后并发症尤其严重并发症必须减少,最适当的适应证有待制定和不断完善等等,这些都是今后应努力的方面。因此当前对适应证选择需较严格,目前病例选择标准为:发作频繁、症状明显、药物无效的非心脏瓣膜病的阵发性房颤患者。从患者的利益和安全出发,对导管射频消融术应持慎重态度。

(张锦)

第四节　房室交界区性心律失常

Section 4

一、房室交界区性期前收缩

（一）概　述

房室交界区性期前收缩又称为房室交界区性早搏，指起源于房室交界区域的期前激动。房室交界区域包括房室结、心房下部和希氏束。房室交界区性期前收缩可见于无或有器质性心脏病的患者。

（二）临床表现

患者可无症状，或觉心悸、漏跳感等。当期前收缩发作频繁时可有胸闷、头晕、乏力等症状。

（三）诊断要点

房室交界区性期前收缩依据心电图而诊断。心电图特征：交界区提前出现的激动向上逆传心房产生逆行 P 波，向下激动心室产生提前的 QRS 波；逆传 P 波出现在 QRS 波之前（PR 间期 $< 0.12s$）、之后（PR 间期 $< 0.20s$）或埋藏在 QRS 波之中；QRS 波多形态正常，一般多出现完全性代偿间歇，若存在室内差异传导，则出现宽大畸形的 QRS 波，不易与室性期前收缩鉴别。

（四）治疗方案与原则

房室交界区期前收缩一般不需要治疗。如果期前收缩频发，患者有相关症状，可选择β受体阻滞剂、Ⅰc 类抗心律失常药或非二氢吡啶类钙离子通道阻滞剂。

二、房室交界区性逸搏与逸搏心律

（一）概　述

房室交界区逸搏或逸搏心律既可以是对迷走神经刺激的反应，也可以见于病理情况如严重的心动过缓或房室传导阻滞，此时的房室交界区性逸搏和逸搏心律可替代高位节律点激动心室。在正常情况下，房室交界区并不表现出自律性，为潜在心脏起搏点。当窦房结的频率低于房室交界区，或者窦房结的冲动未能传导至房室交界区，后者可以发放冲动而引起逸搏，连续出现的逸搏形成逸搏心律。可见于心脏结构正常或有器质性心脏病的患者。

（二）临床表现

患者可有胸闷、头昏、乏力，与心动过缓有关。若心房收缩正逢三尖瓣处于关闭状态，查体时可见颈静脉搏动时的大 a 波。

（三）诊断要点

心电图特征：在长于正常窦性 P-P 间期的间歇之后出现一个正常的 QRS 波，P 波缺如，或可见逆行性 P 波位于 QRS 波之前或之后；有时也可以见到未下传到心室的窦性 P 波，即 QRS 波前有窦性 P 波，PR 间期 $< 0.12s$；房室交界区性逸搏的频率多为 $40 \sim 60$ 次/min，QRS 波形态多正常；有时也可见独立和缓慢的窦性 P 波，此时心房率慢于心室率，称为房室分离。

（四）治疗方案与原则

需要根据具体情况进行个体化治疗，有些情况可能不需要任何治疗，但有些情况时需应用增加逸搏频率和改善房室传导的药物，或给予心脏起搏治疗。

三、非阵发性房室交界区性心动过速

（一）概　述

非阵发性房室交界区性心动过速与房室交界区自律性增高或触发活动有关，多见于急性下壁心肌梗死、心肌炎、心脏手术后，偶见于正常人。服用洋地黄过程中出现非阵发性房室交界区性心动过速多提示洋地黄中毒；射频消融治疗阵发性房室结折返性心动过速过程中出现非阵发性房室交界区性心动过速则提示消融部位为有效部位。

（二）临床表现

患者可表现为阵发性心悸、胸闷、头晕以及原有心脏病症状加重，但一般没有明显的血流动力学改变。洋地黄中毒者还会有洋地黄中毒的其他表现。

（三）诊断要点

心电图特征：非阵发性房室交界区性心动过速的发作渐始渐止，心率逐渐变化，心动过速频率多为 70～130 次/min；QRS 波多呈室上性，其前或后可伴逆行 P 波。多呈规则节律，但洋地黄中毒常合并房室交界区文氏型传导阻滞而表现不规则的心室节律；多数情况下，心房活动由窦房结或心房异位节律点支配，表现为房室分离。

（四）治疗方案与原则

首先应治疗基础疾病。血流动力学稳定的患者可以密切观察而无需特殊处理。若怀疑为洋地黄中毒，则必须停用洋地黄，同时予钾盐、利多卡因。

四、房室结折返性心动过速

（一）概　述

房室结折返性心动过速（AVNRT）是阵发性室上性心动过速的一种常见类型，占全部室上速病例的 40%～50%，一般不伴有器质性心脏病，可发生于不同年龄和性别。其发病机制是由于房室结内（或房室交界区）存在着电生理特性不同的两条传导通路，即房室结双径路，其中快径路表现为不应期长、传导速度快；慢径路表现为不应期短、传导速度慢。AVNRT 可分为慢—快型（常见型）和快—慢型（少见型）两种类型。慢—快型者冲动经慢径路下传，经快径路逆传；快—慢型者冲动经快径路下传，经慢径路逆传。

（二）临床表现

AVNRT 的症状与有无器质性心脏病、心动过速时的心室率以及发作持续时间有关。心动过速呈突发突止的特点，轻者可有心悸、胸闷、紧张和焦虑；重者可出现心绞痛、心衰、晕厥甚至休克。如果发作时心室率过快，或心动过速终止时未能及时恢复窦性心律可发生晕厥。查体时可见心率增快、第一心音强度固定和心室律绝对规则。不伴有器质性心脏病的患者通常预后良好。

（三）诊断要点

1.心电图特征

起始突然，常由房性期前收缩诱发；QRS 波呈室上性；心率为 130～250 次/min，成人多为 150～200 次/min，儿童可能更快，偶有低于 130 次/min 的情况；慢—快型者 P 波常埋于 QRS 波内不易辨认，也可在 QRS 起始形成假性 q 波，或在 QRS 终末形成假性 s 波或 r' 波；快—慢型者可见逆行 P 波，R-P'＞P'-R；少数患者由于心动过速频率过快可能出现 QRS 电交替现象。

2.心电生理检查时慢-陕型表现

心动过速可由心房程序电刺激反复诱发和终止；心动过速的发作时多伴有 A-H 间期的突然延长；心房程序刺激时有房室传导的"跳跃现象"，表明存在房室结双径路；由于折返环路位于房室结内，因此心房和心室本身并不参与折返环路的形成，因此心动过速时心房和心室可表现为 2：1 房室传导阻滞；心室刺激显示逆行激动顺序正常，逆传的最早心房电活动位于房室结和希氏束区域。而快—慢型 AVNRT 在心内电生理检查时表现为房室结逆传跳跃现象，RP 间期大于 PR 间期，这时需要与房性心动过速以及慢旁路参与的房室折返性心动过速相鉴别。

（四）治疗方案与原则

1.心动过速急性发作的处理

选择治疗措施时应根据患者的病史、是否伴有器质性心脏病以及症状的耐受程度等综合考虑。

（1）刺激迷走神经：Valsalva 动作；颈动脉窦按压；以及双手用力握拳做下蹲动作；诱导恶心；将面部浸于冷水内等。

（2）药物终止心动过速：静脉用药过程中应持续监测心电图变化。常用药物有腺苷、钙离子通道阻滞剂、洋地黄和β受体阻滞剂等，Ⅰa 和Ⅰc 类抗心律失常药虽能阻断快径路逆向传导，但很少用于室上性心动过速急性发作的处理，一般多用于预防阵发性室上性心动过速（PSVT）的复发。

（3）直流电复律：对于血流动力学不稳定的患者尽早考虑电复律。电复律时使用能量 10 ～ 50J。

（4）经食管心房起搏：经食管心房起搏用于药物禁忌、药物无效和有电复律的禁忌证的患者。

2.预防复发

（1）药物预防：事先应评价患者是否有必要长期应用抗心律失常药物预防心动过速反复发作。对于心动过速偶发、发作持续时间短、发作时心率不是很快、症状不重的患者可不必长期使用药物预防其发作。对于需要药物预防发作者，多首选毒副作用相对较小的药物，如洋地黄、长效钙离子通道阻滞剂、长效β受体阻滞剂。

（2）导管射频消融：导管射频消融根治阵发性室上性心动过速的成熟方法，具有安全、迅速和有效的优点。对于 AVNRT，目前主要采用阻断慢径路传导的方法，根治率高达 95% 以上。导管射频消融根治 AVNRT 的主要风险是房室传导阻滞和心包压塞，这些并发症在有经验的心脏中心已极少发生，因此，可作为发作频繁、症状明显患者的首选方法。

五、预激综合征

（一）概　　述

预激综合征又称 Wolf-Parkinson-White 综合征（简称 WPW 综合征），是指心电图上有预激表现，同时伴有心动过速。当房室之间存在除房室结以外的具有快速传导特性的异常传导通路（房室旁路）时，心房冲动可经该异常通路提前激动（即所谓的预激）局部心室肌甚至整个心室肌。大多数患者不伴有心脏结构异常，在部分患者可伴有心肌病和 Ebstein 畸形、二尖瓣脱垂等先天性心脏病。

WPW 综合征患者伴有的心动过速有以下几种。

1.顺向型或正向房室折返性心动过速

心动过速时冲动经房室结下传心室，经旁路逆传心房形成折返，形成房室折返性心动过速。

2.逆向型或逆向房室折返性心动过速

心动过速时冲动经旁路下传心室,经房室结逆传心房,同时因心室经旁路激动产生宽大畸形的 QRS 波。

3.心房颤动(房颤)

发生房颤可能与心室激动经旁路逆传心房有关。WPW 综合征伴房颤时由于心房激动同时经房室结和旁路前传,心室率的快慢和 QRS 畸形程度取决于旁路的电生理特性和激动心室成分的比例。

(二)临床表现

房室旁路本身不会引起症状。心动过速主要类型是房室折返性心动过速(约占 80%),也可为房颤或心房扑动(房扑)。心动过速可以发生在任何年龄,在某些患者,随着年龄增加发作会减少。房室折返性心动过速有突发突止的特点。心动过速的症状可因基础心脏疾病、心律失常类型、心室率以及发作持续时间等而轻重不一,发生房颤时可因极快的心室率和明显不规则的节律导致室颤,甚至发生猝死。

(三)诊断要点

1.心电图表现

(1)窦性心律的心电图表现:PR 间期短于 0.12s;QRS 波起始部粗顿(预激波),QRS 宽大畸形,部分导联 QRS 波宽度 > 0.12s;ST-T 呈继发性改变,方向通常与预激波或向量方向相反;旁路位置不同引起的心电图 QRS 波形态也不同,根据胸前导联,尤其是 V_1 导联可将 WPW 综合征分为 A、B 两型,A 型胸前导联的 QRS 波均为正向,提示为左侧旁路,B 型 V_1 导联的 QRS 波负向而 $V_{5\sim6}$ QRS 波正向,提示为右侧旁路。部分患者的心电图预激波间歇出现,为间歇性预激现象,是由于传导特性的变化造成。部分房室旁路不具有前向传导(心房到心室的传导)的特性,但具有逆向传导(心室到心房的传导)功能,窦性心律时心电图无预激现象,但由于具有逆向传导功能,故可通过室房传导引起阵发性室上性心动过速,这种旁路称为隐匿性旁路。

(2)心动过速的心电图表现:绝大多数房室折返性心动过速表现为顺向型,此时 QRS 波形态正常,频率 150 ~ 250 次/min,有时在 QRS 波后可见逆行 P 波。逆向型房室折返性心动过速 QRS 波宽大畸形,类似心室完全预激时的形态,需要与室性心动过速鉴别。在极少数患者,由于存在多条房室旁路,心电图形态可能变化较多,不同旁路与房室结之间、不同旁路之间形成的折返环路会使心电图的表现更为复杂。房颤时冲动除经过房室结激动心室外,还可经旁路下传心室,出现不规则的 QRS 波节律和正常 QRS 波与宽大畸形 QRS 波并存或交替的现象。若旁路不应期很短,心室率可以极快,甚至演变为心室颤动致猝死。

2.心电生理检查

通过心电生理检查可以明确心动过速的确切机制,同时可以明确旁路的类型、位置和数目,测定旁路的不应期以间接推测房颤和房扑时的心室率。目前心电生理检查主要适用于同时要求行导管射频消融治疗的患者。WPW 综合征的心电生理特征有:心房程序刺激可反复诱发和终止心动过速;心动过速的诱发主要表现为心房期前刺激在旁路传导受阻,QRS 突然正常化,随后出现心动过速;心室刺激显示偏心性传导,最早逆传心房电活动在房室旁路所在房室环处;心房和心室本身都是折返环路的组成部分,心动过速时心房和心室冲动均呈 1∶1 关系。

(四)治疗方案与原则

心电图上预激但从无心动过速发作的患者可以不进行治疗,或可以先行心电生理检查以对旁路的不应期特征做出评价。对于心动过速反复发作或有房颤发作病史的患者则需要治疗。

1.急性发作期的处理

(1)顺向型房室折返性心动过速可参考房室结折返性心动过速治疗原则处理。可静脉应用腺苷、维拉帕米或普罗帕酮终止心动过速。

(2)伴有房颤或房扑的患者,应选用延长房室旁路不应期的药物,如胺碘酮、普罗帕酮或普鲁卡因胺。洋地黄、利多卡因、维拉帕米会加速预激伴房颤时的心室率,所以应避免使用。出现频率很快的逆向型房室折返性心动过速,或房颤快速的心室率造成血流动力学不稳定者应立即同步电复律。

2.预防发作

导管射频消融是根治 WPW 综合征的有效方法,由于成功率高(>98%)、复发率低(<5%),并且安全(严重并发症发生率<1%),已成为治疗 WPW 综合征的首选方法。特别适用于心律失常反复发作、药物预防效果不佳或旁路不应期短以及不愿意长期服用药物预防心动过速发作的患者。对于不接受导管射频消融的患者,可选用Ⅰc类抗心律失常药、胺碘酮和索他洛尔。

(张锦)

第五节 室性心律失常

Section 5

一、室性期前收缩和非持续性室性心动过速

(一)概 述

室性期前收缩(VPB)是最为常见的心律失常,健康人群检出率从 5%(常规心电图)至 50%(动态心电图)。非持续性室性心动过速(NSVT)在健康人群检出率为 1%～3%。两者既可发生在有器质性心脏病的患者中,也可发生在无器质性病变的人群中,随年龄及心脏病变程度(如心肌梗死急性期及心功能不全)增加而增加。VPB 和 NSVT 的预后意义取决于有无基础性心脏病及其类型和严重程度,对患者进行合理的危险分层需要结合具体临床情况。通常无器质性心脏疾病的 VPB 和 NSVT 预后良好,被认为是良性的,但最近的研究表明过于频繁的 VPB(如 24h 超过 10 000 次或超过总心率的 20%)可以导致左心室收缩功能损害,甚至出现快速心律失常性心肌病;有些被认为良性的 VPB 存在潜在恶性,导致 VT、室颤的发生。另外一些 VPB 则为恶性,如 R-ON-T 性 VPB 与室颤相关。急性心肌梗死前 1～2d 内出现的 VPB 和 NSVT 通常不认为增加心源性死亡和猝死的危险,而 1 个月后的复杂 VPB 和 NSVT 可能预示不良预后。NSVT 对于非缺血性扩张型心肌病和肥厚型心肌病患者而言可能与心源性猝死相关,但也可能只是心脏疾病进展如进行性心衰的表面现象而非因果关系。

(二)临床表现

通常 VPB 不引起症状,多因偶尔心电图检查发现或触摸脉搏有"偷停"(代偿间歇)来就诊。VPB 和 NSVT 最常见的症状是心悸,也可出现头部沉重感及头晕,频繁发作的 VPB 偶有影响血流动力学,持续较长时间的 NSVT 偶可导致晕厥。患者常会由心悸而焦虑,从而又使期前收缩增加。肥厚梗阻型心肌病期前收缩后由于代偿间歇后更有力收缩加重梗阻,即 Brockenbrough 征。

(三)诊断要点

(1)心电图、动态心电图或住院心电监护是诊断 VPB 和 NSVT 的主要方法。VPB 心电特点是提前出现的宽大畸形的 QRS 波群,时限至少 120ms,T 波与 QRS 主波方向相反,其后多有完全代偿间歇,也可有不完全代偿间歇,如不影响原来的室率为插入性 VPB,多见于心率较为缓慢时。右心室流出道 VPB 最为常见,特征性的心电图形态是左束支阻滞样图形,额面电轴

向下,当 V_1 及 V_2 导联 R：S ＞ 30%或 R：QRS ＞ 50%,提示 VPB 起源左心室流出道。VPB 形态一致称为单源 VPB,不一致为多源。室性期前收缩与前一个窦性综合波有固定的联律间期,通常提示为折返机制。如联律间期不等,提示并行心律,是独立发放、自主节律的起搏点。室性期前收缩落在 T 波顶点或起始点附近称为 R-ON-T 现象,与室颤相关。正常心律和 VPB 持续性交替出现,为室早二联律,可引起血流动力学障碍,三、四联律则影响较小。两个 VPB 连续出现为成对 VPB。连续 3 个及以上室性心律,持续不超过 30s 为 NSVT,通常频率在 100 ～ 200 次/min。

(2)器质性心脏病患者进行运动试验诱发复杂 VPB 或非持续性 VT 有预后意义,对于患有严重冠状动脉疾病者尤其如此。对于儿茶酚胺敏感性 VT 和长 QT 综合征患者运动试验可以诱发 VPB、NSVT 甚至室颤。

(3)对于有复杂 VPB 或 NSVT 的器质性心脏病患者行心率变异性、晚电位、T 波电交替等检查,对预测心脏性死亡或猝死有一定意义。近年发现 VPB 后的心率振荡是预测预后更好的指标。

(4)心内电生理检查和程序电刺激对于无器质性心脏病的 VPB 和 NSVT 无意义,但对于有器质性心脏病患者发生恶性心律失常和猝死有一定预测意义。

(四)治疗方案和原则

治疗室性期前收缩和 NSVT 的目标是减轻相关的症状和降低心脏性猝死。

(1)无器质性心脏病且无症状的 VPB 和 NSVT 均无需处理。无器质性心脏病但有症状患者以心理治疗为主,无效时予抗焦虑药物和β受体阻滞剂常作为一线治疗,I 类和Ⅲ类抗心律失常药物也有效。对于频发的单源 VPB 和 NSVT(如 24h 超过 10 000 次或超过总心率的 20%),药物无效或不能、不愿意长期使用药物治疗,或症状明显不能耐受,或曾经、可能导致恶性心律失常者(如 R-ON-T 性 VPB),射频消融治疗安全有效。起源于流出道的 VPB 和 NSVT 普通射频消融治疗有效性可达 90%以上,非接触式球囊电极标测系统(EnSite 3 000/NavX 标测系统)和三维电磁标测定位系统(CARTO 系统)极大提高了非流出道起源的室性心律失常消融成功率。

(2)有器质性心脏病的 VPB 和 NSVT 应结合具体临床情况进行合理的危险分层,治疗目的主要为预防心脏性猝死,其次才是缓解症状。现已明确,对于严重的器质性心脏病如心肌梗死、心力衰竭或心肌肥厚者,I 类抗心律失常药物增加死亡率,Ⅲ类抗心律失常药物胺碘酮不增加死亡率,可以缓解症状。置入式转复除颤器被证明是唯一能预防心源性猝死的有效办法,其适应证应参照 ICD 置入指南。随着射频消融方法和技术的进展,射频消融成为治疗器质性心脏病 VPB 和 NSVT 的重要辅助手段。

二、室性心动过速

(一)概　述

室性心动过速(VT),指起源于希氏束以下水平的心脏传导系统或心室、至少连续 3 个或以上的快速性心律失常,或电生理检查中诱发出 6 个和(或)以上的心室搏动。非持续性 VT 临床表现、预后意义及处理原则相当于复杂的室性期前收缩,通常临床上 VT 是指持续性 VT,即持续超过 30s,或伴有血流动力不稳定者,这类患者预后差。VT 流行病学资料很少,但据估计美国每年猝死的 30 万～ 35 万患者中绝大多数为 VT 或室颤。VT 的分类有很多方法,根据发生部位分为左心室 VT、右(左)心室流出道 VT 和束支折返性 VT;根据发病机制分为自律性、折返性和触发活动性 VT;根据有无器质性疾病分为特发性 VT 和病理性 VT;根据对药物反应分为维拉帕米敏感性 VT 和腺苷敏感性 VT;根据心电图特点分为单形性 VT、多形性 VT、分支性 VT、双向 VT 和尖端扭转性 VT 等。

临床上常用的分类方法包括：持续和非持续 VT；单形和多形 VT；器质性和正常心脏结构 VT。持续性 VT 多见于各种类型的器质性心脏病，大约 10% 的患者并没有明显结构性心脏病。是否合并器质性心脏病是判断室性心律失常患者预后的重要因素。器质性心脏病，尤其是陈旧心肌梗死和心肌病所伴发的 VT 临床表现多样，具有更高的致命性，处理也应该更为积极。心肌梗死后 VT 由折返引起多为单形 VT（除外频率特别快者）；心脏结构正常的 VT 通常也为单形 VT（离子通道病除外），起源于流出道或左心室间隔部，风险较低。除此之外，其他一些因素也可以诱发或加重室性心律失常，严重时甚至导致心脏性猝死。如果这些因素为可逆或为一过性，则患者预后相对较好，如心肌梗死急性期出现 VT、室颤等仅仅增加住院死亡率，并不增加远期死亡率。具有可逆因素的室性心律失常和心脏性猝死的治疗除了治疗基础疾病，更重要的是尽可能消除诱发或加重室性心律失常的因素，常见的可逆因素包括：心肌缺血、药物（尤其是某些抗心律失常药物）、电解质（尤其是低钾、低镁）。

（二）临床表现

VT 的临床表现取决于有无基础心脏疾病及其严重程度、发作的频率及持续时间、对心脏收缩功能的影响，故症状多种多样。通常表现为心悸伴有心排出量减少和低血压的症状，包括头晕、眩晕、意识改变（如焦虑）、视觉障碍、出汗、先兆晕厥和晕厥，或者血流动力学衰竭、休克甚至猝死。少数较慢频率的 VT 患者，尤其无器质心脏疾病者无明显症状，于体检或常规心电图检查时发现。无休止性 VT 长期发作导致原先正常的心脏扩大、心力衰竭，称为心动过速介导性心肌病。

（三）诊断要点

1.体表心电图和动态心电图

体表心电图和动态心电图是 VT 诊断的主要依据，多数 VT 频率在 100 ~ 250 次/min，持续性 VT 多数在 180 次/min，< 100 次/min 者通常称为加速性室性自主节律。单形性 VT 的 R-R 间期相对规则，多形性 VT 则可以极不规则。多数 VT 的 QRS 波群时限 > 120ms，起源于高位室间隔或束支的 VT 也可 < 120ms。仔细阅读记录图有时可见室性夺获和室性融合波。常用采用 Brugada 标准鉴别宽 QRS 心动过速的方法为：所有胸前导联均无 RS 形，诊断 VT（否则进行下一步，以下同）；心前区导联 QRS 有 RS 型，且 RS > 100ms，诊断 VT；存在房室分离，诊断 VT；胸前导联 V₁ 和 V₆ 形态符合 VT 诊断标准，即 V₁ 呈 RS 型，RS > 70ms，V₆ 起始为正向波，R/S > 1 即诊断 VT。

标准的 12 导联心电图（ECG）不仅可以识别与室性心律失常和心脏性猝死（SCD）相关的各种先天性疾病（如：长 QT 综合征，短 QT 综合征，Brugada 综合征和致心律失常性右心室心肌病），还可以识别不同 ECG 参数，以鉴别是否有电解质的异常，或潜在的结构改变（如：束支传导阻滞、房室传导阻滞、心室肥厚，提示缺血性心脏病或心肌病的病理性 Q 波）。持续动态心电监测能够检测心律失常，QT 间期的变化，T 波电交替，或 ST 段的变化，以评价风险，判断疗效。如果传统方法不能明确诊断，而临床上高度怀疑晕厥或症状与心律失常相关时，可置入埋藏式事件记录仪。

2.运动试验

有室性心律失常的成年患者，运动试验可以帮助除外冠心病，对于临床上怀疑运动诱发室性心律失常者，如儿茶酚胺敏感性 VT、长 QT 综合征等，运动实验可诱发 VT，明确诊断。运动试验也可以用于已知运动诱发 VT 的患者对药物或消融治疗的疗效判断。

3.心血管影像和功能检查

对有室性心律失常者结合临床情况，选择性进行超声心动图、运动或药物负荷核素心肌显像、药物负荷心脏超声、磁共振成像(MRI)和心脏CT等技术以及冠状动脉造影等检查,除外VT的器质性心脏疾病基础。

4.无创心电技术

对于曾经有VT或者VT高危患者,尤其伴有严重器质性心脏病者,进行心率变异、晚电位、T波电交替、心率振荡等检查,对于预测心脏性死亡或猝死也有一定意义。

5.心内电生理检查(EP)

EP检查通过记录心内电图和电刺激以及结合术中用药评价室性心律失常和对心源性猝死危险分层。EP检查可以诱发VT、指导导管消融、评价药物作用、评价VT复发和心源性猝死的风险、意识丧失临床上高度怀疑室性心律失常者、协助判断ICD的指征。

6.基因筛查

离子通道病包括一组遗传相关的疾病,如长QT综合征、Brugada综合征、儿茶酚胺敏感性VT、短QT综合征等,目前已确定与离子通道病相关的多个基因和位点,如怀疑VT是由离子通道疾病导致者可以进行基因筛查协助诊断。

(四)治疗方案和原则

VT的治疗应根据不同的类型、合并的基础心脏病以及对血流动力学影响进行个体化治疗。

1.急性期治疗

对于血流动力学不稳定者首选电复律。血流动力学稳定患者,也可先尝试药物治疗,新近发布的心肺复苏指南首选胺碘酮、索他洛尔和普鲁卡因胺,过去常用的利多卡因可作为二线药物或与一线药物联合使用,普罗帕酮用于无器质性心脏病的VT也较为有效,腺苷可以试用于终止左心室特发性VT,维拉帕米对于特发性左心室分支VT有效,硫酸镁可以用于尖端扭转性VT的首选治疗。β受体阻滞剂在阻断VT时交感神经的作用非常有效,是急性心肌梗死和长QT综合征VT治疗的有效药物。此外,去除致VT的病因或诱因很重要,如急性心肌梗死尽早再灌注治疗,纠正低钾、低镁等。

2.慢性期治疗

VT的慢性期治疗目标是预防复发及心源性猝死。

(1)药物:抗室性心律失常治疗药物包括传统抗心律失常药物和非传统抗心律失常药物。前者主要有如Ⅰ类抗心律失常药普罗帕酮、莫雷西嗪、普鲁卡因胺、阿替洛尔、胺碘酮、索他洛尔等,后者包括他汀类、血管紧张素转换酶抑制剂(ACEI)、血管紧张素Ⅱ受体拮抗剂(ARB)和醛固酮拮抗剂等。

β受体阻滞剂对于抑制室性期前收缩、室性心律失常有一定效果,更重要的是可降低各类心脏病的死亡率和猝死率。β受体阻滞剂是有效和安全的抗心律失常药物,目前可以作为抗心律失常药物治疗的主流药物,也可与其他抗心律失常药物联合应用。胺碘酮对长期生存率的益处目前有争论,多数研究显示与安慰剂比没有明显优势,当合并β受体阻滞剂可一定提高生存率。索他洛尔因有较多的致心律失常作用,也没有显示可提高生存率。而Ⅰ类抗心律失常药物已确认增加器质性心脏病VT的死亡率。

非传统类抗心律失常药虽然不能直接而明显地降低室性心律失常,但它们可能通过减轻炎症和改变基质的作用而达到减少心律失常和降低死亡的作用。

(2)导管消融:射频消融治疗对部分室性心律失常能够达到根治的目的。这部分室性心律失常包括起源于左心室或右心室流出道的VT、频发室性期前收缩、特发性左心室分支VT等。对伴器质性心脏病的室性心律失常,射频消融治疗目前尚不能作为首选;随着导管消融技术的发展,尤其是非接触式球囊电极标测系统(EnSite 3 000/NavX标测系统)和三维电磁标测定位系统(CARTO系统)问世,合并某些器质性心脏病的VT消融取得了初步疗效。目前导管消融主要用于：①存在猝死风险的单型 VT，而且药物治疗效果欠佳，或不能耐受药物，或患者不愿接受长期药物治疗者；②束支折返型 VT；③已安置置入性心律转复除颤器（ICD），反复持续性 VT 发作需反复放电，经过多次程控 ICD 或变化药物效果不佳，或患者不愿接受长时间药物治疗者；④预激综合征由于房颤通过旁道快速下传导致心脏猝死和室颤的复苏成功者，或有症状的 WPW 综合征患者，旁道不应期 < 240ms。

（3）抗心律失常手术：反复发作 VT 对药物、ICD、消融效果不佳时，在有经验的治疗中心可直接外科消融或直接切除致心律失常区域。外科手术需要术前和术中的精确标测来明确心动过速的点和区域。有一些中心用标测瘢痕的方法来切除致心律失常区域。左颈胸交感神经节的切除可降低先天性长 QT 综合征患者的因心律失常导致晕厥的发生频率。

（4）再血管化治疗：如果血管严重狭窄的冠心病患者合并有室性心律失常，特别是左主干病变和左前降支的近端病变者，再血管化将减少心律失常的频率和复杂性，在一些患者中甚至可根治心律失常。

（5）除颤治疗：多个前瞻多中心临床试验已经证实对陈旧心肌梗死和非缺血性心肌病导致的左心室功能不全的高危患者，ICD 可以提高生存率。ICD 治疗比传统或经验抗心律失常药物治疗组比可降低 23%～55% 的死亡率，生存率的提高绝大多数是降低 SCD 所得。ICD 的应用主要可分一级预防和二级预防。适合一级预防的患者是没有发生过危及生命危险室性心律失常而有这种可能心脏基础病变的高危患者。二级预防适合于有心脏骤停、致命室性心律失常、或不明原因的晕厥患者高度怀疑是室性心律失常所致。

根据 2002 年 ACC/AHA 关于 ICD 的置入指南以及 2005 年 ACC/AHA 成人心衰治疗指南，下列情形应考虑置入 ICD 以预防心脏性猝死：

Ⅰ类：①VT/心室颤动（VF）所致心脏骤停幸存者；②持续 VT，伴器质性心脏病；③非持续 VT，伴器质性心脏病，诱发电位（EP）诱发 VF 或持续 VT；④心肌梗死后 1 个月或冠状动脉旁路移植术（CABG）后 3 个月，LVEF≤30%，预计生存期超过 1 年；⑤非缺血性心肌病，LVEF≤30%，预计生存期超过 1 年。

Ⅱa 类：任何原因的心肌病，LVEF 30%～35%，预计生存期超过 1 年。

体外自动除颤器（AED）可以挽救生命，代表着一种院外心脏骤停有效除颤方法，它可以被专业或非专业人员有效和安全地应用。AED 仪器放置是关键，合适场所的放置可减少心脏骤停的抢救前时间耽误。在美国，联邦政府、各个州政府、社区已经努力将 AED 放在人群密集的地方，如学校、运动场、机场、高密度人群居住区、飞机上和警车及消防车上。

3. 特殊类型 VT 的处理

（1）特发性流出道 VT：特发性流出道 VT 中 90% 起源于右心室（RV-OT），而 10% 起源于左心室流出道（LVOT）。RVO-VT 形态学特征是 LBBB 型的宽 QRS 心动过速，电轴指向下方，起源于右心室肺动脉瓣下的右心室流出道区域。如果 V_1 及 V_2 导联 R：S > 30% 或 R：QRS > 50%，则一般提示心动过速起源左心室。LVOT-VT 一般起源于冠状瓣的瓣上区域或主动脉瓣冠状动脉瓣下的心内膜区域。急性期腺苷、β受体阻滞剂、维拉帕米治疗流出道 VT 可能有效。长期治疗可以选择β受体阻滞剂，维拉帕米、地尔硫卓，有效率在 25%～50%。其他一些药物Ⅰa、Ⅰc、Ⅲ类都可以考虑。射频消融治疗的有效率达 90% 以上，对频繁发作者应作为首选治疗方案。

（2）左心室特发性 VT（ILVT）：大多数左心室起源的 VT 是维拉帕米敏感的、起源于左心室间隔面的束支内折返性 VT。大多数 ILVT 患者心电图形态是右束支阻滞型，电轴左偏（VT 折返出口位于左后分支），少部分人表现为 RBBB 电轴右偏（折返出口位于左前分支）。在急性期对静脉维拉帕米有反应，无效时可使用胺碘酮或电复律。射频消融治疗有效率为 85%～90%，可作为首选。

（3）束支折返性 VT：通常发生于器质型心脏病，尤其是扩张型心肌病。窦性心律时可见室内阻滞，VT 发作时表现为快频率的左束支阻滞图形，偶有折返方向相反，表现为右束支阻滞图形者。电生理检查记录到心室波前均有右束支波，导管消融右束支可根治。

（4）尖端扭转性 VT（TdP）：TdP 常出现在先天性长 QT 综合征、药物相关的 QT 延长和传导系统老化所致的传导阻滞的患者。先天性长 QT 综合征处理包括：β 受体阻滞剂；（左侧）颈交感切除术；对于高危患者需要置入 ICD。对于非遗传性长 QT 导致的 TdP 处理包括：①停用可能相关的药物和纠正异常的电解质；②如 TdP 是传导阻滞、长间歇依赖或有症状的心动过缓引起，推荐急诊临时起搏和安置永久起搏治疗，通常与 β 受体阻滞剂合并使用；③静脉硫酸镁可能有效，但正常 QT 的 TdP 镁制剂一般无效；④异丙肾上腺素可用于长间歇依赖的反复 TdP 的急性处理，但应除外先天性 QT 延长综合征（LQT）。

（5）不间断性 VT：不间断性 VT 又称为 VT 风暴，常需要多次复律。急性心肌缺血所致的反复或不间断 VT 建议再血管化治疗和使用 β 受体阻滞剂并联合使用静脉抗心律失常药物如胺碘酮。其他情形可以静脉胺碘酮联合射频消融的办法治疗。

（6）离子通道病：包括一组与编码离子通道的基因突变导致离子通道功能改变，从而发生恶性心律失常的疾病。

儿茶酚胺敏感性多形性 VT（CPVT）：CPVT 心电图表现为双向多形性 VT，运动试验或静脉异丙肾上腺素可以诱发。1/3 患者具有早年猝死或运动诱发晕厥的家族史。运动或急性情绪激动会诱发晕厥。典型的症状开始于儿童期，成年后发病的比较少见。治疗一般采用 β 受体阻滞剂。联合应用 I 类药或胺碘酮治疗是无益甚至有害的。对于症状反复发作且危及生命的心律失常需要置入 ICD 治疗。

Brugada 综合征：Brugada 综合征是具有特征性的右束支阻滞样图形和 $V_1 \sim V_3$ 导联 ST 段抬高，临床发作威胁生命的心律失常（多形性 VT），无结构性心脏病，有家族发病倾向。心电图表现类似急性心肌梗死。氟卡尼或普鲁卡因胺可以使心电图显现典型图形，该病发病率为万分之五。猝死多由于室颤或多形性 VT，主要发患者群是年轻人。所有有症状患者应接受 ICD 治疗，无症状人群如果电生理检查诱发室性心律失常也应接受 ICD 治疗。

长 QT 综合征（LQTS）：LQTS 是一种心室复极异常的疾病，表现为心电图上 Q-T 间期延长，这种 QT 间期延长可能是先天的也可能是获得性的，伴或不伴有先天性耳聋。心律失常的特征是发作多形性 VT，又称做尖端扭转型 VT。到目前为止，在 8 个 LQTS 致病基因上共发现突变位点 350 多个。特异性的基因型不同，临床发病特征不同。LQT1 患者的心脏事件 62% 发生在运动时，只有极少数患者 3% 在睡眠/休息时发病；与此相反，LQT3 只有 13% 的心脏事件发生在运动时，而 39% 发生在睡眠/休息时。LQT2 患者介于中间。LOTS 的标准治疗是抗肾上腺素能治疗（β 受体阻滞剂，左心感神经切除），少数需要辅以起搏器或埋藏式心脏复律除颤器（ICD）治疗。β 受体阻滞剂是当今对有症状的 LQTS 患者的首选治疗，将 β 受体阻滞剂用到患者可耐受的最大剂量，是治疗的关键。起搏器通过预防窦性停搏或心动过缓增加了对 LQTS 患者处理的有效性，但它不能作为 LQTS 的唯一治疗措施，通常联合应用 β 受体阻滞剂。如果患者在接受充分剂量的 β 受体阻滞剂和左心交感神经切除术（LCSD）治疗后仍有晕厥发作，或在 β 受体阻滞剂治疗期间有心脏骤停（需要复苏）发生，或记录到首次心脏事件是心脏骤停，应置入 ICD。

短 QT 间期综合征：短 QT 综合征患者心电图特点是具有短的 QT 间期，临床表现可以无症状、或房颤，反复晕厥甚至猝死。目前发现 3 个编码钾离子通道的基因与短 QT 综合征有关。ICD 治疗可以保证患者生命安全，特别对于猝死幸存者或既往有过晕厥发作的患者更应将 ICD

作为首选治疗。

三、心室扑动和心室颤动

（一）概　　述

心室扑动和心室颤动是更为严重的室性心律失常，导致血流动力学衰竭和心源性死亡。心室扑动和快速的 VT 区分十分困难，通常只有学术上的意义。临床上典型的心室扑动并不常见，因为心室扑动会迅速退变为心室颤动导致猝死。心源性猝死占每年死亡人数的 15%，占冠心病死亡的 50%，美国每年有 350 000～400 000 人发生心源性猝死。院外发生的心脏骤停经复苏的患者中 75% 为心室颤动，通常发生之前有 VT。75% 经复苏的心源性猝死患者存在较重的冠状动脉疾病，其次为严重心功能不全。心室扑动和心室颤动预后极差，因多数发生于院外，即使在便携式自动外部除颤器（AED）和初级心肺复苏技术较为普及的美国，能抢救成功并转送医院的比例也仅为 1%～15%。

（二）临床表现

许多心脏性和非心脏性原因均可导致心室颤动和心源性猝死，但大部分患者均有器质性心脏病，尤其是慢性冠心病。故发生心源性猝死前患者多有相应的基础心脏疾病表现，如冠心病、肥厚型和扩张型心肌病、致心律失常性右心室心肌病、充血性心衰等的临床表现。有些患者有晕厥、心悸等室性心律失常发生的病史。通常没有前驱症状，即使出现症状也是非特异性的，包括胸部不适、心悸、气短及虚弱。一旦发生可造成晕厥、意识丧失、抽搐、呼吸停止，抢救不及时最终死亡。

（三）诊断要点

1.既往基础疾病和诱因的诊断

心源性猝死绝大部分发生于器质性心脏病患者，如冠心病、肥厚型和扩张型心肌病、致心律失常性右心室心肌病、充血性心衰等，通过相应的检查了解患者的基础疾病及严重程度有助于预测猝死的发生。与遗传相关的疾病如离子通道病、肥厚型心肌病可能提供阳性家族史。有些诱因也有助于诊断，如胸前受到撞击而猝死要怀疑心脏震击综合征。

2.体表心电图和动态心电图

心室扑动的心电图特点为规则的、连续的波形，通常振幅较大，图形很像连续的正弦波，不能区分 QRS 波群、ST 段和 T 波。频率常＞200 次/min，与 VT 的鉴别主要根据波形而不是频率，如果不能识别单个的 QRS 波群就诊断为心室扑动。心室颤动是指心脏混乱的、非同步的、碎裂电活动。心电图表现为各个波的振幅和形态均不规则。不能识别 P 波、QRS 波群和 T 波，频率常在 150～500 次/min。长时间的心电监测，尤其是埋藏式闭环事件记录仪可明确不明原因的晕厥是否由严重室性心律失常所致，但临床只能在偶然的情况下才能记录到，更重要的是识别室颤高危患者。

3.其　　他

基因检查有助于与遗传相关的如离子通道病的诊断。心脏的运动或药物负荷试验、无创和有创电生理检查对于明确诊断和预测猝死均有意义（具体见"VT 的诊断要点"）。

（四）治疗方案和原则

心室扑动和心室颤动治疗的原则是立即心肺复苏（CPR）和电转复，预防复发和心源性猝死。一旦明确心脏骤停，应立刻根据目前 CPR 指南的建议步骤进行 CPR，并尽快获得体外除颤器。如是快速室性心律失常引起的心脏骤停，当用单相除颤器 360J 或双相除颤器 200J 除颤，仍有复发者可用静脉胺碘酮稳定节律。如果有导致心脏骤停的可逆病因和诱因，包括低氧、电解质紊乱、机械因素和容量不足等，在复苏后进一步生命支持中给予纠正。当心脏骤停超过5min，在除颤前先行短时CPR（＜90～180s）。除少数可纠正的因素导致的快速性室性心律失常，如电解质紊乱、心肌缺血等，均应根据ICD治疗指南适应证置入ICD。

（张锦　陈军）

第六节　缓慢性心律失常

Section 6

一、病窦综合征

病窦综合征指由于窦房结病变及（或）窦房结受过度迷走神经兴奋的作用产生以下表现：①明显的窦性心动过缓；②窦性停搏或窦房阻滞；③慢—快综合征，交替发生室上性快速心律失常和上述缓慢性心律失常，部分患者可同时有房室传导障碍。

病因以原发性退行性变化或炎症最为常见。病变累及窦房结与相邻的心房组织，甚至房室结和希氏束。部分患者同时有冠心病、心肌病或高血压。

最常见症状为心悸、乏力。活动耐量减少，头晕，接近晕厥或晕厥。轻度患者可毫无症状。

24h动态心电图、运动负荷心电图、阿托品试验、食道调搏等无创伤性检查有助于明确诊断和评价窦房结功能。

二、房室阻滞

房室阻滞通常分为三度：Ⅰ度、Ⅱ度和Ⅲ房室阻滞。

（一）Ⅰ度房室阻滞

每个P波均可下传心室，但传导减慢和延迟，PR间期＞0.20s。SI低钝，常见病因包括迷走神经张力增高，洋地黄、阻断剂、异搏定等药物，风湿性心肌炎和下壁急性心肌梗死。Ⅰ度房室阻滞的处理主要为病因治疗。

（二）Ⅱ度房室阻滞

此时部分室上的兴奋不能下传心室，因而部分P波之后，无相应的ORS波群。Ⅱ度房室阻滞进一步分为文氏型（莫氏Ⅰ型）和莫氏Ⅱ型两类。以文氏型最为常见。文氏型的心电图特征为：①PR间期逐渐延长，直至发生P波后QRS脱落；②R-R间期逐渐缩短；③P波未能下传心室之后的PR间期最短；④P波未能下传心室之前的PR间期最长。但文氏型的心电图表现常不典型，即逐次心搏之间PR间期递增不明显，此时应特别注意P波未下传一次心搏前后的PR间期，之前最长，之后最短，差别明显。文氏型阻滞中75%发生于房室结，QRS波群正常。预后良好。常见病因为迷走神经张力增高、洋地黄类药物、急性下壁心肌梗死和风湿性心肌炎。少数文氏阻滞可发生在希氏束或束支，此时QRS多增宽。传导系统的退行性改变多为其病因。这些患者可能发展为更严重房室阻滞。发生晕厥，需起搏治疗。

莫氏Ⅱ型阻滞的心电图特征为无PR逐渐延长，而突然出现P波后的QRS脱落，阻滞部位几乎都在希氏束或束支，QRS群常增宽，患者可有接近晕厥或晕厥，有症状者需起搏治疗。莫氏Ⅱ型阻滞的常见病因有传导系统的退行性变化、急性前壁心肌梗死、钙化性主动脉瓣病变、高血压性心脏病和心肌病。

（三）Ⅲ度房室阻滞

为完全性房室阻滞，即所有 P 波都不能下传心室，而发生房室分离。心房大多被窦房结控制，P 波频率在 60 ～ 100 次/min。QRS 波群可窄可宽，取决于阻滞部位之高低。预后取决于阻滞部位，房室结阻滞预后良好，结下（希氏束或束支）的阻滞可能预后不良，可能因心脏停搏或室颤而猝死。房室结阻滞见于急性下壁心肌梗死、洋地黄中毒、心肌炎和先天性房室阻滞。急性下壁心肌梗死合并的Ⅲ度房室阻滞大多在一周内自动消失，无明显症状。先天性完全房室阻滞的 QRS 波群正常，逸搏心律 40 ～ 60 次/min，随运动加快。结下完全性房室阻滞的病因包括传导系统的退行性改变、钙化性主动脉瓣狭窄、手术创伤、慢性冠心病和心肌病。QRS 波群增宽，逸搏心律 20 ～ 40 次/min，不随运动增快。结下Ⅲ度房室阻滞可见于急性广泛前壁心肌梗死，死亡率高达 70%。但如患者存活下来，房室阻滞多于 1 周内消失。

完全性房室阻滞可有头晕，接近晕厥或晕厥，甚至猝死，它可诱发或加重心绞痛或充血性心力衰竭。听诊时心率缓慢，S_1 弱不等，可闻炮击音。有症状的房室结Ⅲ度房室阻滞和所有结下Ⅲ度阻滞需起搏治疗。

三、处理原则

无症状的窦性心动过缓不需治疗，因为在运动员及老年人可能是正常心律。对于有症状的窦性心动过缓、病窦综合征和完全性房室传导阻滞的患者应当治疗。普鲁苯辛、阿托品和异丙肾上腺素均可以使用，但副作用多，长期应用疗效也不令人满意，因此最后常常需要安装人工起搏器。不过，首先必须排除下列药物的副作用，如β阻滞剂、洋地黄、维拉帕米、地尔硫卓、奎尼丁、普鲁卡因酰胺、胺碘酮、利多卡因、甲基多巴、可乐宁和碳酸钾。在快—慢综合征，窦房结功能不全很难处理，最终都需要安装起搏器。β阻滞剂可以加重此综合征中的心动过缓成分。但吲哚洛尔因兼有内源性拟交感作用可能有效，可以在减慢心动过速的同时限制心动过缓。此类患者一般都是最后起搏器加抗心律失常药物维持。

当房室阻滞伴晕厥发作时，可紧急使用经胸临时起搏器或阿托品、异丙肾上腺素静滴，作为安装起搏器前的临时措施。

（张锦　陈军）

第二十四章
Chapter 24

心力衰竭

第一节　慢性心力衰竭
Section 1

慢性心力衰竭是指在静脉回流正常的情况下，由于原发的心肌损害引起心输出量减少和心室充盈压升高，临床上以组织血液灌注不足以及肺循环和（或）体循环淤血为主要特征的一种综合征。

难治性心力衰竭指Ⅲ～Ⅳ级的充血性心力衰竭（CHF）患者经适当而完善的洋地黄制剂、利尿剂和血管扩张剂治疗及消除合并证和诱因后，CHF的症状和临床状态未得到改善甚至恶化者。

一、病因与诱因

（一）病　　因

1.心肌本身疾病

（1）弥漫性或局限性心肌损害：见于心肌炎、心肌病、心肌梗死、心肌纤维化等。

（2）心肌代谢障碍：见于冠心病、肺源性心脏病、高原病等，由于心肌缺血缺氧，引起心肌能量代谢障碍。维生素 B 缺乏症，因 ATP 形成障碍，亦可出现心力衰竭。

2.心室负荷过度

（1）压力负荷过度（又称后负荷过度）：①左室压力负荷过度常见于高血压、主动脉瓣狭窄等；②右室压力负荷过度常见于肺动脉高压、肺栓塞、肺动脉瓣狭窄、慢性阻塞性肺疾患等。

（2）容量负荷过度（又称前负荷过度）：①左室容量负荷过度常见于主动脉瓣关闭不全、左房室瓣关闭不全、法洛四联症等；②右室容量负荷过度常见于肺动脉瓣关闭不全、右房室瓣关闭不全、房间隔缺损等；③双室容量负荷过度见于贫血、甲状腺功能亢进症、脚气病、动静脉瘘等。

3.心室舒张受限

见于肥厚型心肌病、限制型心肌病、心包疾患（如缩窄性心包炎、心肺压塞）等。心包疾患引起心力衰竭因心肌本身的舒缩功能多是正常的，故一旦解除病因，心力衰竭的症状和体征可迅速消失。有人认为这是心力衰竭的临床表现，不是真正的心力衰竭；也有人认为仍属心力衰竭。

（二）诱　　因

（1）感染。为诱发和加重心力衰竭的常见因素，包括呼吸道感染、风湿热、感染性心内膜炎、尿路感染等，其中，以呼吸道感染为多见。

(2)电解质紊乱和酸碱平衡失调。低钾、低镁可影响洋地黄的应用而加重心力衰竭,严重酸碱中毒可诱发心力衰竭。

(3)心律失常。①快速性心律失常,因心室充盈时间缩短、舒张期充盈量降低、心肌耗氧量增加可诱发心力衰竭;②缓慢性心律失常,因心输出量降低而诱发心力衰竭。

(4)妊娠和分娩。因心脏负荷和心肌耗氧量增加而诱发心力衰竭;另外,临产期的子宫收缩疼痛、精神紧张等,亦可诱发心力衰竭。

(5)体力或脑力劳动过度、情绪激动等应激状态,可增加心肌耗氧量而诱发或加重心力衰竭。

(6)贫血、甲状腺功能亢进症,输血或输液过多或过快,肺栓塞等亦可诱发心力衰竭。

(7)药物应用不当,如长期应用负性肌力药(如β阻滞剂、钙拮抗剂等)、长期服用非甾体类抗炎药(如吲哚美辛等)。

二、临床表现

(一)左心衰竭肺淤血的临床表现

(1)呼吸困难。呼吸困难是心力衰竭较早出现和最常见的症状,由于肺淤血和肺顺应性降低引起肺活量减少所致。①劳力性呼吸困难:休息时患者常无症状,当体力活动或劳动时体循环压力梯度增加,回心血量增多,左房充盈压增加,肺淤血加重而出现呼吸困难,休息后可自行缓解。②夜间阵发性呼吸困难:常在睡眠时发生。患者入睡并无困难,但在夜间熟睡后突然憋醒,因胸闷、气急而被迫坐起,有时伴阵咳、咳泡沫痰,坐起或站立后数分钟内症状可缓解,患者又可入睡。其发生机制为:A.平卧时静脉回流增加,心脏前负荷增加;B.平卧时膈肌上升,肺活量减少;C.夜间迷走神经张力增高。③端坐呼吸:患者平卧休息时感呼吸困难,被迫取半卧位或坐位以减轻呼吸困难。半卧位或坐位时,由于重力作用,使部分血液转移到身体下垂部位,可减轻肺淤血,且由于膈肌下降可增加肺活量。

(2)咳嗽、咳泡沫痰、咯血系肺泡和支气管黏膜淤血所致。咳嗽多在体力活动或夜间平卧时加重。左房室瓣狭窄、肺栓塞亦可引起咯血。

(3)两肺可闻及湿性啰音部分夜间阵发性呼吸困难患者两肺可闻及哮鸣音。

(二)右心衰竭体循环淤血的临床表现

1.胃肠道症状

长期胃肠道淤血、水肿,可引起消化不良、食欲不振、恶心、呕吐、腹胀及上腹部疼痛等症状。严重者可发生肠源性蛋白丧失。

2.静脉充盈与搏动

因上、下腔静脉压升高,可出现颈外静脉、手背静脉及舌下静脉充盈,并可出现静脉搏动。颈静脉充盈是右心衰竭的早期表现。肝颈静脉回流征阳性是右心衰竭的重要体征之一,但亦可见于渗出性或缩窄性心包炎。

3.肝肿大和压痛

早期肝肿大而柔软,有压痛,常发生于皮下水肿之前;长期慢性肝淤血而发生心源性肝硬化时,肝脏质地较硬,边缘较锐利,压痛不明显。

4.下垂部位

水肿活动者,在足、踝内侧及胫骨前可出现凹陷性水肿,下午更明显,随病情加重而呈上行性发展。长期卧床者,在骶部和股内侧出现凹陷性水肿。严重右心衰竭患者,可出现全身性水肿。长期下肢水肿易并发蜂窝织炎及静脉血栓。

5.胸　　水

见于全心衰竭或右心衰竭患者,以右侧胸水多见,也可为双侧胸水,胸水的产生与体静脉压和肺静脉压升高及胸膜毛细血管通透性增加有关。胸水以右侧多见的可能机制为:①胸水由扩大的左、右心房压迫肺静脉所致,而右侧胸腔血液通过奇静脉路程长,故易积液于右侧;②右肺的平均静脉压较左侧高,同时右肺的容量较左肺大,右肺的表面滤出面积也就比左肺大,因而以右侧胸水多见;③若胸水只限于右侧,要考虑因肺梗死所致。

6.腹　　水

可见于右心衰竭或全心衰竭的晚期患者,常伴有心源性肝硬化。亦可见于缩窄性心包炎或三尖瓣狭窄患者。

7.心包积液

见于严重而持久的右心衰竭患者。

8.青　　紫

见于长期右心衰竭患者,为静脉压增高、静脉血氧分压降低所致,为周围型青紫。长期全心衰竭患者可出现混合型青紫。左心衰竭患者可出现四肢末端青紫,但比右心衰竭患者轻。

9.心脏性恶病质晚期患者

可发生营养不良、消瘦,表现出恶病质。

(三)心输出量减少导致组织血液灌注不足的临床表现

1.疲乏、无力

躯干及四肢肌肉供血不足所致,为左心衰竭的早期症状。

2.失眠、嗜睡

脑缺氧所致。严重脑缺氧可出现神志错乱,甚至昏迷。

3.皮肤苍白

由于心输出量降低引起代偿性交感神经兴奋,外周血管收缩使皮肤苍白。

4.尿　　少

由于肾血流量减少,肾小球滤过率降低,肾小管再吸收增加所致。

5.心率增快

由于每搏量下降,儿茶酚胺代偿性分泌增加,可导致心率增加。

6.脉压变小

心输出量下降,可使血压下降。往往表现为收缩压偏低而舒张压偏高,脉压变小。严重者可出现心源性休克。

(四)其他临床表现

(1)声音嘶哑由左肺动脉扩张压迫左喉返神经所致。

(2)可出现交替脉、心尖部舒张期奔马律、心界扩大等。

(五)原发心脏病的体征

三、辅助检查

(一)诊断心力衰竭的无创手段

1.心 电 图

心衰患者中心电图正常罕见,如果心电图正常,需要对心衰的诊断作仔细的再评估,心电图是明确心脏节律的最有效手段。心衰患者的特异心电图不能提示特异的病因。Q波的存在提示心肌梗死,但若缺乏明确的病史,则需要其他手段,如超声心动图加以证实。

2.胸部 X 线检查

X 线胸片的心脏大小与左室功能相关性较差。急性心衰常常不出现心脏扩大,但有证据提示,慢性心衰而心脏大小正常时,需仔细检查心衰的诊断正确与否。心脏扩大支持心衰的诊断,特别是存在肺上叶静脉扩大时,但后者与肺毛细血管嵌压相关性较差。仔细检查肺野,可以找出间质或肺水肿或胸膜渗出的证据。但观察者在对 X 线胸片上肺淤血的证据的解释上一致性较低,而且单用胸部 X 线难以可靠地区分心源性或肾源性肺淤血。心脏轮廓可以提示瓣膜、心肌或心包钙化等特殊诊断。X 线胸片有助于排除可导致上述症状的肺部疾病。

3.心脏超声

为了更好地诊断心衰,应常规使用心脏超声,此方法安全、简便而且随时可用。利用心脏超声可以评价心脏瓣膜、心腔结构、心室肥厚以及收缩和缩张功能等心腔完整的功能参数,其对心室容积测定、收缩功能和局部室壁运动异常的检出可靠。多普勒超声技术为有经验的操作者测定跨瓣压差和右室收缩压提供了定量化手段。如果有三尖瓣关闭不全存在时,可计算出肺动脉而做出肺动脉高压的诊断。当患者经胸超声显像较差,或有机械二尖瓣,或者为了更详细地了解心房、肺静脉以及二尖瓣时,可以使用经食管超声评价其结构和功能。由于射血分数依赖于两个十分精确的容量测定值,因而易出现计算误差,重复性较低。

4.肺功能

尽管肺部疾病的存在并不能排除并存的心衰,但肺功能的测定有助于排除气短的肺源性原因。慢性阻塞性呼吸疾病与缺血性心脏病间存在着强烈的相关性,而后者是心衰的主要原因。心衰患者 1s 峰呼气流速和用力呼气容量下降,但其程度与症状性慢性阻塞性气道疾病不同。当患者出现严重的气短和哮鸣、峰呼气流速 < 200L/min 时,应注意哮喘的诊断而不是肺水肿。

5.血液学和生化检查

贫血可加重已存在的心衰,血细胞比容升高提示呼吸困难可能由肺部疾病、发绀型先天性心脏病或肺动静脉畸形所致。测定血清尿素氮和肌酐对于通过容量负荷而产生与心衰相同特征的肾衰的鉴别诊断以及之后的心衰治疗至关重要。未经治疗的心衰很少出现明显的电解质紊乱。电解质紊乱常见使用利尿剂的患者。心衰患者出现低钠血症和肾功能不全提示预后不佳。肝淤血时会出现肝脏有关酶的升高。

尿液分析对检查蛋白尿和尿糖非常有用,有助于提示临床工作人员注意潜在的肾脏问题或糖尿病,这些情况可以导致或使心衰复杂化。由甲状腺毒症引起的心衰常号陕室率房颤相关,而且可能是老年甲状腺功能亢进者主要的临床表现,甲状腺功能低下也可以心衰的形式出现。

6.心脏核素检查

核素扫描为评价左和右室整体收缩功能以及心肌灌注提供了简单的方法。利用核素检查可以评价左室舒张充盈早期相关,但进一步了解左室舒张功能异常十分困难,显像技术可用于不能行心脏超声检查者。静息状态、运动和运动后的心肌灌注显像可以用来评价缺血存在与否及其严重程度,其不足是在评价瓣膜功能、心室肥厚方面几乎无价值,在此方面其可利用性与超声相比受到较大的限制,其费用相对较高,对心室容积测定的重复性不高,而且患者受到射线的辐射,从而限制了其临床应用。

7.运动试验

运动耐量下降,其限制性症状为气短或疲倦,是心力衰竭的特点,但不特异。在没有接受治疗的患者,若运动试验正常,可排除心衰的诊断。在诊断明确的心衰患者,药物治疗和运动训练可以改善运动耐量,但很少能使其恢复正常。在已明确诊断的患者中,运动耐量有助于评价病情的严重性并监测其进展。运动时氧饱和度的明显下降,提示肺部疾病的存在。临床上,氧耗量的测定有助于明确运动试验是受限于心肺因素还是其他因素。

8.神经内分泌的检查

神经内分泌机制在心力衰竭病理生理中的重要性已很明确,但其在心衰诊断中的地位却不清楚。大样本荟萃分析的良好证据表明,肾上腺素、肾素、血管紧张素Ⅱ和固酮与心衰的严重程度和预后明显相关,但对所有患者来讲,这些预测因子不准确而且难以解释。利尿剂、血管扩张剂和 ACEI 以复杂的形式改变上述神经内分泌物质的血浆浓度,因而其诊断价值有限。血浆肾上腺素水平随年龄而升高, > 75 岁的人,其肾上腺素水平可能在诊断心衰的范围之内。

对于个体患者,心衰诊断评价的最佳指标为利钠肽(ANP)。心房利钠肽和脑利钠肽在心功能异常早期症状出现以前升高。N-心房利钠肽作为无活性的前激素的副产品,可能反映了心室功能异常及其严重程度,其准确性高于 ANP。目前就脑利钠肽和 β-ANP 对心衰诊断的价值没有太多的资料。血浆 ANP 水平升高与一定的症状相关,而且在无肾衰竭的情况下,高度提示存在心衰。接受治疗的患者,ANP 血浆水平正常并不能完全排除心衰的诊断,其水平正常反映了治疗的效果。ANP 血浆水平随年龄增大仅有极小的升高。

(二)诊断心力衰竭的有创方法

通常不需要有创的方法来确定慢性心衰的诊断,但它在明确病因方面具有一定的重要性。心衰可以发生于静息时心输出量及心室充盈压正常的患者,至少在经治患者是如此。相反,在无症状的心功能异常者,却会出现静息时心输出量的下降和充盈压的升高。运动时的心输出量的下降和肺毛细血管楔压的升高,可由可逆性心肌缺血所致,对心衰并不特异,但最大运动时的血流动力学反应正常可排除心衰是引起症状的原因。

用无创方法排除舒张功能异常可能是困难的,在某些患者可通过直接测定心内的压力和容积来解决。直接测定心输出量和充盈压有助于在存在肺或肝脏疾病时支持或排除心衰的诊断。当考虑扩张性心肌病的诊断时,冠脉造影有助于排除冠心病。对心衰伴有心肌缺血证据的患者,考虑血管重建时,也需进行冠脉造影。心内膜活检是一个有用的研究工具,但其临床价值有限。对有经验的人来说,当患者存在无法解释的心肌功能异常时,应进行活检以排除浸润或炎症性疾病。

四、诊断和鉴别诊断

(一)临床实践

中诊断心衰的要求为了满足心衰的定义,必须存在心衰的确切症状和客观体征,仅根据临床指标评价心肌功能是不够的。必须客观的评价心功能异常,心脏彩超是最简单、有效的工具而广泛地用于临床。诊断心衰要求存在心衰的症状和(或)诊断需求的客观指征。根据任何单一检查不能做出心衰的诊断,而且需要排除与心衰症状和体征相似,或加重心衰症状和体征的其他疾病。

(二)诊断根据

临床表现如呼吸困难及心源性水肿的特点,一般不难做出诊断。值得注意的是,其诊断应包括病因诊断、病理解剖及病理生理诊断、心功能分级等。

(三)鉴别诊断

1.收缩性心力衰竭与舒张性心力衰竭

均表现为肺循环和(或)体循环淤血,从症状和体征上难以区别,但后者左室射血分数正常、左心室不大,可通过辅助检查加以鉴别,治疗上亦有明显差异(表24-1)。

表 24-1 收缩性心力衰竭与舒张性心力衰竭的鉴别

项目	收缩性心力衰竭	舒张性心力衰竭
发病比例	占心力衰竭的 70%	占心力衰竭的 30%
常见病因	冠心病、心肌炎、心肌病、心脏瓣膜病变	高血压心脏病、肥厚型心肌病、冠心病等
射血分数	降低	正常
机械收缩时间	异常	正常
左室射血时间	异常	正常
射血前期	异常	正常
等容收缩期	异常	正常
峰充盈率	正常	异常
峰充盈时间	正常	异常
等容舒张期	正常	延长
快速充盈期	正常	缩短
左室内径	增大	正常
缩短率	降低	增加
治疗选择	血管紧张素转换酶抑制剂、正性肌力药、利尿剂等	钙拮抗剂、β阻滞剂、血管紧张素转换酶抑制剂等

2.心源性水肿应与肾性水肿、肝硬化所引起的水肿相区别

心源性水肿为重力性水肿,而肾性水肿多出现于眼睑、颜面部组织较疏松的部位,且以晨起时明显;肝硬化患者,腹水征常较外周水肿明显。

五、治　疗

心衰的治疗方法是多方面的,包括一般治疗、药物方法、机械装置的作用以及外科干预。本章重点讨论建立在大规模试验结果等证据基础上的药物治疗。

(一)治疗目的

对于任何原因导致的心衰,治疗的目的相同,包括以下几个内容:

1.预　防

(1)预防导致心肌功能异常和心衰的疾病。

(2)一旦心脏功能出现异常,预防心衰的出现。

2.维持或改善生活质量

3.延长存活时间

(二)慢性心力衰竭的处理

慢性心衰由于收缩功能的异常,治疗方法包括一般治疗、药物疗法、机械设备及手术等。

1.一般性措施

(1)饮食:饮食控制的目的在于减少肥胖,控制和减少食盐的摄入对晚期心衰患者更为重要。除了较热的环境外,晚期心衰患者,无论有无低钠血症,其液体摄入量应减少到 1～1.5L/24h。

(2)戒烟:所有的心衰患者都应戒烟。

（3）饮酒：若怀疑患者为乙醇性心肌病，则需立即禁酒；对其他原因的患者，尽管缺乏有关乙醇对心衰患者影响的资料，目前建议每日乙醇摄入量，男性不宜超过40g/d，女性不超过30g/d。

（4）运动：去适应是肌肉代谢改变的可能原因，与症状密切相关，应尽量避免。应鼓励患者低水平的耐力性肌肉活动，如散步，而避免进行应力性等长运动。特殊的运动训练需要与患者病情的承受能力相一致，而且需在医生指导下进行。

（5）休息：休息仅适用于急性心衰或慢性心衰加重者，对稳定的心衰患者不鼓励休息。

2. 药物治疗

（1）利尿剂。临床使用：当水钠潴留的存在表现为肺淤血或外周水肿时，利尿剂是系统治疗的基本药物。如果可能的话，利尿剂应与ACEI联合应用。袢利尿剂、噻嗪类以及美托拉宗适用于心衰治疗的所有阶段。轻度心衰可以使用一个噻嗪类利尿剂，当心衰恶化时，常需使用袢利尿剂。当肾小球滤过率 < 30ml/min，噻嗪类利尿剂很少有效。这种情况常见于老年心衰患者。在严重心衰患者，噻嗪类利尿剂与袢利尿剂具有协同作用，常可联合使用。就其效果和不良反应来讲，两者联合用药优于单独增加袢利尿剂的剂量。美托拉宗具有强效的利尿作用，常作为最后手段来补充袢利尿剂的不足。

绝大多数利尿剂治疗的心衰患者，常同时服用ACEI，通常情况下认为，保钾利尿剂不应与ACEI同时使用。但每天 < 50mg的小剂量螺内酯与ACEI和袢利尿剂同时使用，并不常引起高钾血症，可以安全地用于心衰治疗。而且，如果患者出现持续性的低钾血症，无论是否使用ACEI，都需要使用保钾利尿剂。氨苯蝶啶、阿米罗利和螺内酯等药可以预防和治疗利尿剂导致的低钾血症，而口服补钾很少能有效地维持体内的钾储备。在患者没有服用ACEI类药物，保钾利尿剂可以用于心衰的治疗来防止出现低钾血症。同时，保钾利尿剂与袢利尿剂联合使用，偶尔可以用于克服持续存在的低钾血症。对严重心衰者，无低钾血症存在的情况下，在ACEI和袢利尿剂的基础上，加用小剂量的螺内酯有益于心衰的治疗。

应用保钾利尿剂治疗心衰时，应密切监测肌酐和血钾浓度，临床上可行的方法是：治疗初期每5～7d测血肌酐和血钾水平，直到其水平稳定，然后改为每3个月测定1次，最后间隔半年测定1次。螺内酯的剂量不宜过大。表24-2介绍了口服利尿剂的剂量和不良反应。

表24-2　口服利尿剂的剂量和不良反应

	初始剂量（mg）		每日建议的最大剂量（mg）		主要不良反应
袢利尿剂					低钾、低钠、低镁高尿酸血症、糖耐量异常、异常LDL升高、酸碱失平衡
呋塞米	20～40		250		
布美他尼	0.5～1.0		5～10		
依他尼酸	50		400		
噻嗪类					
氢氯噻嗪	12.5～50		50～75		
美托拉宗	1～10		10		
	＋ACEI	－ACEI	＋ACEI	－ACEI	
保钾利尿剂					
阿米洛利	2.5	5	20	40	高钾、皮疹
氨苯蝶啶	25	50	100	200	
螺内酯	12.5	25	50	100	乳腺女性化

（2）血管紧张素转换酶抑制剂（ACEI）。临床应用：无论是否存在容量负荷过重，因心脏收缩功能异常导致的症状性心衰的任一阶段，ACEI 都是绝对适应证。对于服用利尿剂的所有心衰患者，都应考虑同时接受 ACEI 治疗。因左室射血分数降低，出现疲劳或轻度的劳力性呼吸困难而无容量负荷过重的症状和体征者，也应考虑将 ACEI 作为一线药物应用。主要不良反应为低血压、晕厥、肾功能不全、高钾血症以及血管性水肿。干咳是其常见的不良反应，常导致 15%～20%患者停用 ACEI 制剂。其他少见的不良反应有面部潮红和味觉异常。

血肌酐≤3mg/dl（或 265mmol/L）的肾功能不全和相对较低的血压（≥90mmHg）不是 ACEI 治疗的禁忌证。此外，血钾的改变通常较小（0.2mmol/L），轻度的高钾血症并非使用 ACEI 的禁忌证。但血钾水平＞5.5mmol/L 则属禁忌，在 ACEI 治疗的开始阶段，应停用保钾利尿药。

ACEI 的绝对禁忌证是双侧肾动脉狭窄，和既往使用 ACEI 时出现的血管性水肿。有 ACEI 诱发咳嗽史是其相对禁忌证。在停用 ACEI 之前，应首先排除咳嗽是由肺淤血导致的可能，以免误停 ACEI，丧失有益治疗的机会。

ACEI 治疗的程序：①治疗前避免过度利尿，如果正在使用利尿剂，停利尿剂 24h。②治疗最好在夜间仰卧时开始，使对血压的可能负面影响达最小程度，但心衰治疗时尚无资料支持该观点。若治疗在早晨开始时，应持续监测血压数小时。③从小剂量开始，然后应用大规模试验中证实有效的最大剂量维持。④在药物剂量调整过程中，应每 3～5d 测定肾功能和电解质，直至稳定，然后每 3 个月测定 1 次，最后间隔 6 个月 1 次。如果肾功能恶化，停止治疗。⑤治疗期间应小心使用保钾利尿药，一般在持续性低钾血症或治疗无效时，加用保钾利尿剂。但在重度心衰患者，应在监测血钾情况下，联合使用螺内酯，对抗醛固酮。⑥避免使用非甾体类抗炎药物。⑦在每次增加剂量后 1～2 周检查血压。⑧应对下述患者特殊注意：A.心衰原因不明；B.血钠＜130mmol/L；C.收缩压＜100mmHg；D.中一重度心衰；E.血肌酐＞130mmol/L；F.瓣膜病。

有关 ACEI 治疗参考剂量见表 24-3。除非有新的试验结果出现，ACEI 的剂量应不断的调整，最后达到现在临床试验中使用的最大剂量。

表 24-3　厂家推荐的维持剂量

药物	初始剂量		维持剂量	
苯那普利	2.5mg	2 次/d	5～10mg	2 次/d
卡托普利	6.25mg	2 次/d	25～50mg	3 次/d
依那普利	2.5mg	1 次/d	10mg	2 次/d
赖诺普利	2.5mg	1 次/d	5～20mg	1 次/d
喹那普利	2.5～5mg	1 次/d	5～10mg	2 次/d
培多普利	2mg	1 次/d	4mg	1 次/d
雷米普利	1.25～2.5mg	1 次/d	2.5～5mg	2 次/d

（3）心脏糖苷类。临床应用：地高辛和洋地黄毒苷是最常见的心脏糖苷类，它们拥有相同的药效学；但药代动力学特征存在差异，地高辛经肾排泄，洋地黄毒苷经肝脏代谢，其消除不依赖于肾功能，因此，可用于肾功能异常和老年患者。当其血浆水平在正常范围时，心脏糖苷类的中毒症状和体征极为罕见。

收缩功能异常患者，无论其心衰程度如何，出现快速心室率房颤是心脏糖苷类的特别适应证。洋地黄毒苷可以用于无症状性心功能异常伴房颤者的心室率控制，尽管在这些情况下，心脏糖苷类的效果是否优于钙拮抗剂（维拉帕米、地尔硫卓）或β阻滞剂尚不肯定。伴随使用利尿剂和 ACEI，心脏糖苷类药物可以改善窦性心律下因收缩功能异常所致心衰，心功能为 NYHA 分级Ⅲ～Ⅳ级患者的症状，当心衰减轻时，应继续用药。

　　禁忌证包括心动过缓、Ⅱ～Ⅲ度房室阻滞、病窦综合征、颈动脉窦综合征、WPW综合征、肥厚梗阻性心肌病、低钾血症以及高钙血症。对于控制房颤心室率，心脏糖苷类药物的剂量应依据心室反应个体化，而窦性心律下的剂量尚不清楚，可根据血浆地高辛浓度进行调整。

　　如果血清肌酐浓度在正常范围，地高辛通常口服剂量为0.25～0.375mg，老年人0.0625～0.125mg，偶尔0.25mg，伴有治疗慢性心衰时，无需负荷剂量。开始0.25mg，2次/d，共2d，治疗之前应测定肾功能和血钾水平。肾衰时，每日剂量应相应减少。地高辛清除率与肌酐清除率密切相关，而后者可通过下列公式计算：肌酐清除率＝（140－年龄）×体重（kg）721×血肌酐水平（mg/100ml）。下列情况下应测定血浆地高辛水平：①老年人；②患者依从性较差；③过量服用；④与影响地高辛浓度的药物合用，如胺碘酮、奎尼丁或维拉帕米；⑤房颤心室率控制不满意时。洋地黄毒苷常用的口服剂量为0.07～0.11mg/d，负荷剂量为0.3mg/d，共3d，若无肝功能异常，不需要减少心衰患者的每日剂量，此药与胺碘酮、维拉帕米、奎尼丁有相互作用。

　　（4）血管扩张剂。血管扩张剂减轻左室前后负荷。依据Frank-Starling机制，充血性心衰患者前负荷的降低可改善左室功能，并增加心脏输出而不增加心肌耗氧。血管扩张剂还可以通过降低后负荷减少瓣膜反流。可直接作用于选择的血管床，如冠状动脉和肾血管而改善脏器功能不全。

　　急性血管扩张剂治疗：硝酸甘油和硝普钠是急性心衰短期血管扩张治疗应用最普遍的药物。

　　硝酸甘油：硝酸甘油使平滑肌细胞松弛并扩张动静脉，机制是作用于鸟苷酸环化酶并产生cGMP。可降低全身血管阻力和后负荷，改善心输出量。硝酸甘油0.3～0.6mg舌下含服，3～5min起效，持续15～30min，可重复使用。重症患者可用静脉滴注，从小剂量开始，维持量50～100μg/min。

　　硝普钠：硝普钠产生一氧化氮和亚硝基硫醇，刺激鸟苷酸环化酶，增加细胞内cGMP。给药后平滑肌细胞迅速松弛。最显著的效果是扩张动脉，降低后负荷。对肾和肝血管作用小。硝普钠可致冠脉窃血现象，最好用于心肌梗死或心脏手术后的急性心衰。也用于稳定慢性心衰患者并确定其最佳血管扩张水平。短期应用≤3mg/（kg·min），<72h少见硫氰酸盐和氰化物中毒。

　　长期血管扩张剂治疗：硝酸酯和肼屈嗪：口服硝酸酯和肼屈嗪，对左室功能和血流动力学影响与上述血管扩张剂的急性效果相似。

　　肼屈嗪主要是动脉扩张剂，但可能也有轻度正性变力性作用，可能与交感活性的反射性激活有关。与其扩张血管减轻心脏负荷相对抗，变力作用可能对心耗氧具有某些不利影响。

　　硝酸酯联合肼屈嗪在减轻充盈压方面优于单独应用肼屈嗪。当ACEl治疗禁忌或不能耐受时，上述药物的联合应用是心衰治疗的另一选择。在使用心脏糖苷类和利尿剂的情况下，肼屈嗪与硝酸异山梨酯联用，对慢性心衰患者的死亡率可能有一定作用，但对心衰的住院率无影响。

　　钙拮抗阻滞剂：第一代钙拮抗剂硝苯地平除血管扩张效果外，有负性变力性作用，对心衰时的血流动力学、神经体液激活和疾病进展具有害的作用。地尔硫卓对血流动力学具有害、不变或改善的作用。与心肌梗死后无心衰患者相反，在梗死后心衰患者的研究中，维拉帕米治疗没有得益。

　　其他血管扩张剂：如派唑嗪、前列腺环素，这些药物目前不用于慢性心衰患者的长期治疗。

　　多数血管扩张剂短期应用均可改善血流动力学。除联用肼屈嗪、硝酸异山梨酯外，不同血管扩张剂的长期作用或中性或有害。因此，建议ACEI以外的血管扩张剂只用于缓解症状和改善急性血流动力学状况。

　　（5）β阻滞剂。血流动力学效果：β阻滞剂短期效果与长期效果区别很大，静脉给药后，心率、心缩力和血压很快下降，随后心输出量下降。然而，心室内容积、每搏输出量和射血分数未受影响。具备血管扩张作用的β阻滞剂使充盈压和后负荷下降。治疗1～3个月，可见良好的舒张效果，而且这些作用可能会超过其对心肌收缩功能的所有作用。长期治疗（3～12个月），β阻滞剂改善心衰，表现为射血分数、心输出量和运动耐量的增加，与ACEI相似，β阻滞剂减轻左室重塑。

神经体液作用：急性给予美托洛尔引起外周儿茶酚胺反射性增加，而跨心肌阶差无变化。应用放射性活性标测去甲肾上腺素，显示非选择性β阻滞剂普萘洛尔与选择性β阻滞剂美托洛尔相比，可减少心肌去甲肾上腺素的溢出。

对生存的影响：最近，两个以总死亡率为终点的试验CIBIS-Ⅱ和MERIT-HF结果的发表，是心衰治疗20世纪末最重要的进展之一。CIBIS-Ⅱ及MERIT-HF结果提示：①比索洛尔、美托洛尔等β阻滞剂可改善患者的生存；②目前只限于对ACEI和利尿剂稳定的心功能Ⅱ～Ⅲ级患者的治疗有益，对于有严重症状的、心功能Ⅳ级的心衰患者，以及近期不稳定的心衰患者，β阻滞剂的安全性和有效性尚未确立；③口服比索洛尔以1.25mg起始，采用滴定法逐级加量至2.5mg、3.75mg、5mg、7.5mg，然后达10mg，前2次加量的时间为1周，以后为4周；④美托洛尔12.5mg或25mg，1次/d开始，8周内逐渐加重至200mg/d；⑤休息状态下心率低于50次/min、血压低于90mmHg，未安装永久起搏器的Ⅰ度以上房室阻滞、肾衰竭（血Cr＞300μmol/L）及可逆性阻塞性肺病等不适合使用β阻滞剂；⑥有关老年人、无症状左室功能不良患者、舒张功能不全患者以及新近发生心肌梗死的患者，还未有资料显示β阻滞剂有益。

临床应用：β阻滞剂必须从小剂量起始，目前推荐的起始剂量：比索洛尔为1.25mg，1次/d；卡维地洛3.125～6.25mg，2次/d；美托洛尔12.5mg，1次/d或25mg 1次/d。每2周剂量加倍，直到常规维持剂量。

β阻滞剂可能的作用机制：β阻滞剂改善生存的效益可能是抑制心衰代偿机制（神经内分泌激活）潜在的有害效应，即ACEI抑制了血管紧张素——醛固酮系统激活的有害效应，β阻滞剂抑制了交感神经系统激活的有害效应。ACEI减轻心脏负荷，β阻滞剂减慢心率，两者都降低血压，这就使心脏做功和能量消耗减少。心衰治疗的神经内分泌假说，包括ACEI防止了血管紧张素Ⅱ、醛固酮对心脏的毒性作用，β阻滞剂防止了儿茶酚胺的毒性作用。

（6）血管紧张素Ⅱ受体（AT₁）拮抗剂。目前尚未明确证实AT₁受体拮抗剂在减少心衰患者死亡和发病方面优于ACEI。但氯沙坦的耐受性明显优于卡托普利，尤其不能耐受的咳嗽显著少于卡托普利。常用药物有氯沙坦50～100mg，1次/d；缬沙坦80～160mg，1次/d；依贝沙坦150～130mg，1次/d。

（7）非洋地黄类正性变力性药。依据作用方式不同，影响肌力的药物可分为几类。心脏糖苷类通过离子通道或离子泵影响肌纤维膜间的离子，这些在前面已述及。其他药物通过刺激受体（β受体激动剂）或减少cAMP分解（磷酸酯酶抑制剂）来增加细胞内cAMP水平。还有一类药物通过肌浆网钙的释放或提高收缩蛋白对钙的敏感性影响细胞内钙而起作用。

①β受体激动剂。多巴酚丁胺：是一种异丙肾上腺分子的改良药物，具有β₁和β₂和α₁肾上腺能受体活性。它在增加收缩力的同时扩张血管，增加每搏输出量和心输出量。收缩力的增强通常伴有心肌耗氧量的增加。心律失常等不良反应通常轻微。多巴酚丁胺只能静脉给药，速度2μg/(kg·min)至20～25μg/(kg·min)。多巴酚丁胺可增加β受体敏感性，但静注时间超过96h，血流动力学效果可能下降达50%。

多巴胺：是以β受体活性为主的肾上腺素能激动剂。该药增加收缩力而对心率和血压的影响较小。低剂量时0.5～2.0μg/(kg·min)多巴胺作用于多巴胺受体，5.0μg/(kg·min)以上剂量时通过β₁受体起作用，而高剂量时也通过α受体起作用。低剂量输入致肾、肠系膜和冠状动脉平滑肌舒张,导致利尿。

IBOPAMINE:是口服的多巴胺能激动剂,以活性代谢产物二羟苯乙基甲胺 N-甲基多巴胺作用于 DA_1 和 DA_2 受体。该药增加心输出量、降低系统血管阻力而不影响心率,从而具有有益的血流动力学效果。

XAMOTEROL:是具有β肾上腺素能阻滞作用和高度部分激动活性的药物。长期作用与其他正性肌力药相似。

②磷酸二酯酶抑制剂:通过抑制 cAMP 降解,发挥正性肌力作用。常用药物有氨力农,该药具有正性变力性和血管扩张作用。静脉输入时,后负荷减低,灌注压降低,心脏指数增高,心率增加。主要不良反应是血小板减少。用量为负荷量 0.75mg/kg 稀释后静脉注入,再以 $5\sim10\mu g/(kg \cdot min)$ 静滴,每日总量 $100\sim200mg$。同类药米力农除扩张血管外,也有增加心肌收缩力的作用,而无血小板减少的不良反应。用量为 0.75mg/kg 稀释后静脉注入,再以 $0.5\mu g/(kg \cdot min)$ 静滴 4h。另一个药物依诺昔酮的短期作用与其他磷酸二酯酶抑制剂相似。

③钙敏药:Pimobendan 是这类正性肌力药中研究得最彻底的,通过增加细胞内钙和肌钙蛋白(Troponin)的亲和力而起作用。Pimobendan 抑制磷酸二酯酶,因而与米力农作用相似。Levosimendan 是一种较新的钙敏药,与 Pimobendan 具相似特征。Vesnarinone 是合成的喹啉衍生物,部分抑制磷酸二酯酶,同时作用于跨膜离子转运。该药增加收缩力而不加快心率。

(8)心衰的抗心律失常药物治疗。虽然进行性泵衰竭是心衰死亡的一个常见原因,但猝死可能是最常见的原因,占全部死亡的 25%~50%,心功能 Ⅱ 级的患者 68% 死于猝死。除极少数原发心肌收缩不全外,大部分猝死是由于室性心律失常。大多数抗心律失常药物抑制左室功能。虽然频发的复杂性室性心律失常是猝死的先兆,但左室衰竭是更有力的预兆。另外,有些药物具有致心律失常作用,尤其对左室功能不全患者。胺碘酮是 Ⅲ 类抗心律失常药,几乎没有负性变力性作用。索他洛尔是具有 Ⅲ 类抗心律失常药物作用的β阻滞剂,未发现有减少室性心律失常死亡的作用。

(9)抗血小板或抗凝药物。阿司匹林:在绝大多数欧洲国家中,阿司匹林被广泛用于冠心病患者,而该病是心衰最常见的原因。

口服抗凝药物:口服抗凝药物在减少心衰患者全身栓塞危险方面具有良好的作用,对心衰合并房颤患者,应口服华法林。有全身栓塞或肺栓塞史,或心内膜血栓形成者,也应接受口服华法林。心脏扩大的窦性心律心衰患者,长期预防性使用口服抗凝药的效果尚不清楚。有选择地在心脏大、射血分数较低、或有室壁瘤患者使用口服抗凝药物是可取的。

肝素:心衰患者需卧床者,可短期使用皮下低分子肝素,以预防深静脉血栓形成。若充血性心衰患者正在接受积极的利尿治疗或限制活动,应考虑预防性使用肝素。

(10)氧疗。目前氧疗常用于急性心衰的治疗,并不在慢性心衰患者中应用。最近的研究显示,氧气补充治疗在严重心衰患者可能会导致血流动力学的恶化。

3.器械装置和手术

(1)血运重建:越来越认识到慢性左室功能异常并不总意味着持续或不可逆的细胞损伤,对因心肌缺血导致的心衰患者血运重建日趋增多。慢性低灌注或反复的顿抑心肌仍然存活但处于低活性状态。具有存活心肌或心肌收缩功能储备是良好预后的关键。

(2)起搏器:起搏器在心衰治疗中有多重作用,起搏器可用于纠正不恰当的缓慢心率,使房—室顺序收缩间期最佳化以增加心输出量。对于严重心衰,当伴有左束支阻滞且 QRS≥150ms 时,双室或左室起搏或双室加心房起搏,可明显改善心功能和血流动力学,但有关生存的影响还有待较大规模试验予以验证。

（3）埋藏式自动复律除颤起搏器：当患有持续性室速或室颤时，ICD可通过抗心动过速起搏或电转复有效治疗上述心律失常，降低发病率，减少死亡率。对重度心衰伴持续性快速室性心律失常患者，ICD可考虑作为心脏移植前的过渡阶段，其有效性还未得到证实。

（4）超滤：超滤已经用于肺水肿和（或）严重的难治性心衰患者。当患者对药物治疗无效时，超滤可以纠正肺水肿和体内的过多水分。对大多患者，症状的缓解是暂时的，超滤只是为进行心脏移植赢得时间。

（5）心脏移植：心脏移植已经成为目前治疗终末期心衰的手段之一。当患者选择恰当时，心脏移植显著增加生存率和运动耐量，并提高生活质量。对接受三联免疫抑制治疗的患者进行的研究发现，其5年生存率为70%～80%，并全部恢复全日或半日工作。严重心衰无其他治疗方法时应考虑心脏移植，除了心脏供体之外，心脏移植的主要问题是受体对移植物的排斥，排斥是术后第一年的主要死亡原因。

（王晓阳）

第二节　急性心力衰竭
Section 2

急性心力衰竭以急性左心衰竭最常见，严重者表现为急性肺水肿。临床上急性右心衰竭多继发于急性左心衰竭。

一、病　　因

（一）急性肺水肿

左室机能障碍，常见于急性心肌梗死（急性心肌梗死）、急性心肌炎的扩张型心肌病等。还有在心脏病基础上输液量过人，输液速度过快。

（二）急性右心衰竭

多源于左心衰竭。单独的急性右心衰竭多由严重肺栓塞引起。

二、临床表现

（一）急性肺水肿

患者表现为突然剧烈气喘、被迫坐起、大汗淋漓、唇指紫绀、烦躁不安、恐惧和濒死感觉，可咯出或自鼻、口涌出大量白色或粉红色泡沫样血痰，甚至咯血。早期双肺底可闻少量湿罗音，晚期双肺对称地满布干、湿罗音或哮鸣音，心率加快，原心脏杂音常被肺内罗音掩盖而不易听出。血压正常或偏高。如病情过重或抢救失利，可因严重缺氧而昏迷，心排出量剧降而休克死亡。

（二）急性右心衰竭

患者突然呼吸困难伴胸痛，肝脏急剧增大，疼痛明显，可出现黄疸。四肢指趾端、面颊及耳垂等出现周围性紫绀。严重者可出现心包积液。

三、实验室检查

(一)X 线检查

除原有心脏病的心脏形态改变以外,主要为肺部改变。肺水肿典型者双侧肺门可见蝶形大片云雾阴影。重度肺水肿可现大片绒毛状阴影。

(二)动脉血液气体分析

病情越严重,动脉血氧分压(PaO_2)亦中度降低。

(三)血液动力学监护

肺毛细血管楔嵌压增高,合并休克时心排血量降低。

四、治 疗

(一)纠正缺氧

1.鼻导管吸氧

氧流量 4 ~ 6L/min,且常加用除泡剂,对部分轻度肺水肿有效。

2.面罩吸氧

可提高氧浓度,神志清醒者多不能耐受,适用于昏睡病例。

3.加压给氧

适用于神志不清的患者。经上述方法给氧后(PaO_2)仍低于 6.67kPa(50mmHg)时,应行气管插管或气管切开,使用人工呼吸器。初始宜间歇正压呼吸给氧,如仍无效,可改用呼气末正压呼吸给氧。加压给氧可减少肺毛细血管渗出、破碎气道内的泡沫、改善通气和增加功能残气量,亦有效地阻止呼气时肺泡萎缩和提高血氧分压。

4.体外膜式氧合器

简称肺膜给氧治疗。在其他治疗无效时常可挽救一些危重的肺水肿患者。

(二)降低心脏前后负荷

除急性心肌梗死者外,应取坐位,双腿下垂。同时可用止血带轮流、间歇结扎四肢,以减少回心血量,减轻心脏的前负荷。应用血管扩张剂扩张周围血管减轻心脏前和(或)后负荷,改善心脏功能。血管扩张剂可分为扩张小动脉为主、扩张静脉为主和扩张小动脉和静脉三类。对急性肺水肿采用静脉给药,常用制剂有硝普钠、酚妥拉明、硝酸甘油、哌唑嗪和巯甲丙脯氨酸。应用血管扩张剂治疗急性心力衰竭主要适用于伴 LVEDP 增高的患者。选用血管扩张剂宜在严密的血液动力学监护下进行。使用时应防止血压过度下降,一般收缩压不宜低于 90mmHg。避免用药过量,当 PCWP 低于 15mmHg、有效循环血量不足时,不应单独继续使用血管扩张剂,否则可因心脏前负荷不足致心排出量和血压下降,心率增快,心功能恶化。

1.硝 普 钠

直接作用于血管平滑肌,扩张小动脉和静脉。其作用强,起效快(2 ~ 5min 即可生效),作用持续时间短(2 ~ 15min)。主要用于急性心肌梗死和高血压等引起的急性左心衰竭。对二尖瓣和主动脉瓣关闭不全所致的心力衰竭亦有效。用法:静脉滴注,滴注速度从小剂量开始,初为 12.5 ~ 25μg/min,再根据临床征象和血压等调节滴速。血压正常者一般平均滴速 50 ~ 150μg/min 有效。伴有高血压的左心衰竭者滴注速度可稍快,达 25 ~ 400μg/min。

2.酚妥拉明

为α受体阻断剂，以扩张小动脉为主，也扩张静脉。起效快（约5min），作用持续时间短，停药15min作用消失。静脉滴注，初始剂量0.1mg/min，根据反应调节滴速，可渐增至2mg/min，一般0.3mg/min即可取得较明显的心功能改善。紧急应用时，可用1～1.5mg溶于5%葡萄糖液20～40ml内，缓慢直接静脉注入，再继以静脉滴注。该剂量过大可引起低血压。

3.硝酸甘油

主要扩张静脉，减少回心血量，降低LVEDP，减轻心脏前负荷。片剂0.6mg，舌下含化。2min内生效，作用持续20min，每5～10min含服1次。静脉滴注时，将1mg硝酸甘油溶于5%～10%葡萄糖液内，初始剂量为10μg/min，每5～10min可增加5～10μg。在血液动力学监测下，酌情增、减剂量。待病情好转，可改用二硝酸异山梨醇（消心痛）维持治疗，初始剂量5mg，每4h 1次，可渐增至每次20～40mg。

4.哌唑嗪

系α受体阻断剂，能扩张动脉和静脉，减轻心脏的前后负荷。口服后45～60min出现最大效应，药效持续6h 1次。可用以替代硝普钠等快速制剂，作维持治疗。小剂量开始用，首次0.5mg，如无不良反应可增至1mg，每6h 1次。然后每2～3d增至每次2～3mg，每6h1次。每日总量＜20mg。

5.血管紧张素转换酶抑制剂

应用最广的是血管紧张素Ⅱ转换酶抑制剂——巯甲丙脯氨酸。该药通过降低血浆中血管紧张素Ⅱ和醛固酮水平而减轻心脏前、后负荷。服药后15～30min起作用，心排出量增加，PCWP和SVR降低。服药后1.5h作用达高峰，6h左右消失。当急性心力衰竭不宜用硝普钠时可选用本药。从小剂量开始，初为12.5～25mg/次，3～4次/d，饭前服用。根据病情酌增剂量，每日总量不宜超过450mg。

（三）加强心肌收缩力

加强心肌收缩力旨在对抗升高了的压力负荷，增加心排出量，降低LVEDP，缩小左室容量负荷，减少心肌张力，从而减少心肌氧耗量，改善心脏功能。

1.强心甙类

洋地黄制剂迄今仍是加强心肌收缩力最有效的药物。治疗急性心力衰竭时应选用速效制剂。对冠心病、高血压性心脏病所致者，选用毒毛旋花子甙K较好，剂量为0.25～0.5mg加入5%葡萄糖液20ml内，缓慢静脉注射，必要时4～6h后可再给予0.125mg。亦可选用毒毛旋花子甙G（Ouabain），剂量与用法同上。对风湿性心脏病合并心房颤动者，选用西地兰或地高辛较好。西地兰0.4～0.8mg加入5%葡萄糖液20ml内，缓慢静脉注射，必要时2～4h后可再给予0.2～0.4mg。病情缓解后，可口服地高辛维持，剂量为0.25mg，1次/d。对二尖瓣狭窄而不伴心房颤动者，一般不宜使用强心剂，以免因右心室心排出量增加而二尖瓣口血流不能相应增加致肺淤血愈重。

2.非甙非儿茶酚胺类

①氨吡酮：为双吡啶衍生物，其正性肌力作用机制尚不完全明了。该药可增加心排出量，降低LVEDP和SVR，对心率和血压影响不大。静脉输注初始速度2～3min内为0.75mg/kg，然后按5～10μg/（kg·min）续以给药。口服量为50～450mg/d，分3次给予。②二联吡啶酮（Milrinone）：系氨吡酮的同类药物，其作用较后者强10～40倍。副作用较少，静脉滴注75mg/kg。长期应用可改口服制剂。该药疗效需在临床中进一步验证。

3.儿茶酚胺类

①多巴酚丁胺：系合成的儿茶酚胺类，主要作用于心脏β₁受体，可直接增加心肌收缩力。用

药后 EF 增加、LVEDP 降低、SVR 无明显变化。主要用于以心排出量降低和 LVEDP 升高为特征的急性心力衰竭。初始剂量为 $2.5\mu g/(kg \cdot min)$,参照血液动力学指标调节剂量,可渐增至 $10\mu g/(kg \cdot min)$。②多巴胺:系去甲肾上腺素的前体,兴奋心脏β_1受体而增加心肌收缩力。与其他儿茶酚胺类不同的是,小剂量时($2 \sim 5\mu g/kg \cdot min$)可作用于肾、肠系膜、冠状动脉和脑动脉床的多巴胺受体,致相应血管床舒张。当剂量超过 $10\mu g/(kg \cdot min)$,兼兴奋α肾上腺素能受体而致全身血管床收缩。

4. 利尿剂

利尿治疗主要是减少增加过多的血容量,即减轻心脏的前负荷、缓解肺循环和体循环的充血症状。对于急性左心衰竭、尤其是急性肺水肿患者,可酌选利尿剂以加强疗效。常用制剂包括速尿和利尿酸钠。除利尿作用外,静脉注射速尿还可扩张静脉、降低周围血管阻力,是缓解急性肺水肿的另一因素。静脉注射后约 5min 起效,疗效持续 $4 \sim 5h$。速尿 $20 \sim 40mg$ 溶于 5%葡萄糖液 $20 \sim 40ml$ 内,缓慢静脉注射。或利尿酸钠 $25 \sim 50mg$ 溶于 5%葡萄糖液 $30 \sim 50ml$ 内,缓慢静脉注射。

5. 镇静剂

急性左心衰竭患者呼吸十分困难,精神极度紧张,既增加氧耗、加重心脏负担,又严重影响治疗,须尽快使患者安静下来。首选吗啡,$5 \sim 10mg$/次,皮下或肌内注射,对左室衰竭和心瓣膜病所致的急性肺水肿疗效尤佳。一次注射常可收到显效,必要时 $15 \sim 30min$ 后可重复应用 1 次。吗啡系中枢抑制药,能有效地消除患者的紧张情绪,减少躁动,使患者安静下来,且可扩张周围血管、减轻心脏负荷和呼吸困难。对老年、神志不清、休克和已有呼吸抑制者应慎用。

6. 糖类皮质激素的应用

此类药物作用广泛,可降低毛细血管通透性、减少渗出;扩张外周血管,增加心排出量;解除支气管痉挛、改善通气;促进利尿;稳定细胞溶酶体和线粒体,减轻细胞和机体对刺激性损伤所致的病理反应。对急性肺水肿的治疗有一定价值,尤其是伴通透性增加的肺水肿。应在病程早期足量使用。常用地塞米松 $5 \sim 10mg$/次,静脉注射或溶于葡萄糖液内静脉滴注。或氢化可的松 $100 \sim 200mg$/次,溶于 5%~ 10%葡萄糖液内静脉滴注。嗣后可酌情重复应用,至病情好转。

7. 机械辅助循环

严重的急性左心衰竭,如急性心肌梗死所致,尤其兼有休克时,仅用药物治疗常难奏效,有条件时行机械辅助循环,辅助左室泵功能,可望改善心脏功能。

附：

2005 欧洲心脏病学会急性心力衰竭工作组急性心力衰竭诊断和治疗指南

一、急性心力衰竭（AHF）的定义、诊断步骤和监护

（一）AHF 的定义和临床分类

1. 定　　义

AHF 被定义为继发于异常心脏功能而迅速发生的症状和体征，先前可有或无心脏病变。心功能不全与收缩性或舒张性功能不全有关，也与心脏节律异常或前后负荷不匹配有关。AHF 常危及生命和需要紧急治疗。AHF 可表现为一些不同的临床情况。

（1）有 AHF 症状和体征的急性失代偿性心力衰竭，这些 AHF 的症状和体征是轻度和未能达到心源性休克、急性肺水肿或高血压危象的标准。

（2）高血压性 AHF。 高血压伴心力衰竭的症状和体征，相对保存的左心功能，胸部 X 线与急性肺水肿相符。

（3）肺水肿（由胸部 X 线证实）。有严重呼吸困难、肺部有湿罗音、端坐呼吸、氧饱和度 < 90%。

（4）心源性休克。心源性休克被定义为在纠正前负荷后，由于心衰引起的组织灌注不足，血流动力学参数无明确的规定。心源性休克通常是有血压下降（收缩压 < 90mmHg 或平均动脉压下降 > 30mmHg）和（或）尿量减少 [< 0.5ml/(kg/h)]，脉搏 > 60bpm，有或无器官充血证据等特征。

（5）高心输出量心力衰竭是具有高心输出量的特征，心率快（由心律失常、甲亢、贫血、paget's 病、医源性或其他机制引起）、四肢温暖、肺充血，在败血症休克时血压低。

（6）右心衰竭具有颈静脉压增高、肝大和低血压等低心输出量综合征的特征。在 CCU 和 ICU 中，AHF 是使用不同于其他的分类方法，Killip 分类法是根据临床特征和胸部 X 线的发现；Forrester 分类法是根据临床体征和血流动力学特征，AMI 后的 AHF 使用这些分类方法。第三种"临床严重性"的分类方法是根据临床表现，大多数用于慢性失代偿性心力衰竭。

2. Killip 分类

在治疗 AMI 时，Killip 分类是提供临床评估心肌病变的严重性。

I 级：无心力衰竭，无心脏失代偿的临床体征。

II 级：心力衰竭，诊断标准包括罗音、S3 奔马律、肺静脉高压、肺充血、下半部肺野有湿罗音。

III 级：严重心力衰竭，症状明显的肺水肿，整个肺野有湿罗音。

IV 级：心源性休克。

（二）AHF 病理生理

1. 急性心力衰竭的恶性循环

AHF 综合征最后常见的表现是心肌无能力维持心输出量以满足周围循环的需要。不考虑 AHF 基础病因，AHF 的恶性循环（如无恰当治疗）会导致慢性心力衰竭和死亡。要使 AHF 患者对治疗有反应，心肌功能不全必须是可逆的，在心肌缺血、心肌顿抑或心肌冬眠所致的 AHF 特别重要，这些情况经过恰当的治疗，功能不全的心肌是可以恢复到正常。

2. 心肌顿抑

心肌顿抑是心肌长期缺血后发生的心肌功能不全，即使在恢复正常的血流后，心肌顿抑仍可短期持续存在，这种现象是实验性和临床上的描述。功能不全的机制是氧化超负荷、Ca^{2+} 体内平衡的改变、收缩蛋白对 Ca^{2+} 的敏感性下降和心肌抑制因子的作用等。心肌顿抑的强度和

持续时间取决于先前的缺血性损伤。

3. 心肌冬眠

心肌冬眠被定义为由于冠脉血流严重减少所致心肌损伤，但心肌细胞仍然完整。通过改善心肌血流和氧合作用，冬眠心肌能恢复它的正常功能。冬眠心肌可视为对氧摄取减少的一种适应，以预防心肌缺血和坏死。

冬眠心肌和心肌顿抑能同时存在，在重建血流和氧合作用时能改善冬眠心肌，而顿抑心肌仍保持正性肌力储备和对正性肌力的刺激有反应。由于这些机制取决于心肌损伤持续时间，快速恢复心肌氧合作用和血流是逆转这些病理生理改变的主导因素。

（三）AHF 诊断

AHF 的诊断是根据症状和体征，并通过恰当的检查如 ECG、胸部 X 线检查、生化标记物和多普勒超声心动图等的支持。应根据诊断标准分类为收缩性或舒张性功能不全，前向性或后向性左或右心功能不全。

（四）AHF 患者的监护

AHF 患者在抵达急诊科后应尽快开始监护，监护的类型和水平取决于心脏失代偿的严重程度和对初始治疗的反应。

1. 无创性监护

所有危重患者都应常规监测体温、脉搏、呼吸、血压和心电图，一些实验室检查应重复进行，如电解质、血肌酐、血糖、感染的标记物或其他代谢障碍，纠正低血钾或高血钾（I 类，证据水平 C）。

脉氧仪是评估血氧饱和度的一种简单无创性装置，对任何不稳定患者都应持续使用（I 类，证据水平 C）。使用多普勒技术能无创性地监测心输出量和前负荷（Ⅱb 类，证据水平 C）。

2. 有创性监护

（1）动脉导管：需要持续监测动脉压或需多次血氧分析时应插入留置动脉导管（Ⅱb 类，证据水平 C）。

（2）中心静脉压导管：中心静脉压导管可用于输液、监测中心静脉压、测定上腔静脉和右心房的静脉氧饱和度（SVO$_2$）（Ⅱa 类，证据水平 C）。中心静脉压测定受严重三尖瓣返流和呼气末正压通气（PEEP）的影响（I 类，证据水平 C）。

（3）肺动脉导管（PAC）：PAC 是一种球囊漂浮导管，用以测定上腔静脉、右心房、右心室和肺动脉压力，以及心输出量，也能测定混合静脉血氧饱和度、右室舒张末期容量和射血分数，这些资料能评估心血管血流动力学。

为了诊断 AHF 通常不必插入肺动脉导管，但在同时并存心和肺疾病的复杂患者，PAC 能区分心源性和非心源性机制。PAC 也常用于评估 PCWP、CO 和其他血流动力学变量，因此能指导弥漫性肺疾病的治疗。应牢记在二尖瓣狭窄或主动脉返流、肺和闭塞性病变、高气道压力和左室僵硬（如由于左室肥厚、糖尿病、纤维化、肥胖、缺血）患者，PCWP 不能精确反映左室舒张末压。严重三尖瓣返流（常见于 AHF 患者）能高估或低估热稀释法测定的心输出量。

血流动力学不稳定且对常规治疗无反应的患者，以及同时存在充血和低灌注患者，建议使用 PAC。在这些情况插入肺动脉导管的目的是保证心室最适宜的液体负荷，指导血管活性药物和正性肌力药物治疗（表 24-4）。长时间放置肺动脉导管使并发症增多，当病情稳定后应尽快拔除（Ⅱb 类，证据水平 C）。在心源性休克和长时间严重低排综合征，建议从肺动脉导管测定混合静脉血氧饱和度，评估氧的摄取（SPO$_2$-SVO$_2$），在 AHF 患者应维持 SVO$_2$ > 65%。

表 24-4　根据有创性血流动力学监测指导 AHF 治疗

血流动力学特征	提示治疗方法				
CI	降低	降低	降低	降低	维持
PCWP	低	高或正常	高	高	高
SBP(mmHg)		> 85	< 85	> 85	高
治疗	补液	血管扩张剂	正性肌力药,静脉利尿剂	血管扩张剂和静脉利尿剂,考虑正性肌力药	静脉利尿剂,如血压低用血管收缩正性肌力药

注:AHF 患者:低 CI 为 < 2.2L/min/m²,低 PCWP 为 < 14mmHg,高 PCWP 为 > 18～20mmHg。

二、AHF 的治疗

(一)AHF 治疗时的一般内科问题

1.感　染

严重 AHF 患者有并发感染的倾向,常见呼吸道或泌尿道感染、败血症或院内感染。老年心衰患者感染(如肺炎)可能引起心衰和呼吸困难恶化,C 反应蛋白增加和一般情况变差可能是感染的唯一征象(可无发热),建议常规血培养。

2.糖 尿 病

AHF 合并代谢紊乱,常发生高血糖,应停用降糖药物而使用短效胰岛素控制血糖,血糖正常能改善危重症合并糖尿病的存活率。

3.分解代谢状态

持续心衰时,热量不足和负氮平衡是一个问题,这与减少肠道吸收有关,要维持热量和氮的平衡。血清白蛋白浓度和氮平衡有助于监测代谢状态。

4.肾功能衰竭

AHF 与肾功能衰竭之间存在密切的相互关系,应密切监测肾功能,这些患者在选择治疗策略时应考虑保护肾功能。

(二)吸氧和辅助通气

1.AHF 患者治疗的重点

AHF 患者治疗的重点是在细胞水平获得足够的氧合水平,以预防终末器官功能不全和发生多脏器功能衰竭。维持 SaO_2 在正常范围(95%～98%)是重要的,以便最大的氧释放至组织和组织的氧合作用。(I 类,证据水平 C)保证气道通常,增加吸氧浓度,如果无效可行气管内插管。(Ⅱa 类,证据水平 C)增加氧的剂量能改善转归的证据很少,已有的证据仍有争议。研究证明氧过多能减少冠脉血流、降低心输出量、血压升高和增加全身血管阻力。毫无疑问,低氧血症的 AHF 患者应增加吸氧浓度(Ⅱa 类,证据水平 C)。但无低氧血症的患者,增加吸氧浓度则有争议且有害。

2.无气管插管的通气支持(无创性通气)

有两种技术用于通气支持:持续气道正压(CPAP)或无创性正压通气(NIPPV),NIPPV 是提供患者机械通气而无须气管内插管的一种方法。

(1)理由:应用 CPAP 能使肺功能恢复和增加功能性残气量,改善肺顺应性,降低经膈肌的压力摆动,减少膈肌的活动性能,减少呼吸作功,因而降低代谢的需求。NIPPV 是一种更复杂的技术,需要使用呼吸机,一定容量的空气(或氧/空气混合)从预置压力的呼吸机通过鼻或面罩释放给患者,吸气时附加一个 PEEP 导致 CPAP 模式(也称为双水平正压支持,BiPAP)。这种通气模式的生理效益与 CPAP 相同,也包括吸气辅助,后者进一步增加平均胸内压力,从而增加 CPAP 的效益,但更重要的是进一步减少呼吸作功和总的代谢需求。

(2)左心衰竭时使用 CPAP 和 NIPPV 的证据:在心源性肺水肿患者已有 5 个随机对照研究和最近的荟萃分析,比较了使用 CPAP 与标准治疗。在这些研究中观察终点为需要气管插管、机械通气和住院死亡率。这些研究的结果表明,与单独标准治疗比较,CPAP 能改善 AHF 患者的氧合作用、症状和体征,减少需要气管内插管和住院死亡率。在急性心源性肺水肿,已有 3 个使用 NIPPV 的随机对照试验,结果表明 NIPPV 似乎能减少气管内插管的需要,但不转化为减少死亡率或长期改善心功能。

(3)结论:随机对照试验提示,在急性心源性肺水肿患者使用 CPAP 和 NIPPV 能明显减少需要气管插管和机械通气(Ⅱa 类,证据水平 A)。

3.AHF 时气管内插管和机械通气

有创性机械通气不用于可逆性低氧血症患者,可通过氧疗、CPAP 或 NIPPV 能较好地恢复。但与可逆性 AHF 诱发呼吸肌疲劳不同,后者常是气管内插管和机械通气的原因。AHF 诱发呼吸肌疲劳罕见,与已有病变的呼吸肌恶化有关。呼吸肌收缩力减弱最常见的原因是与低氧血症和低心输出量有关的氧释放减少。呼吸肌疲劳可通过呼吸频率减少、高碳酸血症和意识障碍诊断,需要插管和机械通气。①缓解呼吸窘迫(减少呼吸肌作功);②保护气道免于胃返流损伤;③改善肺部气体交换,逆转高碳酸血症和低氧血症;④保证支气管灌洗,预防支气管栓和肺不张。

(三)药物治疗

1.吗啡及其类似物

严重 AHF,特别是烦躁不安和呼吸困难的患者,在治疗的早期阶段是使用吗啡的指征。(Ⅱb 类,证据水平 B)。吗啡引起静脉扩张和轻度动脉扩张,减慢心率,缓解 CHF 和 AHF 患者的呼吸困难和其他症状。吗啡剂量为 3mg 静脉注射,必要时可重复。

2.抗凝治疗

抗凝治疗已用于有或无心力衰竭的 ACS 患者,在 AHF 时使用 UFH 或 LMWH 的证据很少。在急性病变和包括心衰的住院患者,皮下注射依诺肝素 40mg 的大规模、安慰剂对照试验显示没有临床改善,但较少发生静脉血栓形成。AHF 患者常同时有肝功能不全,应仔细监测抗凝系统。如肌酐清除率 < 30ml/min 禁用 LMWH 或小心使用并监测抗 Xa 因子水平。

3.血管扩张剂

大多数 AHF 患者血管扩张剂是指征,并作为一线治疗药物(表 24-5)。

表 24-5　AHF 时血管扩张剂的指征和剂量

血管扩张剂	指征	剂量	主要副作用	其他
硝酸甘油, 5-单硝酸异山梨酯	AHF,当血压适当时	开始时 20μg/min, 增加至 200μg/min	低血压,头痛	持续使用耐受
硝酸异山梨酯	AHF,当血压适当时	开始时 1mg/h,增至 10mg/h	低血压,头痛	持续使用耐受
硝普钠	高血压危象、心源性休克,联合使用 intoropes	0.3 ～ 5μg/(kg·min)	低血压,氰化物中毒	药物对光敏感
Nesiritide	急性失代偿心衰	2μg/kg Ⅳ,0.015 ～ 0.03μg/(kg·min)	低血压	

(1)硝酸酯：在 AHF，特别是 ACS 患者，硝酸酯能缓解肺充血而不减少心输出量或增加心肌对氧的需求。它降低心脏的前、后负荷，不减少组织灌注。对心输出量的影响取决于治疗前的前负荷和后负荷，以及心脏对压力感受器引起交感神经张力增加的反应能力。2 个 AHF 随机试验显示，血流动力学能耐受的最大剂量硝酸酯合并小剂量速尿，优于单独大剂量速尿治疗。（Ⅰ类，证据水平 B）在控制严重肺水肿，大剂量硝酸酯优于单独使用大剂量利尿剂。在实际应用中，硝酸酯有一个"U"形曲线效应，在预防 AHF 复发中，给予次最适度剂量血管扩张剂可能有一个有限度的效益，但大剂量也能降低其效益。硝酸盐的缺点是迅速产生耐受性，特别是静脉给予大剂量时，其有效性仅维持 16 ～ 24h。

(2)硝普钠：建议严重心衰和后负荷明显增加（如高血压心衰或二尖瓣返流）的患者使用硝普钠[0.3μg/(kg · min)，并逐渐增加剂量至 1μg/(kg · min)，直至 5μg/(kg · min)]。（Ⅰ类，证据水平 C）长期使用硝普钠由于它的代谢产物硫氰酸盐和氰化物而引起的毒性反应，特别是严重肾或肝功能衰竭的患者，应逐渐减少剂量以避免反跳作用。在 ACS 引起的 AHF 硝酸甘油优于硝普钠，因为硝普钠能引起冠脉偷窃综合征。

(3)Nesiritide：是新一类血管扩张剂，已用于治疗 AHF。Nesiritide 是一种重组人脑肽或 BNP，与内源性激素完全相同，其产生是通过心室对室壁张力增加、心肌肥厚和容量超负荷的反应。Nesiritide 有使静脉、动脉和冠脉扩张的特性，从而降低前、后负荷，增加心输出量，无直接正性肌力作用。充血性心力衰竭患者静脉输注 Nesiritide 可获得有益的血流动力学作用，导致增加钠盐的排泄和抑制肾素—血管紧张素—醛固酮系统和交感神经系统，缓解呼吸困难。与硝普钠比较，Nesiritide 在改善血流动力学方面更有效，但副作用较少。Nesiritide 临床使用的经验仍有限，该药可以引起低血压，有些患者无效，Nesiritide 并不改善患者的临床转归。

(4)钙拮抗剂。不推荐使用钙拮抗剂治疗 AHF，禁忌使用硫氮卓酮、维拉帕米和双异丙吡胺类钙拮抗剂。

4. ACE 抑制剂

(1)早期稳定的 AHF 患者不主张使用 ACE 抑制剂（Ⅱb 类，证据水平 C）。然而，如果这些患者处于高危状态，在 AHF 和 AMI 的早期治疗 ACE 抑制剂是有作用的。在病例选择和开始 ACE 抑制剂治疗的时机仍有争论。

(2)ACE 抑制剂的效益和作用机理。ACE 抑制剂的血流动力学效益是由于 AⅡ生成减少，增加缓激肽水平引起的，换言之降低总的外周血管阻力，减轻左室重构和促进排钠，短期治疗会伴随 AⅡ和醛固酮减少，增加血管紧张素Ⅰ和血浆肾素活性。ACE 抑制剂减少肾血管阻力，增加肾血流量和促进钠、水排泄，肾小球滤过率无改变或轻度下降，因此滤过分数减少。这是由于扩张出球小动脉的作用相对大于入球小动脉，导致肾小球毛细血管静水压和肾小球滤过率降低。利钠作用是由于改善了肾血流动力学，减少醛固酮的释放。缓激肽直接作用于肾小管和直接抑制血管紧张素对肾脏的效应。

(3)临床应用。应避免静脉注射 ACE 抑制剂，ACE 抑制剂初始剂量要小，在 48h 内早期稳定后逐步增加剂量，并监测血压和肾功能，ACE 抑制剂至少使用 6 周（Ⅰ类，证据水平 A）。

边缘性心输出量的患者应小心使用 ACE 抑制剂，因为它能明显减少肾小球滤过率，在同时使用非甾体类抗炎药和双侧肾动脉狭窄的患者，不能耐受 ACE 抑制剂的风险增加。

5. 利 尿 剂

(1)有液体潴留症状的 AHF 患者是使用利尿剂的指征（Ⅰ类，证据水平 B）。

(2)利尿剂的效益和作用机理。利尿剂通过增加水、氯化钠和其他离子的排泄而使尿量增多，导致血浆和细胞外液容量、总体液和钠的减少，降低左、右心室充盈压，减少外周血管充血和肺水肿，静脉注射攀利尿剂也起到血管扩张的作用，表现为早期（5 ～ 30min）降低右房、肺动脉楔压和肺血管阻力降低。大剂量"弹丸"注射（＞1mg/kg）有引起反射性血管收缩的危险。与长期使用利尿剂相反，在严重失代偿心力衰竭，利尿剂用于正常负荷状态能短期降低神经内分泌活性，特别是在ACS患者应使用小剂量利尿剂。

（3）临床应用。首先静脉给予一个负荷量，随后持续静脉滴注比单独"弹丸"注射更有效。噻嗪类和螺内酯利尿剂可与攀利尿剂合用，这些药物小剂量联合使用比大剂量单个药物更有效和副作用少。攀利尿剂与多巴酚丁胺、多巴胺或硝酸酯联合应用比单独使用利尿剂更有效和较少副作用（Ⅱb类，证据水平B）。

（4）利尿剂抵抗。利尿剂抵抗是定义为在获得水肿缓解目标前，对利尿剂的反应减弱或消失的临床状态，利尿剂抵抗与预后不良有关，在严重慢性心力衰竭长期利尿治疗的患者更常见，也见于静脉攀利尿剂后急性容量耗竭。利尿剂抵抗归因于许多因素（表24-6），已探讨了许多克服利尿剂抵抗的治疗方法（表24-7），持续滴注速尿比单次"弹丸"注射更有效。

表24-6　利尿剂抵抗的原因

静脉内容量耗竭
神经内分泌激活
容量丧失后 Na^+ 摄取反跳
远端肾单位肥厚
减少肾小管分泌（肾功能衰竭，NSAIDs）
减少肾的灌注（低心输出量）
肠道吸收利尿剂受损
药物或食物（摄入高钠）顺从性差

表24-7　利尿剂抵抗的治疗

限制 Na^+/H_2O 摄入，监测电解质
补充血容量不足
增加利尿剂剂量和/或给药次数
采取静脉"弹丸"注射（较口服）或静脉滴注 5～40mg/h（较大剂量"弹丸"注射更有效）
利尿剂联合治疗：速尿＋HCT；速尿＋螺内酯；美托拉索＋速尿（肾衰时也有作用）
减少 ACE 抑制剂剂量或使用十分小剂量 ACEI
如对以上治疗无反应可考虑超滤或透析治疗

（5）副作用。虽然大多数患者都能安全使用利尿剂，但副作用常见且可能危及生命，副作用包括神经内分泌激活，特别是 RAS 和交感神经系统、低钾、低镁和低氯性碱中毒，后者可能导致严重心律失常，利尿剂也可发生肾毒性和加重肾功能衰竭。过度利尿会降低静脉压、肺动脉楔压和心脏舒张期充盈，尤其是严重心衰、舒张功能不全为主或缺血性右心功能不全患者。静脉给予乙酰唑胺（1或2个剂量）有助于纠正碱中毒。

（6）新型利尿剂。一些新型利尿剂正在研究中，包括血管加压素 V_2 受体拮抗剂、脑利钠肽和腺苷受体拮抗剂。血管加压素 V_2 受体拮抗剂抑制血管加压素对肾集合管的作用，因此增加游离水的清除。利尿作用取决于钠的水平，在低钠时其作用增强。腺苷受体拮抗剂减少近侧肾小管 Na^+ 和水重吸收而起到利尿作用，但不引起尿钾排泄。

6. β受体阻滞剂

（1）β受体阻滞剂的指征和基本原理。尚没有β受体阻滞剂治疗 AHF 的研究，相反，认为β

受体阻滞剂是 AHF 治疗的禁忌证。缺血性胸痛对鸦片制剂无效、复发缺血、高血压、心动过速或心律失常患者应考虑静脉给予β受体阻滞剂。

（2）临床应用。明显 AHF、较多的肺底湿罗音患者应小心使用β受体阻滞剂，这些患者如有进行性心肌缺血和心动过速，可考虑静脉美托洛尔（Ⅱb 类，证据水平 C）。但是，AHF 后病情稳定的 AMI 患者应早期开始使用β受体阻滞剂（Ⅱa 类，证据水平 B）。CHF 患者在急性期后（通常在 4d 后）病情已经稳定应开始使用β受体阻滞剂（I 类，证据水平 A）。

7. 正性肌力药物

（1）临床适应证。外周血管灌注不足（低血压、肾功能减退）有或无肺充血或肺水肿，对最适宜剂量的利尿剂和血管扩张剂无效时，是使用正性肌力药物的指征（图 24-1）（Ⅱa 类，证据水平 C）。

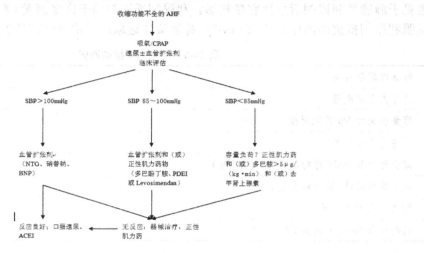

图 24-1 AHF 时正性肌力药物的应用

正性肌力药物有潜在的危害性，因为它增加氧的需求和钙负荷，故应小心使用。在失代偿 CHF 患者，其症状、临床过程和预后取决于血流动力学，因此改善血流动力学参数可能成为治疗的目标，在这种情况下正性肌力药物可能有用并拯救生命。但是，改善血流动力学参数的有益作用部分地被心律失常（部分患者为心肌缺血）的风险和过度增加能量耗竭引起心肌功能不全长期进展所抵消。然而，风险—效益比不是所有正性肌力药物都相同的，通过刺激β_1-肾上腺素能受体增加心肌细胞胞浆 Ca^{2+} 浓度的作用可能与该药的高风险有关。

（2）多巴胺。多巴胺是一种内源性儿茶酚胺，是去甲肾上腺素的前体，它的作用是剂量依赖的，可以作用于 3 种不同受体：多巴胺能受体、β-肾上腺素能受体和α-肾上腺素能受体。小剂量[$< 2\mu g/(kg \cdot min)$]多巴胺只作用于外周多巴胺能受体，直接和间接地降低外周血管阻力，其中以扩张肾、内脏、冠脉和脑血管床最明显，可改善肾血流、肾小球滤过率、利尿和钠的排泄率，增加肾脏低灌注和肾衰竭患者对利尿剂的反应。较大剂量[$> 2\mu g/(kg \cdot min)$，Ⅳ]多巴胺直接和间接地刺激β-肾上腺素能受体，增加心肌收缩力和心排出量。剂量$> 5\mu g/(kg \cdot min)$作用于α-肾上腺素能受体，增加外周血管阻力，由于增加左室后负荷、肺动脉压和血管阻力，从而使心衰恶化。

（3）多巴酚丁胺。多巴酚丁胺是一种正性肌力药物，主要通过刺激β_1和β_2受体（3：1 比率）起作用，它的临床作用是直接剂量依赖正性肌力作用和增快心率的结果，继发性适应心输出量的增加，如降低心衰患者交感神经张力，导致血管阻力降低。小剂量多巴酚丁胺使动脉轻度扩张，通过降低后负荷增加心搏出量，大剂量多巴酚丁胺使血管收缩。

心率通常以剂量依赖的方式增加，心率增加的程度较其他儿茶酚胺类药物小。但是，在房

颤患者心率增加比较明显,因为加快了房室传导。体循环动脉压通常轻度增加,但可能不变或降低。同样,肺动脉压和肺毛细血管楔压通常是降低的,但在个别心衰患者可能不变甚至增加。

(4)临床应用。在心衰伴低血压患者,多巴胺可用作正性肌力药物[> 2μg/(kg·min)],在心衰伴低血压和少尿患者,小剂量[≤2 ~ 3μg/(kg·min)]多巴胺静脉滴注用于改善肾血流量和利尿,如无反应可终止治疗(表24-8)(Ⅱb类,证据水平C)。

表 24-8　正性肌力药物的应用

	静脉推注	静脉滴注
多巴酚丁胺	无	2 ~ 20μg/(kg·min)(β+)
多巴胺	无	< 3μg/(kg·min):肾脏效应 3 ~ 5μg/(kg·min):正性肌力(β+) > 5μg/(kg·min):血管加压(α+)
米力农	25 ~ 75μg/kg,> 10 ~ 20min	0.375 ~ 0.75μg/(kg·min)
依诺昔酮(Enox-imone)	0.25 ~ 0.75mg/kg	1.25 ~ 7.5μg/(kg·min)
Levosimendan	12 ~ 24μg/kg,> 10min	0.1μg/(kg·min),可减少至 0.05μg/(kg·min)或增至 0.2μg/(kg·min)
去甲肾上腺素	无	0.2 ~ 1.0μg/(kg·min)
肾上腺素	在复苏时 1mg,iv,3 ~ 5min 后重复,气管内给药无益	0.05 ~ 0.5μg/(kg·min)

多巴酚丁胺用于增加心输出量,开始通常以 2 ~ 3μg/(kg·min)静脉滴注,然后根据症状、利尿反应或血流动力学监测调整剂量。其血流动力学作用与剂量成比例,可以增加至 20μg/(kg·min),在停止输注后药物迅速排泄,使用十分方便。接受β受体阻滞剂美托洛尔治疗的患者,多巴酚丁胺的剂量可以增至 15 ~ 20μg/(kg·min),以便恢复它的正性肌力作用。接受卡维地尔的患者多巴酚丁胺的作用不同:多巴酚丁胺的剂量增加至 5 ~ 20μg/(kg·min)时,它能导致肺血管阻力增加。单独根据血流动力学资料,多巴酚丁胺的正性肌力作用与磷酸二酯酶抑制剂(PDEI)是相加的,二者联合使用的正性肌力作用强于单独使用每一种药物。延长多巴酚丁胺输注时间(24 ~ 48h)与耐药性相关,且部分丧失血流动力学作用。撤停多巴酚丁胺可能有困难,因为会复发低血压、充血或肾功能不全。这种情况有时能通过逐步减少多巴酚丁胺用量[即每隔一天减少剂量 2μg/(kg·min)]和最优化口服血管扩张剂治疗解决,如肼苯达嗪和(或)ACE抑制剂。静脉多巴酚丁胺增加房性和室性心律失常发生率,这种作用与剂量相关,且比磷酸二酯酶抑制剂更多见,当静脉使用利尿剂时应迅速补充钾盐。心动过速也限制其使用,多巴酚丁胺可使冠心病患者激发胸痛。在冬眠心肌患者,以损害心肌和丧失心肌恢复的条件下,短期增加心肌收缩性。当有外周组织低灌注(低血压、肾功能减退)有或无充血或对最适宜剂量的利尿剂和血管扩张剂无效的肺水肿,是使用多巴酚丁胺的适应证(Ⅱa类,证据水平C)。

(5)磷酸二酯酶抑制剂(PDEIS)。Ⅲ型磷酸二酯酶抑制剂阻止 CAMP 降解为 AMP,米力农和依诺昔酮是用于临床的二种 PDEIS。当用于严重心衰时,这些药物有明显正性肌力和扩张外周血管作用,增加心搏出量和心输出量,降低肺动脉压、肺动脉楔压、全身和肺血管阻力。有外周组织低灌注证据,有或无充血,对最适宜剂量的利尿剂和血管扩张剂无效,血压正常的患者是使用Ⅲ型 PDEI 的适应证(Ⅱb类,证据水平C)。多巴酚丁胺与β受体阻滞剂同时使用和(或)对多巴酚丁胺反应不良时,PDEI 更可取(Ⅱa类,证据水平C)。米力农和依诺昔酮比氨力农较少发生血小板减少症。

(6)血管加压素治疗心源性休克。由于心源性休克合并血管阻力升高,增加衰竭心脏的后负荷和进一步减少终末器官的血流量,因此任何血管加压素只能短时间谨慎使用。

（7）肾上腺素。肾上腺素是一种儿茶酚胺，与β₁受体、β₂受体和α受体亲和力高，当多巴酚丁胺无效且血压仍低时，可用肾上腺素 0.05～0.5μg/(kg·min)静脉滴注，使用肾上腺素需要直接监测动脉压和用 PAC 监测血流动力学的反应。

（8）去甲肾上腺素。去甲肾上腺素是一种儿茶酚胺，与α受体亲和力高，通常用于增加全身血管阻力。去甲肾上腺素诱发的心率增快比肾上腺素轻，其剂量与肾上腺素相同。去甲肾上腺素常与多巴酚丁胺联合使用以改善血流动力学。去甲肾上腺素能改善终末器官的灌注。

（9）强心苷。强心苷抑制心肌 Na⁺/K⁺ ATP 酶，因此增加 Ca²⁺/Na⁺ 交换，产生一个正性肌力作用。在 CHF 时，强心苷能减轻症状和改善临床状况，减少因心衰住院的风险，但对存活率无影响。在 AHF 综合征，强心苷使心输出量轻度增加和降低充盈压。此外，对心肌梗死和 AHF 患者，洋地黄是危及生命的致心律失常事件的预测因素，因此建议强心苷不用于 AHF，尤其是心肌梗死后。

AHF 时使用强心苷的指征是心动过速诱发的心力衰竭，即用其他药物（如β受体阻滞剂）不能控制房颤的心室率。AHF 时有效地控制过速性心律失常的心室率能控制心衰症状。强心苷的禁忌证包括心动过缓，二度、三度房室传导阻滞，病态窦房结综合征，颈动脉窦综合征，预激综合征，肥厚性梗阻型心肌病，低钾和高钙血症等。

（四）AHF 的基础疾病

1.冠心病

冠心病诱发或并发的 AHF 可以表现为前向衰竭（包括心源性休克）、左心衰（包括肺水肿）或右心衰。AMI 再灌注治疗能明显改善或预防 AHF。ACS 引起的心源性休克，应尽快行冠脉造影和血运重建术（Ⅰ类，证据水平 A）。不建议使用大剂量葡萄糖、胰岛素和钾盐的代谢支持（Ⅱa类，证据水平 A）。当获得血流动力学状态稳定的所有措施失败时，应考虑左室辅助泵机械支持，尤其是等待心脏移植的患者。左心衰竭/肺水肿的紧急处理与其他原因引起的肺水肿相似，正性肌力药物可能有害，应考虑使用主动脉内球囊反搏（IABP）。长期治疗策略包括冠脉血管重建、RAAS 抑制剂和β受体阻滞剂。

2.心瓣膜病

急性主动脉瓣、二尖瓣关闭不全或主动脉瓣、二尖瓣狭窄，人造心瓣膜血栓形成或主动脉夹层可引起 AHF。然而，感染性心内膜炎是引起 AHF 的常见原因，严重急性主动脉瓣或二尖瓣返流应早期手术治疗。如果长期二尖瓣返流和心脏指数下降至 < 1.5L/(min·m²)和射血分数 < 35%，紧急手术干预不能改善预后。心内膜炎并发严重急性主动脉瓣返流是紧急手术的适应证。

3.人造瓣膜血栓形成所致 AHF 的治疗

人造瓣膜血栓形成（PVT）所致 AHF 死亡率高，其治疗仍然有争论，对右心人造瓣膜和手术有高风险患者可行溶栓治疗，对左心人造瓣膜血栓更倾向于手术治疗（Ⅱa类，证据水平 B）。

血流动力学不稳定（NYHAⅢ/Ⅳ级、肺水肿、低血压）的危重患者急诊手术的死亡率高，但溶栓治疗要 12h 才有效，这个延迟可导致病情进一步恶化，如溶栓治疗失败会增加再手术的风险。NYHA Ⅰ/Ⅱ级或非梗阻性血栓患者的手术死亡率低，最近非随机试验的资料显示，这些患者长期抗栓和（或）溶栓治疗有相同的疗效。当纤维组织向血栓内生长时（血管翳），溶栓治疗无效。十分大和（或）活动的血栓，溶栓治疗与主要栓塞和卒中的高风险有关，在所有这些患者应选择手术治疗。在决定手术治疗前，采用经食道超声排除血管翳形成或人造瓣膜的结构缺陷。

溶栓治疗的方法：TPA 10mg 静脉推注，随后 90min 静脉滴注 90mg；链激酶 250～50 万 IU 静脉注射 20min，随后 10h 静脉滴注 100 万～150 万 IU。溶栓后所有患者都应静脉滴注普通肝素（控制 APTT 在 1.5～2.0 倍）；尿激酶 4 400IU/(kg·h)，持续静脉滴注 12h，不使用肝素或 2 000IU/(kg·h)持续静脉滴注 24h，同时使用肝素。

4.主动脉夹层

急性主动脉夹层(尤其是I型夹层)可出现心衰症状,有或无疼痛,AHF通常与高血压危象、主动脉瓣关闭不全或心肌缺血有关。

5. AHF 与高血压

AHF 是已知高血压急症并发症之一,后者定义为需要立即降压(不一定需要降至正常值)以预防或限制器官损害包括脑病、主动脉夹层或急性肺水肿等的一种状态。高血压诱发肺水肿的流行病学资料显示,它通常见于有长期高血压史、左室肥厚或治疗不当的老年人(尤其是 > 65 岁的妇女)与高血压危象相关的 AHF 临床征象几乎只有肺充血征象,后者可为轻度或十分严重至两肺急性肺水肿,因为它迅速发生,故称为"闪电"肺水肿,需要迅速处理。伴随高血压的急性肺水肿治疗目标是降低左心室前、后负荷,减少心肌缺血和维持足够的通气。应立即用以下方法开始治疗:吸氧、CPAP 或非侵入性通气,如有必要可行机械通气,通常需要较短时间,并静脉给予抗高血压药物。

降压治疗目标是迅速(数分钟内)降低收缩压或舒张压 30mmHg,随后进一步降至危象前的水平(需要几个小时),不要企图恢复至正常血压,因为会引起器官灌注不足。若高血压持续,可单独或联合使用以下药物:①静脉注射攀利尿剂,尤其是 CHF 病史长,有明显的液体潴留患者;②静脉硝酸甘油或硝普钠,降低静脉前负荷和动脉后负荷,增加冠状动脉血流;③使用钙通道阻滞剂(如尼卡地平),因为这些患者常有舒张功能不全和后负荷增加。尼卡地平可引起肾上腺素能激活(心动过速),增加肺内分流(低氧血症)和中枢神经系统并发症。

在同时存在肺水肿的情况下,在治疗高血压危象的药物中不建议使用β受体阻滞剂。但是,在某些情况下,尤其是与嗜铬细胞瘤相关的高血压危象,缓慢静脉注射拉贝洛尔 10mg,监测心率和血压,随后静脉滴注 50 ~ 200mg/h 可能有效。

6.肾功能衰竭

心衰和肾衰常同时存在,心衰通过激活神经内分泌机制引起肾脏低灌注。伴随的治疗(如利尿剂、ACEI 通过扩张出球小动脉,非类固醇抗炎药通过抑制入球小动脉扩张)也有助于肾衰的发生。初期对肾脏低灌注可通过肾血流量和出球小动脉收缩的自身调节代偿,但在后期,严重心衰患者的肾功能主要依赖于入球血流量以至肾衰和少尿常见。

尿液分析结果取决于肾衰的病因,当肾衰是继发于低灌注时,尿 Na^+/K^+ 比率 < 1 是其特征,根据尿钠增加、尿氮浓度降低和典型的尿沉渣发现可诊断急性肾小管坏死。

轻—中度肾功能损害通常是无症状且能耐受,但即使轻—中度血清肌酐增加和(或)肾小球滤过率降低与不良预后独立相关。

给予肾衰患者 ACEI 会增加严重肾衰和高钾血症的发生率,血清肌酐 > 3.5mg/dl(> 266umol/L)是持续 ACEI 治疗的相对禁忌症。中—重度肾功能衰竭(即血肌酐 > 2.5 ~ 3mg/dl)(190 ~ 226 umol/L)也与对利尿剂的反应降低有关——HF 患者的一种明显的死亡预测因素,这样的患者可能需要不断地增加攀利尿剂的剂量和(或)增加一种不同作用机制的利尿剂,但这样可能会合并低血钾和肾小球滤过率进一步下降。严重肾功能不全和顽固性液体潴留患者,可能需要持续静脉—静脉血液滤过(CVVH),CVVH 联合正性肌力药物可以增加肾血流、改善肾功能和恢复利尿效应。肾功能丧失可能需要透析治疗,特别是有低钠血症、酸中毒和不能控制的明显体液潴留。腹膜透析、血液透析或血液滤过之间的选择取决于可使用的技术和基础血压。心衰患者在使用造影剂后是处于肾损害的最高风险,这归因于肾脏灌注减少和造影剂对肾小管的直接损害。最广泛用于预防的措施,即"水化"治疗不能耐受,造影剂的渗透性和溶液超负荷可能有利于肺水肿,其他预防造影剂诱发的肾衰竭和伴随 HF 的患者能较好地耐受的方法,包括使用最少剂量的等渗造影剂, 避免肾毒性药物, 如非甾体类抗炎药和选择性 DA_1 受体拮抗剂 fenoldopam。围手术期血液透析可有效地预防严重肾功能不全患者的肾病(Ⅱb类,证据水平B)。

7. 心律失常和 AHF

(1) 过缓性心律失常。在 AHF 患者心动过缓常见于 AMI，特别是右冠状动脉闭塞时。过缓性心律失常的治疗最初用阿托品 0.25 ~ 0.5mg 静脉注射，如有需要可重复。在房室分离伴心室反应性低的患者，静脉滴注异丙肾上腺素 2 ~ 20μg/min，但应避免用于心肌缺血患者。心室率缓慢的房颤可静脉注射氨茶碱 0.2 ~ 0.4mg/(kg·h)，如药物治疗无反应，应植入临时起搏器，在植入起搏器前后要尽快治疗心肌缺血（Ⅱa 类，证据水平 C）。

(2) 室上性心动过速。室上性心动过速可引起 AHF。在 AMI 偶可见房颤、房扑和阵发性室上性心动过速，迟发性（> 12h）心律失常通常与更严重的心衰有关（60% 为 Killip Ⅲ 或 Ⅳ 级）。

(3) 心衰时阵发性室上速的治疗建议。控制房颤和 AHF 患者的心室率是重要的，尤其是舒张功能不全的患者。（Ⅱa 类，证据水平 A）AHF 和房颤患者应抗凝。阵发性房颤应考虑药物或电复律，在复律前如果房颤持续 > 48h，应抗凝治疗 3 周并用药物获得最佳心率。如血流动力学不稳定应紧急电复律，在复律前要用经食道超声排除血栓。急性房颤要避免使用异搏定和硫氮卓酮，因可恶化心力衰竭和引起三度房室传导阻滞。可使用胺碘酮和 β 受体阻滞剂控制心率和预防复发（Ⅰ 类，证据水平 A）。可考虑快速洋地黄化，尤其是继发于 AHF 的房颤。仅有轻度收缩功能减退的患者，房颤或窄 QRS 波的室上性心动过速的治疗可考虑使用维拉帕米。射血分数低，特别是宽 QRS 波患者要避免使用 Ⅰ 类抗心律失常药。在药物复律中，多非利特（Dofetilide）是一种有希望的新药，但对其疗效和安全性仍有待进一步的研究。如能耐受 β 受体阻滞剂，可试用于室上性心动过速。宽 QRS 波心动过速患者可静脉注射腺苷终止发作。AHF 伴低血压患者可考虑电复律。AHF 伴 AMI 患者和舒张性心力衰竭患者不能耐受快速性室上性心律失常。要监测血清钾和镁的水平，尤其是有室性心律失常患者（Ⅱb 类，证据水平 B）。

(4) 危及生命的心律失常治疗。室速或室颤需立即电复律（表 24-9），胺碘酮和 β 受体阻滞剂能预防这些心律失常发生（Ⅰ 类，证据水平 A）。

表 24-9　AHF 时心律失常的治疗

室颤或无脉搏的室速	200-300-360J 除颤（最好以 200J 双相除颤），如对首次电击无效，可静脉注射肾上腺素 1mg 或加压素 40IU 和/或胺碘酮 150 ~ 300mg。
室性心动过速	如病情不稳定可电复律，如病情稳定用胺碘酮或利多卡因行药物复律。
窦性心动过速或室上速	当临床和血流动力学能耐受时，使用 β 受体阻滞剂：美托洛尔 5mg 静脉注射（如能耐受可重复）；艾司洛尔 0.5 ~ 1.0mg/kg，静脉注射 1min，随后 50 ~ 300μg/(kg·min) 静脉滴注或拉贝洛尔 1 ~ 2mg 静脉注射，随后静脉滴注 1 ~ 2mg/min（总量 50 ~ 200mg）。拉贝洛尔也可用于与高血压危象或嗜铬细胞瘤相关的 AHF，10mg 静脉注射，总量为 300mg。
房颤或房扑	如有可能则复律，地高辛 0.125 ~ 0.25mg 静脉注射或 β 受体阻滞剂或胺碘酮减慢房室传导。胺碘酮能引起药物复律而不损伤左心室血流动力学。患者应肝素化。
心动过缓	阿托品 0.25 ~ 0.5mg 静脉注射，总量 1 ~ 2mg。作为一种临时措施，异丙肾上腺素 1mg 加入生理盐水 100ml 静脉滴注，最大量为 75ml/h（2 ~ 12μg/min）。如有阿托品抵抗，可经皮或经静脉临时起搏。对阿托品抵抗的 AMI 患者使用甘氨茶碱钠 0.25 ~ 0.5mg/kg 静脉注射，随后 0.2 ~ 0.4mg/(kg·h)。

8. 围手术期 AHF

围手术期 AHF 通常与心肌缺血有关。有以下心血管危险因素至少 1 种的患者，围手术期心脏并发症包括心肌梗死和死亡约 5%。年龄 > 70 岁、心绞痛、心梗史、充血性心力衰竭、治疗的室性心律失常、治疗的糖尿病、运动耐量受限、高脂血症或吸烟等。术后头 3d 内发病率最高。最重要的是，术后冠心病的不稳定性通常为寂静型，即不合并胸痛。

(五)AHF 的外科治疗

1.与 AMI 并发症相关的 AHF

(1)游离壁破裂。AMI 后游离壁破裂的发生率为 0.8 ～ 6.2%,通常由于心包填塞或电机械分离在数分钟内突然死亡,在死亡前极少能获得诊断。但是,在一些表现为亚急性病例(血栓或粘附闭合破裂口) 则有一个干预机会。这些患者大多数表现为心源性休克、突发低血压和(或)意识丧失,一些患者在破裂前有胸痛、恶性、呕吐或在梗死相关导联的 ST 段重新抬高或 T 波改变。所有这些患者应立即行超声心动图检查,依据临床表现、心包积液深度 > 1cm 和积液的超声密度可确定诊断。通过心包穿刺、补液和正性肌力药物等治疗可使血流动力学获得暂时稳定。游离壁破裂也是 AMI 后超声心动图多巴酚丁胺负荷试验的罕见并发症。

(2)心肌梗死后室间隔破裂(VSR)。AMI 患者 1%～ 2% 发生 VSR,通常发生在 MI 后头 1 ～ 5d。主要的体征是在胸骨左下缘出现一个全收缩期杂音。超声心动图能明确诊断和评估心室功能,确定 VSR 的部位、左至右分流的面积和同时存在的二尖瓣关闭不全(Ⅰ类,证据水平 C)。

血流动力学受损的患者应使用主动脉内球囊反搏、血管扩张剂、正性肌力药物和辅助通气。通常要进行冠脉造影,因为一些小规模回顾性研究表明,同时进行血运重建能改善后期心功能和存活率。

事实上所有药物治疗的患者都死亡,大多数患者在明确诊断后应立即进行手术,接受手术修补 VSR 患者住院死亡率为 20%～ 60%,最近报道,由于手术和心肌保护的改善,改善了手术的预后。目前一致认为在做出诊断后应迅速手术治疗,因为破裂能突然扩大而导致心源性休克(Ⅰ类,证据水平 C)。

经导管闭塞 VSR 已用于病情稳定的患者并取得了良好的结果,但推荐使用仍需积累更多的经验。最近有报道,在前壁心尖部心肌梗死患者,左室流出道梗阻并心脏基底节代偿性高动力是一种新的收缩期杂音和心源性休克的原因。

(3)急性二尖瓣返流。AMI 后严重急性二尖瓣返流见于约 10%心源性休克患者,它发生在心梗后 1 ～ 14d(通常 2 ～ 7d),乳头肌完全断裂所致的急性二尖瓣返流,如未经手术治疗,大多数在发病后头 24h 死亡。

乳头肌部分破裂比完全破裂多见且存活率较高。大多数患者急性二尖瓣返流是继发于乳头肌功能不全而非破裂。心内膜炎也是严重二尖瓣返流和需要手术修补的原因。严重急性二尖瓣返流表现为肺水肿和(或)心源性休克,由于乳头肌断裂和左房压力明显升高的严重二尖瓣返流患者,可能无特征性的心尖部收缩期杂音。胸部 X 线显示肺充血(可能是单侧性)。

肺动脉导管用于排除 VSR,肺毛细血管楔压扫描显示大的返流 V 波,心室充盈压可用于指导患者的治疗(Ⅱb 类,证据水平 C)。

在心导管和血管造影前,大多数患者需要主动脉内球囊反搏(IABP)以稳定病情。当患者发生急性二尖瓣反流时,应早期手术治疗,因病情会突然恶化和发生其他并发症。严重急性二尖瓣反流、肺水肿或心源性休克需急诊手术(Ⅰ类,证据水平 C)。

(王晓阳)

第二十五章
Chapter 25

水、电解质与酸碱平衡失调

第一节　水、电解质平衡紊乱
Section 1

人体内水、电解质的含量、分布由人体调节功能予以控制，维持平衡，但是这种平衡可能由于手术、创伤、感染等原因遭到破坏，超过了机体的代偿能力，引起水、电解质平衡紊乱。

一、概　述

（一）体液分布与化学成分

体液是人体的重要组成部分，占体重的55%～60%，其中1/3是细胞外液，2/3是细胞内液。细胞外液主要阳离子为钠（Na^+），含量为142mmol/L，主要阴离子为氯、碳酸氢根；细胞内液主要阳离子为钾（K^+），含量为140mmol/L。细胞外液的Na^+浓度比细胞内液大10倍多，而细胞内液钾浓度比细胞外液大20～30倍，这种差别主要由细胞膜、酶、能量等因素来维持。

（二）水、电解质平衡

水进入机体主要是通过胃肠道吸收。水分排出通过四种途径：①肾脏：一天可以产生约2 500ml尿液，也可以为保存水分而产生不足500ml的尿液。②皮肤：350～700ml/d的水分从皮肤蒸发，在剧烈运动或天气炎热时大量出汗，可以显著增加蒸发丢失的水分。③肺脏：正常人每日呼出250～350ml水分。④胃肠：通常只有很少的水分从胃肠道丢失，50～200ml/d，然而持续呕吐或严重腹泻时，每天消化道可丢失3 000ml或更多的水分。

（三）渗 透 压

渗透压是指当溶液与水通过半透膜分隔时，溶液中的溶质微粒对水产生一定的吸引力，水即通过透析膜进入溶液，这种吸引力即为渗透压。渗透压的单位是毫渗透分子量/升（mOsm/L），是指每升溶液中1mmol溶质产生的对水的吸引力。

细胞外液的渗透压主要靠电解质含量来决定。可以用以下公式来估算：

渗透压（mosm/L）＝2×[Na^+（mmol/L）＋K^+（mmol/L）]＋尿素氮（mg/dl）/2.8＋葡萄糖（mg/dl）/18

二、水、钠代谢

体内水的容量与电解质含量密切相关，血钠水平是体内水容量的最好指标。临床上水、钠不平衡常同时发生丢失。脱水可以分为等渗、高渗和低渗。钠含量＞150mmol/L为高渗性脱水，钠含量＜130mmol/L为低渗性脱水。

（一）水平衡机制

在体内有几种机制共同作用来维持水的平衡，最重要的机制之一是渴感机制。当体内需要更多的水时，在大脑深部的神经中枢受到刺激，引起渴的感觉。这种感觉随着机体对水的需要增加而变得强烈，促使人们饮水来补充需要的水分。

另一种机制是控制体内水分的机制，包括位于脑底部的脑垂体。当体内水量较低时，脑垂体分泌抗利尿激素进入血液。该激素能刺激肾脏尽可能多地保存水分。

体内水分不足时，肾脏保存水分的同时，细胞内的大量水分流入血液，保持血容量和血压，直到摄入水量增加，补足水量为止。体内水分过多时，渴的感觉被抑制，脑垂体产生的抗利尿激素减少，肾脏把过量的水以尿的方式排泄到体外。

（二）脱　　水

1.定　　义

脱水是在身体丢失的水分大于摄入水分时产生，体内水分不足通常会引起血钠水平升高。呕吐、腹泻、使用利尿药物、高温、发热以及任何减少体内水分的原因都能导致脱水，一些疾病如糖尿病、爱迪生病、尿崩症由于过量丢失水分而引起脱水。急诊失水最常见的原因是过度出汗、呕吐和腹泻。

2.临床症状

患者的症状与失水量有关，＞2%体重，出现口渴；＞6%体重出现剧烈口渴、尿少、软弱无力、表情迟钝，脱水严重时可以发生谵妄和精神异常；＞15%体重出现昏迷。

3.诊　　断

①病史和体征：皮肤弹性差，舌干燥和眼窝下陷；②尿量减少，尿比重增高；③血钠＞145mmol/L；④血浆渗透压增高；⑤血红蛋白、红细胞计数及比容均增高。低渗和等渗脱水时，血钠和血浆渗透压无明显变化。

4.治　　疗

成人脱水患者的治疗不如儿童要求严格。一般诊断明确而肾功能正常，可参考尿量进行补液，迅速补充生理盐水、5%～10%葡萄糖液或平衡盐，补液过程中严密监测尿量和电解质变化。

补液量可以参考下列公式：

男性需水量：体重×60/100×（1－142/钠浓度）

女性需水量：体重×55/100×（1－142/钠浓度）

计算出需补水的大致用量，还要加上每日生理需要量1 500ml，第1d可补充1/2～2/3，老年或有心血管病史者应注意循环状态，避免快速大量补液引起肺水肿。

（三）低钠血症

低钠血症是指血钠浓度＜135mmol/L。主要原因是丢钠多于失水，常见于大量胃肠液丢失的患者；大量饮水、输液的患者钠可以被稀释。肾衰竭、心力衰竭和肝硬化的患者，血容量增加可导致钠过度稀释。血钠过低也可发生在肾上腺功能不全和抗利尿激素分泌异常综合征（SIADH）时。或见于应用某些药物（氯磺丙脲，卡马西平，长春新碱，氯贝丁酯，阿司匹林、布洛芬和其他非处方镇痛药，加压素，催产素等），以及引起抗利尿激素分泌增多的肿瘤、脑部疾病、肺部疾病等。

1.症　　状

临床症状及严重程度取决于血钠浓度下降的速度以及血钠值。大脑对血钠浓度的变化特别敏感，每公斤体重缺氯化钠0.5g即表现为疲乏、眩晕甚至晕厥；每公斤体重缺氯化钠0.5～

0.75g,则出现厌食、恶心、呕吐、视力模糊、脉搏加速、血压降低等;每公斤体重缺氯化钠 0.75 ～ 1.25g,患者就会有意识障碍,还可能出现肌肉抽搐和痉挛,最严重时出现昏迷,甚至死亡。

2.诊　　断

有失钠病史、周围循环衰竭表现以及血钠降低、尿素氮升高。

3.治　　疗

出现严重低钠血症需要立即急诊处理。进行必要的紧急检查后,给予静脉补钠,逐渐增加血钠浓度;血钠浓度增加过快,可能导致脑神经细胞脱髓鞘改变。经补液后收缩期血压仍然＜12.0kPa(90mmHg),应考虑存在低血容量性休克,需在血流动力学监测下补充血容量。

低钠脱水的补钠估算公式如下:

需补钠(mmol)＝[142－患者血钠(mmol/L)]×体重(kg)×0.6

开始补充 1/2 丢失钠,复查血钠后再评估。在治疗过程中应注意查找病因进行针对性治疗。对稀释型低钠患者可补充3%～5%高渗氯化钠。

三、钾代谢紊乱

钾离子正常情况下约90%以上存在于细胞内,仅有约2%在细胞外。细胞内外钾离子梯度主要依靠钠泵维持,细胞内外的钾浓度之比取决于细胞的静息电位,因此,细胞外钾浓度的轻微变化就可以影响与膜电位有关的生理功能,钾离子尤其在维持神经、肌肉及心肌细胞功能方面起着重要作用。正常人血清钾浓度为 3.5 ～ 5.0mmol/L。钾通过食物中摄入钾的含量与排出体外的量互相调节来达到平衡。虽然有部分钾通过胃肠道排出,但大多数钾从尿中排出。肾脏可以通过调节排钾来适应食物中钾含量的变化。

(一)血钾调节

正常人每日摄入钾量变化很大,但血钾浓度基本恒定,主要是体内各种主动调节机制完成的。食物来源中 90%的钾在小肠吸收,大部分由肾脏排泄(约 90%),其他通过肠道,极少量通过皮肤汗液排出。

钾代谢的调节主要通过钾在细胞内外间的转运,以维持正常的血钾浓度。参与调节的主要激素为胰岛素及儿茶酚胺,该过程也受某些病理状态的影响,如 pH 值、渗透压的变化等。如糖尿病酮症酸中毒时,钾离子向细胞外移动,提高了血浆钾浓度。而β受体激动剂,特别是选择性β$_2$受体激动剂则促使钾离子向细胞内移动,使血浆钾离子浓度降低。酸碱平衡紊乱可以影响血钾浓度,急性酸中毒使钾向细胞外移动,急性代谢性碱中毒则使钾向反方向移动。然而,血浆 HCO_3^- 浓度改变可能比 pH 值变化更为重要。肾脏根据钾的摄入量调节钾离子排泄,该过程主要在远端小管完成。肾脏排钾与盐皮质激素、酸碱平衡、肾小管液的流速、肾小球滤过率(GFR)的变化及到达远端小管阴离子的种类等有关。判断钾浓度异常时,应注意到一些情况可出现假性血钾浓度改变,如白细胞极度增高(＞10^{11}/L)或髓性向血病患者因为异常白细胞吸收血中钾离子,可以发生假性低钾血症,所以对此类患者血标本应立即分离血浆或血清,测定电解质以避免假性低血钾。假性高血钾的情况最常见原因为溶血。

(二)低钾血症

低钾血症是指血钾浓度＜3.5mmol/L,一般＜3.0mmol/L 的患者可出现严重的临床症状。

低钾血症的主要原因有:①钾摄入不足,包括禁食或厌食、偏食;②钾排出增多,如消化液丢失(呕吐、腹泻、使用泻药或结肠息肉)、尿液丢失等;③钾分布异常,常见细胞外液稀释,某些药物能促进细胞外钾进入细胞内;④缺镁时,常伴有尿钾、尿磷增多,临床上缺镁常伴同缺钾。

1.症　状

低血钾的临床症状不仅与血钾浓度有关,更重要的是与缺钾发生的速度和持续时间有关。轻度低钾一般不会引起临床症状,血钾浓度 < 3mmol/L 可能引起肌肉无力、抽搐甚至麻痹,特别是心脏病患者,可出现房性及室性心律失常,严重低钾的最大危险是发生心脏骤停。查体除肌肉软瘫外,还存在腱反射减退。

2.心　电　图

钾离子是参与心肌细胞动作电位复极相的重要离子,尤其是快反应细胞,细胞外钾浓度主要影响动作电位 3 相的复极速率。低血钾使得 3 相复极速率降低,其结果是使动作电位时程延长和不应期延长。心电图表现 T 波降低,U 波明显,ST 段下移,TU 融合,QU 延长。

(1)T 波改变。一般来说,QRS 波振幅越高,T 波振幅亦高,故最高的 T 波常见于 V_3 和 V_4 导联。低血钾时表现为 T 波振幅降低,伴 T 波增宽,呈现为扁平 T 波(图 25-1、图 25-2)。有时低平 T 波与巨大 U 波融合,不易与 U 波区分,易被误认为巨大高尖的 T 波,应注意鉴别。

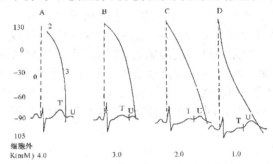

图 25-1　低血钾心电图改变的示意图

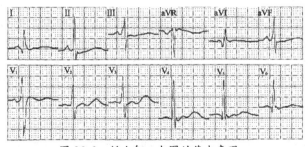

图 25-2　低血钾心电图的基本表现

肢体导联(除 aVR 导联外),V_5、V_6 导联 T 波也低平和增宽。$V_1 \sim V_4$ 导联中可见巨大 U 波。QU 间期 0.64s。各导联无明显 ST 段下移。血钾浓度:1.22mmol/L。

(2)U 波改变。正常时,在一些导联中可以有 U 波存在,但其振幅多小于 T 波振幅的 1/3;U 波的方向常与 T 波方向一致,$V_2 \sim V_4$ 导联是最常存在 U 波的导联。低血钾时可新出现 U 波或 U 波明显,甚至出现巨大 U 波,血钾浓度越低,U 波改变愈明显。当血钾在 2.5mmol/L 时,心电图上可见明显的 U 波,当血钾在 1.5mmol/L 时,心电图上可见巨大 U 波。

(3)ST 段改变。低血钾时可出现 ST 段下移,其形态和特点与心肌缺血 ST 段下移相似,应注意二者的鉴别诊断。

(4)QT 或 QU 间期延长。低血钾时,心肌细胞的动作电位时程延长,在心电图上表现为 QT 间期的延长。但低血钾时,低平的 T 波与高大的 U 波常融合,无法区分,因此通常测定的是 QU 间期,即 QU 间期延长。QT 间期正常的范围是 0.35 ～ 0.45s,另外 QT 间期不应超过前一 R-R 间期的 1/2。

（5）心律失常。低血钾时可出现心律失常，其中最常见的是室性早搏，严重的低血钾也可发生恶性室性心律失常，如尖端扭转型室速，甚至是危及生命的心室颤动。其次，低血钾也可以发生室上性心律失常，如阵发性房性心动过速、阵发性心房扑动和颤动。

低钾与洋地黄中毒二者互相加重对心肌的影响已为临床重视，同样血钠、钙、镁等离子、影响心肌复极的药物、植物神经及能引起 ST-T 改变的其他因素均会影响低钾的心电图改变，分析时必须加以注意。

3.诊　　断

除上述临床表现外，诊断应以生化血钾检查为标准。

4.治　　疗

根据血钾水平决定补钾总量：血钾每降低 1mmol/L，体内钾缺失 100～400mmol/L。轻度缺钾通常通过摄入富含钾的食物或口服钾盐（氯化钾）来补充。钾盐对胃肠道有刺激，口服补钾时应少量多次，尽可能与食物一起服用，不要一次使用大剂量。严重缺钾时，应静脉补钾。补钾应注意：①轻度低钾尽量采用口服途径，尤其对肾功能障碍患者；严重低钾血症、胃肠吸收障碍或出现心律失常，甚至呼吸肌无力应该尽早静脉补钾；②补钾速度：一般＜40～60mmol/h，常溶于生理盐水中；为防止钾液外渗引起静脉炎，必要时可以深静脉置管，静脉泵入氯化钾，当泵注速率＞40mmol/h 氯化钾时应该进行持续心脏监护和动态监测血钾变化，以防出现高钾血症和（或）心脏骤停；③常用补钾剂型：氯化钾特别适用于利尿、呕吐引起的低钾伴有氯丢失的患者；腹泻患者可用 $KHCO_3$，补钾同时补充 HCO_3^-；肾小管酸中毒者宜用枸橼酸钾。

（三）高钾血症

高钾血症是指血钾浓度＞5.5mmol/L，一般高血钾比低血钾更危险。血钾浓度＞5.5mmol/L 可以影响心脏的电传导系统，若浓度继续上升，可能发生心律失常，甚至心脏骤停。

1.高钾血症的原因

在正常情况下肾脏可以排泄过多的钾，慢性高钾血症几乎都是因为肾脏功能障碍导致排钾过低引起。代谢性酸中毒时细胞内钾向细胞外移动，同样可以发生高钾血症。

急诊常见高钾血症多由于少尿状态（尤其是急性肾衰）和伴横纹肌溶解、挤压伤、灼伤，软组织或胃肠道出血，肾上腺功能减退。医源性高钾血症常见于有某种程度肾损害的患者，以及使用限制肾脏排钾的药物如环孢素、锂、肝素和甲氧苄啶等。

2.临床表现

高钾血症在心脏毒性发生前通常无症状，偶尔有肌肉软瘫现象发生。进行性高钾血症的心电图变化呈动态性，当血钾＞5.5mmol/L 时心电图可出现 QT 间期缩短和高耸，对称 T 波峰，血钾＞6.5mmol/L 时则可能表现为交界性和室性心律失常，QRS 波群增宽，PR 间期延长和 P 波消失，血钾浓度进一步升高可导致 QRS 波异常、心室颤动或心室静止。

高血钾心电图的基本表现

正常情况下，细胞内钾浓度是细胞外钾浓度的 30～40 倍。然而细胞外钾浓度的微小变化，就可改变细胞内、外钾的浓度梯度，产生相应的心电图改变。血清钾超过 5.5mmol/L 时，心肌细胞对钾离子通透性增加，使动作电位 3 相速度加快，时程缩短，坡度变陡，出现 T 波高耸，QT 间期缩短，此为高血钾最早期的特征性心电图表现（图 25-3B），仅见于 22% 的高血钾症患者。应与急性心梗超急期、短 QT 综合征、早期复极综合征、脑血管意外所致的高尖 T 波区别。当 T 波原为倒置，高血钾时可呈深尖对称倒置（图 25-4）。血清钾超过 6.5mmol/L，跨膜钾浓度梯度降低，心肌细胞静息电位负值减小，动作电位 0 相上升速度减慢，心室内传导速度减慢致 QRS 波增宽，其增宽的形态不符合左、右束支阻滞及预激综合征的波形特征。可出现电轴左偏或右偏。I 导联和左胸导联常出现 S 波增宽。此时 QT 间期可相应延长，ST 段压低（图 25-3C）。

血清钾超过 7.0mmol/L,心房肌激动传导受抑制,P 波振幅降低,变平坦,时限增宽(图 25-3D)。由于房室传导速度减慢,故 PR 间期可相应延长。血清钾超过 8.5mmol/L,心房肌电活动被抑制,P 波消失(图 25-3E),窦性激动沿着心房内特殊传导纤维(3 条结间束)传入心室,形成 QRS 波群前无 P 波的窦室传导。血清钾超过 10mmol/L,室内传导异常缓慢,QRS 波群明显宽钝(图 25-3F),QT 间期进一步延长,心室不同区域复极离散度增加易形成折返,而出现各种恶性室性心律失常如室性心动过速、心室扑动、心室颤动。但较多出现缓慢性室性逸搏心律甚至心室停搏。

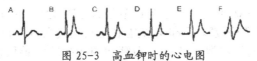

图 25-3 高血钾时的心电图

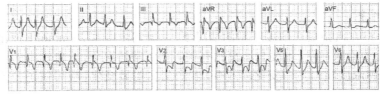

图 25-4 男 6 岁,肾病综合征血钾 6.38mmol/L,aVR、V1 导联 T 波深尖倒置

值得提出,血清钾浓度高低并不一定与心电图改变平行一致。还与患者是否同时存在其他电解质紊乱及酸碱平衡是否正常有关。此外,某些心电图异常如心室肥厚、冠状动脉供血不足、洋地黄效应等均可影响高血钾心电图的表现。

3.治 疗

轻度高钾血症(血钾< 6mmol/L)可通过减少钾的摄入,停用某些保钾利尿剂、β受体阻滞剂、非甾体类解热镇痛药(NSAIDs)或血管紧张素转化酶抑制剂(ACEI)等来调节,另外加用袢利尿剂可增加钾排泄。当血钾> 6mmol/L,应考虑采取血液净化治疗。然而,在急性或慢性肾衰,尤其有高分解代谢或组织损伤时,血钾> 5.0mmol/L 即应开始排钾治疗。

当出现心脏影响或血钾> 6mmol/L 时,无需等待血钾重复测定结果,应立即采取下述几项措施并依次进行。

(1)10%葡萄糖酸钙 10 ～ 20ml 静脉推注,5 ～ 10min。洋地黄治疗患者补钙时应该谨慎。

(2)胰岛素(RI)5 ～ 10U 静脉推注,继而 50%葡萄糖 50ml 快速滴注,再用 10%葡萄糖水 50ml/h 防止低血糖,降血钾作用发生在 15min 内。

(3)吸入大剂量β2 受体激动剂,如沙丁胺醇 10 ～ 20mg,30min 内开始起作用,持续 2 ～ 4h。

(4)静脉应用碳酸氢钠,30min 内起效,作用持续约 1h。

(5)严重高钾血症无论有无症状,均应尽早处理。血液净化方法可有效降低血钾浓度。对肾功衰竭患者应迅速采取血液透析,腹膜透析治疗效果相对较差。

四、钙 代 谢

正常人体内钙含量 700 ～ 1 500g,占体重的 1.5% ～ 2.2%,其中 99%的钙以不可溶形式存在于骨骼和牙齿中,1%以可溶性形式存在于细胞内液和细胞外液,细胞内液中 99%分布在线粒体基质,胞浆中钙浓度仅为 0.1 ～ 1μmol/L。正常总血钙水平为 2.2 ～ 2.6mmol/L(8.8 ～ 10.4mg/dl)。总血钙的 40%与血浆蛋白结合,主要是白蛋白,其余 60%分别为离子钙与磷酸盐和枸橼酸盐络合的钙。

(一)钙调节

钙离子为许多细胞内和细胞外正常功能活动所必需,包括肌肉收缩、神经传导、激素释放和血液凝固。此外,钙离子在细胞内信息传递过程中起独特作用并参与许多酶的调节,维持正常血钙水平极为重要。

身体足够钙贮备和正常血钙浓度的保证有赖于饮食中钙摄入,经肠道吸收和骨骼释放出的钙经肠道和肾脏排泄,少量经汗腺排出。平衡膳食情况下,粗略估计每日摄入钙约1 000mg。钙的平衡是通过肾脏钙排泄来维持,平均钙排泄为200mg/d(5mmol/d)。

钙离子与磷酸盐代谢密切相关。其平衡调节很大程度受循环中以下因素的影响:甲状旁腺激素(PTH)、维生素D和降钙素。钙和磷酸盐浓度相互关联,两者可以通过化学反应形成磷酸钙,体内钙和磷酸盐的乘积正常值是60。当钙和磷酸盐浓度乘积超过70,磷酸钙晶体沉积在软组织的危险则大大增加。

(二)低钙血症

低钙血症是指在血浆蛋白浓度正常的情况下,总血钙浓度<2.1mmol/L而出现的一组与神经肌肉兴奋相关的临床症状,主要与游离钙有关。在正常情况下,总血钙中的一半与血浆白蛋白结合,因而总钙浓度随白蛋白变化而改变,若白蛋白明显变化,应用纠正公式计算或直接测定离子钙浓度。

1.低钙血症的原因

(1)钙离子重新分布:主要由于高磷血症、钙络合、钙在软组织以及骨骼沉着等情况引起。常见原因:肾小管疾病、肾衰竭、急性胰腺炎以及淋巴瘤、白血病化疗时的溶瘤综合征(化疗引起大量组织破坏使磷酸盐释放入血,引起血钙水平降低)、钙络合剂应用(输注含枸橼酸盐的血制品以及含有二价离子络合剂EDTA的放射造影剂和某些金属中毒)。另外,在一些骨生成增多的情况下钙摄入不足也可引起低钙血症,如严重囊性纤维性骨炎、甲状旁腺功能亢进患者外科矫正治疗以后,称为骨饥饿综合征。

(2)PTH作用降低:包括PTH分泌不足和PTH作用耐受两个原因。前者包括先天性、家族性、自发性甲状旁腺功能减退症以及甲状旁腺外科手术切除、淀粉样变、肿瘤转移等;PTH作用耐受主要因为维生素D缺乏、镁缺乏等。

(3)维生素D缺乏是低钙血症的重要原因。维生素D缺乏可由饮食摄入不足或肝胆疾病和肠道疾病引起吸收减少所致。

(4)急诊常见的低钙原因是颈部手术、自身免疫破坏等因素引起的甲状旁腺机能减退。

2.临床表现

低钙血症的临床表现主要由原发疾病、低钙程度以及是否合并其他电解质紊乱而定。其最主要表现为背部和下肢肌肉痉挛,但进展缓慢。严重低钙血症,血钙<1.75mmol/L(7mg/dl)可以引起搐搦、喉痉挛或全身痉挛,如果合并高钾血症、低镁血症时症状更为明显。

搐搦是严重低钙血症的特征。搐搦以感觉症状为特征,有唇、舌、手、足麻木,腕足阵挛和疼痛,全身肌痛和面肌痉挛等。搐搦表现为隐匿性,需进行激发试验去兴奋。

严重低钙血症患者偶尔可表现有心律不齐、心脏传导阻滞。ECG可表现为QT和ST间期延长,有时亦可见T波高耸或倒置。

慢性低钙血症伴有许多其他异常,如皮肤干燥、鳞片状脱落、指甲脆和毛发粗糙。

3.诊断

低钙血症的诊断主要依据实验室检查,总血浆钙<2.2mmol/L(8.8mg/dl)即可以诊断。一旦患者出现搐搦,总血浆钙通常已经≤1.75mmol/L(7mg/dl),应除外碱中毒。PTH缺乏的特征是低血钙,高血磷酸盐和正常碱性磷酸酶。

4.治　　疗

伴有症状的急性低钙血症特别是有搐搦、心律失常者需要立即治疗,常用 10%葡萄糖酸钙 10～20ml 静脉缓慢推注,立即起效,但持续仅仅数小时,相继持续滴注 10%葡萄糖酸钙,维持 12～24h,其间应每 3～4h 复查血钙一次,直至血钙恢复正常水平,临床症状停止。然后给予 钙剂和维生素 D 口服。接受洋地黄治疗的患者,钙治疗可能会引发意外,应缓慢给药,并持续 进行心电监护。因葡萄糖酸钙血管外渗可以引起局灶性皮肤坏死,所以要求院内观察;任何钙 制剂肌内注射都可引起组织坏死,所以肌内注射是禁忌证。当搐搦是由于低镁血症时,补充钙、 钾可有暂时性效果,但根治还需要补充镁。

(三)高钙血症

当血清钙浓度≥2.75mmol/L(11mg/dl)即可诊断高钙血症;血清钙浓度≥3.5mmol/L(14mg/dl) 时称高钙危象,需要立即处理。

1.高钙血症的原因

主要有骨吸收增加、肠钙吸收增加和尿钙排出减少,临床常见疾病有:①原发性甲状旁腺 功能亢进症;②恶性肿瘤:10%～20%恶性肿瘤患者伴有高钙血症,常见肿瘤为多发性骨髓瘤、 乳腺癌、前列腺癌、肾癌、甲状腺癌、肺癌等;③维生素 D 过量;④结节病:17%患者有高钙血症, 可能是对维生素 D 敏感;⑤甲状腺功能亢进:2%～25%患者伴有轻度高钙血症;⑥肾上腺皮质 功能减退;⑦噻嗪类利尿剂:增加肾小管对钙的重吸收,尿钙减少,血液浓缩;⑧制动:废用性骨 量减少症;⑨乳碱综合征和特发性婴儿高钙血症。急诊常见高钙原因多为恶性肿瘤性高钙血 症、原发性甲状旁腺功能亢进症等疾病。

2.临床表现

临床症状决定于基础疾病、血钙浓度和发病速度。轻度高血钙的患者可无症状,常在查体 时发现。血钙浓度＞4.5mmol/L(18mg/dl)可导致休克、肾衰竭和死亡。常见临床症状:①胃肠 系统:便秘、厌食、恶心、呕吐、腹痛和肠梗阻;常合并消化道溃疡、胰腺炎。②泌尿系统:肾浓缩 功能损害,导致多尿、夜尿和烦渴,高尿钙常伴肾结石。长期或严重高钙血症,由于肾钙化(钙 盐沉着在肾实质)可以产生可逆的急性肾衰竭或不可逆的肾脏损害。③神经肌肉系统:血浆钙 增高＞3mmol/L(12mg/dl)伴有情绪不稳定、意识模糊、谵妄、精神异常、木僵和昏迷。神经肌肉 受累可引起骨骼肌明显无力,癫痫罕见。④心血管系统:严重高钙血症时 ECG 可有 QT 间期缩 短,可发生心律失常,特别是服用洋地黄的患者。⑤骨骼系统:严重或长期甲状旁腺功能亢进 症患者偶尔可导致纤维性囊性骨炎,尤其是长期透析继发甲状旁腺功能亢进症的患者。这些 疾病由于 PTH 分泌增多,破骨细胞活性增强,引起骨质稀疏伴纤维性退行性变、囊性变和纤维 结节形成。

3.治　　疗

高钙血症的治疗决定于临床症状、严重程度和原发疾病。症状轻,血浆钙＜2.88mmol/L (11.5mg/dl),只需治疗基础疾病。当血钙＞3.75mmol/L(15mg/dl)或有严重高钙血症的临床症 状,需要直接降低血钙。

(1)补充盐水及利尿:对于肾功能正常的患者,治疗的关键是增加钙的排泄,可以通过静脉 输注盐水来扩张细胞外液容量和利尿治疗,目的是使尿量至少达到 3L/d。高钙血症患者常有容 量不足,开始利尿前应首先补充生理盐水。高钙血症患者利尿时,应允许患者自由饮水,同时应 补充足量钾,防止低钾血症。治疗期间必须对液体摄入量、尿量和血浆电解质进行密切监测。

(2)糖皮质激素:泼尼松 20～40mg/d 口服能有效控制大多数特发性高钙血症以及婴儿维 生素 D 中毒和结节病患者的高钙血症。多发性骨髓瘤、淋巴瘤、白血病和转移性乳腺癌的某些 患者应用泼尼松 40～60mg/d 亦有疗效。然而,对糖皮质激素反应需若干天,并有半数以上恶 性肿瘤伴高钙血症患者对糖皮质激素无效,通常需要其他治疗。

（3）普卡霉素：抑制骨细胞 RNA 合成，常用剂量成人每次 0.04 ～ 0.1mg/kg，小儿 50 ～ 100μg/kg，隔日一次静脉点滴。一般 25μg/kg 加入 5% 葡萄糖水 500ml 中静脉滴注，持续 3 ～ 6h。对骨转移或恶性肿瘤体液性高钙血症极有效。普卡霉素经 12 ～ 36h 降低血钙，以后 3 ～ 7d 重复一次，用药期间注意其对血液、肝脏毒性和肾脏的损害。

（4）降钙素（甲状腺降钙素）：是一种速效的肽激素，降钙素 4 ～ 8 IU/kg 皮下注射，每 12h 1 次，与泼尼松（30 ～ 60mg/d，分 3 次口服）联合应用可以控制恶性肿瘤的严重高钙血症。

（5）二磷酸盐：抑制破骨细胞骨吸收，现已广泛用作恶性肿瘤高钙血症患者的一线治疗。

（6）血液净化治疗：用低钙或无钙透析液进行短期血透，尤其适用于肾小球滤过率（GFR）下降患者。

（7）外科治疗：甲状旁腺功能亢进症患者，如表现为症状性或进行性加重，应考虑外科治疗。

（王晓阳　陈军）

第二节　酸碱平衡失调
Section 2

酸度是血液和其他体液的一个重要化学特性，以 pH 值表示。pH 值是[H⁺]的负对数，是反映体液总的酸碱度的指标，受呼吸和代谢两个因素影响。血液的酸碱平衡对机体的健康状态至关重要，较小地偏离正常范围都会对器官功能产生严重影响。

一、酸碱平衡调节

机体通过化学缓冲系统、细胞内外电解质交换、肺和肾的复杂酸碱平衡调节机制，保证人体组织细胞内环境稳定。

（一）肾脏调节

过量的酸可由肾脏以氨的形式排出。肾具有一定的改变酸、碱排出量的能力，但发生很缓慢，一般在数小时内开始，而完全代偿需要 3 ～ 5d。

（二）pH 缓冲系统

机体运用血液中的 pH 缓冲系统来应付 pH 突然改变。pH 缓冲系统通过化学作用减小溶液中 pH 值的变化。血液中最重要的缓冲系统是碳酸氢盐缓冲系统，其作用依赖于肺；其他缓冲系统包括组氨酸和磷酸盐系统，但缓冲作用不大。

（三）肺的调节

通过调节呼吸的深度和速度，控制排出二氧化碳的量来调节体内酸碱度。呼吸代偿调节在数分钟内开始，完全代偿需要 12 ～ 24h。

二、酸碱平衡的评估指标

（一）pH 值

正常动脉血 pH 值为 7.35 ～ 7.45。静脉血 pH 值较动脉血低 0.03 ～ 0.05。正常氢离子浓度（H⁺）为（40 ± 4）nmol/L。

（二）$PaCO_2$

指血浆中物理溶解的 CO_2 所产生的压力，是反映呼吸性酸碱平衡紊乱的指标。正常动脉

血 $PaCO_2$ 4.7 ～ 6.0kPa(35 ～ 45mmHg)，平均 5.3kPa(40mmHg)，其临床意义包括：①结合 PaO_2 变化来判断呼吸衰竭的类型与程度；②判断有否呼吸性酸碱平衡失调；③判断代谢性酸碱平衡失调的代偿反应；④判断肺泡通气状态。

（三）HCO_3^-

碳酸氢盐指隔绝空气条件下实际测得的 HCO_3^- 值。

（四）AB

实际碳酸氢盐是在实际条件下测得的 HCO_3^- 实际含量，受呼吸、代谢双重影响。

（五）SB

标准碳酸氢盐是指标准条件下测得的 HCO_3^- 值，SB 是能准确反映代谢性酸碱平衡的指标。

（六）BE

碱剩余是在排除呼吸因素影响的条件下，反映血浆碱储的增减，因而反映代谢性酸碱紊乱的指标，正常值±3mmol/L。

（七）AG

阴离子间隙指血中除氯离子和碳酸氢根以外未测得的阴离子。

$$AG = Na^+ - (HCO_3^- + Cl^-)$$

三、酸碱平衡失调的分类

分为单纯性酸碱平衡紊乱和双重性酸碱平衡紊乱。单纯性酸碱平衡紊乱可分为代谢性酸中毒、呼吸性酸中毒、代谢性碱中毒和呼吸性碱中毒。

（一）代谢性酸中毒

主要见于严重腹泻等引起 HCO_3^- 直接丢失，或乳酸、酮症、水杨酸等酸中毒时使 HCO_3^- 缓冲丢失等。代谢性酸中毒患者 AB、SB、BB、$PaCO_2$ 下降，AB < SB。代谢性酸中毒患者心血管系统异常通常表现为心律失常、心肌收缩力减弱及血管对儿茶酚胺的反应性降低；中枢神经系统异常主要因抑制性神经递质酪氨酸生成增多，以及脑组织生物氧化酶类的活性受抑制。

（二）呼吸性酸中毒

主要见于呼吸中枢抑制、呼吸肌麻痹、呼吸道阻塞、胸廓和肺部病变等引起的肺泡通气减弱。可分为急性和慢性两类。组织细胞缓冲是急性呼吸性酸中毒时机体的主要代偿方式，肾代偿是慢性呼吸性酸中毒时机体的主要代偿方式。通常有 $PaCO_2$ 增高，pH 值减低，AB、SB、BB 增高，AB > SB，BE 正值加大。

（三）代谢性碱中毒

主要见于剧烈呕吐、盐皮质激素过多和有效循环血量不足引起的 H^+ 丢失过多，HCO_3^- 过量负荷、缺钾等也是常见原因。代谢性碱中毒可分为盐水反应性和盐水抵抗性两类。患者 pH 值、$PaCO_2$、AB、SB 和 BB 都升高，BE 正值增大，AB < SB。代谢性碱中毒时酪氨酸生成增多、氧解离曲线左移，脑组织缺氧，中枢神经系统功能紊乱；游离钙减少，神经肌肉兴奋性增高；常有低钾血症。

（四）呼吸性碱中毒

主要见于各种原因引起的肺通气过度。呼吸性碱中毒时 pH 值增高、$PaCO_2$、AB、SB、BB 均下降，AB < SB，BE 负值增大。

（五）双重性酸碱平衡紊乱

有酸碱一致性和酸碱混合性之分，此外还有两种形式三重性酸碱平衡紊乱。判断酸碱平衡紊乱的基本原则包括：①以 pH 值判断酸中毒或碱中毒；②以原发因素判断是呼吸性还是代谢性失衡;③根据代偿情况判断是单纯性还是混合性酸碱失衡。

四、治　疗

(一)呼吸性酸中毒

急性呼吸性酸中毒的治疗目的是提高分钟通气量,使 $PaCO_2$ 降到正常,采取措施为开放气道、人工呼吸、治疗潜在的中毒或神经症状。

治疗慢性呼吸性酸中毒常用支气管扩张剂(β_2 受体激动剂、M 受体阻断剂)、体位引流和抗生素来处理潜在的问题。呼吸中枢的敏感性随着长期的酸中毒和高碳酸血症而逐渐降低,对于这些患者,高浓度吸氧将会降低缺氧和分钟通气量,产生潜在的二氧化碳麻醉,故常应用控制性给氧策略,如果患者有很严重的低氧血症,应该给予机械通气。呼吸性酸中毒患者改善通气量时, $PaCO_2$ 应该缓慢地降低以避免代谢性碱中毒的产生。

短暂的呼吸性酸中毒多见于癫痫发作后的患者。呼吸性酸中毒是癫痫患者最常见的酸碱平衡紊乱,主要治疗措施是控制癫痫发作及吸氧治疗。由于患者的酸碱平衡紊乱会随着癫痫发作的消失而改善,所以碳酸氢盐的使用不是必需的。

(二)呼吸性碱中毒

呼吸性碱中毒多为患者过度通气引起,对于一个由于神经心理源性的过度通气导致手足抽搐或晕厥的患者,应使用重复呼吸面罩或气袋来保持 CO_2 。这种方法应谨慎使用,并且必须在除外其他严重状况(如低氧血症、中毒等)后。

(三)代谢性酸中毒

初始治疗包括维持气道通畅、呼吸和循环状态稳定。治疗代谢性酸中毒的患者时,最基础的治疗就是维持内环境的稳定。

pH 值应根据酸碱失衡的严重程度、病因、患者的代偿能力不同而采取不同的治疗方案。例如,癫痫发作导致的代谢性酸中毒应在 15min 内治疗,包括终止癫痫发作、维持气道开放和分钟通气量,保证血氧浓度,一般不需要调整 $NaHCO_3$ 。

对于急性酸中毒,如果需要通过静脉注射碱溶液来进行中和治疗,首选 $NaHCO_3$,也可以使用林格溶液、合成的缓冲液、枸橼酸钠和其他一些溶液。

$NaHCO_3$ 治疗代谢性酸中毒可能会引起一些并发症,如中枢神经系统酸中毒, HCO_3^- 通过血—脑脊液屏障进入中枢神经系统的速度很慢,这样就使血液碱性化的速度比中枢神经系统快。随着血浆 pH 值的增加,外周的化学受体会降低分钟通气量,增加 $PaCO_2$ 来使血浆中 pH 值正常化,而 CO_2 迅速通过血—脑脊液屏障,使脑内含量增加。此时尽管血浆为碱性的,但中枢神经系统已变成酸性,称为矛盾性中枢神经系统酸中毒;快速输注 $NaHCO_3$ 还会引起氧气运送的减弱、低血钾或低血钙。其他的并发症包括"过度的"碱中毒、高血钠和高渗透压,所以临床应用碱性液体应慎重,可以应用公式计算合适剂量,比如 $NaHCO_3(mEq)=[25-(测得的 HCO_3^-)]\times$ 体重/2。

临床通常对于 pH 值低于 7.1 的代谢性酸中毒的患者考虑应用 $NaHCO_3$ 治疗,其余患者首先给予补液治疗观察,根据患者的反应和实验室结果进行调整,确定下一步治疗方案。

(四)代谢性碱中毒

通常只需要在治疗原发疾病的同时,补充水和电解质,尤其是钠和钾,对于更多复杂的病因,应根据测量尿中氯化物的含量进行处理,这样可以帮助鉴别代谢性碱中毒和盐水反应或盐水抵抗。

(王晓阳　陈军)

参考文献

[1]余细勇,杨敏.实用临床药物[M].上海:复旦大学出版社,2009.

[2]隋忠国.常见心脑血管系统疾病用药指导[M].北京:人民卫生出版社,2009.

[3]陈友干.实用特殊药品手册[M].北京:化学工业出版社,2005.

[4]国家药典委员会编.中华人民共和国药典(二部)[M].北京:化学工业出版社,2000.

[5]王拥军.脑血管病药物手册[M].北京:人民卫生出版社,2009.

[6]胡晋红.临床药物治疗学[M].北京:高等教育出版社,2009.

[7]张强,郑继海.实用临床药物手册[M].北京:人民卫生出版社,2009.

[8]朱南平,汤芳萍,朱运贵.实用临床药物手册[M].上海:世界图书上海出版公司,2009.

[9]田凤文.临床常用药物汇编[M].济南:济南出版社,2008.

[10]王广银,薛敏,艾静.临床用药指导[M].济南:山东大学出版社,2010.

[11]侯连兵,杨莉.简明临床药物手册[M].北京:人民军医出版社,2008.

[12]赵香兰,黄民.临床药理学[M].广州:中山大学出版社,2007.

[13]陈孝,任斌.临床药物速查手册[M].广州:广东科技出版社,2008.

[14]杨小红,李会敏,张立华.临床用药指南[M].保定:河北大学出版社,2009.

[15]胡大一,刘玉兰.消化内科[M].北京:北京科学技术出版社,2010.

[16]郭涛,杨军.内科急危综合征[M].昆明:云南科学技术出版社,2003.

[17]中华医学会.临床诊疗指南(心血管分册)[M].北京:人民卫生出版社,2009.

[18]谢惠民,胡大一.新编心血管临床合理用药[M].北京:中国协和医科大学出版社,2008.

[19]朱妙章.心血管生理学基础与临床[M].北京:高等教育出版社,2011.

[20]刘祥礼.心脑血管病的诊断和治疗[M].长春:吉林人民出版社,2010.

[21]罗心平,施海明.实用心血管内科医师手册[M].上海:上海科学技术出版社,2010.

[22]曹林生.心脏病学[M].北京:人民卫生出版社,2010.

[23]胡大一.心血管内科[M].北京:北京科学技术出版社,2010.

[24]田海明,王毅.临床心血管病综合征[M].合肥:安徽科学技术出版社,2010.

[25]邹建刚,杨荣.心血管内科精要[M].南京:江苏科学技术出版社,2010.

[26]汪勇,刘海华,李玲.心血管疾病诊疗指南[M].北京:军事医学科学出版社,2010.

[27]周轶.心血管急危重症临床诊断与处理[M].天津:天津科学技术出版社,2010.

[28]肖传实,张开滋,刘权章,等.临床心血管综合征学[M].北京:科学技术文献出版社,2009.

[29]汪莲开.现代老年心血管病学[M].武汉:湖北科学技术出版社,2009.

[30]胥磊.心血管疾病的诊疗与护理[M].天津:天津科学技术出版社,2009.

[31]燕纯伯,蔡琳.临床心血管病学进展与实践[M].北京:人民军医出版社,2009.

[32]袁凤娟,贾建华,于素芹,等.现代心血管病学[M].天津:天津科学技术出版社,2009.

[33]梁志勇,翟春霞,高文良.心血管病的基础与最新诊治[M].天津:天津科学技术出版社,2009.

[34]胡健.心血管系统与疾病[M].上海:上海科学技术出版社,2008.

[35]李少波.心脏病的误诊与防范[M].北京:中国医药科技出版社,2008.

[36]林毅.心力衰竭[M].北京:人民军医出版社,2008.

[37]刘世明,罗兴林.内科学(案例版)[M].北京:科学出版社,2008.

[38]王东波,刘文杰,宋丽平.心血管疾病诊疗常规[M].北京:军事医学科学出版社,2008.

[39]王东颖,王兴生,王怀新.临床医学诊疗丛书(心血管分册)[M].北京:军事医学科学出版社,2008.